全国科学技术名词审定委员会
公　布

核 医 学 名 词

CHINESE TERMS IN NUCLEAR MEDICINE

2018

医学名词审定委员会

核医学名词审定分委员会

国家自然科学基金资助项目

科　学　出　版　社
北　京

内 容 简 介

本书是全国科学技术名词审定委员会审定公布的核医学基本名词，内容包括：总论、核医学相关基础学科、核医学设备与操作、临床核医学、核医学治疗、核医学研究 6 个部分，共 3703 条。这些名词是科研、教学、生产、经营以及新闻出版等部门应遵照使用的核医学规范名词。

图书在版编目(CIP)数据

核医学名词/医学名词审定委员会核医学名词审定分委员会编. —北京：
科学出版社，2018.4
ISBN 978-7-03-055722-3

Ⅰ. ①核⋯　Ⅱ. ①医⋯　Ⅲ. ①核医学 – 名词术语　Ⅳ. ①R81-61

中国版本图书馆 CIP 数据核字(2018)第 293616 号

责任编辑：王　海　邱碧华　张玉森　沈红芬/责任校对：张小霞
责任印制：肖　兴/封面设计：槐寿明

科 学 出 版 社 出版
北京东黄城根北街 16 号
邮政编码：100717
http://www.sciencep.com
中国科学院印刷厂 印刷
科学出版社发行　各地新华书店经销
*
2018 年 4 月第 一 版　　开本：787×1092 1/16
2018 年 4 月第一次印刷　　印张：26 1/4
字数：600 000
定价：158.00 元
(如有印装质量问题，我社负责调换)

全国科学技术名词审定委员会
第七届委员会委员名单

特邀顾问：路甬祥　许嘉璐　韩启德

主　　任：白春礼

副 主 任：黄　卫　杜占元　张宏森　李培林　刘　旭　何　雷　何鸣鸿　　　裴亚军

常　　委（以姓名笔画为序）：

戈　晨	田立新	曲爱国	刘会洲	沈家煊	宋　军	张　军
张伯礼	林　鹏	饶克勤	袁亚湘	高　松	黄向阳	崔　拓
康　乐	韩　毅	雷筱云				

委　　员（以姓名笔画为序）：

卜宪群	王　军	王子豪	王同军	王建军	王建朗	王家臣
王清印	王德华	尹虎彬	邓初夏	石　楠	叶玉如	田　森
田胜立	白殿一	包为民	冯大斌	冯惠玲	毕健康	朱　星
朱士恩	朱立新	朱建平	任　海	任南琪	刘　青	刘正江
刘连安	刘国权	刘晓明	许毅达	那伊力江·吐尔干	孙宝国
孙瑞哲	李一军	李小娟	李志江	李伯良	李学军	李承森
李晓东	杨　鲁	杨　群	杨汉春	杨安钢	杨焕明	汪正平
汪雄海	宋　彤	宋晓霞	张人禾	张玉森	张守攻	张社卿
张建新	张绍祥	张洪华	张继贤	陆雅海	陈　杰	陈光金
陈众议	陈言放	陈映秋	陈星灿	陈超志	陈新滋	尚智丛
易　静	罗　玲	周　畅	周少来	周洪波	郑宝森	郑筱筠
封志明	赵永恒	胡秀莲	胡家勇	南志标	柳卫平	闻映红
姜志宏	洪定一	莫纪宏	贾承造	原遵东	徐立之	高　怀
高　福	高培勇	唐志敏	唐绪军	益西桑布	黄清华	黄璐琦
萨楚日勒图		龚旗煌	阎志坚	梁曦东	董　鸣	蒋　颖
韩振海	程晓陶	程恩富	傅伯杰	曾明荣	谢地坤	赫荣乔
蔡　怡	谭华荣					

第四届医学名词审定委员会委员名单

主　任：陈　竺

副主任：饶克勤　刘德培　贺福初　郑树森　王　宇　罗　玲

委　员（以姓名笔画为序）：

于　欣　王　辰　王永明　王汝宽　李兆申　杨伟炎

沈　悌　张玉森　陈　杰　屈婉莹　胡仪吉　徐建国

曾正陪　照日格图　魏丽惠

秘书长：张玉森（兼）

核医学名词审定分委员会委员名单

顾　问：林祥通　屈婉莹

主　任：田嘉禾　匡安仁

副主任（以姓名笔画为序）：

王　铁　安　锐　李　方　李亚明　汪　静　黄　钢
蒋宁一

委　员（以姓名笔画为序）：

丁　虹　马云川　王　凡　王　辉　王全师　王荣福

尹大一　朱朝晖　李　林　李　彪　李立伟　李思进

杨　志　吴　华　吴文凯　吴翼伟　何作祥　张　宏

张永学　张锦明　张锦荣　陈英茂　陈绍亮　林岩松

赵　军　胡雅儿　章英剑　韩建奎　管一辉　谭　建

编写专家名单

总　论：宋少莉

核医学相关基础学科

　　原子物理与核物理：耿建华　吴占宏

　　放射化学：贾　兵

　　核药学：杨　敏

　　辐射损伤与放射生物学：王雪娟

　　放射防护与剂量学：李　囡　朱　立　麻广宇

核医学设备与操作

　　核药物生产装置和辅助设备：陈　萍　于江媛　王明芳

　　探测设备：刘保平　刘家金

　　成像设备：周绿漪

　　设备质量控制：李立伟

　　显像技术：姚稚明　杜　磊

　　图像分析技术：谢庆国

　　非显像技医学技术

　　　　核医学体外分析：吴靖川　刘亚超

　　　　实验核医学示踪技术：付占立　董彦良

临床核医学

　　肿瘤核医学：郑　容　周妮娜

　　心血管系统核医学：王　倩　李殿富　毕　晓

　　神经系统核医学：崔蕊雪　王瑞民

　　内分泌系统核医学：戴皓洁　张雄伟

　　骨关节系统核医学：石洪成　何婷婷

　　造血淋巴系统核医学：吴湖炳　李　灿

　　呼吸系统核医学：陈文新　孙亚兵

　　消化系统核医学：徐白萱　朱　华

　　泌尿生殖系统核医学：李春林　关志伟

核医学治疗

　　外照射治疗：马庆杰　苏　华

　　内照射治疗：林岩松　王　凤

　　放射性核素敷贴治疗：高再荣

核医学研究

　　分子生物学基础：袁耿彪　沈智辉

　　实验动物学基础：兰小莉

　　核医学临床研究：李前伟　霍　力

白春礼序

　　科技名词伴随科技发展而生，是概念的名称，承载着知识和信息。如果说语言是记录文明的符号，那么科技名词就是记录科技概念的符号，是科技知识得以传承的载体。我国古代科技成果的传承，即得益于此。《山海经》记录了山、川、陵、台及几十种矿物名；《尔雅》19篇中，有16篇解释名物词，可谓是我国最早的术语词典；《梦溪笔谈》第一次给"石油"命名并一直沿用至今；《农政全书》创造了大量农业、土壤及水利工程名词；《本草纲目》使用了数百种植物和矿物岩石名称。延传至今的古代科技术语，体现着圣哲们对科技概念定名的深入思考，在文化传承、科技交流的历史长河中作出了不可磨灭的贡献。

　　科技名词规范工作是一项基础性工作。我们知道，一个学科的概念体系是由若干个科技名词搭建起来的，所有学科概念体系整合起来，就构成了人类完整的科学知识架构。如果说概念体系构成了一个学科的"大厦"，那么科技名词就是其中的"砖瓦"。科技名词审定和公布，就是为了生产出标准、优质的"砖瓦"。

　　科技名词规范工作是一项需要重视的基础性工作。科技名词的审定就是依照一定的程序、原则、方法对科技名词进行规范化、标准化，在厘清概念的基础上恰当定名。其中，对概念的把握和厘清至关重要，因为如果概念不清晰、名称不规范，势必会影响科学研究工作的顺利开展，甚至会影响对事物的认知和决策。举个例子，我们在讨论科技成果转化问题时，经常会有"科技与经济'两张皮'""科技对经济发展贡献太少"等说法，尽管在通常的语境中，把科学和技术连在一起表述，但严格说起来，会导致在认知上没有厘清科学与技术之间的差异，而简单把技术研发和生产实际之间脱节的问题理解为科学研究与生产实际之间的脱节。一般认为，科学主要揭示自然的本质和内在规律，回答"是什么"和"为什么"的问题，技术以改造自然为目的，回答"做什么"和"怎么做"的问题。科学主要表现为知识形态，是创造知识的研究，技术则具有物化形态，是综合利用知识于需求的研究。科学、技术是不同类型的创新活动，有着不同的发展规律，体现不同的价值，需要形成对不同性质的研发活动进行分类支持、分类评价的科学管理体系。从这个角度来看，科技名词规范工作是一项必不可少的基础性工作。我非常同意老一辈专家叶笃正的观点，他认为："科技名词规范化工作的作用比我们想象的还要大，是一项事关我国科技事业发展的基础设施建设工作!"

科技名词规范工作是一项需要长期坚持的基础性工作。我国科技名词规范工作已经有 110 年的历史。1909 年清政府成立科学名词编订馆，1932 年南京国民政府成立国立编译馆，是为了学习、引进、吸收西方科学技术，对译名和学术名词进行规范统一。中华人民共和国成立后，随即成立了"学术名词统一工作委员会"。1985 年，为了更好地促进我国科学技术的发展，推动我国从科技弱国向科技大国迈进，国家成立了"全国自然科学名词审定委员会"，主要对自然科学领域的名词进行规范统一。1996 年，国家批准将"全国自然科学名词审定委员会"改为"全国科学技术名词审定委员会"，是为了响应科教兴国战略，促进我国由科技大国向科技强国迈进，而将工作范围由自然科学技术领域扩展到工程技术、人文社会科学等领域。科学技术发展到今天，信息技术和互联网技术在不断突进，前沿科技在不断取得突破，新的科学领域在不断产生，新概念、新名词在不断涌现，科技名词规范工作仍然任重道远。

110 年的科技名词规范工作，在推动我国科技发展的同时，也在促进我国科学文化的传承。科技名词承载着科学和文化，一个学科的名词，能够勾勒出学科的面貌、历史、现状和发展趋势。我们不断地对学科名词进行审定、公布、入库，形成规模并提供使用，从这个角度来看，这项工作又有几分盛世修典的意味，可谓"功在当代，利在千秋"。

在党和国家重视下，我们依靠数千位专家学者，已经审定公布了 65 个学科领域的近 50 万条科技名词，基本建成了科技名词体系，推动了科技名词规范化事业协调可持续发展。同时，在全国科学技术名词审定委员会的组织和推动下，海峡两岸科技名词的交流对照统一工作也取得了显著成果。两岸专家已在 30 多个学科领域开展了名词交流对照活动，出版了 20 多种两岸科学名词对照本和多部工具书，为两岸和平发展作出了贡献。

作为全国科学技术名词审定委员会现任主任委员，我要感谢历届委员会所付出的努力。同时，我也深感责任重大。

十九大的胜利召开具有划时代意义。标志着我们进入了新时代。新时代，创新成为引领发展的第一动力。习近平总书记在十九大报告中，从战略高度强调了创新，指出创新是建设现代化经济体系的战略支撑，创新处于国家发展全局的核心位置。在深入实施创新驱动发展战略中，科技名词规范工作是其基本组成部分，因为科技的交流与传播、知识的协同与管理、信息的传输与共享，都需要一个基于科学的、规范统一的科技名词体系和科技名词服务平台作为支撑。

我们要把握好新时代的战略定位，适应新时代新形势的要求，加强与科技的协同发展。一方面，要继续发扬科学民主、严谨求实的精神，保证审定公布成果的权威性和规范性。科技名词审定是一项既具规范性又有研究性，既具协调性又有长期性的综合性工作。在长期的科技名词审定工作实践中，全国科学技术名词审定委员会积累了丰富的经验，形成了一套完整的组织和审定流程。这一流程，有利于确立公布名词的权威性，有利于保证公布名词的规范性。但是，我们仍然要创新审定机制，高质高效地完成科技名词审定公布任务。另一方面，在做好科技名词审定公布工作的同时，我们要瞄准世界科技前沿，服务于前瞻性基础研究。习总书记在报告中特别提到"中国天眼"、"悟空号"暗物质粒子探测卫星、"墨子号"量子科学实验卫星、天宫二号和"蛟龙号"载人潜水器等重大科技成果，这些都是随着我国科技发展诞生的新概念、新名词，是科技名词规范工作需要关注的热点。围绕新时代中国特色社会主义发展的重大课题，服务于前瞻性基础研究、新的科学领域、新的科学理论体系，应该是新时代科技名词规范工作所关注的重点。

未来，我们要大力提升服务能力，为科技创新提供坚强有力的基础保障。全国科学技术名词审定委员会第七届委员会成立以来，在创新科学传播模式、推动成果转化应用等方面作了很多努力。例如，及时为 113 号、115 号、117 号、118 号元素确定中文名称，联合中国科学院、国家语言文字工作委员会召开四个新元素中文名称发布会，与媒体合作开展推广普及，引起社会关注。利用大数据统计、机器学习、自然语言处理等技术，开发面向全球华语圈的术语知识服务平台和基于用户实际需求的应用软件，受到使用者的好评。今后，全国科学技术名词审定委员会还要进一步加强战略前瞻，积极应对信息技术与经济社会交汇融合的趋势，探索知识服务、成果转化的新模式、新手段，从支撑创新发展战略的高度，提升服务能力，切实发挥科技名词规范工作的价值和作用。

使命呼唤担当，使命引领未来，新时代赋予我们新使命。全国科学技术名词审定委员会只有准确把握科技名词规范工作的战略定位，创新思路，扎实推进，才能在新时代有所作为。

是为序。

白春礼

2018 年春

路 甬 祥 序

我国是一个人口众多、历史悠久的文明古国，自古以来就十分重视语言文字的统一，主张"书同文、车同轨"，把语言文字的统一作为民族团结、国家统一和强盛的重要基础和象征。我国古代科学技术十分发达，以四大发明为代表的古代文明，曾使我国居于世界之巅，成为世界科技发展史上的光辉篇章。而伴随科学技术产生、传播的科技名词，从古代起就已成为中华文化的重要组成部分，在促进国家科技进步、社会发展和维护国家统一方面发挥着重要作用。

我国的科技名词规范统一活动有着十分悠久的历史。古代科学著作记载的大量科技名词术语，标志着我国古代科技之发达及科技名词之活跃与丰富。然而，建立正式的名词审定组织机构则是在清朝末年。1909 年，我国成立了科学名词编订馆，专门从事科学名词的审定、规范工作。到了新中国成立之后，由于国家的高度重视，这项工作得以更加系统地、大规模地开展。1950 年政务院设立的学术名词统一工作委员会，以及 1985 年国务院批准成立的全国自然科学名词审定委员会（现更名为全国科学技术名词审定委员会，简称全国科技名词委），都是政府授权代表国家审定和公布规范科技名词的权威性机构和专业队伍。他们肩负着国家和民族赋予的光荣使命，秉承着振兴中华的神圣职责，为科技名词规范统一事业默默耕耘，为我国科学技术的发展做出了基础性的贡献。

规范和统一科技名词，不仅在消除社会上的名词混乱现象，保障民族语言的纯洁与健康发展等方面极为重要，而且在保障和促进科技进步，支撑学科发展方面也具有重要意义。一个学科的名词术语的准确定名及推广，对这个学科的建立与发展极为重要。任何一门科学（或学科），都必须有自己的一套系统完善的名词来支撑，否则这门学科就立不起来，就不能成为独立的学科。郭沫若先生曾将科技名词的规范与统一称为"乃是一个独立自主国家在学术工作上所必须具备的条件，也是实现学术中国化的最起码的条件"，精辟地指出了这项基础性、支撑性工作的本质。

在长期的社会实践中，人们认识到科技名词的规范和统一工作对于一个国家的科技发展和文化传承非常重要，是实现科技现代化的一项支撑性的系统工程。没有这样一个系统的规范化的支撑条件，不仅现代科技的协调发展将遇到极大困难，而且在科技日益渗透人们生活各方面、各环节的今天，还将给教育、传播、交流、经贸等多方面带来困难和损害。

全国科技名词委自成立以来，已走过近 20 年的历程，前两任主任钱三强院士和卢嘉锡院士为我国的科技名词统一事业倾注了大量的心血和精力，在他们的正确领导和广大专家的共同努力下，取得了卓著的成就。2002 年，我接任此工作，时逢国家科技、经济飞速发展之际，因而倍感责任的重大；及至今日，全国科技名词委已组建了 60 个学科名词审定分委员会，公布了 50 多个学科的 63 种科技名词，在自然科学、工程技术与社会科学方面均取得了协调发展，科技名词蔚成体系。而且，海峡两岸科技名词对照统一工作也取得了可喜的成绩。对此，我实感欣慰。这些成就无不凝聚着专家学者们的心血与汗水，无不闪烁着专家学者们的集体智慧。历史将会永远铭刻着广大专家学者孜孜以求、精益求精的艰辛劳作和为祖国科技发展做出的奠基性贡献。宋健院士曾在 1990 年全国科技名词委的大会上说过："历史将表明，这个委员会的工作将对中华民族的进步起到奠基性的推动作用。"这个预见性的评价是毫不为过的。

科技名词的规范和统一工作不仅仅是科技发展的基础，也是现代社会信息交流、教育和科学普及的基础，因此，它是一项具有广泛社会意义的建设工作。当今，我国的科学技术已取得突飞猛进的发展，许多学科领域已接近或达到国际前沿水平。与此同时，自然科学、工程技术与社会科学之间交叉融合的趋势越来越显著，科学技术迅速普及到了社会各个层面，科学技术同社会进步、经济发展已紧密地融为一体，并带动着各项事业的发展。所以，不仅科学技术发展本身产生的许多新概念、新名词需要规范和统一，而且由于科学技术的社会化，社会各领域也需要科技名词有一个更好的规范。另一方面，随着香港、澳门的回归，海峡两岸科技、文化、经贸交流不断扩大，祖国实现完全统一更加迫近，两岸科技名词对照统一任务也十分迫切。因而，我们的名词工作不仅对科技发展具有重要的价值和意义，而且在经济发展、社会进步、政治稳定、民族团结、国家统一和繁荣等方面都具有不可替代的特殊价值和意义。

最近，中央提出树立和落实科学发展观，这对科技名词工作提出了更高的要求。我们要按照科学发展观的要求，求真务实，开拓创新。科学发展观的本质与核心是以人为本，我们要建设一支优秀的名词工作队伍，既要保持和发扬老一辈科技名词工作者的优良传统，坚持真理、实事求是、甘于寂寞、淡泊名利，又要根据新形势的要求，面向未来、协调发展、与时俱进、锐意创新。此外，我们要充分利用网络等现代科技手段，使规范科技名词得到更好的传播和应用，为迅速提高全民文化素质做出更大贡献。科学发展观的基本要求是坚持以人为本，全面、协调、可持续发展，因此，科技名词工作既要紧密围绕当前国民经济建设形势，着重开展好科技领域的学科名词审定工作，同时又要在强调经济社会以及人与自然协调发展的思想指导下，开展好社会科学、文化教育和资源、生态、环境领域的科学名词审定工作，促进各个学科领域的相互融合和共同繁荣。科学发展观非常注重可持续发展的理念，因此，我们在不断丰富和发展已建立的科技名词体系的同时，还要进一步研究具有中国特色的术语学理论，以创建中国的术语学派。研究和建立中国特色的术语学理论，也是一种知识创新，是实现科技名词工作可持续发展的必由之路，我们应当为此付出更大的努力。

当前国际社会已处于以知识经济为走向的全球经济时代，科学技术发展的步伐将会越来越快。我国已加入世贸组织，我国的经济也正在迅速融入世界经济主流，因而国内外科技、文化、经贸的交流将越来越广泛和深入。可以预言，21世纪中国的经济和中国的语言文字都将对国际社会产生空前的影响。因此，在今后10到20年之间，科技名词工作就变得更具现实意义，也更加迫切。"路漫漫其修远兮，吾今上下而求索"，我们应当在今后的工作中，进一步解放思想，务实创新、不断前进。不仅要及时地总结这些年来取得的工作经验，更要从本质上认识这项工作的内在规律，不断地开创科技名词统一工作新局面，做出我们这代人应当做出的历史性贡献。

2004 年深秋

卢嘉锡序

科技名词伴随科学技术而生，犹如人之诞生其名也随之产生一样。科技名词反映着科学研究的成果，带有时代的信息，铭刻着文化观念，是人类科学知识在语言中的结晶。作为科技交流和知识传播的载体，科技名词在科技发展和社会进步中起着重要作用。

在长期的社会实践中，人们认识到科技名词的统一和规范化是一个国家和民族发展科学技术的重要的基础性工作，是实现科技现代化的一项支撑性的系统工程。没有这样一个系统的规范化的支撑条件，科学技术的协调发展将遇到极大的困难。试想，假如在天文学领域没有关于各类天体的统一命名，那么，人们在浩瀚的宇宙当中，看到的只能是无序的混乱，很难找到科学的规律。如是，天文学就很难发展。其他学科也是这样。

古往今来，名词工作一直受到人们的重视。严济慈先生 60 多年前说过，"凡百工作，首重定名；每举其名，即知其事"。这句话反映了我国学术界长期以来对名词统一工作的认识和做法。古代的孔子曾说"名不正则言不顺"，指出了名实相副的必要性。荀子也曾说"名有固善，径易而不拂，谓之善名"，意为名有完善之名，平易好懂而不被人误解之名，可以说是好名。他的"正名篇"即是专门论述名词术语命名问题的。近代的严复则有"一名之立，旬月踟蹰"之说。可见在这些有学问的人眼里，"定名"不是一件随便的事情。任何一门科学都包含很多事实、思想和专业名词，科学思想是由科学事实和专业名词构成的。如果表达科学思想的专业名词不正确，那么科学事实也就难以令人相信了。

科技名词的统一和规范化标志着一个国家科技发展的水平。我国历来重视名词的统一与规范工作。从清朝末年的科学名词编订馆，到 1932 年成立的国立编译馆，以及新中国成立之初的学术名词统一工作委员会，直至 1985 年成立的全国自然科学名词审定委员会(现已改名为全国科学技术名词审定委员会，简称全国名词委)，其使命和职责都是相同的，都是审定和公布规范名词的权威性机构。现在，参与全国名词委领导工作的单位有中国科学院、科学技术部、教育部、中国科学技术协会、国家自然科学基金委员会、新闻出版署、国家质量技术监督局、国家广播电影电视总局、国家知识产权局和国家语言文字工作委员会，这些部委各自选派了有关领导干部担任全国名词委的领导，有力地推动科技名词的统一和推广应用工作。

全国名词委成立以后，我国的科技名词统一工作进入了一个新的阶段。在第一任主任委员钱三强同志的组织带领下，经过广大专家的艰苦努力，名词规范和统一工作取得了显著的成绩。1992 年三强同志不幸谢世。我接任后，继续推动和开展这项工作。在国家和有关部门的支持及广大专家学者的努力下，全国名词委 15 年来按学科共组建了 50 多个学科的名词审定分委员会，有 1800 多位专家、学者参加名词审定工作，还有更多的专家、学者参加书面审查和座谈讨论等，形成的科技名词工作队伍规模之大、水平层次之高前所未有。15 年间共审定公布了包括理、工、农、医及交叉学科等各学科领域的名词共计 50 多种。而且，对名词加注定义的工作经试点后业已逐渐展开。另外，遵照术语学理论，根据汉语汉字特点，结合科技名词审定工作实践，全国名词委制定并逐步完善了一套名词审定工作的原则与方法。可以说，在 20 世纪的最后 15 年中，我国基本上建立起了比较完整的科技名词体系，为我国科技名词的规范和统一奠定了良好的基础，对我国科研、教学和学术交流起到了很好的作用。

在科技名词审定工作中，全国名词委密切结合科技发展和国民经济建设的需要，及时调整工作方针和任务，拓展新的学科领域开展名词审定工作，以更好地为社会服务、为国民经济建设服务。近些年来，又对科技新词的定名和海峡两岸科技名词对照统一工作给予了特别的重视。科技新词的审定和发布试用工作已取得了初步成效，显示了名词统一工作的活力，跟上了科技发展的步伐，起到了引导社会的作用。两岸科技名词对照统一工作是一项有利于祖国统一大业的基础性工作。全国名词委作为我国专门从事科技名词统一的机构，始终把此项工作视为自己责无旁贷的历史性任务。通过这些年的积极努力，我们已经取得了可喜的成绩。做好这项工作，必将对弘扬民族文化，促进两岸科教、文化、经贸的交流与发展做出历史性的贡献。

科技名词浩如烟海，门类繁多，规范和统一科技名词是一项相当繁重而复杂的长期工作。在科技名词审定工作中既要注意同国际上的名词命名原则与方法相衔接，又要依据和发挥博大精深的汉语文化，按照科技的概念和内涵，创造和规范出符合科技规律和汉语文字结构特点的科技名词。因而，这又是一项艰苦细致的工作。广大专家学者字斟句酌，精益求精，以高度的社会责任感和敬业精神投身于这项事业。可以说，全国名词委公布的名词是广大专家学者心血的结晶。这里，我代表全国名词委，向所有参与这项工作的专家学者们致以崇高的敬意和衷心的感谢！

审定和统一科技名词是为了推广应用。要使全国名词委众多专家多年的劳动成果——规范名词，成为社会各界及每位公民自觉遵守的规范，需要全社会的理解和支持。国务院和4个有关部委［国家科委(今科学技术部)、中国科学院、国家教委(今教育部)和新闻出版署］已分别于1987年和1990年行文全国，要求全国各科研、教学、生产、经营以及新闻出版等单位遵照使用全国名词委审定公布的名词。希望社会各界自觉认真地执行，共同做好这项对于科技发展、社会进步和国家统一极为重要的基础工作，为振兴中华而努力。

值此全国名词委成立15周年、科技名词书改装之际，写了以上这些话。是为序。

卢嘉锡

2000年夏

钱 三 强 序

科技名词术语是科学概念的语言符号。人类在推动科学技术向前发展的历史长河中，同时产生和发展了各种科技名词术语，作为思想和认识交流的工具，进而推动科学技术的发展。

我国是一个历史悠久的文明古国，在科技史上谱写过光辉篇章。中国科技名词术语，以汉语为主导，经过了几千年的演化和发展，在语言形式和结构上体现了我国语言文字的特点和规律，简明扼要，蓄意深切。我国古代的科学著作，如已被译为英、德、法、俄、日等文字的《本草纲目》、《天工开物》等，包含大量科技名词术语。从元、明以后，开始翻译西方科技著作，创译了大批科技名词术语，为传播科学知识，发展我国的科学技术起到了积极作用。

统一科技名词术语是一个国家发展科学技术所必须具备的基础条件之一。世界经济发达国家都十分关心和重视科技名词术语的统一。我国早在 1909 年就成立了科学名词编订馆，后又于 1919 年中国科学社成立了科学名词审定委员会，1928 年大学院成立了译名统一委员会。1932 年成立了国立编译馆，在当时教育部主持下先后拟订和审查了各学科的名词草案。

新中国成立后，国家决定在政务院文化教育委员会下，设立学术名词统一工作委员会，郭沫若任主任委员。委员会分设自然科学、社会科学、医药卫生、艺术科学和时事名词五大组，聘任了各专业著名科学家、专家，审定和出版了一批科学名词，为新中国成立后的科学技术的交流和发展起到了重要作用。后来，由于历史的原因，这一重要工作陷于停顿。

当今，世界科学技术迅速发展，新学科、新概念、新理论、新方法不断涌现，相应地出现了大批新的科技名词术语。统一科技名词术语，对科学知识的传播，新学科的开拓，新理论的建立，国内外科技交流，学科和行业之间的沟通，科技成果的推广、应用和生产技术的发展，科技图书文献的编纂、出版和检索，科技情报的传递等方面，都是不可缺少的。　特别是计算机技术的推广使用，对统一科技名词术语提出了更紧迫的要求。

为适应这种新形势的需要，经国务院批准，1985 年 4 月正式成立了全国自然科学名词审定委员会。委员会的任务是确定工作方针，拟定科技名词术语审定工作计划、实施方案和步骤，组织审定自然科学各学科名词术语，并予以公布。根据国务院授权，委员会审定公布的名词术语，科研、教学、生产、经营以及新闻出版等各部门，均应遵照使用。

全国自然科学名词审定委员会由中国科学院、国家科学技术委员会、国家教育委员会、中国科学技术协会、国家技术监督局、国家新闻出版署、国家自然科学基金委员会分别委派了正、副主任担任领导工作。在中国科协各专业学会密切配合下，逐步建立各专业审定分委员会，并已建立起一支由各学科著名专家、学者组成的近千人的审定队伍，负责审定本学科的名词术语。我国的名词审定工作进入了一个新的阶段。

这次名词术语审定工作是对科学概念进行汉语订名，同时附以相应的英文名称，既有我国语言特色，又方便国内外科技交流。通过实践，初步摸索了具有我国特色的科技名词术语审定的原则与方法，以及名词术语的学科分类、相关概念等问题，并开始探讨当代术语学的理论和方法，以期逐步建立起符合我国语言规律的自然科学名词术语体系。

统一我国的科技名词术语，是一项繁重的任务，它既是一项专业性很强的学术性工作，又涉及到亿万人使用习惯的问题。审定工作中我们要认真处理好科学性、系统性和通俗性之间的关系；主科与副科间的关系；学科间交叉名词术语的协调一致；专家集中审定与广泛听取意见等问题。

汉语是世界五分之一人口使用的语言，也是联合国的工作语言之一。除我国外，世界上还有一些国家和地区使用汉语，或使用与汉语关系密切的语言。做好我国的科技名词术语统一工作，为今后对外科技交流创造了更好的条件，使我炎黄子孙，在世界科技进步中发挥更大的作用，做出重要的贡献。

统一我国科技名词术语需要较长的时间和过程，随着科学技术的不断发展，科技名词术语的审定工作，需要不断地发展、补充和完善。我们将本着实事求是的原则，严谨的科学态度做好审定工作，成熟一批公布一批，提供各界使用。我们特别希望得到科技界、教育界、经济界、文化界、新闻出版界等各方面同志的关心、支持和帮助，共同为早日实现我国科技名词术语的统一和规范化而努力。

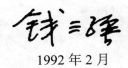

1992 年 2 月

前　言

　　随着医学和生命科学的发展，分子影像学，特别是核医学，在现代转化医学实践和现代生物学与药学研究领域中的作用和价值逐渐受到重视。核医学是一门涉及面广、覆盖学科多的医学影像科学，随着相关学科新理论、新技术、新分支学科的不断涌现，旧有名词已不能满足核医学各方面工作的需要，而且大量新名词术语的出现，带来了在理解、应用和交流方面的新问题。因此核医学名词术语的规范化和标准化，对于推动我国核医学事业的健康发展，促进核医学内部与对外交流，使核医学更好服务于中国医学与生命科学发展的需要，无疑具有十分重要的意义。

　　在 20 世纪 80~90 年代，前辈核医学专家曾主持出版过核医学词汇和词典，对核医学的发展发挥了重要影响。但近些年来，由于核医学、分子影像学业务范围的扩大、设备和专业队伍的更新与知识结构的改变，对核医学工作者及相关人员提出了更高的要求。在这种形势下，受全国科学技术名词审定委员会和中华医学会名词审定委员会的委托，于 2005 年 7 月成立了核医学名词审定分委员会，开始对核医学名词进行审定和规范。拟定选词原则、审定条例，并在全国范围内开始收集名词条目。经过近百名活跃在临床、科研一线的老中青三代专家的反复修改、核对、整理，并在 2009 年 9 月、2010 年 4 月和 12 月三次集中审定，在词条选弃、中英文核对、中文释义及格式等方面反复修改和审定，拟出核医学名词征求意见稿，广泛征求国内核医学专业工作者的意见。2011 年 6 月根据收集的反馈意见再次召开定稿会，基本确定核医学名词的主要内容，对部分有疑问的内容进行了讨论，统一意见，并在会后根据全国科学技术名词审定委员会和中华医学会名词审定委员会的有关意见，再次组织有关专家认真修改，于 2012 年年底形成核医学名词上报稿。

　　全国科学技术名词审定委员会委托左书耀、陈盛祖、史蓉芳等资深专家对上报稿进行了复审。对复审中提出的意见，分委员会再次进行了研究并做了妥善处理。于 2014 年 11 月上报全国科学技术名词审定委员会主任审核批准，予以预公布，并在全国科学技术名词审定委员会网站及媒体公示征求社会意见。预公布期限为 1 年。2016 年末，分委员会根据反馈意见对预公布稿再次修改，并于 2017 年 11 月呈报全国科学技术名词审定委员会主任审核批准，予以正式公布。

　　在核医学名词的编撰、审定过程中，充分考虑了核医学涉及面广等特点，所以选词范围涉及基础、临床、研究与进展三个方面，同时考虑到相关基础概念以及核物理化学、设备、防护、体外分析、实验研究和临床工作等的需要，因此决定按核医学专业特点将所选名词分成六大部分，使名词与核医学相关应用尽量对接，以方便读者使用。为防止名词的重复，同一名词一般安排在首次出现的章节中。除个别中、英文释义完全不同者外，对一词多义者，如"基线""投影"等，在词条释义中用(1)(2)(3)等分别标示。对相关专业的名词，尽可能参考该专业的名词定义，对部分定义不完全适应核医学专业者，也尽可能与相关专业的词义贴近，避免不必要的歧义。虽然如此，核医学名词中必不可免地存在不足、不当，甚至有可能不准确之处，而且本次审定工作耗时多年，其间新的科学知识和技术带来的名词不可能得到及时收纳。这些都是本版名词所留令人遗憾之处，只好通过实际使用过程中不断验证，争取再版中得到充实和纠正。

　　在几年的审定工作中，得到了核医学界专家、学者的高度关注和热情支持。许多参与名词审定工作的专家学者并未能在编委会和编写人员名单中列出他们的姓名。审定工作中得到了全国科学技术名词审定委员会和中华医学会名词审定委员会的支持与指导，还得到了核医学界老一辈专家们的关心，并提出了许多宝贵的意见和有益的建议，在此一并深表谢意。祈盼全国核医学工作者及关心名词工作的各界专家和人士继续提出意见，以便再版时得到修订与完善。

核医学名词审定分委员会

2017 年 11 月

编 排 说 明

一、本书公布的是核医学基本名词，共 3703 条，每条名词均给出了定义或注释。

二、全书分 6 个部分：总论、核医学相关基础学科、核医学设备与操作、临床核医学、核医学治疗、核医学研究。

三、正文按汉文名所属学科的相关概念体系排列。汉文名后给出了与该词概念相对应的英文名。

四、每个汉文名都附有相应的定义或注释。定义一般只给出其基本内涵，注释则扼要说明其特点。当一个汉文名有不同概念时，则用(1)、(2)等表示。

五、一个汉文名对应几个英文同义词时，英文词之间用 "," 分开。

六、凡英文词的首字母大、小写均可时，一律小写；英文除必须用复数者，一般用单数形式。

七、"[ ]" 中的字为可省略的部分。

八、主要异名和释文中的条目用楷体表示。"全称""简称"是与正名等效使用的名词；"又称"为非推荐名，只在一定范围内使用；"俗称"为非学术用语；"曾称"为被淘汰的旧名。

九、正文后所附的英汉索引按英文字母顺序排列；汉英索引按汉语拼音顺序排列。所示号码为该词在正文中的序码。索引中带 "*" 者为规范名的异名或在释文中出现的条目。

目　　录

01. 总　　论

01.0001　核医学　nuclear medicine
利用核素及其标记物进行临床诊断、疾病治疗及生物医学研究的学科。

01.0002　基础核医学　basic nuclear medicine
与核医学相关的基础学科。包括核医学物理、核药物学、核电子学等。

01.0003　临床核医学　clinical nuclear medicine
利用放射性核素及其制品，通过相应技术方法与设备诊断和治疗疾病的核医学分支学科。

01.0004　实验核医学　experimental nuclear medicine
利用核技术探索生命和疾病相关基础与规律的核医学分支学科。其研究内容主要涉及细胞生物学、分子生物学、药学和其他生命科学领域中利用核技术的各个方面。

01.0005　分子核医学　molecular nuclear medicine
应用核医学示踪技术从分子和细胞水平认识疾病(如阐明病变组织内受体密度与功能的变化、基因的异常表达、生化代谢变化及细胞信息传导异常等)，为临床诊断、治疗和疾病的研究提供分子水平信息的核医学分支学科。

01.0006　影像　image
利用成像设备和技术所获得的机体内部器官或组织的形态结构、生理功能或病理状态的图像。

01.0007　成像　imaging
利用设备和技术针对所观察对象体内相应结构及/或其功能生成图像的过程。

01.0008　分子成像　molecular imaging
利用影像学的手段在细胞和分子水平无创性检测和显示活体内生理或病理过程的成像方法。

01.0009　示踪　tracing
用微量信号物质指示和跟踪特定物质在生物体及其环境介质中迁移、转化、积累和清除状态的技术。

01.0010　示踪剂　tracer
为观察、研究和测量某物质在特定过程中的行为而加入的一种超微量(痕量)标记物。由配基、连接体与信号源三部分构成。配基的性质或行为与被示剂物相同或差别极小，加入量少，易于探测，性质稳定。根据信号源不同，分为同位素示踪剂、酶标示踪剂、荧光标记示踪剂、自旋标记示踪剂等；在同位素示踪剂中又有放射性同位素示踪剂、稳定同位素示踪剂和非同位素示踪剂等几种。

01.0011　示踪实验　tracer experiment
用放射性核素标记被研究对象(化合物或细胞等)，利用核探测仪器追踪示踪剂在生物体系中的位置、数量及代谢变化的实验方法。

01.0012　探针　probe
用于探测微小或微量物质与过程的介质。如核医学中利用放射性核素标记、能与体内的靶分子特异结合的示踪分子。

01.0013　分子探针　molecular probe
用放射性核素或其他信号物质标记，能与某种特异靶分子结合，并且可以被灵敏检测到的示踪物质。

01.0014　放射性探针　radioactive probe
与特定目标靶分子结合，反映体内外特定分子活动状态的放射性药物。

01.0015　生物学　biology
研究生命现象和生物活动规律的学科。

01.0016　生物过程　biological process, bio-process
生物体维持自身功能完整性和与环境因素相互作用的动态过程。

01.0017　生物学特征　biological feature
每个生物体所具有的、有代表性的、并可以测量或可自动识别和验证的生理特性或行为方式。

01.0018　生物学行为　biological behavior
生物体所具备的在特定时间、以特定方式向特定方向发展的生物学特征。

01.0019　生物大分子　biomacromolecule
分子量上万道尔顿或更多的生物体内有机分子，多为低分子量的有机化合物经过聚合而成的分子体系。包括蛋白质、核酸、脂质和糖类等。

01.0020　分子生物学　molecular biology
在分子水平上研究生物大分子（如核酸、蛋白质）的结构、功能、生物合成和代谢等来阐明各种生命现象本质的学科。

01.0021　细胞生物学　cell biology, cytobiology

从细胞整体、显微、亚显微和分子等各级水平上研究细胞的形态结构、生理功能、分化增殖等过程，以及各种物质及信号传递通道等生命活动规律的学科。

01.0022　细胞学　cytology
研究细胞的化学组成、形态、结构及功能的学科。

01.0023　细胞动力学　cytokinetics
研究生物系统或人工系统中细胞群体的来源、变化、分布和运动规律，以及研究各种条件对这些过程如何影响的一门学科。

01.0024　组织　tissue
由形态相似、功能相关的一群细胞和细胞间质所组合成的结构。

01.0025　组织学　histology
研究机体组织水平微细结构及其相关功能的学科。

01.0026　器官　organ
由不同细胞和组织构成，有一定空间连续性、能够完成某些特定功能的系统或机体的组成单位。

01.0027　系统　system
（1）复杂生物体中由不同的器官组合而成、能够完成某种特定生理功能的结构功能单元。（2）在示踪动力学中，是指物质在体内的不同房室和其间相互交换物质通道合并组成的功能单位。如循环系统的心脏和毛细血管。

01.0028　特征化　characterization
对复杂生物系统或生物过程最具有特征的性状进行识别和表征的过程。

01.0029　测量　measure

一组以确定目标物质或过程量值为目的的操作。

01.0030　测试　test
通过将测量结果与已知状态或理论假设相比较，从而对事物状态、功能做出判断的过程。

01.0031　检测　detection
用特殊装置特定的方法对不能直接观测的目标或现象进行观察和评价的方法。核医学中特指用仪器对放射性进行的测量。

01.0032　显示　display
在设备上以图形或可读字符直观地表示信息的过程。

01.0033　模式　(1) modality (2) pattern
(1)在影像学范畴内，特指对现实事件内在机制和事件之间关系进行直观、简洁描述的一类有特定工作方式、方法或技术的总称。
(2)客观事物表现出来、能被主观感觉和识别的规律性或特征化形式。

01.0034　对象　subject
进行任何操作、行为或思考时作为目标的人或事物。

01.0035　分组　group
根据某种规则对群体对象进行分类的过程或结果。

01.0036　群体　population
根据一定的社会、环境条件或一定生物特征或目标汇聚起来的同类观察或分析对象。

01.0037　流行病学　epidemiology
研究人类群体中特定疾病发生、健康状况的分布及其决定因素，并研究防治疾病及促进健康的策略和措施的学科。

01.0038　统计学　statistics
利用概率论建立数学模型，收集数据，进行量化分析、比较，并进行判断和估测，为相关决策提供依据和参考的学科。

01.0039　发病率　incidence
特定群体一年内发生指定疾病的概率。以特定群体个体数或统计个体数为分母，发病个体数为分子的算出的比值。

01.0040　患病率　prevalence
特定时间内患某病的人数与同期平均人口之比。主要用于慢性病(如心血管疾病、肿瘤、结核病等)的流行病学研究。

01.0041　临床决策　clinical decision
临床医生为不同患者制定的诊断和治疗方案。

01.0042　临床影响　clinical impact
可以引发临床决策调整或改变的现象或能力。

01.0043　临床处置　clinical management
临床上对某种疾病的医学处理方法。

01.0044　诊断决策矩阵　diagnostic metrix
用于诊断技术的效能评价的一种简单的数理统计方法。将疾病的有无和诊断的结果按2×2矩阵配对排列来计算效能指标。

01.0045　真阳性　true positive
某项特异性检查结果阳性(表明有某病)而病理检查或其他公认可信的证据证实确实患有该病的情况。

01.0046　真阴性　true negative
某项特异性检查结果阴性(表明没有某病)而病理检查或其他公认可信的证据证实确实没患有该病的情况。

01.0047 假阳性 false positive
某项特异性检查结果阳性(表明有某病),而病理检查或其他公认可信的证据证实没有患有该病的情况。

01.0048 假阴性 false negative
某项特异性检查结果阴性(表明没有某病),而病理检查或其他公认可信的证据证实确实患有该病的情况。

01.0049 真阳性率 true positive rate
又称"灵敏度(sensitivity)"。特定疾病诊断中,某方法认为特定人群中患病人数(阳性数)与病理检查或其他公认可信的证据证实的真实患病人数(阳性数)之比。反映该方法检出该疾病的能力。

01.0050 真阴性率 true negative rate
又称"特异度(specificity)"。特定疾病诊断中,某方法认为特定人群中未患病人数(阴性数)与经病理检查或其他公认可信证据证实该人群中真实的未患病人数(阴性数)之比。反映该方法排除该疾病的能力。

01.0051 阳性预测值 positive predictive value, PPV
又称"阳性预测率"。某方法用于诊断某病的阳性结果与实际情况(确实有该病)相符的概率。计算方法有两种:①阳性预测值=真阳性率/(真阳性率+假阳性率);②阳性预测值=(真阳性率×流行率)/[真阳性率×流行率+(1-真阴性率)×(1-流行率)]。

01.0052 阴性预测值 negative predictive value, NPV
又称"阴性预测率"。某方法诊断某病的阴性结果与实际情况(确实无该病)相符的概率。计算方法有两种:①阴性预测值=真阴性率/(真阴性率+假阴性率);②阴性预测值=真阴性率×(1-流行率)/[真阴性率×(1-

流行率)+(1-真阳性率)×流行率)]。

01.0053 预测 prediction
对尚未发生、目前还不明确的事件进行预先估计,推测事件未来的发展趋势,从而协助掌握情况、选择对策的过程。

01.0054 预后 prognosis
根据临床症状和体征,结合病史和现状,事先预测疾病的发展可能和未来结局的过程。包括判断疾病的特定后果(如痊愈,某种症状、体征和并发症等其他异常的出现或消失及死亡);也包括提供病程相关的时间线索,如预测某段时间内发生某种结局的可能性。

01.0055 随访 follow-up
医疗机构以通信或其他方式,定期了解曾在本机构接受医疗处置的患者病情变化情况和指导患者康复的一种医学行为。

01.0056 诊断 diagnosis
从医学角度对人的精神和体质状态做出的判断。用于认识疾病,是疾病预防、治疗及预后判断的前提。

01.0057 鉴别诊断 differential diagnosis
在综合临床、病史和检查资料基础上,对表现相仿、不易区分的临床状况进行分析排除,获得正确或最大可能符合实际状态的诊断。

01.0058 筛查 screening
通过某种检查方法或指标,从健康人群中筛选分离患病个体的方法。

01.0059 定性分析 qualitative analysis
对研究对象进行"质"的分析。包括根据分析者的直觉、经验和分析对象的历史及最新信息,对分析对象的性质、特点、发展变化规律作出判断的方法。

01.0060　定量分析　quantitative analysis
运用物理、化学、数学及统计学等方法将研究对象的相关属性、特征、成分等观察结果进行数量形式的分析。 在核医学中指基于数学模型，利用动态显像数据，计算有关生物活动的生理学指标（如糖代谢率等）的分析方法；在核药学及放射化学中指测定和表达物质中组分（元素、无机和有机官能团、化合物、特定成分等）或性质（独特或非常规的物化相态的量化分析方法。

01.0061　半定量分析　semiquantitative analysis
不计算绝对数值，以比值或相对数表达结果的分析方法。在核医学图像中特指基于像素计数（或计数率），由线性关系派生出来的数值，如组织中的放射性浓度、病灶本底比值、标准摄取值等；这些指标不能直接反映具有生理学意义的相关功能，但简便易行。

01.0062　天然　nature
自然存在、没有经过任何人工处理或干扰过的状态或事物。

01.0063　人工　artificiality
对自然或其他物质施加人为影响而改变其原有性状的过程和方法。

01.0064　转化医学　translation medicine
将基础研究的成果转化成为临床应用的诊断或治疗手段的一类医学模式。

01.0065　优化　optimization
通过客观指标比较，从众多方案中寻找和确认最优方案的过程与方法。

02. 核医学相关基础学科

02.01　原子物理与核物理

02.0001　原子物理[学]　atomic physics
在原子核和亚核水平上研究原子结构、原子力、电磁辐射和原子间相互作用的微观物理学。

02.0002　核物理[学]　nuclear physics
研究原子核结构、核内粒子作用机制、核辐射与物质作用、核衰变规律的微观物理学。

02.0003　放射物理[学]　radiologic physics, radiophysics
阐述放射线的发生、性质及其与物质相互作用规律的微观物理学。

02.0004　元素　element
具有相同核电荷数（质子数）的同一类原子的总称。

02.0005　元素周期表　periodic table of elements
按原子序数排列形成的表。反映元素的性质随原子序数递增呈周期性变化的规律。表中横排数等于元素原子核外的电子层数，纵列数（第Ⅷ族包括 3 个纵列）反映原子最外层的电子层构型。

02.0006　分子　molecule
能独立存在，并保持特定物质固有物理、化学性质的最小单位。由不同数量的原子以不同方式组合而成。

02.0007　原子　atom

构成自然界各种元素的基本单位。由原子核和核外轨道电子组成。

02.0008　原子模型　atomic model
用于描述、说明原子结构和原子物理特征的模型。一般采用卢瑟福–玻尔模型，带正电的原子核位于中心，带负电的电子沿不同轨道围绕原子核旋转。

02.0009　原子序数　atomic number
元素在周期表中排位的序号。等于原子核内的质子数，符号"Z"。同一序数的原子属于同一类化学元素。

02.0010　原子量　atomic weight
又称"相对原子质量（relative atomic mass）"。以碳-12 原子量的 1/12（原子质量单位）为基准的各种元素的相对平均质量。表达时取其整数。

02.0011　原子质量数　atomic mass number
简称"质量数（mass number）"。以原子量为单位表征的原子质量。符号"A"。相当于原子核内质子数和中子数的和。

02.0012　原子质量单位　atomic mass unit, AMU
微观物理学的法定计量单位。等于处于基态的碳-12 静质量的 1/12，约 $(1.6605402 \pm 0.0000010) \times 10^{-27} kg$。

02.0013　静质量　rest mass
某一粒子处于绝对静止状态下所具有的质量。

02.0014　原子核　atomic nucleus
原子中带正电的核心。由质子和中子构成，决定原子根本性质的量子多体系统。

02.0015　质子　proton
构成原子核的基本粒子之一。质量 $1.6726231 \times 10^{-27} kg$，带 $1.6 \times 10^{-19} C$ 正电荷；质子数目决定原子的化学性质及其元素归属（原子序数）。符号"p"。

02.0016　中子　neutron
构成原子核的基本粒子之一。质量 $1.6749286 \times 10^{-27} kg$，电中性。符号"n"。

02.0017　核子　nucleon
原子核的质子和中子的统称。

02.0018　粒子　particle
比原子核小的基本物质构成单位。根据作用力的不同，分为强子、轻子和媒介子（传播子）三类。

02.0019　反粒子　antiparticle
组成反物质的基本粒子。与自然物质粒子的质量、自旋、同位旋相同，但电荷、重子数、轻子数、奇异数等量子数异号的粒子。

02.0020　电子　electron
原子的基本构成粒子。静止质量 $9.1093835 \times 10^{-31} kg$，带 $1.6 \times 10^{-19} C$ 负电荷。在其他原子间自由移动时为电流。符号"e"。

02.0021　电子轨道　electron orbit
按经典玻尔原子模型，电子围绕原子核运动的假想轨道。电子所在的轨道离核越近，受原子核吸引力越大，电子能量越低，离核越远的轨道，电子的能量越高。

02.0022　壳层结构　shell structure
关于原子内电子排布的一种简化模型。不同电子轨道按能量状态环绕原子核呈多壳状分布。从内向外依次命名为 K、L、M、N、O、P、Q 等层；同一层又可划分为 s、p、d、f 等亚层，每个亚层包含若干个电子轨道。

02.0023 介子 meson, mesotron
参与强相互作用的自旋量子数为整数的基本粒子。

02.0024 夸克 quark
构成质子、中子等物质基本单位的细小粒子。具有多种类型。

02.0025 κ介子 kaon
质量介于质子和电子之间，非常不稳定、寿命极短的一类介子。以6种不同方式分裂形成更小的介子。

02.0026 μ介子 mu-meson
一种带负电，质量为电子207倍的介子。寿命为2.20 μs。

02.0027 π介子 pi-meson
存在广泛，质量最轻但在物质构成中最重要的介子。

02.0028 离子对 ion pair
由于辐射的电离作用而使受照射物质产生的一个或几个负电子和相对应的一个正离子(失去一个或几个负电子的原子基团)的统称。

02.0029 核力 nuclear force
束缚原子核基本粒子以组成原子核的作用力。

02.0030 [原子核]结合能 binding energy
使核子结合成原子核时所需要的能量。等于原子核完全分解成核子时所需要添加的能量。

02.0031 平均结合能 average binding energy
原子核结合能除以其核子数(原子质量数 A)所得平均值。核子的平均结合能越大，原子核就越稳定。

02.0032 核能态 nuclear energy state
原子质量数和质子数相同的元素，原子核所处的特定能量状态。

02.0033 能级 energy level
微观粒子体系相对稳定存在的一系列不连续、分立的内在能量值或状态。

02.0034 能谱 energy spectrum
以 X 轴代表能量(E)，Y 轴表示该能量发生的事件数记录和表达某一能量范围内射线强度分布的谱图。

02.0035 跃迁 transition
原子和原子核等微观体系从一种能量状态过渡到另一种能量状态的过程。

02.0036 核素 nuclide
具有一定数量质子、中子、核电荷、质量、能态，同时具有足以观察到的平均寿命的一类原子。

02.0037 同位素 isotope
原子核内质子数相同，但中子数不同的一类核素。因其原子序数相同，在元素周期表中占据同一位置而得名。

02.0038 同中子[异位]素 isotone
具有相同中子数、不同原子序数的一类核素。

02.0039 同量异位素 isobar
质量数相同但原子序数不同的核素。

02.0040 同质异能素 isomer
又称"同核异能素"。原子序数和质量数相同，但处于不同核能态的核素。通常在原子质量数后加写"m"以示区别，如 ^{99m}Tc 与 ^{99}Tc。

02.0041 同质异能跃迁 isomeric transition, IT

处于高能态的同质异能素退激发时所发生的 γ 跃迁现象。

02.0042 放射性 radioactivity

某些核素具有的自发衰变、放出 α、β、γ 射线的性质。通常原子序数 84 以后的所有元素都是有这种性质。

02.0043 放射系 radioactive series

又称"衰变链（decay chain）""放射性衰变系（radioactive decay series）"。由第一代放射性核素和由他递次衰变的子代、孙代组成的一系列放射性核素。包括三大系列：铀-锕系、铀-镭系和铀-钍系。

02.0044 放射性核素 radionuclide

又称"不稳定核素"。能自发衰变为其他原子核、或发生核能态变化，变化时伴有射线发出的核素。

02.0045 稳定核素 stable nuclide

不发生放射性衰变或极不易发生放射性衰变的核素。科学上将半衰期 $>10^{15}$ 年的放射性核素也归入此类。

02.0046 天然放射性核素 natural radionuclide

不需人工干预，自然界中自然存在的放射性核素。

02.0047 人工放射性核素 artificial radionuclide

通过人工方法改变核内中、质子比例所生成的、自然界中不存在或存在量极小的不稳定核素。

02.0048 贫质子核素 proton deficient nuclide

又称"缺质子核素"。原子核内质子与中子数比值小的核素。

02.0049 贫中子核素 neutron deficient nuclide

又称"缺中子核素"。原子核内中子与质子数比值小的核素。

02.0050 富质子核素 proton rich nuclide

又称"丰质子核素"。原子核内质子与中子数比值高的核素。

02.0051 富中子核素 neutron rich nuclide

又称"丰中子核素"。原子核内中子与质子数比值高的核素。

02.0052 短半衰期核素 short half-life nuclide

物理半衰期短于 10 h 的放射性核素。

02.0053 超短半衰期核素 ultra-short half-life nuclide

物理半衰期短于 1 h 的放射性核素。

02.0054 核素图 nuclide chart

以质子数为横坐标，中子数为纵坐标将不同核素在直角坐标系排列所得到的图谱。

02.0055 放射性衰变 radioactive decay

放射性核素自发地发出一种或一种以上的射线，而蜕变为另一种核素的现象。主要的衰变方式有：α 衰变、β 衰变、γ 衰变和正电子（$β^+$）衰变等。通常还包括电子俘获衰变（ε衰变）、同质异能跃迁、自发裂变等。

02.0056 核衰变 nuclear decay

不稳定核素的原子核在没有外力作用条件下，自发发射出射线并转变为另一种原子核的过程。一般情况下，该过程不受外界条件（如温度、压力、电磁场等）的影响。

02.0057 衰变定律 decay law

又称"衰变规律"。放射性核素的数量因衰变而按指数方式随时间减少的现象。

02.0058　衰变概率　decay probability
曾称"衰变几率"。放射性核素衰变的特征参数之一。放射性核素在单位时间内自发衰变的概率。由原子核特性决定。

02.0059　衰变常数　decay constant
放射性核素衰变的特征参数之一。放射性核素单位时间内发生核衰变的概率。符号"λ"。

02.0060　衰变纲图　decay scheme
表征放射性核素衰变特征和数据的示意图。通常母核在上，向下的箭头代表衰变直至子核基态，用水平线高低表示衰变过程中出现的能态，箭头左斜表示原子序数减小，右斜表示原子序数增加，垂直表示同质异能跃迁，箭头旁标注该衰变方式的概率。

02.0061　衰变公式　decay equation
放射性核素衰变规律的数学表达式：$N=N_0\mathrm{e}^{-\lambda t}$。其中 N 为经过 t 时刻尚未衰变的核数，N_0 为初始核数，λ 为衰变常数，t 为自初始时刻所经历的时间。

02.0062　衰变能　decay energy
原子核衰变过程中所释放的能量。$\Delta E=\Delta mc^2>0$，式中 E 是能量；m 是物体的质量；c 是光速。

02.0063　母体核素　parent nuclide
在衰变体系中，衰变为新核素之前的放射性核素。

02.0064　子体核素　daughter nuclide
在衰变体系中，放射性核素衰变后生成的一种新核素的统称。

02.0065　递次衰变　successive decay
放射性核素衰变后生成的子体核素仍然是不稳定核素，可以继续衰变，直至成为稳定的核素为止的系列衰变过程。

02.0066　第一代子核　daughter nuclide of the first generation
递次衰变的放射性核素，母核第一次衰变后获得的新核素。

02.0067　第二代子核　daughter nuclide of the second generation
递次衰变的放射性核素，第一代子核再次衰变后获得的新核素。

02.0068　长期平衡　secular equilibrium
递次衰变过程中，如果母核半衰期长于任何一代子核，经过足够长（5～10 倍于最长子核半衰期）时间后，母核原子数与子核原子数的比例保持恒定，不随时间变化的状态。

02.0069　短期平衡　temporary equilibrium
递次衰变过程中，母体核素和子体核素数量间达到长期平衡前的短暂平衡。此期间两者数量关系保持不变。

02.0070　核辐射　nuclear radiation
从原子核内发出的各种射线的通称。

02.0071　α衰变　alpha decay
放射性核素衰变时释放出α射线的衰变。一次 α 衰变后该原子核的原子序数减少 2，质量数减少 4。

02.0072　α射线　alpha ray
放射性核素衰变时由原子核内放射的高速运动的氦原子核粒子束。其电离作用大，贯穿本领小，在空气中的射程只有几厘米。

02.0073　α粒子　alpha particle
放射性物质衰变时放射出来的氦原子核，由两个质子和两个中子组成。质量数为 4，带 2 个单位正电荷。

02.0074　β衰变　beta decay

放射性核素衰变时释放出 β 射线的衰变。可分两种类型：一是 β⁻ 衰变（负 β 衰变），主要发生于富中子的核素，发射 β⁻ 粒子和反中微子；二是 β⁺ 衰变（正 β 衰变），主要发生于贫中子的核素，发射正电子和中微子。前者使原子序数增加 1，后者减少 1，但不改变其质量数。

02.0075 β 射线 beta ray
由放射性核素原子核内放射出来的高速运动的电子流。电离作用较 α 射线弱，较 γ 射线、X 射线强，穿透力弱，在空气中射程短。

02.0076 β 粒子 beta particle
又称"β⁻ 粒子"。β 衰变发出的一种电子。质量与电子相同，带 1 个负电荷，本质上是原子核内发出的电子。

02.0077 中微子 neutrino
组成自然界的最基本粒子。质量为电子的百万分之一，不带电荷，始终以接近光速运动。符号"υ"。

02.0078 反中微子 antineutrino
中微子的反粒子。其自旋方向（只有右旋）与运动方向相同。符号"ν"。

02.0079 正电子 positron
又称"β⁺ 粒子"。电子的反粒子。质量、带电量与电子完全相同，但电荷相反。质量为 9.1×10^{-31} kg，电量为 $+1.6 \times 10^{-19}$ C。

02.0080 湮灭 annihilation
β⁺ 粒子失去动能后与邻近的自由电子碰撞，粒子与电子消失，转变成两个方向相反的 511 keV 的 γ 光子的过程。

02.0081 自吸收 self-absorption
放射性核素样品中，核素衰变所发射线在穿

透样品前被样品自身吸收而不产生可探测的次级射线的现象。

02.0082 β 源自吸收 self-absorption of beta radiation
β 射线核素放射源内衰变原子核数大于其发射的β射线数的现象。

02.0083 正电子射程 positron range
正电子进入物质后损失能量发生湮灭前走行的直线距离。受正电子动能和材料中的电子密度影响。

02.0084 γ 衰变 gamma decay
处于激发态的原子核，通过放出 γ 粒子回到较低能态或基态的过程。多发生于其他类型衰变之后，或发生于同质异能状态的核素。其衰变规律为：核能态改变，原子序数、原子质量数均不变。是唯一不产生新子代核素的衰变方式。

02.0085 γ 射线 gamma ray
放射性核素发生 γ 衰变时从核内发射的射线。性质和 X 射线相似，其电离作用弱于 α 和 β 射线，但具有极强的穿透力。

02.0086 γ 粒子 gamma particle
又称"γ 光子"。核能级间跃迁产生的一种强电磁波。具有波粒二象性，质量基本为零，不带电。

02.0087 电子俘获衰变 electron capture decay
又称"ε 衰变（epsilon decay）""K 轨道电子俘获（K orbital electron capture）"。原子核俘获核外轨道上的一个电子，使一个质子转变为中子，衰变成子核，同时释放出中微子的过程。多发生于缺中子核素；K 层电子离核最近，K 电子被俘获的概率最大。

02.0088 俄歇电子 Auger electron

在激发过程中，由于电子跃迁产生的能量使外层轨道电子逸出所形成的自由电子。不同元素、不同跃迁类型的俄歇电子能量一般为50～1500 eV。

02.0089　俄歇电子效应　Auger electron effect
电子俘获类衰变过程中，原子较外层轨道（如L层）的一个电子跃入内层（如K层）轨道填补损失的电子空位，多余能量赋予L层本层电子，使之发射成为自由电子（俄歇电子）的过程。

02.0090　内转换　internal conversion
激发态原子核回到低能态时，激发能直接传给核外电子，使之脱离原子成为自由电子的过程。

02.0091　内转换电子　internal conversion electron
激发态原子核把能量直接转给核外电子，使之获得动能，脱离原子形成的自由电子。

02.0092　自由电子　free electron
受原子核束缚小、在外力作用下易于从原子上脱落，可以在物体中自由移动的电子。影响物体的导电性和导热性。

02.0093　X[射]线　X-ray
又称"伦琴射线（roentgen ray）"。高速电子撞击原子产生的一种电磁辐射。其波长范围比可见光波长更短，为0.01～10.00 nm。1895年由伦琴发现。

02.0094　特征X射线　characteristic X-ray
高能粒子（电子、连续X射线或质子等）与物质作用使原子内层轨道电子电离，外层电子向内层轨道跃迁时发射的X射线。其能量为两层电子轨道之间的能量差，与普通X射线连续能量范围不同，是靶物质原子的特征值。

02.0095　韧致辐射　bremsstrahlung
高速运动的电子经过原子核附近，受原子核库仑场的作用而急剧减速或转向，一部分动能以X射线形式发射出来的现象。

02.0096　切连科夫辐射　Cerenkov radiation
高能带电粒子快速通过物质导致径迹附近的分子极化，退极化时以电磁波形式释放多余能量，相邻分子发出的电磁波相干干涉形成的辐射现象。

02.0097　贯穿辐射　penetrating radiation
在物质中穿透能力强的射线，如γ辐射、X辐射和中子射线等引起的辐射。

02.0098　电磁波　electromagnetic wave
能量的一种物理存在形式。电场和磁场变化形成的电磁场，以特定频率"振荡波"的形式在空间内发射，行进方向与磁场、电场互相垂直。

02.0099　光子　photon
又称"光量子（light quantum）"。电磁波的量子形式。静止质量为零，不带电荷，其能量为普朗克常量和电磁辐射频率的乘积，在真空中以光速运行。

02.0100　波粒二象性　wave-particle duality
量子物理对光的认识。光（电磁波）以粒子的形式发射和吸收，同时在空间运动时具有波的特点，通过关系式 $\varepsilon = h\nu$, $p = h/\lambda$ 相联系。

02.0101　波长　wavelength
表征光或波特征的物理度量。光或波在扩散方向上相邻两个振荡周期间的最短距离。符号"λ"。

02.0102　光[学频]谱　spectrum
复色光经过色散系统（如棱镜、光栅）分光后，按波长（或频率）大小依次排列的序列图。代表其在频率域内分布的状况。

关系为：1 Ci=3.7×10^{10} Bq。

02.0103　射线能量　ray energy
射线从核内释放时所携带的动能。单位为 eV。

02.0104　平均能量　average energy
射线能量为连续能量范围的情况下（如β射线、X 射线），射线能量总和除以探测到的射线数所得到的平均值。

02.0105　最大能量　maximum energy
某些非恒定常数值能量射线（如β射线、X 射线）连续能量范围的最大值。

02.0106　物理半衰期　physical half-life
放射性核素原子核数量因衰变原因减少至初始量一半所需要的时间。符号"$T_{1/2}$"。

02.0107　平均寿命　mean lifetime
放射性核素完全衰变为子体核素前存在的平均时间。符号"T"。是衰变常数（λ）的倒数。即 $T=1/\lambda$；其与半衰期（$T_{1/2}$）的关系式为：$T=T_{1/2}/0.693=1.44\times T_{1/2}$。

02.0108　放射性活度　radioactivity
又称"衰变率（decay rate）"。单位时间内放射性核素发生核衰变的总数。符号"A"。国际单位为 Bq。

02.0109　贝可［勒尔］　Becquerel, Bq
国际单位制（SI）的放射性活度单位。为每秒一次核衰变。符号"Bq"。为纪念 1896 年发现天然放射性现象的法国科学家贝可勒尔命名。

02.0110　居里　Curie
采用国际单位制前使用的放射性活度的专用单位。为纪念首次提炼出自然放射性核素的法国科学家居里命名。符号"Ci"。与现行法定的国际单位制单位贝可勒尔的换算

02.0111　比活度　specific activity
单位质量放射性物质中的放射性活度。单位为 Bq/g 或 Bq/mol。

02.0112　放射性浓度　radioactive concentration
单位体积液体中所含的放射性活度。单位为 MBq/ml 或 Bq/ ml。

02.0113　阿伏伽德罗常数　Avogadro's number
原子物理中的重要常数。等于 0.012 kg 碳-12 中包含的碳原子数量，数值为 6.022×10^{23}。

02.0114　爱因斯坦质能方程　Einstein mass-energy equation
原子物理中描述质能关系的方程。公式：$E=mc^2$。其中 E 为物体的静止能量；m 为物体的静止质量；c 为光速。

02.0115　普朗克常数　Planck constant
物理学和化学领域的基本常数之一。普朗克推导辐射定律（普朗克定律）引进的自然常数。符号"h"。数值为 6.626×10^{-34} Js。

02.0116　发射率　emissivity
表示和衡量物体发射电磁波能力的物理量。即在特定波长范围内，物体的辐射能量与同温条件下黑体的辐射能量之比。

02.0117　基态　ground state
原子中的电子或原子核所能存在的最低能量状态。

02.0118　激发　excitation
微观粒子系统（如原子、离子、电子等）由较低能级向较高能级跃迁的过程。

02.0119　激发态　excited state

原子吸收一定能量后，从基态跃迁到较高能级但尚未电离的状态。也指核反应或核衰变后原子核能级高于基态时的状态。

02.0120 退激 deexcitation
处于高能态的原子或原子核跃迁到低能级或基态的过程。

02.0121 电离 ionization
原子外层电子接受足够能量、脱离原子核引力束缚而成为自由电子，同时原子本身成为带正电荷的离子的过程。

02.0122 电离密度 ionization density
描述带电粒子电离能力的物理量。以该射线穿过单位体积标准物质时产生的离子对数量表达。

02.0123 电离效应 ionizing effect
又称"电离作用"。电离辐射穿过物质，在粒子通过的路径上使中性物质原子电离形成离子对的现象。

02.0124 直接电离 direct ionization
又称"初级电离(primary ionization)"。α、β、质子等带电粒子进入物质后直接引发的电离过程。

02.0125 次级电离 secondary ionization
电离辐射线穿过物质，造成物质电离时产生的次级电子造成物质再次电离的过程。

02.0126 次级电子 secondary electron
电离辐射线与物质相互作用，使物质中的原子电离过程中产生的电子。

02.0127 电离辐射 ionizing radiation
使物质中的原子形成自由电子和离子的一类辐射。包括各种带电粒子射线和高能电磁波(X射线、γ射线)辐射。

02.0128 非电离辐射 non-ionizing radiation
波长大于 100 nm，能量较低，不能引起物质电离的电磁波。如紫外线、可见光、红外线、微波和高频电磁场。

02.0129 传能线密度 linear energy transfer, LET
射线粒子在单位长度运动径迹上消耗的平均能量。单位为 keV/mm。其大小取决于粒子所载电荷和粒子质量。

02.0130 吸收 absorption
射线与物质相互作用，射线能量转移给物质，自身能量损失或消失的过程。

02.0131 吸收系数 absorption coefficient
表征物质对射线的吸收能力的特征性物理常数。

02.0132 射程 range
射线将自身能量全部转移给物质之前，在该物质中运动的直线距离。

02.0133 穿透力 penetrating power
射线穿透某种物质的能力。用入射和穿透该种物质的射线能量的比值表示。

02.0134 阻止本领 stopping power
某种物质造成放射线穿过时射线能量损失的能力。

02.0135 衰减规律 attenuation rule
γ射线穿过物质时因被物质吸收而按指数方式减少的现象。$I = I_0 \exp(^{-\mu d})$，其中 I、I_0 分别为通过物质前、后γ射线强度，d 为γ射线通过物质的厚度(单位 cm)；μ 为物质的衰减系数。

02.0136 衰减系数 attenuation coefficient, AC

表征物质对非粒子类辐射的吸收能力的参数。符号"μ"。

02.0137 线[性]衰减系数 linear attenuation coefficient

表征物质对特定能量电磁波吸收能力的特征性物理常数。即射线在物质中穿过单位距离时被吸收的概率。符号"μ"或"μ_l"。

02.0138 质量衰减系数 mass attenuation coefficient

又称"质量吸收系数(absorption coefficient of mass)""射线吸收系数(absorption coefficient of ray)"。描述物质对γ射线的衰减的系数。即非带电粒子在穿过单位厚度物质后被减少的份额。符号"μ_m"。$\mu_m = \mu_l / \rho \, (\mathrm{m}^2/\mathrm{kg})$，其中$\mu_l$为线衰减系数，$\rho$为介质密度。

02.0139 半厚度 half thickness

带电粒子(如β射线)穿过某种物质，其强度减弱为入射时一半时所需的该物质厚度。

02.0140 半值层 half-value layer

非带电射线(如光子)穿过某种物质，其强度减弱为入射时一半时该物质的厚度。

02.0141 散射 scattering

射线与物质相互作用时改变自身运动方向和/或能量的现象。

02.0142 弹性散射 elastic scattering

射线与物质作用时，只改变射线粒子运动方向而其能量保持不变的物理现象。

02.0143 非弹性散射 inelastic scattering

射线与物质作用后，改变运动方向，并伴有能量损失的物理现象。

02.0144 反散射 back scattering

射线与物质作用时，经多次散射，最后散射

角大于90°的现象。

02.0145 康普顿散射 Compton scattering

γ粒子与物质作用，部分能量转给电子，使其脱离原子形成自由电子，入射光子损失能量并改变运动方向的过程。

02.0146 康普顿效应 Compton effect

入射光子与一个轨道电子相互作用，产生康普顿电子和能量较低的散射光子的现象。多发生在外层电子。

02.0147 康普顿电子 Compton electron

又称"反冲电子(recoil electron)"。光子与物质发生康普顿散射时，从原子内打出的自由电子。

02.0148 电子对生成 electron pair production

能量大于1.022 MeV的γ粒子在原子核库仑场的作用下，转化为一对正、负电子，而γ粒子本身消失的过程。

02.0149 光电效应 photoelectric effect

γ光子与物质作用，能量全部转移给原子中的电子，使其脱离原子形成自由电子，而γ光子本身消失(被吸收)的过程。

02.0150 光电子 photoelectron

光子与物质发生光电效应时产生的自由电子。

02.0151 核反应 nuclear reaction

入射粒子与原子核(靶核)碰撞导致原子核状态发生变化或形成新核的过程。

02.0152 高能核反应 high energy nuclear reaction

加速器或核反应所产生高于一百亿电子伏特的次级粒子轰击各种靶核产生的核反应。

02.0153 中能核反应 intermediate energy nuclear reaction

加速器或核反应所产生的低于一百亿电子伏特、高于一亿电子伏特的次级粒子轰击各种靶核产生的核反应。

02.0154 低能核反应 low energy nuclear reaction

加速器或核反应所产生的低于一亿电子伏特的次级粒子轰击各种靶核产生的核反应。

02.0155 带电粒子核反应 charged particle nuclear reaction

通过不同技术提高带电粒子能量，轰击靶核产生的特定核反应。是加速器或核反应堆生产核素的主要方式。

02.0156 光核反应 photonuclear reaction

用光子轰击原子核引起的核反应。

02.0157 轰击粒子 bombarding particle

用于引发靶物质发生核反应的入射粒子。

02.0158 靶核 target nucleus

在核反应时与入射粒子作用、并发生特定核反应的核素。

02.0159 薄靶 thin target

可忽略入射粒子能量变化，同时出射粒子或X射线无增强或吸收效应的靶。厚度一般小于 $1 \text{ mg}/\text{cm}^2$。

02.0160 反应道 reaction channel

对给定入射粒子和靶核所可能发生的每一种核反应。每一种核反应称为一个反应道，由入射道和出射道构成。

02.0161 入射道 entrance channel, incoming channel

入射粒子和靶核组成的反应道入口。同一入射道可以有若干出射道，同一出射道也可以有若干入射道。

02.0162 出射道 exit channel, outgoing channel

出射粒子和剩余核组成的反应道输出口。同一入射道可以有若干出射道，同一出射道也可以有若干入射道。

02.0163 核裂变 nuclear fission

一个重原子核分裂为两个或更多轻原子核、并释放数个自由中子和巨大能量的一类核反应。

02.0164 中子俘获 neutron capture

中子被原子核俘获，放出一个或多个 γ 粒子的一类核反应。符号"(n, γ)"。

02.0165 中子裂变反应 neutron-induced fission reaction

重原子核(如铀-235)俘获中子发生裂变的一类核反应。符号"(n, f)"。裂变同时放出数个中子和巨大裂变能，中子的增殖是裂变反应持续不断进行，形成链式反应的重要条件。

02.0166 链式反应 chain reaction

核反应产物诱发更多核反应，使同类核反应逐代延续进行下去的一类核裂变过程。

02.0167 反应堆 reactor

能维持和控制持续链式核裂变反应的装置。主要由核燃料、慢化剂(快中子堆无此成分)、冷却剂、控制组件及其驱动机构、反射层(或快中子堆中的外围转换区)、屏蔽、堆内构件与反应堆压力容器等组成。

02.0168 高通量反应堆 high flux reactor, HFR

热中子通量密度大于 $10^{14}/(\text{cm}^2 \cdot \text{s})$ 的核反应

堆。可以用于多种放射性核素生产。

02.0169　核聚变　nuclear fusion
轻原子核在特定条件下结合生成较重原子核，同时放出巨大能量的一类核反应。

02.0170　核嬗变　nuclear transmutation
入射粒子打入靶核，使之发射一个粒子，同时形成新核的过程。

02.0171　核反应产额　nuclear reaction yield
在核反应过程中核反应产物的量。

02.0172　核反应截面　nuclear reaction cross section
表示入射粒子和靶核之间发生特定核反应概率大小的物理量。

02.0173　核反应能　nuclear reaction energy
核反应过程中放出或吸收的能量。为反应产物总动能减去反应物总动能之差。

02.0174　核反应式　nuclear reaction equation
表达核反应过程中入射粒子、靶核、核能以及核反应产物及剩余核之间相互关系的方程式。

02.0175　质量亏损　mass defect
核反应或衰变产物的全部质量与母核原有质量之差。按质能转化公式转变为衰变能。

02.0176　剩余核　residual nucleus
入射粒子轰击靶核，发生核反应之后，靶核残留的核素。

02.0177　计数率　counting rate
测量仪器在单位时间内记录的脉冲数。单位为 cpm 或 cps。

02.0178　事件　event
概率论的基本概念。可以在时间和空间上观测的一个过程或表现。核物理中指一次衰变或一次射线与物质的相互作用。

02.0179　探测效率　detection efficiency
(1)单位时间内探测仪器记录到的脉冲信号数(计数率)与同一时间内实际事件总数的比值。表征探测装置或设备的探测能力。(2)单位时间内所有射线被记录的概率。

02.0180　统计误差　statistical error
用规范设备或方法测量、计算或观察时，因某些自发因素或不可控因素影响，导致测量或计算结果出现偏离标准值或规定值的误差。

02.0181　本底　background
进行某种检测(如放射性检测)，没有进样时检测器测得或输出的信号值。与检测器类型和所处检测环境等因素相关。在核医学影像中指显像器官或周边组织对显像剂的非特异性摄取及血管中的放射性所致的影像。

02.0182　天然本底　natural background
又称"自然本底"。环境中天然存在的放射性物质或放射源产生的电离辐射。

02.0183　宇宙射线　cosmic ray
来自于宇宙中的带电粒子流或高能电磁波。

02.02　放　射　化　学

02.0184　放射化学　radiochemistry
研究放射性物质及原子核转变过程相关化

学问题的学科。主要研究放射性核素的制备、分离、纯化、鉴定及其在极低浓度时的化学状态、核转变产物的性质和行为。

02.0185   有机化合物   organic compound
含有 C—C 键的化合物的总称。绝大多数分子中含有氢、氧、氮、卤素、硫和磷等元素。目前已知的有近 3000 万种。

02.0186   无机化合物   inorganic compound
含碳以外各种元素的化合物(包括少数含碳氧化物及碳酸盐)。通常以酸、碱、盐、氧化物及各种金属和非金属单质形式存在。已知约有 20 万种。

02.0187   底物   substrate
化学反应中酶所作用和催化的化合物。

02.0188   配位基团   coordinating group
与金属原子或离子配位结合的原子、离子或分子。常见有 H_2O、NH_3、CO、CN^-、Cl^-、OH^-、NO^+ 等。

02.0189   标记   label
(1)利用同位素交换、化学合成或生物合成等方法将标记原子引入到被标记化合物中的过程。包括同位素标记和非同位素(如荧光素、量子点等)标记。(2)在各种实验过程中为了识别而利用特定方式对实验对象所做的记号。

02.0190   放射性标记   radio-labeling
通过化学键结合的形式将放射性核素引入到某种化合物分子,同时保持原化合物化学和生物学性质的技术。

02.0191   双标记   double labeling
用两种示踪原子(同一元素的两种同位素或两种元素)取代化合物分子中两个原子的标记方法。用于示踪观察分子中不同基团的特性和作用。

02.0192   冷标记   cold labeling
采用同种元素的非放射性同位素代替放射性核素进行的标记操作。目的是制备非放射性标准品、熟悉标记操作过程等。

02.0193   连接标记法   connecting labeling method
先用放射性核素标记较为活泼的试剂,再连接到相对不活泼的待标记化合物分子的标记方法。

02.0194   直接标记法   direct labeling method
将 $^{99m}TcO_4^-$(高锝酸盐)还原成较低价态,在适当 pH 环境下与配体络合得到 ^{99m}Tc 标记放射性药物的标记法。常用还原剂有氯化亚锡、氟化亚锡、酒石酸亚锡等。

02.0195   间接标记法   indirect labeling method
通过双功能螯合剂等,将放射性核素(如 ^{99m}Tc)与不含络合基团的化合物(如蛋白质、多肽等)偶联标记的方法。

02.0196   标记化合物   labeled compound
通过标记技术用选定信号物质取代分子中一种或几种原子,使之能被识别并可用作示踪剂的化合物。

02.0197   标记探针   labeled probe
用放射性核素或其他信号源标记、可通过探测仪器显示其在活体组织某种生物学过程的标记化合物。

02.0198   放射性标记化合物   radio-labeled compound
用放射性核素取代分子的一种或几种原子,使之能被放射性探测技术识别用作示踪剂的化合物。

02.0199   卤素   halogen

元素周期表中系ⅦA族(卤族)元素总称。包括氟(F)、氯(Cl)、溴(Br)、碘(I)、砹(At)。

02.0200 脱卤[素] dehalogenation
采用卤素标记的化合物由于外界因素或本身价键的原因,卤素从标记化合物上脱落下来的过程。

02.0201 放射性碘 radioactive iodine
能自发地发生核衰变并释放射线的碘原子。常用的放射性碘同位素有 ^{131}I、^{123}I 和 ^{125}I。

02.0202 放射性碘标记 radio iodination
用放射性碘原子与某些化合物分子基团结合而不影响原有化合物的化学和生物学性质的技术。

02.0203 氯甘脲标记法 lodogen labeling method
以氯甘脲为氧化剂进行放射性碘标记蛋白的一种方法。固相法将氯甘脲固定在容器上,标记率高,对蛋白质损伤小,易于产物分离。

02.0204 氯胺 T 标记法 chloramine T labeling method
以氯胺 T(N-氯代对甲苯磺基酰胺钠盐)进行放射性碘标记蛋白或多肽分子的一种方法。氯胺 T 氧化作用温和,水溶液中水解产生次氯酸使碘氧化成碘分子(单质碘),与酪氨酸等残基反应完成标记。

02.0205 放射性生物分布 radiobiodistribution
将放射性核素或其标记化合物引入体内,应用射线探测仪器所获得的其在机体组织的分布状态。

02.0206 配体交换法 ligand exchange method
以含有络合作用金属离子的树脂作为固定相,利用预结合在金属离子周围的弱配位体和流动相中较强配位体之间的交换反应,进行配位体分离、分析的方法。可准确获得单一氧化态的锝络合物,并避免还原剂的干扰。

02.0207 同位素交换法 isotope exchange method
用放射性同位素与化合物中非放射性同位素原子之间的交换反应制备标记化合物的方法。可逆反应,可通过调节反应条件(温度、pH 等)和加入催化剂控制反应。

02.0208 非同位素交换法 non-isotope exchange method
通过化学反应、生物合成或核反应等,用非物质分子中固有元素同位素的放射性核素,取代化合物中原子制备标记化合物的方法。

02.0209 化学合成法 chemical synthesis method
利用普通化学合成法相似的反应将放射性核素引入所需化合物分子结构的一种有机放射性标记方法。包括逐步合成法、加成法和取代法三类。

02.0210 生物合成法 biosynthesis method
利用动物、植物、微生物的代谢或酶的生物活性,将简单放射性物质在体内或体外引入化合物中制备所需标记物的一种方法。如用 ^{75}Se 或 ^{35}S 标记 L-蛋氨酸掺入杂交瘤的细胞培养液中,制得 ^{75}Se 或 ^{35}S 标记的单克隆抗体(McAb)等。

02.0211 络合法 complexing method
以共价键或配位键的形式,将金属放射性核素直接络合到被标记分子的标记方法。多用于多肽、单克隆抗体等的放射性核素(如 ^{99m}Tc、^{67}Ga、^{68}Ga、^{111}In 和 ^{113m}In 等)标记。

02.0212　点击化学　click chemistry
又称"链接化学""动态组合化学（dynamic combinatorial chemistry）"。通过小单元拼接，快速可靠地完成多种分子的化学合成过程。尤其强调借助以碳–杂原子键（C—X—C）合成为基础的组合化学方法（即点击反应）高效获得分子多样性。由化学家巴里·夏普莱斯（K. Barry Sharpless）在2001年提出的一种新的合成理念。

02.0213　同位素交换反应　isotopic exchange reaction
使分子中某一核素交换成同种元素另一核素的化学反应。

02.0214　亲电反应　electrophilic reaction
有机化学的基本反应之一。缺电子试剂进攻另一化合物富电子区域所引起的反应。

02.0215　亲电取代反应　electrophilic substitution reaction
用亲电试剂取代底物其他官能基团的化学反应。

02.0216　亲电试剂　electrophilic reagent
一类电子轨道有空位的分子或正离子。在化学反应中是电子对接受体，底物是电子对供应体。

02.0217　亲核性　nucleophilicity
试剂对电子的外层电子较少的原子进攻（主动反应）的能力。用于衡量一个试剂给出电子能力的强弱。

02.0218　亲核反应　nucleophilic reaction
有机化学反应的一种。电负性低的亲核基团向反应底物中带正电的部分进攻所发生的反应。

02.0219　亲核取代反应　nucleophilic substitution
带有负电或弱负电的亲核体攻击（或撞击）并取代靶分子上带正电或部分正电荷的碳核的反应。包括两种反应：单分子亲核取代反应（SN1）和双分子亲核取代反应（SN2）。

02.0220　亲核试剂　nucleophilic reagent
一类有未共用电子对的中性分子或负离子。在化学反应中是电子对供应体，底物是电子对接受体。

02.0221　消除反应　elimination reaction
又称"脱去反应""消去反应"。有机化合物分子和其他物质反应，失去部分原子或官能团的过程。反应后的分子会产生多键，成为不饱和有机化合物。

02.0222　电化学反应　electrochemical reaction
物质带电界面上发生的现象或物质化学性质与电作用相关的化学反应。

02.0223　甲基化反应　methylation reaction
用甲基（—CH_3）取代有机化合物分子中氢的反应。放射性化学中常用甲基化反应标记，而不改变药物的性质。也可用于对某些蛋白质、核酸等进行化学修饰。

02.0224　烷基化反应　alkylation reaction
有机化合物分子中连在碳、氧和氮上的氢原子被烷基所取代的反应。

02.0225　化学吸附　chemical adsorption, chemsorption
反应物原子或分子借助强静电力保持在吸附剂表面原子或分子上的现象。这种吸附比物理吸附作用强，且被吸附的分子和吸附物质均发生变化；如利用化学吸附原理使 $^{99m}Tc\text{-}PYP$ 或 $^{99m}Tc\text{-}MDP$ 清晰显示骨骼。

02.0226　离子交换　ion exchange
用不溶性高分子树脂类化合物做离子交换剂，利用其分子中的可解离性基团(交换基)与水溶液中其他阳离子或阴离子置换的一种可逆性化学反应。

02.0227　偶联反应　coupled reaction
两个有机化学单位通过某种化学反应而得到一个有机分子的过程。

02.0228　同分异构体　isomer
具有相同分子式而结构不同的化合物。根据 α 碳原子上的羟基在左或右侧分为 L-型和 D-型。

02.0229　旋光异构体　optical isomer
因分子中没有反轴对称性而引起的具有不同旋光性能的立体异构体。其旋光性相对，一个是左旋，一个是右旋。

02.0230　左旋异构体　levoisomer
能使平面偏振光向左旋转的光学异构体。用符号 "(−)" 表示左旋。

02.0231　右旋异构体　dextroisomer
能使平面偏振光向右旋转的光学异构体。用符号 "(+)" 表示右旋。

02.0232　手性　chirality
刚性化学分子与其镜像不能重合的结构特征。

02.0233　亲和力　affinity
某种配体与相应结合物结合位点之间的结合能力。包括抗原与抗体、配体与受体之间的结合能力。

02.0234　亲和常数　affinity constant
又称 "平衡结合常数(equilibrium association constant)"。在可逆性化合物与特定配体结合达到反应平衡时，化合物(A)、配体(B)及复合物 (C) 三者之间浓度比的常数 (K_a)；$K_a=[A{-}B]\,/\,[C]$。

02.0235　平衡常数　equilibrium constant
在可逆反应达到平衡时，产物与反应物的平衡浓度或反应物与产物的平衡浓度比。符号 "K"。

02.0236　结合速率常数　association rate constant
单位时间内抗原和抗体或受体和配体的结合反应速度的常数。反映结合能力大小的定量化指标。

02.0237　解离常数　dissociation constant
复合体或化合物可逆地分解为两个或两个以上较为简单组分时可逆分解反应的平衡常数。系亲和常数的倒数，符号 "K_d"。

02.0238　同位素效应　isotope effect
由于同位素相互间质量不同引起的理化和生物学性质的改变。此种效应在原子量小(如氚)的核素标记时影响较显著。

02.0239　间位　meta position
在苯环上取代基与主取代基相差一个碳原子的位置。

02.0240　邻位　ortho position
在苯环上取代基与主取代基碳原子相邻的位置。

02.0241　对位　para position
在苯环上取代基与主取代基相差二个碳原子的位置。

02.0242　还原　reduction
物质得到电子、还原剂失去电子的过程。

02.0243　还原剂　reductant

在氧化还原反应中，所含原子失去电子（或电子对偏离）、化合价升高的物质。还原剂反应时本身被氧化，生成氧化产物。

02.0244　氧化　oxidation
物质失去电子，氧化剂获得电子的过程。

02.0245　氧化剂　oxidatant
在氧化还原反应中，使被作用物质所含原子失去电子（或电子对偏离）、化合价升高的物质。氧化剂反应时本身被还原。

02.0246　螯合剂　chelating agent, chelator
能与金属离子结合形成螯合物，用于放射性药物标记，从而增加药物稳定性的交联剂。

02.0247　双功能螯合剂　bifunctional chelator
含有两个或更多供电子基团的有机或无机化合物分子。可以同时连接放射性核素和待标记化合物。用于蛋白质、肽类的放射性核素标记，常用的有巯基乙酰三甘氨酰-N-羟基丁二酰亚胺酯（NHS-MAG3）、联肼尼克酰胺（HYNIC）、二乙基三胺五乙酸（DTPA）等。

02.0248　络合物　complex
一定数量的配体（阴离子或分子）通过配位键结合于中心离子（或中性原子）周围而形成的与原组分性质不同的分子或离子。如$[Cu(NH_3)_4]SO_4$等。

02.0249　修饰　modification
通过化学或生化方法向有机分子引入某一个基团或去除某一基团的方法。用于改变该分子的某些化学或生物学特性。

02.0250　稳定性　stability
物质保持其原有生物、物理、化学性质不变的能力，或对理化条件改变或破坏的稳定程度或抵抗程度。包括化学、生物、物理、辐射稳定性等；亦指仪器保持其性能不随时间

及环境而变化的能力。

02.0251　副反应　side reaction
与主要反应同时发生的次要反应。

02.0252　保护基　protective group
当含有多个功能基团的有机化合物进行反应时，为保护在有机合成中分子中某个官能团免受化学反应破坏，使反应只发生在所希望的基团处，当反应完成后再恢复而预先引进的某种试剂或基团。

02.0253　脱保护　deprotection
在有机合成的最后阶段，通过化学反应除去合成过程中预先引进的保护基的过程。

02.0254　摩尔　mole
一个化学系统中原子、分子、离子及其他粒子，或粒子特定组合的度量单位。与 12 g 碳-12 的原子数目相等（即阿伏伽德罗常数）。在使用此单位时应注明其标注物质的基本单元。

02.0255　缓冲液　buffer solution
由弱酸及其共轭碱（或弱碱及其共轭酸）所组成的缓冲对配制、能够减缓其他物质溶液 pH 改变的溶液。

02.0256　酸碱值　pondus hydrogenii, pH
又称"pH 值""氢离子浓度指数（hydrogen exponent）"。溶液中氢离子活度的一种标度。即水溶液中酸碱度的一种表示方法。溶液中氢离子活度的负对数值，$pH = -\lg[H^+]$。

02.0257　格氏试剂　Grignard reagent
含卤化镁的有机金属化合物。属于亲核试剂，由法国化学家维克托·格利雅（Victor Grignard）发现。放射性药物中常用作碳-11 乙酸盐的合成原料。

02.0258　胶体　colloid

大小在 1～100 nm 的粒子和分散介质构成的一种多相不均匀体系。其粒子可通过棉花和滤纸，但不能通过半透膜。根据分散介质不同分为气溶胶、液溶胶和固溶胶。

02.0259　氚　tritium
元素氢的一种放射性同位素。原子核含有两个中子和一个质子，质量数为 3，化学性质与氢相似，发生 β 衰变，半衰期为 12.43 年。符号为 ^3H 或 T。

02.0260　氚标记胸腺嘧啶核苷　tritiated thymidine
放射性核素氚标记的胸腺嘧啶核苷。能有效结合到 DNA 中，常用于研究细胞周期的参入试验。

02.0261　定位标记　specific labeling
将标记原子局限于标记分子中指定位置的标记方法。

02.0262　标记有丝分裂百分数　percentage of labeled mitosis
测定细胞周期的方法之一。原理是对测定细胞进行放射性标记、定时取材、利用放射自显影技术显示标记细胞，通过统计标记有丝分裂细胞百分数的方法来测定细胞周期。

02.0263　均匀标记　uniform labeling
将标记原子均匀地分布于分子之中，或标记原子在分子中的分布具有统计学均匀性的一种标记。

02.0264　放射性核素生产　production of radionuclide
制备和生产放射性核素的方法。包括核反应堆中子源辐照法、核燃料提取法、回旋加速器生产法和放射性核素发生器生产。

02.0265　放射性核素标记物　radionuclide labeled substance
用放射性核素标记的各种物质（包括化学物质、生物物质等）的总称。标记方法有化学合成法、生物合成法等。

02.0266　核素衍生物法　nuclide derivative method
有机化学中的衍生物方法与核素稀释法相结合的一种微量分析技术。用放射性标记试剂同被分析品进行化学反应，使被测物转变为核素标记的衍生物，由衍生物的放射性计算出样品被测物的含量。

02.0267　次级自分解　secondary self-decomposition
标记分子中的放射性核素所释放出的射线，对标记分子本身引起的辐射分解效应。

02.0268　色谱法　chromatography
又称“层析法”。一种利用混合物中诸组分在两相间的分配原理以获得分离的方法。

02.0269　柱色谱法　column chromatography
一种对溶剂中不同成分进行有效分离的技术。将分离柱中填充吸附剂，待分离的混合溶液通过吸附剂时，由于混合液中不同组分的吸附程度不同，而吸附在柱的不同位置上形成色谱，通过洗脱剂将所需成分洗脱下来，达到分离的目的。

02.0270　正相色谱法　normal chromatography
采用极性固定相和相对非极性流动相工作的液–液色谱技术。由于极性化合物易于被极性固定相保留，所以一般用于分离极性化合物。

02.0271　反相色谱法　reverse chromatography
采用相对非极性固定相和极性流动相工作的液–液色谱技术。一般用于分离非极性或弱极性化合物。

02.0272　薄层色谱法　thin layer chromatography, TLC
又称"薄层层析"。将固定相(如硅胶)薄薄地均匀涂敷在底板(或棒)上，试样点在薄层一端，在展开罐内展开，由于各组分在薄层上的移动距离不同形成互相分离的斑点，通过测定各斑点的位置及其放射性计数或比色完成对试样定性、定量分析的色谱技术。

02.0273　气相色谱法　gas phase chromatography
一种对混合气体中各组分进行分离或分析检测的技术。样品由载气带入，利用对混合物中组分有不同保留性能的色谱柱分离各组分，依次导入检测器，对比检测器输出信号的次序，区别各组分，根据信号峰高度或峰面积计算各组分含量。

02.0274　液相色谱法　liquid chromatography
以液体作为流动相的一种色谱法。

02.0275　高效液相色谱法　high performance liquid chromatography, HPLC
又称"高压液相色谱法(high pressure liquid chromatography)"。相对于经典液相色谱，主要指采用小粒度(<10 μm)的分离填料，使用高压输液泵驱动流动相的液相色谱法。

02.0276　凝胶色谱法　gel chromatography
按分子大小顺序进行分离的一种色谱法。当混合物通过表面分布着不同尺寸孔径的凝胶色谱柱时，大分子不能进入填充剂颗粒内部，而随流动相先流出色谱柱；小分子则分子大小依次渗入凝胶颗粒，然后流出色谱柱。

02.0277　离子交换色谱法　ion-exchange chromatography, IEG
以离子交换剂作为固定相，基于离子交换树脂上可电离的离子与流动相中具有相同电荷的溶质离子进行可逆交换的原理，根据这些离子与交换剂不同的亲和力而将其分离的方法。

02.0278　质谱法　mass spectrometry
一种测量离子荷质比(电荷–质量比)的分析方法。基本原理是使试样中各组分发生电离，经加速电场的作用，形成离子束，再利用电场和磁场使之发生相反的速度色散，将它们分别聚焦而得到质谱图，从而确定其质量。用以分析研究同位素丰度、物质组分，包括化合物的碎裂过程、反应机构、电离电压、结合能、分子构造和热力学性质等的方法。

02.0279　液相色谱–质谱法　liquid chromatography /mass spectrometry, LC/MS
又称"液质联用"。液相色谱作为分离系统，质谱为检测系统，样品在质谱部分和流动相分离，被离子化后，经质谱的质量分析器将离子碎片按质量数分开，经检测器得到质谱图的过程。质谱图的信息和质量分析器的种类有关。按质量分析器分常见的质谱有磁质谱、四极杆质谱、离子阱质谱、飞行时间质谱、傅里叶回旋质谱等。

02.0280　固相萃取　solid phase extraction, SPE
利用对分离物吸附力强的固相吸附柱(床)，从混合液体中获得高纯度分离物的方法。由液固萃取和柱液相色谱技术相结合发展而来，主要用于样品的分离、纯化和浓缩。

02.0281　紫外光谱　ultraviolet spectrum, ultraviolet spectroscopy, UVS
通过外加一定波长的电磁波，使待测样品中原子的价电子从低能级跃迁到高能级而产生的一种特征性光谱。波长为200~800 nm。

02.0282　红外光谱　infrared spectrum, infra-

red spectroscopy, IRS
当样品受到频率连续变化的红外光照射时，造成待测样品分子振动和转动能级从基态到激发态的跃迁而产生的一种特征性光谱。

02.0283　展开剂　developing agent
在薄层色谱法中，用来分离极性不同的两种物质的溶剂。

02.0284　原点　origin point
薄层色谱法中将样品点在支持体上用于计算比移值的点。

02.0285　保留因子　retention factor
又称"比移值"。薄层色谱法中标记物某一组分从原点到移动位置的距离与另一组分从原点移动到最前沿的距离的比值。符号为 R_f。用于表征不同展开剂中不同组分移动位置的参数。

02.0286　化学纯度　chemical purity
样品中以某一特定化学形式存在的物质重量占该样品总重量的百分比。与放射性无关。

02.0287　放射化学纯度　radiochemical purity
简称"放化纯度"。样品中某特定化学结构的放射性标记化合物的放射性活度占该样品总放射性活度的百分比。与放射性标记物的化学成分和标记率相关。

02.0288　放射性核素纯度　radionuclide purity
简称"放射性纯度(radioactive purity)"。样品中某特定的放射性核素的放射性活度占该样品总放射性活度的百分比。只与放射性杂质的量有关，用于检测其他放射性核素的存在，与非放射性杂质的量无关。

02.0289　放射性杂质　radio impurity
放射性制剂有效成分以外、没有预期示踪效应或可能产生其他效应的放射性物质。

02.0290　标记率　labeling yield
放射性核素标记化合物的活度占总投入放射性活度的百分比。

02.0291　合成效率　synthesis yield
放射化学合成中最终产品总量占原料总量的百分比。反映合成路径或反应条件的优劣。

02.0292　不校正合成效率　end of synthesis yield, EOS
又称"合成后产率"。放射化学合成中最终产品的放射性活度(合成结束时刻)与原料的放射性活度(合成开始时刻)的百分比。

02.0293　校正合成效率　end of bombardment yield, EOB
放射化学合成中最终产品经衰变校正后的活度(校正到合成开始时刻)与原料的放射性活度(合成开始时刻)的百分比。

02.0294　载体　carrier
(1)载带某种微量物质共同参与特定化学或物理过程的常量物质。其引入一般会引起标记化合物比活度的下降，但可以提高标记物的稳定性。(2)放射性标记过程中，与所用放射性核素属于同一元素的其他同位素。

02.0295　无载体　carrier free
(1)不存在常量物质载带的某种微量化学或物理过程或状态。(2)放射性标记过程中，反应系统中不含有与放射性核素同一元素的其他核素的放射性标记过程。

02.0296　辐射分解　radiation decomposition
因射线的电离辐射引起的物理、化学效应，直接作用于标记物质，引起化合物结构的改变、生物活性丧失或物质分解的现象。

02.0297　酸性水解　acid hydrolysis

利用水介质将物质分解形成新物质，在酸性条件下脱保护，生成目标化合物的一种化学反应过程。

相除去杂质，在碱性条件下脱保护，生成目标化合物的过程。与液相水解相比，固相水解得到目标化合物纯度高。

02.0298　碱性水解　alkaline hydrolysis
利用水介质将物质分解形成新物质，在碱性条件下脱保护，生成目标化合物的一种化学反应过程。

02.0300　共沸　azeotropy
一种至少含有两种溶剂成分的液体混合物，在沸腾时液相和气相成分都保持相同和恒定的现象。

02.0299　固相水解　solid hydrolysis
将反应物质浓集于固相支持体上，通过流动

02.0301　共沸点　azeotropic point
共沸混合物发生共沸现象时的温度。

02.03　核　药　学

02.0302　核药学　nuclear pharmacy
研究核素标记药物的一门药学分支学科。其内容包括保证放射性药物质量、保障安全储存、准确的调剂和发放、合理使用放射性药物，及实施疗效监测及新的放射性药物的研制和开发。

tical preparation
将放射性核素标记到目标化合物并得到符合临床要求药物的操作和过程。

02.0307　即时放射性药物　instant radiopharmaceutical
在核药房制备、可以直接应用的放射性药物。

02.0303　药品生产管理规范　good manufacturing practice, GMP
由世界卫生组织于 1975 年 11 月正式公布的指导食物、药品、医疗产品生产和质量管理的法规。

02.0308　单光子放射性药物　single photon radiopharmaceutical
用发射单光子的放射性同位素标记的一类放射性药物。如 ^{99m}Tc 标记的药物。

02.0304　核药房　nuclear pharmacy
制备核素标记药物的场所。主要指制备 ^{99m}Tc 和 ^{18}F 短半衰期放射性药物，并具有按需分装和外送能力，符合药品生产管理规范要求的场所。

02.0309　正电子放射性药物　positron radiopharmaceutical
用发射正电子的放射性同位素标记的一类放射性药物。如 ^{18}F 标记的药物。

02.0310　靶向药物　targeting drug
能够被目标组织或器官选择性摄取的药物。具有其他部位摄取较少、用量少、疗效高、毒副作用小等优势，可以提高诊断的准确性和治疗的疗效。

02.0305　放射性药物　radiopharmaceutical
可直接用于人体疾病诊断和治疗的放射性核素及其标记化合物。包括含有放射性核素或由其标记的无机、有机化合物和生物制剂。

02.0306　放射性药物制备　radiopharmaceu-

02.0311　放射性治疗药物　radiotherapeutic

drug

不依靠药物本身的药理作用，而是通过射线电离辐射生物效应产生治疗作用的一类放射性药物。具有靶向治疗作用，全身影响小等优势。常用发射 β 射线的放射性核素标记，α 射线和俄歇电子具有潜在的治疗优势。

02.0312 多肽放射性药物 peptide radiopharmaceutical
以多肽为标记前体的放射性药物。具有分子量小、血液清除快、穿透力强、靶/非靶比值高、特异性强等优势。

02.0313 显像剂 imaging agent
用于显像的放射性核素及其标记化合物。能浓聚于靶器官或组织中，通过显像仪器对其发射的射线进行探测，获得药物在体内的分布图像，用以在脏器、细胞或分子水平诊断各种疾病的放射性药物。非严格限定情况下，显像剂与示踪剂通用。

02.0314 放射性示踪剂 radioactive tracer
利用放射性识别或鉴别某种特性的示踪物质。被引入某一生物体系时，应用射线探测仪器追踪其在生物体系内的动态变化，反映某些被研究分子的生物学特征。

02.0315 代谢显像剂 metabolic imaging agent
可被细胞摄取，模拟体内特定物质的代谢过程，通过体外显像设备检测可反映组织细胞的功能结构和代谢水平变化的一类放射性药物。如葡萄糖代谢显像剂、脂肪酸代谢显像剂、氨基酸代谢显像剂等。

02.0316 受体显像剂 receptor imaging agent
能与靶组织中相应的受体高亲和力特异性结合，通过显像设备显示受体的数量、功能和分布的一类放射性药物。如放射性核素标记的特定化学分子、多肽和蛋白质等。

02.0317 乏氧显像剂 hypoxia imaging agent
基于局部氧供应不足引起的细胞与基质改变，用于乏氧组织显像的一类放射性药物。如 ^{18}F 标记的亲脂性化合物硝基咪唑。

02.0318 细胞凋亡显像剂 apoptosis imaging agent
基于细胞凋亡早期细胞结构变化，用于显示凋亡细胞的一类放射性药物。如 ^{99m}Tc-膜联蛋白 V 等。主要用于肿瘤治疗效果监测、器官移植排斥反应监测、急性心肌梗死与心肌炎的评价等。

02.0319 心肌灌注显像剂 myocardial perfusion imaging agent
能被正常或有功能的心肌细胞选择性摄取的某些单价阳离子或脂溶性标记化合物。用于评价心肌血流灌注情况的一类放射性药物。常用的有 ^{99m}Tc-甲氧基异丁基异腈(^{99m}Tc- MIBI)、氯化铊-201($^{201}TlCl$)等。

02.0320 肿瘤显像剂 tumor imaging agent
基于肿瘤特殊成分或生物学特征，能被肿瘤组织特异性摄取而正常组织摄取较少的一类放射性药物。

02.0321 放射免疫显像剂 radioimmunoimaging agent
利用抗原–抗体特异性结合的原理，用放射性核素标记能与体内相应抗原特异性结合的抗体或抗体产品产生的一类放射性药物。主要用于某些肿瘤的特异性诊断。

02.0322 反义探针 antisense probe
利用核酸分子杂交原理，可与相应的靶基因结合进行反义显像的放射性核素标记的反义寡核苷酸。包括单链 DNA 或 RNA 分子。

02.0323 氚标记物 tritium labeled compound
用氢的放射性同位素 ^3H（β^-衰变，半衰期

12.28 年，最大射线能量 0.0186 MeV）取代生物分子上的氢，生成的放射性标记物。用于掺入实验、细胞和分子生物学方面的研究。

02.0324　碳-11 标记物　^{11}C labeled compound
用加速器生产的放射性同位素 ^{11}C（β^+ 衰变，半衰期 20.48 min，最大射线能量 0.961 MeV）取代有机分子上的碳-12，生成的放射性标记物。用于正电子发射体层仪（PET）显像。

02.0325　碳-14 标记物　^{14}C labeled compound
利用天然存在的放射性同位素 ^{14}C（β^- 衰变，半衰期 5730 年，最大射线能量 0.156 MeV）取代生物分子上的碳-12，生成的多种标记物。用于呼气实验及体外细胞和分子生物学方面的研究。

02.0326　氮-13 标记物　^{13}N labeled compound
用加速器生产的放射性同位素 ^{13}N（β^+ 衰变，半衰期 9.97 min，最大射线能量 1.119 MeV），以氨水形式用于正电子发射体层仪（PET）血流灌注显像，也可用于其他含氮化合物的放射性标记物。

02.0327　氧-15 标记物　^{15}O labeled compound
用加速器生产的放射性同位素 ^{15}O（β^+ 衰变，半衰期 122.24 s，最大射线能量 1.723 MeV），以 O_2、CO、CO_2 等气体形式氧-15 水形式用于正电子发射体层仪（PET）代谢和血流显像，也可能用于其他生物分子的超快速标记物。

02.0328　氟-18 标记物　^{18}F labeled compound
用加速器生产的放射性同位素 ^{18}F（β^+ 衰变，半衰期 109.8 min，最大射线能量 0.635 MeV）取代生物分子上的羟基，生成的放射性标记。用于正电子发射体层仪（PET）显像。

02.0329　磷-32 标记物　^{32}P labeled compound
用反应堆生产的放射性同位素 ^{32}P（β^- 衰变，半衰期 14.3 天，最大射线能量 1.71 MeV）制备的放射性药物。用于多种疾病的内、外核素放射治疗。

02.0330　铜-64 标记物　^{64}Cu labeled compound
用加速器生产的放射性同位素 ^{64}Cu（β^+ 衰变，半衰期 12.701 h，最大 β^+ 射线能量 1.176 MeV；伴 0.662 MeV 的 γ 射线）与生物大分子螯合，生成的放射性标记物。用于正电子发射体层仪（PET）显像。

02.0331　镓-67 标记物　^{67}Ga labeled compound
用反应堆或加速器生产的放射性同位素 ^{67}Ga（ε 衰变，半衰期 3.261 天；3 组 γ 射线能量 0.093（38%）、0.185（62%）和 0.3（50%）MeV）制备枸橼酸盐方式的标记物。用于肿瘤、炎症的单光子发射计算机体层仪显像。

02.0332　镓-68 标记物　^{68}Ga labeled compound
用加速器生产或从锗-镓发生器获得的放射性同位素 ^{68}Ga（β^+ 衰变，半衰期 68 min；最大射线能量 1.899 MeV），常与生物大分子螯合，生成的放射性标记物。用于正电子发射体层仪显像。

02.0333　铷-82 标记物　^{82}Rb labeled compound
用从锶–铷发生器获得的放射性同位素 ^{82}Rb（β^+ 衰变，半衰期 1.273 min，最大射线能量 3.379 MeV）制备的放射性药物。用于正电子发射体层仪心肌灌注显像。

02.0334　钇-90 标记物　^{90}Y labeled compound
用反应堆生产或 ^{90}Sr 衰变产生的放射性同位

素 ^{90}Y(β^- 衰变，半衰期 64.1 h，最大射线能量 2.288 MeV)制备的治疗用放射性药物。用于多种疾病的内、外核素放射治疗。

02.0335 锶-89 标记物 ^{89}Sr labeled compound

用反应堆生产的放射性同位素 ^{89}Sr(β^- 衰变，半衰期 50.5 天，最大射线能量 1.488 MeV)制备成氯化锶的放射性药物。用于骨转移癌的治疗。

02.0336 高锝酸盐 pertechnetate

^{99}Mo-^{99m}Tc 发生器获得暂时平衡后，母核 ^{99}Mo 经 β 衰变后产生的子核 ^{99m}Tc 用生理盐水洗脱出来的核素形式。常写为 ^{99m}TcO$_4^-$。

02.0337 锝-99m 标记物 ^{99m}Tc labeled compound

用从钼-锝发生器中获得的 ^{99m}Tc(同质异能素，通过 γ 跃迁返回 ^{99m}Tc，半衰期 6.02 h，最大射线能量 0.140 MeV)制成的放射性标记物。直接用于甲状腺、唾液腺等显像，或用于制备各种其他显像剂，是目前研究、开发和应用最多的单光子放射性药物。

02.0338 铟-111 标记物 ^{111}In labeled compound

用加速器生产的放射性同位素 ^{111}In(ϵ 衰变，半衰期 2.83 天，最大射线能量 0.171 MeV)标记细胞和生物大分子，生成的单光子类放射性药物。

02.0339 碘-123 标记物 ^{123}I labeled compound

用加速器生产的放射性同位素 ^{123}I(ϵ衰变，半衰期 13.2 h，最大射线能量 0.159 MeV)标记各种生物分子，生成的单光子放射性药物。用于单光子发射计算机体层仪显像。

02.0340 碘-124 标记物 ^{124}I labeled compound

用加速器生产的放射性同位素 ^{124}I(β^+ 衰变，半衰期 4.18 天，最大射线能量 2.134 MeV)制备用途与 ^{123}I 相似，但用于正电子发射体层仪显像的放射性药物。

02.0341 碘-125 标记物 ^{125}I labeled compound

用反应堆生产的放射性同位素 ^{125}I(ϵ 衰变，半衰期 60 天，最大射线能量 0.035 MeV)标记各种生物分子，用于细胞和分子生物学方面的研究，也可用于制备放射性粒子或其他治疗用的放射性药物。

02.0342 碘-131 标记物 ^{131}I labeled compound

用反应堆裂变产生的放射性同位素 ^{131}I(β^- 衰变，半衰期 8.06 天，最大射线能量 0.606 MeV，伴有 0.364 MeV 的 γ 射线)用于与 ^{123}I 相同目的的放射性药。也可用于甲状腺疾病治疗和制备其他治疗。

02.0343 钐-153 标记物 ^{153}Sm labeled compound

用反应堆生产的放射性同位素 ^{153}Sm(β^- 衰变，半衰期 46.3 h，射线能量 0.805、0.71、0.64 MeV，平均能量 0.725 MeV；伴 0.103 MeV 的γ 射线)标记的放射性药物。用于骨转移癌的治疗。

02.0344 铼-186 标记物 ^{186}Re labeled compound

用反应堆生产的放射性同位素 ^{186}Re(β^- 衰变，半衰期 90.6 h，最大射线能量 1.074 MeV；伴有 0.137 MeV 的γ射线)标记抗体等生物大分子的放射性药物。用于肿瘤治疗和单光子发射计算机体层仪显像监测。

02.0345 铼-188 标记物 ^{188}Re labeled compound

用反应堆生产的放射性同位素 ^{188}Re(β^- 衰

变，半衰期 17 h，最大射线能量 2.12 MeV；伴有 0.155 MeV 的γ射线）标记抗体等生物大分子的放射性药物。用于肿瘤治疗时的显像监测。

02.0346　铊-201 标记物　^{201}Tl labeled compound
用加速器生产的放射性同位素 ^{201}Tl（ε衰变，半衰期 72.9 h，发射能量 0.0708 MeV 的特征 X 射线）制备氯化铊形式的放射性药物。主要用于心肌血流灌注和部分肿瘤的单光子发射计算机体层仪显像。

02.0347　靶　target
外源性探针进入生物体后发生特异性结合的生物分子。如蛋白质、DNA 等。

02.0348　药理作用　pharmacological action
药物与生物体相互作用的规律及对生物体的影响。包括药物在体内吸收、分解、代谢和排泄等过程。

02.0349　药效[动力]学　pharmacodynamics
研究药物对机体的作用与作用机制的学科。包括研究引入方式、药物形式、药物剂量、血中药物浓度与药物作用之间的关系与规律。

02.0350　药代动力学　pharmacokinetics
定量研究药物在人体内吸收、分布、生物转化和排泄的动态变化规律的学科。根据生物样本中的药量与时间的函数关系，用数学原理和方法定量、概括、简明地阐述药物在机体内的吸收速率和程度，在重要器官的分布、滞留、代谢、排泄的规律和过程。

02.0351　生物分布　biodistribution
一种放射性药物注射在活体内特定时间、特定组织和器官存在的量占总注射量的百分比。以注射剂量率(%ID)、每克组织百分注射剂量率(%ID/g)及靶和非靶组织比率等指标表示。

02.0352　生物半衰期　biological half life
因生物消除（代谢和排出）的原因使进入生物体内的放射性核素或其标记化合物减少一半所需的时间。符号"$T_{生物}$"。

02.0353　有效半衰期　effective half life
由于放射性自然衰变（$T_{物理}$）和生物消除的共同作用，使进入生物体内的放射性物质减少至进入量一半所需的时间。表达式为：$T_{有效}=(T_{物理}+T_{生物})/(T_{物理}\times T_{生物})$。

02.0354　摄取　uptake
物质进入活体器官或组织的过程。包括进入程度和时间规律，通常指靶组织对放射性药物的主动性摄入。

02.0355　组织摄取率　tissue uptake rate
特定器官或组织摄取的放射性剂量占注射总放射性剂量的百分比。符号"ID %"。

02.0356　清除　clearance
进入生物体内血液或特定组织内的物质被消除的过程。包括清除的方式和速率规律。

02.0357　竞争　competition
一种物质的存在影响或抑制另一种具有相似亲和力物质特异结合的现象。

02.0358　阻断　block
又称"阻滞"。(1)通过有特异性结合能力的物质或方式，选择性地减弱或完全抑制特定生物活动或药物作用的过程。(2)心脏传导系统功能异常、心电信号不能顺利依次传递导致的心律或心率的异常改变。

02.0359　特异性结合　specific binding
有指向的、能被相应物质竞争阻断的某种配

基在体外或体内与特异结构位点相互作用的生物结合过程。如抗原和抗体或受体和配体之间的结合。

02.0360 非特异性结合 non-specific binding
某种配体与其相对应的特异性结构位点外其他无关物质(如非特异性蛋白质、容器、分离材料等)的结合。其特点是亲和力低而结合容量大。

02.0361 预定位 pretargeting
在体内引入某种与靶组织或器官特异性结合的介质物质,再引入标记探针完成示踪操作的方法。如先注射未标记单抗,足够时间后使其在肿瘤组织聚集,然后注射携带放射性并能与单抗特异结合的小分子物质,将放射性核素载带到肿瘤部位。一般预定位能起到放大信号的作用。

02.0362 拮抗剂 antagonist
具有与体内特定靶分子结合的较强亲和力,但能促进或增强其活性或信号转导途径的药物、酶、抑制剂或激素类物质。

02.0363 激动剂 agonist
具有与体内特定靶分子结合的较强亲和力,但减弱或阻止其活性或信号转导途径,使其功能活跃,从而表现出相应的生理效应或药理作用的药物、酶、化学品或激素类物质。

02.0364 生物利用度 bioavailability
生物活性物质(药物、营养品或毒物)吸收的速率和吸收的程度。反映物质进入机体血液循环、组织器官摄取、产生药理作用的时间和剂量相关信息。包括绝对生物利用度和相对生物利用度。

02.0365 绝对生物利用度 absolute bioavailability
生物活性物质被机体吸收利用程度与最理想状态(100%)相比的百分率。通过同时测定理想状态与实用状态下该物质血浆时相曲线下面积相比获得。通常小于100%。

02.0366 相对生物利用度 relative bioavailability
两种物质或同一种物质两种剂型投入生物体,以两者的血浆时相曲线下面积的比值表达两者生物利用度大小的百分率。可以大于1或小于1。

02.0367 代谢产物 metabolite
外源化学物引入生物体(包括放射性药物)通过代谢活动降解,化学结构发生改变生成的衍生生物或分解产物。

02.0368 杂质 impurity
药物有效成分以外、没有预期药理作用或可能产生其他效应的物质。

02.0369 毒性 toxicity
外源物质在一定条件下引起受体生物组织结构或功能损伤的能力。

02.0370 热原 pyrogen
引入或释放到体内后能引起恒温动物体温升高的物质。

02.0371 特殊毒性 special toxicity
药物导致组织形态结构失常(致畸)、诱发肿瘤(致癌)、诱发基因和遗传特征改变(致突变)的毒性作用。

02.0372 药盒 kit
包装在一起的便于临床快速制备药物所需的成套试剂。包括原料药、还原剂或氧化剂、稳定剂、赋形剂等。

02.0373 冷冻干燥 freeze drying
将待干燥物快速冻结后,在高真空条件下

将其中的冰升华去除的干燥方法。由于冰升华带走热量使整个过程保持低温冻结状态，有利于保留一些生物样品(如蛋白质)的活性。

02.0374　贮存期　storage life
性能可发生变化的物料在一定条件下存放时仍保持其可用性的最长时间。

02.0375　体内稳定性　*in vivo* stability
药物或示踪剂在体内耐受酶降解等生物活动而保持自身结构及性质不变的特性。一般用动物或人血清中放射性药物维持基本性状的时间表示。

02.0376　体外稳定性　*in vitro* stability
在药物或示踪剂制备、运输或储存过程中，耐受外界不利条件而保持自身结构和性质稳定的特性。一般用不同温度、湿度和其他环境条件下放射性药物维持自身基本性状的时间表示。

02.0377　生物降解　biodegradation
药物在体外或体内生物因素作用下分解的

现象。

02.0378　辐射自分解　radiation self-decomposition, radio autolysis
由于标记化合物分子所含放射性核素的电离辐射作用，致使标记化合物本身的结构被破坏产生化学杂质或放射化学杂质，从而丧失原有特性的现象。

02.0379　药物滥用　drug abuse
违背公认的医疗用途和社会规范而使用药物的现象。这种使用往往产生治疗效应之外的非正常后果，因而对用药者的健康和社会都会造成一定损害。

02.0380　药物依赖　drug dependence
长期或反复服用某种药物，从而产生个体在精神上和躯体上对该药的依赖性的现象。

02.0381　药物成瘾　drug addiction
习惯于摄入某种药物而产生的一种依赖状态。撤去药物后可引起一些特殊的症状即戒断症状，通常是药物滥用的后果。

02.04　辐射损伤与放射生物学

02.0382　辐射损伤　radiation damage
射线作用于机体所产生的全身或局部的病理反应及其后遗症。

02.0383　放射生物学　radiobiology
研究电离辐射所致生物效应及其机制的学科。包括在整体、细胞、亚细胞和分子四个不同水平上的生物效应研究。

02.0384　生物效应　biological effect
电离辐射作用于机体后，其能量传递给机体的分子、细胞、组织和器官所造成的形态和功能效应。

02.0385　辐射危害　radiation hazard
辐射对机体产生的致病、致畸、致癌等疾病的危险。

02.0386　电离辐射生物效应　biological effect of ionizing radiation
电离辐射作用于生物机体后，将其能量传递给机体的分子、细胞、组织和器官所引起的形态和功能变化和产生的后果。

02.0387　随机性效应　stochastic effect
发生概率与剂量成正比而严重程度与剂量无关的一类电离辐射生物效应。如辐射致癌。此种效应发生不存在剂量阈值。

02.0388 确定性效应 deterministic effect
又称"非随机性效应"。损伤严重程度与剂量相关的一类电离辐射生物效应。此种效应存在剂量阈值。当剂量超过阈值时，损伤的严重程度会随剂量的增加而加重。如照射后白细胞减少、白内障、皮肤红斑和脱毛。

02.0389 遗传效应 genetic effect
发生在受照射个体身上的辐射生物效应对其后代的影响。特别是辐射所致影响对受照者后代的有害效应。

02.0390 躯体效应 somatic effect
辐射对受照射者个体全身产生的损伤或辐射生物效应。如确定性效应。

02.0391 人体模型 human phantom
在电离辐射剂量学、辐射监测研究及放射诊断、治疗中使用的模拟人体组织器官特征的模型。通常由各种组织的等效材料构成。

02.0392 阈值模型 threshold model
超过一定的辐射剂量阈值时才能产生辐射反应或效应的模式。其特点是效应存在阈剂量，低于阈剂量的辐射不产生明确生物效应。

02.0393 非阈模型 non-threshold model
辐射反应或效应的产生没有明确阈值的模式。其特点是辐射效应随机发生，不存在阈剂量。

02.0394 线性 linear
量与量之间按比例、成直线的关系。可以列出回归方程、相关系数和线性图。

02.0395 直接作用 direct effect, direct action
X 射线、γ 射线、带电粒子或不带电粒子在

生物介质中被吸收时，通过射线直接与细胞中的靶分子作用，使其原子电离或激发，导致一系列生物学变化的过程。如射线作用于生物大分子后，可直接造成 DNA 结构损伤的作用。

02.0396 间接作用 indirect effect, indirect action
射线通过与细胞中的非靶原子或分子(特别是水分子)作用，产生自由基，后者可以扩散一定距离达到并造成靶分子损伤的过程。如射线作用于生物大分子周围环境，通过各种自由基等间接途径造成 DNA 结构损伤。

02.0397 早期反应组织 early response tissue
机体内对放射线反应迅速而强烈的组织。一般为分裂、增殖活跃的组织。如上皮、黏膜、骨髓、精原细胞等。

02.0398 晚反应组织 late response tissue
机体内对放射线反应慢而相对缓和的组织。一般为无再增殖能力、损伤后仅以其他途径修复代偿其正常功能的细胞组织。如脊髓、肾、肺、肝、骨和脉管系统等。

02.0399 内源性损伤 endogenous damage
由于内源性因素造成的组织、细胞的损伤。

02.0400 相对生物效应 relative biological effectiveness
参考辐射引起特定生物体或组织的特定生物效应所需的吸收剂量与所研究的辐射在相同条件下引起同样生物效应所需吸收剂量的比值。

02.0401 氧效应 oxygen effect
氧在放射线和生物体相互作用中，由于氧分压的高低所表现出增强或减轻 X 射线和γ射线照射所造成生物学效应的现象。在有氧的情况下，氧能与自由基作用形成有机过氧

基，对照射的损伤起"固定"作用，强化辐射损伤。在乏氧情况下，组织对照射损伤的敏感度有所降低。

02.0402　活性氧自由基　reactive oxyradical
机体氧化反应过程中产生的有害化合物。具有强氧化性，可损害机体的组织和细胞，进而引起慢性疾病及衰老改变。

02.0403　即时辐射效应　present radiation effect
又称"急性效应(acute effect)"。在照射后迅速出现的效应。临床表现为恶心、呕吐甚至死亡。

02.0404　远期辐射效应　late radiation effect
在照射后较长时间、甚至几代之后才表现出来的辐射效应。包括随机性效应(如致癌、白血病和遗传损伤)和确定性效应(如白内障、寿命缩短及暂时性或永久性的不育等)。

02.0405　辐射敏感性　radiosensitivity
又称"放射敏感性"。表征细胞、组织、器官、机体或任何生物体对射线产生生物反应程度的指标。相同的照射条件下，种系进化越高，机体组织结构越复杂，辐射敏感性越高。如骨髓的辐射敏感性较神经组织为高；肿瘤的辐射敏感性与肿瘤分化程度、恶性程度等密切相关。

02.0406　内在辐射敏感性　intrinsic radiosensitivity
反映不同细胞对辐射敏感的固有特征。不同细胞照射后细胞存活比例不同，尤其在低剂量率照射时更为明显。

02.0407　易感性　susceptibility
由遗传基础所决定的、在相同环境下，不同个体患病的可能性。

02.0408　辐射增敏剂　radiosensitizer
能够增加生物组织对辐射敏感性的物质。如分子氧等。其作用机制是通过调节自由基反应，促进或减弱损伤生物分子修复。

02.0409　辐射防护剂　radiation protection agent, radioprotector
可以调节生物组织辐射敏感性，用于减轻受射线照射个体或细胞的辐射损伤效应的一类化学物质。如蛋白质和半胱氨酸等。

02.0410　抗辐射　anti-radiation
应用各种方法对抗、预防、降低电离辐射对生物组织的辐射作用，减轻辐射损伤效应的过程。

02.0411　兴奋效应　hormesis
在低剂量照射条件下导致细胞存活率高于无辐照的对照组的现象。

02.0412　剂量率效应　dose-rate effect
单位时间内受照辐射剂量与辐射效应之间为正比关系，即随剂量率加大(即短时间内给予较大剂量)其辐射作用增强的现象。

02.0413　反剂量率效应　reverse dose-rate effect
一定条件下和一定范围内，小剂量率辐射与大剂量率辐射相比能更有效诱导细胞老化进而死亡的效应。

02.0414　适应性反应　adaptive response
生物组织应答外界环境条件变化，以适应随条件变化而生存的能力。放射生物学中特指在预先接受小剂量辐射后，生物体对较大剂量辐射耐受性提高的反应。

02.0415　旁观者效应　bystander effect
没有受到直接照射，但与受辐射细胞相邻或共用培养基的细胞，即旁观者，出现类似直接受辐射细胞反应的现象。

02.0416 染色体畸变 chromosomal aberration

染色体数目的增减或结构的改变。包括缺失、重复、倒位、易位等结构异常，及整倍体和非整倍体等数目变异。

02.0417 微核形成 micronucleus formation

无着丝粒的染色体片段或因纺锤体受损而丢失的整个染色体，在细胞分裂后期仍留在子细胞的胞质内形成的微结构。外周淋巴细胞微核试验，可用于接触环境致突变物的人群的监测和危险性评价。

02.0418 突变谱 mutation spectrum

对突变发生、条件、特征和频率的汇总和记录。

02.0419 翻译控制肿瘤蛋白 translationally controlled tumor protein, TCTP

广泛表达于所有真核有机体的一种具有高度保守性和同源性的蛋白质。参与调控肿瘤细胞周期和增殖、抗凋亡及肿瘤逆转，并与化疗耐药相关，是可能的抗肿瘤治疗靶标和肿瘤逆转靶标。

02.0420 致癌[作用] carcinogenesis

在生物体诱发、导致肿瘤发生、发展的过程和作用。

02.0421 致畸[作用] teratogenesis

使动物和人产生畸形胚胎的过程和作用。包括化学、物理和生物因素。

02.0422 致染色体断裂效应 clastogenic effect

辐射或其他因素引起染色体断裂的效应。

02.0423 双链断裂 double strand break

一条 DNA 的两条链都发生断裂的现象。对

于单倍体细胞，这种现象一般会造成致死性事件。

02.0424 细胞存活曲线 cell survival curve

将存活细胞(具有完整的增殖能力，能产生克隆或集落的细胞)数在以集落形成率(代表细胞存活率)为纵坐标、照射剂量为横坐标的半对数坐标系上作的曲线。反映辐射剂量与细胞存活分数之间的关系。

02.0425 致死性损伤 lethal damage, LD

导致细胞不可逆、不可修复并最终无可挽回地引起细胞死亡的损伤。

02.0426 亚致死性损伤 sublethal damage, SLD

各种因素产生细胞内部分关键性靶点的损伤，但可在足够的时间内修复的损伤。与射线的性质、照射方式、组织氧合状态、细胞的增殖状态有关。一定时间内多次亚致死损伤积累起来也可以引起细胞死亡。

02.0427 潜在致死性损伤 potentially lethal damage, PLD

虽未直接导致细胞死亡，但如不进行干预，可在其他因素作用下引起细胞死亡的损伤。

02.0428 再群体化 repopulation

损伤后组织内干细胞及子代细胞在机体调节机制作用下，增殖、分化、恢复组织原来形态的过程。

02.0429 生物修复 bioremediation

当电离辐射引起 DNA 损伤时，细胞也同时启动的修复功能。修复过程的效能决定其结果，包括 DNA 结构、细胞功能得到恢复；修复不成功、不完善或不精确时，则将导致细胞死亡、遗传信息改变和丢失(如突变和染色体畸变)。这些过程在可遗传的基因缺陷和辐射致癌中具有重要作用。

02.0430 亚致死损伤修复 sublethal damage repair, SLDR

射线导致非致死性损伤或潜在致死损伤的细胞，在给予足够时间、能量及营养的情况下，得以修复或复活的现象。

02.0431 潜在致死损伤修复 potentially lethal damage repair, PLDR

某些情况下，受到潜在致死性辐射损伤的细胞随着环境改善，损伤得到修复，细胞不发生死亡的现象。

02.05　放射防护与剂量学

02.0432 放射防护 radiation protection

对从事放射性工作的人员、广大居民的安全健康和生态环境加以保护，防止或减少电离辐射产生的危害而采取的放射防护手段。

02.0433 放射防护三原则 three principles of radiation protection

国际放射防护委员会(ICRP)建议的辐射防护原则。即正当性、防护与安全最优化和剂量限值三项原则。

02.0434 正当性 justification

又称"实践正当性(justification of a practice)"。放射防护三原则之一。除非对受照个人或社会带来的利益足以弥补其可能引起的辐射危害(包括健康与非健康危害)，否则就不得进行辐射相关实践的原则。

02.0435 防护与安全最优化 optimization of protection and safety

又称"放射防护最优化(optimization of radi-ation protection)"。放射防护三原则之一。进行辐射实践时，考虑经济和社会因素之后，应保证将辐射照射保持在可合理达到的尽量低水平的原则。

02.0436 剂量限值 dose limit

放射防护三原则之一。对个人在参加所有相关实践中受到的累积照射的最大允许剂量值。旨在防止发生确定性效应，并将随机性效应限制在可以接受的水平。不适用于医疗照射。

02.0437 放射防护监测仪 radioprotection monitoring device

专用于射线安全防护的监测仪。其以某种辐射量(如照射量率，每分钟粒子数等)定量显示所监测射线的强弱，为放射防护评价提供依据。

02.0438 放射防护屏 radioprotection shield

用减弱辐射量的材料(如铅等)制作的屏蔽装置。以达到减少受照射剂量的目的。

02.0439 防护与安全 protection and safety

保护人员免受或少受电离辐射和保证辐射源安全的规定和措施。如使人员受照剂量与危险保持在低于规定约束值、尽量减少低辐照水平的各种方法和设备，以及防止事故和缓解事故后果的各种措施等。

02.0440 安全评价 safety assessment

对放射源的设计和运行中涉及人员防护与放射源安全的各个方面所进行的一种分析评价。包括对放射源的设计和运行所建立的各种防护与安全措施或条件的分析，以及对正常条件下和事故情况下所伴有的各种危险的分析。

02.0441 防护对策 protective countermea-sure

减轻或缓解核事故后果的一系列行动和

方案。

02.0442　防护行动　protective action
为避免或减少人员在持续照射或应急照射情况下的受照剂量而进行的一种干预行为。

02.0443　安全文化　safety culture
与放射工作有关的组织机构和人员对放射防护和安全认识和态度的总和。包括确立安全第一的观念，使防护与安全问题得到应有的重视。

02.0444　辐射源　radiation source
又称"放射源"。任何发射电离辐射或释放放射性物质而引起辐射的物质或实体。

02.0445　天然源　natural source
天然存在的辐射源。包括宇宙辐射和地球上的辐射源。

02.0446　密封源　sealed source
永久密封在包壳里或紧密地固结在覆盖层内呈固体形态的放射性源。其包壳或覆盖层应具有足够的强度，使源在设计使用条件和磨损条件下，以及在预计的事件条件下，均能保持密封性能，不会发生放射性物质泄漏。

02.0447　非密封源　unsealed source
任何未被密封在不泄漏外壳中，活度超过本底辐射水平的放射性物质。

02.0448　本底辐射　background radiation
(1)来自所关注和操作的放射源之外任何天然或人工放射源的辐射。包括宇宙射线和自然界放射性物质产生的辐射。(2)在放射性活度测量中，指被测放射样品之外的放射源产生的辐射。

02.0449　照射　exposure

暴露于射线射程内的行为或状态。分为内照射和外照射。包括由各种辐射源引起的职业照射、医疗照射或公众照射，也包括正常照射和潜在照射。

02.0450　内照射　internal exposure
进入人体内的放射性核素作为辐射源对人体造成的照射。

02.0451　外照射　external exposure
来自体外辐射源对人体造成的照射。

02.0452　照射量　exposure
光子(X 射线或 γ 射线)在单位质量的空气中所产生的正电荷或负电荷的总量。国际单位是 C/kg。

02.0453　照射量率　exposure rate
单位时间内的照射量。

02.0454　照射量率常数　exposure rate constant
又称"γ 常数"。描述单位活度的 γ 射线在空气中单位距离内产生电离能力的量。符号"γ"。

02.0455　照射途径　exposure pathway
放射线到达或照射人体的途径。

02.0456　医疗照射　medical exposure
受检者与患者因医学检查或治疗目的而受到的照射。包括知情者自愿扶持、帮助受检者所受到的照射，以及生物医学研究中志愿者所受的照射。

02.0457　公众照射　public exposure
除职业性放射工作人员以外的其他社会成员所受的电离辐射照射。但不包括职业照射、医疗照射和当地正常的天然本底的照射。

02.0458 职业照射 occupational exposure

除国家有关法规和标准所排除或予以豁免的操作或辐射源所产生的照射以外，工作人员在其工作过程中所受到的所有照射。

02.0459 正常照射 normal exposure

正常条件下受到的在法定允许水平之下的照射。

02.0460 潜在照射 potential exposure

可以预计但不能肯定一定发生的照射。包括在辐射源事故或具有某种随机性质的事件或设备故障和操作失误等条件下所造成的照射。

02.0461 持续照射 prolonged exposure

不需人类活动予以维持而长期存在的非正常照射。照射的剂量率基本恒定或者下降缓慢。

02.0462 放射剂量学 radiation dosimetry

研究电离辐射场中辐射能量在物质中转移和沉积的规律及其度量的学科。

02.0463 微剂量学 microdosimetry

在微米到纳米级的微观空间，研究电离辐射能量沉积事件的数量、大小和分布规律，及与生物学效应的关系的学科。

02.0464 医学内照射剂量 medical internal radiation dose, MIRD

又称"内照射剂量估算法"。估算放射性核素引入体内所致受检者与患者辐射剂量。由美国核医学会内照射剂量委员会（Committee on Medical Internal Radiation Dose）提出的方法进行估算。

02.0465 靶器官 target organ

在内照射剂量估算中吸收辐射能量的机体器官。

02.0466 靶组织 target tissue

在内照射剂量估算中吸收辐射能量的机体组织。

02.0467 源器官 source organ

在内照射剂量估算中含有一定量放射性核素、发出射线的机体器官。

02.0468 源组织 source tissue

在内照射剂量估算中含有一定量放射性核素、发出射线的机体组织。

02.0469 沉积 deposition

放射性物质在组织或器官中积存的过程。

02.0470 沉积能 energy-deposited

电离辐射与物质的一次相互作用中所沉积的能量。

02.0471 能量沉积事件 energy deposition event

一个电离粒子或一组粒子及其次级粒子所携带的能量在指定体积物质内的沉积。

02.0472 授予能 energy-imparted

电离辐射在一定体积的介质内发生的所有能量沉积事件中沉积能量的总和。

02.0473 平均授予能 mean energy-imparted

授予能的期望值。因电离辐射在指定体积内的能量沉积事件是随机的，故取授予能平均值以便计量。

02.0474 完全辐射平衡 complete radiation equilibrium

进入某一无限小体积元的总辐射能等于离开该体积元的总辐射能的辐射平衡状态。

02.0475 带电粒子平衡 charged particle

equilibrium

进入某一无限小体积元的带电粒子的辐射能等于离开该体积元的带电粒子的辐射能的电粒子平衡状态。

02.0476　线能　linear energy

在一小体积元中单次能量沉积事件的授予能，与穿过该小体积元的各向同性平均弦长的比值。

02.0477　比能　specific energy

在一小体积元中单次或多次能量沉积事件的授予能与该体积元质量的比值。单位 Gy。这一随机量是微剂量学的一个重要物理量，能够反映给定吸收剂量时能量沉积事件的涨落和能量沉积的不均匀性。

02.0478　累积活度　accumulated activity

在滞留时间内核衰变的总次数。等于滞留时间内随时间变化的放射性活度积分。

02.0479　吸收分数　absorbed fraction

源组织中核素衰变所发射出的总能量被靶组织所吸收部分的比例份额。

02.0480　比吸收分数　specific absorbed fraction

单位质量靶组织的吸收分数。

02.0481　S 值　S value

在内照射剂量估算法中使用的计算因子。物理意义为在给定放射性核素的源器官及靶器官条件下，源器官的单位累积活度在靶器官中产生的吸收剂量值。

02.0482　剂量点核[函数]　dose point kernel

又称"点源剂量分布(point source dose distribution)"。表征单位活度的点源在其周围形成吸收剂量率的空间分布。

02.0483　刻度剂量点核　scaled dose point

kernel

以围绕点源的组织吸收该点源所发射能量的 90% 时所对应的组织厚度为距离单位所表达的剂量点核。

02.0484　等效年用量　equivalent annual usage amount

某种放射性核素的年用量与该核素的毒性组别系数(如极毒组为 10；高毒组为 1；中毒组为 0.1；低毒组为 0.01)的乘积。

02.0485　等效日操作量　equivalent daily handling amount

某种放射性核素的日操作量与该核素的毒性组别系数的乘积。

02.0486　低能γ射线　low energy gamma ray

能量低于 60 keV 的γ射线。如碘-125 的γ射线(能量为 35.5 keV)，属于发射低能γ射线的核素。

02.0487　电子伏特　electron volt

用来量度微观粒子能量的单位。以一个电子在 1 V 电位差的电场中。所获得的能量来表示。$1 \text{ eV} = 1.602 \times 10^{-12} \text{ erg} = 1.602 \times 10^{-19} \text{ J}$。符号"eV"。

02.0488　蒙特卡罗拟合　Monte-Carlo fitting

又称"蒙特卡罗法(Monte-Carlo method)"。一种模拟随机过程或统计试验的方法。通过不断产生随机数序列来模拟成像过程中放射性核素衰变、粒子发射及其在介质中输运等问题，或模拟核素的内照射治疗过程中射线在组织内的能量沉积、计算吸收剂量等。

02.0489　辐射剂量　radiation dose

表征对象接受或"吸收"辐射总和的度量。包括吸收剂量、器官剂量、当量剂量、有效剂量、待积当量剂量或待积有效剂量等。

02.0490　吸收剂量　absorbed dose
　　单位质量物质所吸收的电离辐射的平均授予能。体积中物质接受的总能量除以该体积质量所得的商。适用于各种电离辐射和各种介质。单位为 Gy。

02.0491　吸收剂量率　absorbed dose rate
　　单位时间内的吸收剂量。

02.0492　器官剂量　organ dose
　　人体某一特定组织或器官内的平均剂量。

02.0493　有效剂量　effective dose
　　曾称"有效剂量当量(effective dose equivalent)"。人体各组织或器官的当量剂量与相应的组织权重因数乘积之和。在当量剂量的基础上进一步考虑了全身非均匀照射情况下各组织器官的辐射危险度的差异。单位为Sv。

02.0494　有效剂量率　effective dose rate
　　单位时间内的有效剂量。

02.0495　当量剂量　equivalent dose
　　组织或器官接受的平均吸收剂量乘以辐射权重因数的乘积。如果该组织或器官受到多种电离辐射的照射，其当量剂量为各种电离辐射产生的当量剂量之和。常用单位为 Sv。

02.0496　待积剂量　committed dose
　　待积有效剂量和待积当量剂量的统称。

02.0497　待积当量剂量　committed equivalent dose
　　从摄入放射性物质的时刻开始到未来某一时刻的器官或组织的当量剂量率积分。在无预期结束时刻情况下，对成年人积分时间取50年，对儿童取至70岁。

02.0498　待积有效剂量　committed effective dose
　　用其组织权重因数加权之后各器官或组织的待积当量剂量的和。

02.0499　待积吸收剂量　committed absorbed dose
　　从摄入放射性物质的时刻开始到预期未来某一结束时刻的吸收剂量率积分。在无预期结束时刻情况下，对成年人积分时间取 50年，对儿童取至 70 岁。

02.0500　比释动能　kinetic energy released in material, kerma
　　非带电粒子在单位质量物质中传递给带电粒子的动能。即物质内因非带电粒子所释放的所有带电粒子初始动能的总和除以该物质质量的商。单位为 Gy。

02.0501　比释动能率　kerma rate
　　在时间间隔 dt 内比释动能的增量 dK 除以 dt 的商。

02.0502　参考空气比释动能率　reference air kerma rate
　　在空气中距放射源1 m 距离处对空气衰减和散射修正后的比释动能率（单位时间内比释动能）。

02.0503　伦琴　roentgen
　　采用国际单位制前使用的照射量专用单位（R）。现已废除。即在 0℃和 1 个标准大气压下，1 cm^3 空气中产生一静电单位电荷量所需的 X 射线辐射量。1R = 2.58×10^{-4}C/kg。

02.0504　拉德　rad
　　已废除的吸收剂量的非法定计量单位。符号"rad"。是 1953 年在哥本哈根召开的国际放射学会议上由国际辐射单位和测量委员会（ICRU）建议采用的吸收剂量的单位，当时定义为"每克组织中吸收 100 erg 的能量为

1rad"。1 rad = 0.01 Gy。

02.0505 雷姆 rem
采用国际单位制前使用的剂量当量的专用单位。符号 rem。rem 是以"人体伦琴当量"的英文名称（roentgen equivalent of man）的三个字头组成。现已废除。与现行法定的国际单位制单位希沃特的换算关系为：1 rem =0.01 Sv。

02.0506 戈瑞 gray, Gy
度量吸收剂量、比释动能、比能的国际单位制专用单位。符号"Gy"。1 Gy = 1 J/kg。

02.0507 希[沃特] sievert, Sv
曾称"西弗"。度量当量剂量、剂量当量及有效剂量的国际单位制专用单位。符号"Sv"。1 Sv = 1 J/kg。

02.0508 克镭当量 gram-radium equivalent
一种 γ 放射量的剂量单位。在一定过滤（0.5 mm 铂）条件下，任一 γ 放射源的照射量率与 1 g 镭的 γ 照射量率相同，即为 1g 镭当量。常取毫克镭当量来计量。

02.0509 剂量率 dose rate
单位时间内的辐射照射剂量。

02.0510 剂量当量 dose equivalent
国际辐射单位与测量委员会（ICRU）所使用的定义剂量当量、定向剂量当量和个人剂量当量的指标。测量点吸收剂量、辐射品质因子和其他修正因子的乘积。单位为 Sv。

02.0511 剂量当量率 dose equivalent rate
单位时间内的剂量当量。

02.0512 定向剂量当量 directional dose equivalent
定量描述弱贯穿辐射场的量。相应于测量点

的扩展场在球体内指定方向半径深度 d 处产生的剂量当量。主要用于对由 β 射线、X 射线和低能 γ 射线所形成的弱贯穿辐射场的监测，推荐 $d = 0.07$ mm。

02.0513 周围剂量当量 ambient dose equivalent
在辐射防护监测中用于强贯穿辐射外照射监测的实用辐射量。一般用专用球体模型指定深度（d）处的剂量当量 $H^*(d)$ 表达，单位为 J/kg。反映处于该处的人体所受的有效剂量。

02.0514 个人剂量当量 personal dose equivalent
人体某一指定深度 d 处软组织的剂量当量。符号"$H_p(d)$"。既适用于强贯穿辐射，也适用于弱贯穿辐射。对强贯穿辐射，推荐深度 $d = 10$ mm；对弱贯穿辐射，推荐深度 $d = 0.07$ mm。

02.0515 限值 limit
在规定的活动中或特定情况下不得超过的某个指定度量的限值。

02.0516 次级限值 secondary limit
为放射防护工作实际需要所规定的相应于有效剂量限值的某一限值。如内照射的次级限值是年摄入量限值。

02.0517 年摄入量限值 annual limit on intake, ALI
一年时间内经吸入、食入或通过皮肤所摄入的某种给定放射性核素对个人所产生的待积剂量达到个人剂量限值时的累积摄入量。用活度单位表示。

02.0518 剂量约束 dose constraint
对于辐射源造成的辐射吸收剂量所规定的上限值。作为对辐射源进行防护与安全最优化时的约束条件。对职业照射、公众照射、医疗照射均有相应的剂量约束。

02.0519 组织权重因数 tissue weighting factor
以辐射防护为目的，依据不同器官或组织发生辐射随机性效应的不同敏感性而设定的系数。用于与各器官辐射吸收剂量相乘，评估不同照射条件下全身的有效剂量。

02.0520 辐射权重因数 radiation weighting factor
表征不同类型辐射对人体的相对危害效应所设定的系数。和传能线密度密切相关。用于有效剂量计算，与辐射在器官或组织内产生的平均吸收剂量与吸收剂量相乘，使辐射被生物吸收剂量与生物效应程度联系起来。

02.0521 公众成员 member of the public
除职业受照人员和医疗受照人员以外的任何社会成员。公众照射年剂量限值概念中指有关人群组中有代表性的个人。

02.0522 集体剂量 collective dose
群体所受的总辐射剂量。受某一辐射照射的群体成员数与他们所受的平均辐射剂量的乘积。

02.0523 集体有效剂量 collective effective dose
给定的辐射源受照群体中所有成员所受的有效剂量之和。

02.0524 关键人群组 critical group
给定实践涉及的各受照人群中，受照均匀且剂量最高的一组人群。他们受到的照射可用于度量该时间所产生的个人剂量上限。

02.0525 可合理达到的最低量原则 as low as reasonably achievable principle, ALARA principle
又称"ALARA 原则"。采取辐射防护最优化方法，使已判定为正当并准予进行的实践中，个人受照剂量的大小、受照射人数以及潜在照射的危险全都保持在可以合理达到的尽量低水平的原则。

02.0526 环境影响评价 environmental impact assessment
依据国家有关环境保护的法律、法规和标准，对辐射源的使用或某项实践可能对环境造成的影响进行的预测和估计。包括对辐射源及相应实践的规模与特性的概述、对厂址或场所环境现状的分析，以及对正常条件下和事故情况下可能造成的环境影响或后果的分析。

02.0527 审管部门 regulatory authority
由政府指定或认可的对防护与安全实施监督管理的机构。

02.0528 解控 clearance
审管部门按规定解除对已批准进行的对放射性材料或物品管理控制的决定。

02.0529 豁免 exemption
又称"免除"。根据实践和理论上的风险水平，符合有关规定的要求，并经主管部门同意后，对特定辐射安全防护管理方面所确认的免除特定监管措施的状态和过程。

02.0530 许可 licensing
对具有较高风险的实践的一种批准方式。前提是：对该实践负责的法人已按要求编制并向审管部门提交了有关设施和设备的详细的安全评价报告，和适当的环境影响评价报告；批准时还会附以特定的条件或限制。

02.0531 许可证持有者 licensee
持有为某一实践或辐射源所颁发的有效期内许可证的法人。承担对该实践或辐射源的权利和义务，特别是有关防护与安全的权利和义务。

02.0532 辐射防护负责人 radiation protection officer

受注册者或许可证持有者聘任、负责对防护与安全法规和标准的实施进行监督管理的业务人员。

02.0533 指导水平 guidance level

由国家或有关权威机构发布的特定辐射剂量水平。辐射剂量高于该水平时应考虑采取适当的行动。

02.0534 医疗照射指导水平 guidance level for medical exposure

针对各种诊断性医疗照射中受检者所受照射，经有关部门洽商选定的剂量、剂量率或活度等的定量水平。用于指导有关执业医师医疗照射的防护最优化，是医疗照射防护最优化中应用剂量约束的具体体现。

02.0535 辐射监测 radiation monitoring

为控制有害的放射性生物效应，保证环境和人员安全，对辐射剂量或放射性物质污染所进行的测量及对测量结果的评估、解释的方式和手段。包括个人监测、工作场所监测及外环境监测和对策的建议。

02.0536 参考人 reference man

由国际放射防护委员会提出的、用于辐射防护评价目的的一种假设成年人模型。其解剖学和生理学特征并非实际的人群平均值，而是基于经过选择的统一的解剖学和生理学基础所设定的。

02.0537 参考水平 reference level

辐射防护实践中建立的监测辐射强度的量化指标。包括行动水平、干预水平、调查水平或记录水平。

02.0538 行动水平 action level

由审管部门规定的，启动辐射防护相关补救

行动所需的条件指标阈值。条件指标一般是辐射防护相关的可测量值，如剂量率、活度浓度、有效剂量、摄入量或单位面积（体积）的污染水平等。

02.0539 干预水平 intervention level

由审管部门规定的，启动某项辐射防护干预行动所需的条件指标阈值。条件指标一般是辐射防护相关的可测量值，如有效剂量、摄入量或单位面积（体积）的污染水平等。

02.0540 调查水平 investigation level

由审管部门规定的，启动某项辐射防护相关调查所需的条件指标阈值。条件指标一般是辐射防护相关的可测量值，如有效剂量、摄入量或单位面积（体积）的污染水平等。

02.0541 记录水平 recording level

由审管部门规定的，启动某项辐射防护相关记录所需的条件指标阈值。条件指标一般是辐射防护相关的可测量值。例如，工作人员所接受的剂量或摄入量达到或超过此阈值时，则应启动他们的个人受照记录。

02.0542 干预 intervention

任何旨在减小或避免非受控实践或因事故而失控的辐射或辐射可能性风险所采取的有意识的阻止或变更的行为。

02.0543 干预组织 intervening organization

政府指定或认可的、负责管理或实施某一方面干预事宜的组织。

02.0544 放射性事故 radiation accident

又称"辐射事故"。由于操作不当，设备或放射源失控，以及其他灾害引起的放射性物质异常泄漏或扩散的意外事件。可导致工作人员和/或周围人群受到超安全剂量的照射。

02.0545 事故照射 accident exposure

在事故状态下所受到的异常照射。一般指个人非自愿条件下所受到的意外照射。

02.0546 补救行动 remedial action
在事故发生的情况下，为减少或避免照射所采取的行动。

02.0547 可防止剂量 avertable dose
又称"可防护剂量"。采取防护行动所能减小的辐射剂量。即在采取防护行动的情况下预期剂量与不采取防护行动的情况下预期剂量之差。

02.0548 预期剂量 projected dose
若不采取防护行动或补救行动，预期会受到的辐射剂量。

02.0549 致死剂量 lethal dose
可以导致死亡的辐射剂量。

02.0550 应急 emergency
为避免事故发生或减轻事故后果而立即采取的某些超出正常工作程序的行动。

02.0551 应急计划 emergency plan
为应付应急情况所制定并实施的一系列经过审批的文件或程序。

02.0552 纵深防御 defense in depth
针对核设施和涉核实践给定的安全目标而采取的多重防护措施。确保即使其中一种防护措施失效仍能达到所确定的安全目标。

02.0553 剂量标准实验室 standard dosimetry laboratory
由审管部门指定的研制、保持或改进辐射剂量测定用基准或附加基准的实验室。

02.0554 控制区 controlled area
辐射工作场所内所划分的一种区域。该区域

内要求采取专门的防护手段和安全措施。以便在正常工作条件下控制正常照射或防止污染扩展，防止潜在照射或限制其程度。

02.0555 监督区 supervised area
放射性工作场所所划分的有利于控制的所有区域。该区域内通常不需要采取专门防护手段和安全措施，但要不断检查区域内照射情况。

02.0556 故障安全 fail-safe
核设施和涉核实践设计时应考虑的安全原则之一。保证当某一部件或系统发生故障时，辐射源仍然均能处于一种预定的安全状态。

02.0557 健康监护 health surveillance
为保证工作人员适应拟承担或所承担的工作任务而对其进行的医学监督。

02.0558 摄入 intake
(1)放射性核素通过不同渠道(吸入、食入、或经由皮肤)进入人体内的过程。(2)放射性物质从体外进入体内、或从器官组织外进入器官组织内的过程。

02.0559 滞留 retention
摄入放射性物质后的给定时间内，放射性物质在某一器官或全身内的沉积状态及动态变化过程。

02.0560 排出 elimination
摄入体内的放射性物质随尿、粪、汗和呼出气体移出体外、或从器官组织内移出器官组织的过程。

02.0561 时间防护 time protection
外照射防护三措施之一。通过缩短工作人员受照射的时间，达到降低所受照射目的的措施。

02.0562 屏蔽防护 shielding protection
外照射防护三措施之一。通过使用屏蔽材料

吸收或阻挡电离辐射，达到降低所受照射的目的。

02.0563　距离防护　distance protection
外照射防护三措施之一。通过增加与辐射源的距离，达到降低所受照射目的的措施。

02.0564　铅当量　lead equivalent
以铅为参照，评价某防护材料在相同照射条件下取得等同屏蔽能力所需的材料厚度。单位为mmPb。

02.0565　铝当量　aluminum equivalent
以铝为参照，评价各种材料的屏蔽性能，用达到相同屏蔽效果所需的铝层厚度表达。单位为mmAl。

02.0566　放射性流出物　radioactive effluence
又称"放射性排出物（radioactive discharge）"。放射源造成的以气体、气溶胶、粉尘或液体等形态排入环境，通常情况下可在环境中稀释和弥散的放射性物质。

02.0567　放射性废物　radioactive waste
在生产、实践活动中产生的含有放射性核素，或被放射性核素所污染、其浓度或活度大于国家规定的清洁解控水平，并且预期不再利用的废弃物。

02.0568　医用放射性废物　medical radioactive waste
在应用放射性核素的医学实践中产生的放射性比活度或放射性浓度超过国家有关规定值的液体、固体和气体废物。

02.0569　放射性废物处理　treatment of radioactive waste
按辐射防护规定对已废弃不用的放射性物质（包括固体、液体和气体等废物）进行妥善处理，以保证不污染环境，不对职业工作者和居民造成不必要辐射危害的过程。

02.0570　促排　elimination enhancement
采用药物和其他物理、化学和生物方法阻止放射性核素的吸收和沉积，并促使已沉积于器官或组织内的放射性核素加速排出体外的过程与操作。

02.0571　放射性污染　radioactive contamination
各种原因导致放射性物质出现于不应有的场所，或放射性水平高于特定场所自然本底或超过国家规定标准的异常情况。

02.0572　去污染　decontamination
通过物理或化学方法去除或降低放射性污染的操作和过程。

02.0573　清洁解控水平　clearance level
审管部门规定的，辐射源活度浓度和/或总活度等于或低于一定程度，可以不再受审管部门审管的值。

03. 核医学设备与操作

03.01　核药物生产装置和辅助设备

03.01.01　核药物生产装置

03.0001　加速器　accelerator
一种使带电粒子获得一定速度和能量的装

置。根据加速方式分为直线加速器和回旋加速器。

03.0002 直线加速器 linear accelerator, linac
加速器的一种。一将带电粒子沿直线路径加速的粒子加速器。

03.0003 回旋加速器 cyclotron
加速器的一种。利用磁场使带电粒子做回旋运动，并在运动中带电粒子被高频交变电场反复加速从而获得一定的能量。

03.0004 等时性回旋加速器 isochronous cyclotron
磁场强度随粒子轨道半径增加而增加，从而使粒子回旋频率增加并刚好抵消因相对论效应造成的粒子回旋频率的下降，从而保持回旋粒子的等时性的回旋加速器。

03.0005 重离子 heavy ion
所有质量比氢原子核质量大的离子。主要采用碳离子用于肿瘤的重离子治疗。

03.0006 重离子加速器 heavy ion accelerator
提供一定能量、强度的重离子束的装置。一般包括三个主要部分：粒子源、直线加速器和同步加速器。

03.0007 粒子束[流] particle beam
由粒子加速器或者粒子束武器聚集形成密集的粒子流。如电子束、质子束、中子束、负 π 介子束及其他重粒子束。

03.0008 离子源系统 ion source system
加速器关键部件之一。用于产生带电粒子，为加速器提供离子束。一般由离子源、离子源电源和气体控制系统组成。

03.0009 磁场系统 magnetic field system
由线圈、铁磁体和电源系统构成的为加速粒

子做圆周运动提供磁场的系统。

03.0010 射频系统 radiofrequency system
回旋加速器中用于产生射频的装置。有两个功能：①提供加速电场；② 提供从离子源中拉出加速离子的电场。主要由谐振腔、电源发生器、馈通电缆三个子系统构成。

03.0011 束流引出系统 beam extraction system
改变加速粒子的运行轨道，将其引向靶体的系统。对负离子回旋加速器，主要包括剥离碳膜、装载碳膜的圆盘转动器、马达等装置。

03.0012 靶系统 target system
由靶载体、靶、控制系统等组成并能完成特定核反应的装置。

03.0013 靶室 target chamber
靶体中装载靶物质的空腔。

03.0014 靶膜 target foil
密封靶室窗口并且打靶的粒子可以通过的箔膜。一般由合金组成，允许粒子通过，且能承受很高压力。

03.0015 靶材料 target material
制备放射性核素的原料。

03.0016 靶物质 target matter
被打靶粒子轰击而发生核反应的物质。

03.0017 冷却系统 cooling system
带走加速器运行及打靶过程中产生的热量，为其正常运行提供必要的温度条件的系统。包括水冷却和氦冷却两个子系统。

03.0018 控制系统 control system
根据用户的命令执行加速器的不同程序，启

动和控制加速器运行的各个环节软、硬件系统。一般由加速器控制单元、真空控制单元和界面控制等单元组成。

03.0019 真空系统 vacuum system
用于维持和保证系统内真空状态的系统。

03.0020 诊断系统 diagnostic system
回旋加速器中用于监测分析束流轨道上不同位置的束流，并发出调整优化靶束流指令的系统。一般由三个探测器和一个束流分析器组成。

03.0021 回收装置 recovery device
设计用于回收靶材料的配套装置。

03.0022 自动合成装置 automatic synthesis device
由计算机控制，自动进行化学合成及纯化放射性药物的装置。

03.0023 自屏蔽装置 self-shielding equipment
回旋加速器中用于屏蔽加速器打靶过程中产生的各种射线及中子的屏蔽体。一般由混凝土、铅、钢珠和聚氯乙烯等材料构成。

03.0024 离子源 ion source
一种使中性原子或分子电离并产生离子的装置。

03.0025 中子源 neutron source
以某种方法使中子从原子核释放出来，从而产生单个自由中子的装置。包括三种：辐射（放射性核素）中子源、反应堆中子源和加速器中子源。

03.0026 D盒 Dee
又称"D电极"。经典回旋加速器中，用于施加加速电场的核心部件。形状有如扁圆的金属盒沿直径剖开的两半，呈两个镜像字母"D"的形状。虽然现代回旋加速器中的电极形状已不是"D"的形状，但仍沿用此名。

03.0027 靶体 target body
用于装载靶物质以便完成核反应的装置。

03.0028 固体靶 solid target
加速器或反应堆中用于照射的物质为固体的照射靶。如生产铜-64时所用的电镀镍-64金属片。

03.0029 液体靶 liquid target
加速器或反应堆中用于照射的物质为液体的照射靶。如生产氟-18时采用的氧-18水。

03.0030 气体靶 gas target
加速器或反应堆中用于照射的物质为气体的照射靶。如生产碳-11时所用的氮氧混和气体。

03.0031 靶处理 target processing
为了保证最终产品纯度和辐照安全，根据靶材料具体情况，在入堆辐照前所进行的处理。如化学提纯、除水除气等。

03.0032 装靶 install target
安装靶材料的过程。

03.0033 卸靶 remove target
从加速器中取下靶材料的过程。

03.0034 真空腔 vacuum cavity
保持一定程度真空的密封腔。

03.0035 热室 hot cell
一种与周围环境隔绝，有通风、电源、上下水和洁净功能，配装适当操作系统和设备的屏蔽小室。用于减少高放射性操作时对外界的辐照。

03.0036 能量 energy
描述一个系统或一个过程中物体运动或变化做功的物理度量。对应于不同形式的运动,分为机械能、分子内能、电能、化学能、原子能等。彼此可以互相转换,但总量不变。

03.0037 粒子能量 particle energy
荷电粒子能被加速的最高动能。

03.0038 能[量]散度 energy spread
束流中粒子能量分散的程度。

03.0039 功率 power
单位时间内所做的功,或单位时间内转移或转换所消耗的能量。

03.0040 束流 beam current
以近似一致的速度沿几乎同一方向运动的一群粒子。

03.0041 发射度 emittance
束流横截面尺寸与其发散角的乘积。

03.0042 束流剥离 beam stripping
被加速的负离子在通过剥离膜时被剥去电子,转变为正离子的过程。

03.0043 束流强度 beam intensity
单位时间通过某截面的粒子数。在回旋加速器上一般用荷电粒子电流来表示。单位为mA。

03.0044 束流引出 beam extraction
改变加速粒子的运行轨道,将其引向靶体的过程。

03.0045 双束流 two beams
回旋加速器中能将束流分成两部分并分别将粒子束流同时引出并准直到双靶上,同时生产相同或不同的两种核素的束流系统。

03.0046 轰击 bombardment
具有一定动能的粒子束通过靶物质并与其碰撞发生核反应的过程。

03.0047 射频 radiorequency
一种可以辐射到空间、高频交流变化的电磁波。频率范围从 300 kHz ~30 GHz。回旋加速器中加速带电粒子的电场的频率就在这个波段。

03.0048 等时性 isochronism
在回旋加速器中,保证粒子每次回旋运动所用时间都相等的情况。

03.0049 谐振条件 resonant condition
在回旋加速器中,保证粒子每次通过 D 盒缝隙加速区时均被加速的条件。一般要求加速电场的频率为粒子回旋频率整倍数。

03.0050 失谐 detuning
由于相对论效应,被加速粒子的质量将随其速度的增加而增加,从而使粒子的回旋频率逐渐减小,不再满足谐振条件的现象。

03.0051 离子回旋频率 ion cyclotron fre-quency
在回旋加速器中被加速的带电粒子单位时间内做回旋运动的次数。

03.0052 磁体 magnet
用于产生磁场或在自然状态或外部条件作用下表现出强磁性的物质。在回旋加速器上用于改变电荷粒子的运行轨迹,使之做圆周运动。

03.0053 磁刚度 magnetic rigidity
回旋加速器中的磁感应强度与粒子最大轨道半径的乘积。决定了确定粒子的最高加速能量。

03.0054　真空度　vacuum degree
真空状态下气体的稀薄程度。通常用压力值来表示。

03.0055　放射性核素发生器　radionuclide generator
俗称"母牛(cow)"。按照较长半衰期的"母体"与较短半衰期的"子体"核素在某种吸附剂上的分配系数明显差异的原理，用洗脱液将子体核素从吸附剂上洗脱下来以获得短半衰期子体核素的装置。如钼–锝发生器。

03.0056　裂变型钼–锝发生器　fission-^{99}Mo-^{99m}Tc generator
俗称"干柱"。需在无水条件下衰变才能得到高洗脱效率的发生器。根据母、子体核素在吸附剂三氧化二铝(Al_2O_3)上的分配系数不同的原理制成。将反应堆辐照裂变生成的钼-99原子(^{99}Mo)，经分离纯化后吸附在 Al_2O_3 色谱柱上，其衰变产生的子体锝-99m(^{99m}Tc)在 Al_2O_3 柱上吸附力弱，可被生理盐水洗脱分离。

03.0057　凝胶型钼–锝发生器　gel-^{99}Mo-^{99m}Tc generator
俗称"湿柱"。需在有水条件下衰变才能得到高洗脱效率的发生器。将反应堆辐照生成钼-99(^{99}Mo)用化学方法制备成具有开放结构的钼酸锆酰($ZrOMoO_4$)凝胶，用生理盐水洗脱分离得到其衰变产生的子体锝-99m(^{99m}Tc)。

03.0058　淋洗　elution
又称"洗脱"。用淋洗液将吸附在树脂柱上的特定放射性核素洗脱到溶液中，而其他核素则仍保留在树脂上的过程。

03.0059　淋洗液　elution liquid, eluent
色谱型发生器中根据相似相容原则配制的

用于从吸附柱上洗脱放射性核素的液体。

03.0060　淋洗曲线　elution curve
以淋出的溶液体积为横坐标，目标组分的量为纵坐标画的曲线。可以看出目标组分在淋出时随淋洗液体积的变化情况。

03.0061　增长曲线　increasing curve
发生器中，子体核素的放射性活度随时间变化的曲线。

03.0062　分光光度计　spectrophotometer
利用物质对特定波长光的选择吸收现象，通过与标准品光谱对比，进行样品成分定性和定量分析的光谱分析仪。按光源工作频率，分为分子吸收分光光度计、原子吸收分光光度计、分子荧光分光光度计和原子荧光分光光度计、拉曼光谱仪等。也可根据使用的波长不同，分为可见、紫外、红外分光光度计等。

03.0063　辐射亮度　radiance
辐射源在某一方向的单位投影面积在单位立体角内的辐射通量。单位是 $W/(sr \cdot m^2)$。

03.0064　纯化　purification
将要制备的放射性核素从靶材料中分离、提纯的过程。

03.0065　基线　base line
(1)放射化学中用高效液相色谱(或类似设备)分析(或分离)时反映实验条件稳定性的指标。主要指①仅有纯流动相(无待测样本)进入色谱柱时检测到的色谱曲线水平段；②色谱柱固相与流动相之间有机溶质组分达到平衡后，色谱曲线上待测(待分离)物信号峰之外无信号的水平线。(2)系统在没有干预条件下稳定表达的固有状态或数值。作为系统工作的基本参考点。检测过程中指无样品进入时的设备的稳定输出状态。

03.0066　自动合成仪　automatic synthesizer
通过软件控制合成步骤，实时监测、调整和记录参数，自动完成预定放化合成目标的设备。广泛应用于有毒、有放射性、有时间要求的合成与制备过程。

03.0067　细菌内毒素测定仪　bacterial endo-toxin detector
利用鲎变形细胞悬液凝集或变色试验检测药物中细菌内毒素含量的设备。

03.0068　色谱图　chromatogram
又称"色谱流出曲线(elution profile)"。样品中不同组分通过色谱柱后被分离，由检测器所得到信号随时间(或体积、距离)分布的曲线。

03.0069　色谱峰　chromatographic peak
待测组分通过色谱柱和检测器输出响应信号连续微分曲线上的突起部分。

03.0070　气相色谱仪　gas chromatograph, GC
由载气系统、色谱柱、分离与检测器等装置组成的，用于对挥发性化合物，和沸点400℃以内的液体样品蒸发产生的混合气体中各组分进行分离、鉴定和检测的色谱分析仪器。也用于对其中某一组分进行提纯和制备。

03.0071　薄层放射性扫描仪　radio-TLC imaging scanner
测定放射性同位素样品的薄层色谱分析仪器。通过对滴注在色谱板、凝胶柱或色谱用滤纸上的待测样品进行直接扫描、计数，获得放射性药物各组分的分离和定量，用于放化纯度测定。

03.0072　质谱仪　mass spectrometer
利用离子源对真空状态下的气相生物或化学分子进行电离，通过电磁场使电离分子或分子碎片偏转，用质量分析仪测定荷质比，对样本中各种组分进行分离和定量检测，反映物质的元素构成或分子化学结构的分析设备。

03.0073　β谱仪　β-spectrometer
利用β粒子在探测器中形成的脉冲高度分布，或利用电磁场对动量或能量不同的β粒子的不同聚焦作用进行β谱测量的设备。

03.0074　γ谱仪　γ-spectrometer
一种利用闪烁、电离室或其他技术高效测定并显示γ射线能量分布及数量的测定装置。

03.0075　核磁共振　nuclear magnetic reso-nance
置于磁场中具有磁矩的原子核，吸收和释出特定共振频率电磁能量的现象。其频率和吸收–释放过程受磁场强度、原子周围环境、原子化学结合状态等多种因素的影响。记录这种频率波谱可判断原子在分子中所处的位置及相对数目，用于进行定量分析及分子量的测定，并对有机化合物进行结构分析。

03.0076　核磁共振波谱法　nuclear magnetic resonance spectroscopy
利用原子核在不同分子中的化学环境导致其对磁场射频场产生不同共振响应，在以共振峰频率为横坐标，峰相对强度为纵坐标作图时表现为位置、强度、宽度等各异的谱线，借以研究复杂分子结构的一种波谱技术。通常用氢和碳进行核磁共振波谱研究。

03.0077　化学位移　chemical shift
用四甲基硅烷(TMS)作为标准物质，在核磁共振波谱中显示有机化合物中不同分子化学环境中的质子对射频共振响应差异的过程。符号"δ"。$\delta = [\nu_{样品} - \nu_{TMS} / \nu_0] \times 1\ 000\ 000$ ppm；其中 ν 为吸收峰频率；ν_0 为核磁共振仪所用频率。

03.0078　耦合常数　coupling constant
化合物核磁共振谱图上两个核之间的距离。符号"J"，单位为 Hz。反映两个核之间的相互作用。受耦合核间的距离、角度及电子云密度影响，与仪器的工作频率（或磁场强度）无关。

03.0079　发射光谱　emission spectrum
根据发光物体，包括放射源，发出的光或射线的能量分布产生的光谱。通过连续曲线和频率明线两种方式表达。

03.0080　光谱分析［法］　spectroscopic analysis
根据核素固有的光谱特征，通过光谱学原理和方法鉴定物质中核素及其化学成分的分析方法。

03.0081　仪器分析［法］　instrumental analysis
利用特殊的仪器，对物质进行定性、定量、形态分析，获取物质的化学组成、成分含量及化学结构等信息的方法。

03.0082　红外光谱仪　infrared spectrometer
通过样品分子红外吸收光谱确定分子结构和化学键的光谱仪。常需要与标准化合物对比，利用化学键的特征谱鉴别化合物的类型，可用于定量测定。

03.0083　紫外–可见分光光度计　ultraviolet-visible spectrophotometer
用波长在紫外光（200～400 nm）、可见光（400～850 nm）范围的光谱学方法进行有机物质定性鉴定、结构分析及定量测定的设

备。由辐射源（光源）、色散系统、检测系统、数据处理、记录及显示器等部件组成。

03.0084　旋光计　polarimeter
又称"偏振计"。测量光学活性物质旋光性大小的仪器。主要由两个个尼科尔棱镜构成，第一个棱镜为起偏振器，第二个棱镜为检偏振器。用于分析样品内特定物质的浓度、含量及纯度等。

03.0085　化学剂量计　chemical dosimeter
根据辐射所致物质化学变化的程度测定辐射吸收剂量的仪器。

03.0086　放射探测仪　radioscope
通过带窗口的屏蔽限制辐射接收方向和范围的电离室。用于搜索和定位辐射源，可通过声、光变化等计量值表达辐射强度。

03.0087　萃取　extraction
用特定溶剂处理溶解度不同的双组分或多组分溶液，实现特定组分分离（抽提）的过程。

03.0088　萃取器　extractor
利用不同物质在不同溶剂中溶解度不同实现萃取操作的设备。

03.0089　液液萃取　liquid-liquid extraction
又称"溶剂萃取""溶剂抽提"。选定选择性溶解能力、热稳定性和化学稳定性好的溶剂，分离和提取混合溶液中特定组分的过程。

03.0090　固相萃取柱　solid phase extraction column
用高分子聚合物作为固体吸附剂填料制备的柱状装置。用于样品分离、纯化和浓缩的固相萃取。

03.0091　质子［性］溶剂　protonic solvent

可以给出[H⁺]与亲核试剂产生氢键的一类溶剂。其分子中带有羟基或氨基，如氢氟酸，具有催化作用，能促进离子的形成，有利于单分子反应。

03.0092　非质子[传递]溶剂　aprotic solvent
又称"无质子溶剂"。在反应体系中不能给出质子的溶剂。包括非极性溶剂(如苯、乙醚、四氯化碳等)和极性溶剂(如二甲亚砜、N, N-二甲基甲酰胺、丙酮等)。其能使阳离子，特别是金属阳离子溶剂化。

03.0093　载体元素　carrier element
放射化学中，用来载带分离微量放射性核素的稳定元素。

03.0094　载体化合物　carrier compound
放射化学中，用来载带分离微量放射性物质的化合物。

03.0095　载气　carrier gas
对化学分析或制备过程中气体组分起载带作用的惰性气体。如气相色谱中用于载送试样和流洗分离试样使用的气体、回旋加速器气体靶生产与放射性药物合成所使用的氦或氮气。

03.0096　载带分离　carrier-down separation
放射化学中利用载体对微量放射性核素进行分离的过程。

03.0097　超声波清洗仪　ultrasonic cleaner
借助超声波高效、高质量清除附着在器材表面其他物质的装置。在手工及其他方式不能有效清洗的情况下具有显著的清洗效果，还具有脱气、提取、乳化、加速溶解、粉碎、分散等多种功能。

03.0098　离心机　centrifuge
通过高速旋转产生的离心力，分离液体与固体颗粒、或液体混合物中不同沉降系数和浮力密度物质组分的设备。

03.0099　酸度计　pH meter
又称"pH 计"。用于精密测量液体介质酸碱度值的设备。配合相应的离子选择电极可以测量离子电极电位。

03.0100　超净工作台　super clean bench
利用气动系统将高效过滤器过滤后的洁净空气以垂直或水平气流方式送出，以保证操作区域维持在百级洁净度的柜式或箱式操作台。

03.0101　恒温干燥箱　thermostatic drying chamber
通过自然对流或鼓风循环、加热烘干或真空抽干等原理干燥样品，或提供实验所需的温、湿度环境的设备。

03.0102　恒温培养箱　constant incubator
提供并保持选定温度、湿度、空气成分等环境，用于细菌、霉菌、其他微生物、组织细胞培养及保存的设备。

03.0103　恒温水浴锅　thermostatic water bath cauldron
通过保持恒定温度的水，加热浸在其中容器内物料的装置。用于干燥、浓缩、蒸馏、浸渍化学试剂、药品和生物制品，或其他需恒温条件但不宜直接加热的材料或工作。

03.0104　显微镜　microscope
由光源聚光器、目镜和物镜等光学透镜组合构成的复式光学装置。用于放大微小物体以便于肉眼观察。

03.0105　旋涡振荡混合器　vortex oscillating mixer

通过旋转、振动等物理方法混合不同液体或溶质的设备。

03.0106 空气压缩机 air compressor
通过电动机和泵、阀门系统逐步压缩产生超过大气压力压缩空气的设备。

03.0107 真空泵 vacuum pump
利用机械或物理化学方法抽除封闭容器内气体，产生、改善和维持容器内真空度的设备。

03.0108 pH 试纸 pH test paper
用定量化学试剂（甲基红、溴甲酚绿和百里酚蓝）浸渍中性白色试纸制成的比色纸条。用于测定溶液 pH。

03.0109 分析天平 analytical balance
称量范围与读数能力精确的称量仪器。称量精确度达到 0.0001 g 以上。

03.0110 分液漏斗 separating funnel
一种特殊构造、斗体下口安装三通结构活塞的专用漏斗。用于控制滴注进样量、不同液体分别进样或不同相萃取。

03.0111 容量瓶 volumetric flask
一种细颈梨形平底的容器。带有磨口玻塞，颈上有标线，标示在指定条件下容器内液体容积。用于精确配制溶液或定量稀释溶液。

03.0112 称[量]瓶 weighing bottle
用于准确称量易潮解固体分析试样的玻璃器皿。大小、容积、颜色等物理特征恒定，带有磨口玻塞。

03.0113 冷凝管 condenser pipe
利用热交换原理使气体冷却凝结为液体的管状玻璃仪器。用于蒸馏法分离或有机制备。

03.0114 移液管 pipette, pipet
用来准确获取、暂时保留并按需要释出一定体积液体的管状容器。分手工操作和自动（通常是并列多管）两类。

03.0115 刻度吸管 graduated pipette
有精确刻度的玻璃吸管。用于准确地吸入、移取和释出液体。

03.0116 滴定管 burette, buret
可控释放准确量实验液体（滴定）的容量仪器。多用细长、有刻度的玻璃管制成，下端为有节门控制的尖嘴。分为碱式滴定管和酸式滴定管。

03.0117 比色管 colorimetric tube
内径、管壁厚度、透光度、色差及折光度一致的玻璃管。化学实验中用于试样的目视比色分析，粗略反映溶液浓度。

03.0118 酒精喷灯 alcohol blast burner
以气化酒精为燃料，与空气混合燃烧喷出高温火焰的加热装置。用于需强热的实验、加工等，可分为座式喷灯和挂式喷灯两种。

03.0119 脂水分配系数 lipo-hydro partition coefficient
化合物在脂（常用正辛醇）相和水相溶解的平衡浓度之比。符号"P"，反映化合物疏水性质的参数，常取其对数来表达。

03.0120 电泳 electrophoresis
带电颗粒或化合物在外加电场作用下移动，通过移动速度不同分离不同组分的技术。按分离原理，分为移动界面电泳、区带电泳、等电聚焦电泳和等速电泳等。

03.0121 电泳仪 electrophoresis apparatus
由电源、电泳槽、检测单元等组成的完成电泳过程的仪器。

03.0122 闪烁物质 scintillating material
吸收电离辐射，并发出闪烁光子的物质。包括无机物(如 NaI 晶体)、有机物(如蒽晶体)和液体及塑料闪烁体中的添加剂。

03.0123 闪烁液 scintillator liquid
一种探测电离辐射的有机溶剂和有机闪烁体组成的混合溶液。在液体闪烁测量中，加入样品测量杯内的有机溶剂(如二甲苯)和有机闪烁体[如 2,5-二苯基噁唑(PPO)和 1,4-双(4-甲基-5-苯基-2-噁唑基)苯(POPOP)等]及其他添加剂等，用于探测低能 β 射线。

03.0124 液体闪烁计数器 liquid scintillation counter
一种用液体闪烁体测量低能 β 和 α 辐射的仪器。

03.0125 气体检漏仪 gas leak detector
用于检测回旋加速器、气相色谱仪等设备所使用 He 和 N_2 泄漏的高灵敏度的、自动化检测仪。

03.0126 放射性污染源 radioactive pollution source
造成辐射污染的物质来源。包括原子能工业、核武器试验，以及医疗、科研活动产生和排出的含有放射性物质的废水、废气、废渣等。

03.0127 空气污染监测仪 polluted air monitor
用于监测空气辐射污染的仪器。多数是流气式的工作方法让空气不断流过探头，直接给出每升空气中的放射性活度的读数。

03.0128 溶剂过滤器 solvent filter
一种应用于高效液相色谱流动相过滤、粒子物质分析和微生物污染检测的真空过滤装置。

03.0129 放射性核素敷贴器 radionuclide applicator
将一定活度的放射性核素密封或固化制备成不同形状和面积的面状辐射源，用于体表敷贴治疗的仪器。

03.0130 自屏蔽 self-shielding
辐射源利用本身所装备的屏蔽装置实现屏蔽效应的方式。医用回旋加速器利用特殊的外层材料隔离内层加速器辐射。

03.0131 外屏蔽 shielding wall
又称"防护墙"。通过搭建在辐射源外的屏蔽设施实现屏蔽效应的方式。主要利用特殊的外层建筑材料隔离内层加速器辐射。

03.0132 注射器屏蔽罩 injector protective cover
用重金属制成，套于注射器外以减少放射性药物注射操作人员手及全身辐射吸收剂量的屏蔽装置。

03.0133 全屏蔽层流通风橱 fully shielded laminar flow hood
外周装铅或其他屏蔽物质的医用通风橱。用于放射性药物分装或进行具有挥发性的放射性物质的处理。

03.0134 注射防护屏 injection protective screen
为受检者注射放射性核素及其制剂所用的铅及铅玻璃制成的防护装置。

03.0135 防护衣 protective clothing
具有一定铅当量的辐射防护服装。可以防止身体受到辐射或个人服装受到放射性污染，包括铅衣、铅围裙、铅围脖和铅手套等。

03.0136 通风柜 hood

只能通过设定窗口进行操作，并利用层流装置和风量控制隔绝柜外空气流入，并合理布局气流通道的箱柜式的封闭式操作装置。用于易挥发的有害物质的隔离化操作。

03.0137　手套箱　glove box
在预设窗口上安装密封手套和窥视窗，便于操作者双手进入箱体操作，同时维护箱体全封闭环境的一类通风柜或热室。

03.0138　机械手　mechanical hand
能模仿人手的某些动作功能，用以按固定程序抓取、搬运物件或操作工具的机械装置。用于代替人手进行繁重或有害环境下的操作以保护人身安全。

03.0139　贮源箱　source storage chest
符合国家和主管部门规定标准，具有防火、防外力、防泄漏和防辐射性能的专用容器。用于放射源的运输、存储，容器外有法定放射性标志。

03.0140　放射废物储存桶　radiation waste container
用于放射性固体或液体废物储存，具有防火、防盗、抗腐蚀和防辐射性能的专用容器。容器外有法定放射性标志。

03.0141　铅罐　lead-lined transport container
用于运送或暂时储存装有放射性药物或其他放射性物质的注射器或玻璃瓶的铅制厚壁罐形、筒形屏蔽容器。

03.0142　铅砖　lead brick
用于堆砌成任意大小、形状的防护墙或防护室，具有一定形状的铅块。

03.02　探测设备

03.0143　放射性探测　radiation detection
用探测仪器将射线能量转换成可定量记录的电能、光能等能量并加以记录或显示的过程。

03.0144　放射测量设备　radiation measurement instrument
用于探测和记录放射性核素放出射线的种类、数量、能量、随时间的变化和空间分布的仪器。

03.0145　探测器　detector
识别、检定并显示被测信息的装置或仪器。基本工作原理是将被测信息（如射线）转换为电脉冲。

03.0146　辐射探测器　radiation detector
对活体和体外的放射性进行探测的仪器。由 γ 闪烁探头及其后续的电子测量装置和对计数进行运算处理的计算机等部分组成。

03.0147　转换　transition
将一种模式的信号转变为另一种模式信号的过程。

03.0148　闪烁　scintillation
高能 γ 射线或其他射线在特殊探测器物质（晶体）中被吸收，其能量转换为多个、低能、快速荧光光子发射的过程。

03.0149　闪烁体　scintillator
吸收高能射线能量转换成多个低能闪烁光子的一类物质。多为无机盐或其混合物以适当比例组成，可以有固体、液体、气体等各种形态。

03.0150　闪烁晶体　scintillation crystal

吸收 γ 射线或其他射线粒子后能继而发射低能荧光的结晶型固体类物质。

03.0151 闪烁探测器 scintillation detector

由闪烁体直接或通过光导耦合到光电倍增管上组成的电离辐射探测器。闪烁体是辐射灵敏元件，它所接收到的电离辐射信息，经转换和放大，最后以电信号输出，供给电子仪器分析和研究。

03.0152 固体闪烁探测器 solid scintillation detector

由闪烁晶体和光电倍增管组成的射线探测器。可提供包括射线的能量、电荷、强度(计数率)及射线与环境间关系等信息。

03.0153 液体闪烁探测 liquid scintillation detection

利用以闪烁原理工作的液体物质进行的射线探测方式。

03.0154 分辨时间 resolving time

放射性探测仪器能够区分两个先后入射粒子的最短间隔时间。若在此间隔时间内入射两个或两个以上粒子，则仪器只能探出第一个粒子;分辨时间越短，漏计的粒子数越少。一般闪烁计数器的分辨时间约为 0.01μs。

03.0155 内标[准源]法 internal standard method

在液体闪烁测量样品中加入已知强度的标准放射性来确定样品探测效率的一种定量方法。

03.0156 反符合测量 anticoincidence measurement

为配合单道或多道脉冲高度分析器而设计的电子学线路，利用上、下两个甄别器，分别调节甄别阈电压，只允许低于上甄别阈、高于下甄别阈的电脉冲通过的测量技术。

03.0157 多标记测量 multiple labeling measurement

两种或两种以上不同核素标记的化合物，根据不同核素物理性质(如射线能量)的差异，在不同测量条件下进行的测量。

03.0158 固体闪烁测量 solid-state scintillation measurement

一种由固态晶体闪烁体、光电倍增管及电子学线路构成的探测器对各种射线进行探测、分析和记录的测量方法。

03.0159 相对测量 relative measurement

对放射性活度的非绝对测量。获得的测定结果是单位时间的计数率。如果需要得到活度值还需借助中间手段(如某一标准装置或标准样品)，采取与已知活度的标准对比的方法，得到待测样品的放射性活度。

03.0160 电离室 ionization chamber

充有高压气体的密闭室，通过分置电极收集辐射在气体中产生的电子或离子定量测定电离辐射的一类气体型探测器。分为脉冲电离室(计数电离室，可记录单个辐射粒子)和电流电离室(累计电离室，记录大量辐射的平均效应)。

03.0161 空气壁电离室 air wall ionization chamber

一种由与空气等效的低原子序数材料制造的电离室。

03.0162 电离探测器 ionization detector

一类基于射线使介质电离的原理测量辐射量的仪器。如辐射剂量监测仪、表面污染监测仪、放射性活度测量仪、照射量和吸收剂量测定仪等。

03.0163 雪崩效应 avalanche effect

一个小事件引发巨大后果的现象。用雪崩进

行比喻。核医学中多种设备器件的工作原理（包括盖革–米勒计数器、雪崩光电二极管等）均基于这种效应。

03.0164　正比计数器　proportional counter

一种工作在电流–电压曲线正比区（脉冲大小与射线能量成正比）的气体电离探测器。特点是次级电离在阳极附近形成小规模雪崩效应，但仍然保持输出脉冲幅度与原始离子对数成正比的特性。

03.0165　盖革–米勒计数器　Geiger-Müller counter

又称"G-M计数管"。以盖革–米勒方式工作的气体电离探测器。射线进入计数管电离气体，产生的电子在电场中加速，并使气体分子再次电离，不断重复产生次级电子、三级电子，最后形成雪崩式放大。此种工作方式气体放大倍数大，最终输出脉冲幅度恒定，与入射粒子能量及电离密度无关。适用于测定带电粒子。

03.0166　光电倍增管　photomultiplier, photomultiplier tube, PMT

一种能将微弱的光信号转换成电信号并逐级放大倍增的真空光电转换器件。

03.0167　光阴极　photocathode

光电倍增管中将光子转换成电子并连接加速电压负极的器件。

03.0168　雪崩光电二极管　avalanche photodiode

一种半导体光电器件。在光电二极管的 p-n 结上施加接近击穿的反向偏压时，由入射光子产生的微弱光电流在耗尽层内碰撞引起电离效应造成光电流的雪崩式激增，从而实现光电转换和倍增放大的作用。与普通光电倍增管相比，具有体积小、不需要特高压、对磁场不敏感等优点，但放大倍数只有 10^3

左右，远低于光电倍增管。

03.0169　半导体探测器　semiconductor detector

以半导体材料为探测介质，利用半导体电子学特点实现电离辐射检测的探测器。基本工作原理与电离室相类似。

03.0170　核背心装置　nuclear vest device

以类似"背心"或"马夹"的形状固定测量心电信号和放射线测定探头的便携式核医学装备。注射心血池显像药物后，穿戴背心，利用其设备记录 1~12 h 内两道心电数据和射血分数等核医学数据。

03.0171　γ计数器　gamma counter

又称"闪烁计数器（scintillation counter）"。用于γ辐射样品计数测定的仪器。利用闪烁体吸收γ辐射产生的闪烁光，经光电倍增管进行光电转换与电子倍增放大，形成电脉冲信号，经脉冲放大与幅度分析并记录符合要求的脉冲数。

03.0172　井型γ计数器　well-type gamma counter

用于测定低活度样品的仪器。由呈井型结构的闪烁晶体和光电倍增管组成，其立体探测角接近 4π 空间，灵敏度高。

03.0173　放射性活度测量　radioactivity measurement

用探测设备对样品的放射性活度进行的定量测量。分为绝对测量和相对测量两种方法。绝对测量是指无须通过中间手段，而直接测得放射性活度的方法。相对测量则需通过中间手段（某一标准装置或标准样品）间接测得放射性活度的方法。

03.0174　放射性活度测量仪　radioactivity meter

又称"活度计(activity meter)"。一种经过刻度、带有指示器或记录装置的电离探测器。用于测定辐射体放射性活度。

03.0175　精密度　precision
在一定测量条件下，对某一量的多次测量中各观测值间的离散程度。

03.0176　量程　span, range
仪表所能测量的物理量最大和最小值之间的范围。

03.0177　重复性　repeatability
在相同测量条件下，对同一被测量进行连续多次测量所得结果之间的一致性。

03.0178　准确度　accuracy
在一定测量条件下，测量值或其函数的估计值与其真值的偏离程度。从测量误差的角度来说，准确度是测得值随机误差和系统误差的综合反映。

03.0179　标准放射源　standard radioactive source
由国家规范的基准测量仪器和方法所测得的、已知活度的放射源。可作为同类型放射活度的基准。要求活度稳定、准确度高，用以准确比较和测量未知放射源的活度。也可用于精密仪器放射性绝对测量中的参考放射源。

03.0180　参考放射源　reference radioactive source
在国家认可的一级基准测量仪上，通过直接或间接测定，并密封在标准容器内的放射源。

03.0181　甲状腺功能测定仪　thyroid function tester
通过服用放射药物后测量甲状腺的放射性

计数来评价甲状腺功能的仪器。

03.0182　肾功能测定仪　renal function measuring device
描记肾区时间-放射性计数率曲线的仪器。专用于人体肾功能测定。

03.0183　术中γ探测器　intraoperative gamma prober
一种小型的，可在手术中探测术前注射放射性药物分布的手持型仪器。

03.0184　核听诊器　nuclear stethoscope
用γ计数器对准左心室或右心室，采集心内放射性计数率随心室舒张收缩的变化曲线，进而计算出各种心功能参数的仪器。

03.0185　热释光　thermoluminescence
又称"热致发光"。储存电离辐射能的材料在受热升温时发出的光辐射。

03.0186　热释光剂量仪　thermoluminescent dosimeter
使用热释光材料作为探测元件测量照射剂量的装置。热释光材料与射线相互作用，把射线能量不断储存起来，在加热时存储的能量以荧光形式发射，发射荧光量与累积照射剂量相关。

03.0187　个人剂量仪　personal dosimeter
进入辐射区域人员自身佩戴的辐射剂量监测仪器。用于测量携带者单位时间内接受的辐射剂量。

03.0188　便携式剂量仪　pocket dosimeter
便于随身携带，用于监测放射性工作人员所受辐射剂量的仪器。

03.0189　表面沾污检测仪　surface contamina-

tion detector

利用电离室原理测量和监测放射性核素工作场所的工作台面、地面、墙壁及工作人员体表和衣物表面等是否存在放射性污染的仪器。

03.0190 环境辐射监测仪 environmental radiation monitor

用来测量工作场所的照射水平及寻找放射源位置并可测量其强度的仪器。

03.0191 定标 calibration

又称"校准"。用仪器间接测量某个物理量时，确定其物理量标准值与间接测量值之间关系的过程。一般通过测量物理量的标准品实现。与仪器的性能、测量条件、环境等因素相关，当这些因素改变时，需重新定标。在核医学中，用井型γ计数器测量组织样品的放射性浓度时，需要通过定标将测量的计数（率）换算为浓度；对核医学图像进行定量分析时，需要通过定标将像素值（计数率）换算为放射性浓度值。

03.0192 定标器 scaler

又称"脉冲计数器"。一种记录脉冲数目的设备。与计数管或闪烁探测器组合，可构成计数测量装置，用于放射性活度的测量。

03.0193 工作电压 operating voltage

一些电子设备中的元器件在正常工作时需要施加的电压。

03.0194 增益 gain

元器件、电路、设备或系统输出的电流、电压或功率与其输入值相比增加的倍数。

03.0195 脉冲 pulse

一个物理量在发生瞬间突变增大并持续极短时间后又迅速突变回到其初始状态的过程。在探测计数类设备中，每一入射粒子均

转换为一个电脉冲输出。

03.0196 脉冲叠加 pulse superposition

在间隔极小时间内探测两个独立的物理量（如入射粒子）其能量转换过程部分重叠，产生较原始脉冲高而宽的单一脉冲的现象。

03.0197 计数 count

被探测器探测到并加以记录的入射粒子个数。

03.0198 计数率 counting rate

单位时间内探测器记录到的核辐射计数。

03.0199 最大计数率 maximum counting rate

放射性计数测量设备及显像设备在单位时间内记录的最大计数值。用于评价计数型设备性能。

03.0200 计数率特征曲线 counting rate characteristic curve

描述放射性计数测量设备及显像设备的计数率随放射性活度大小变化的曲线。一般呈抛物线形。

03.0201 本底计数率 background counting rate

用空白样品进样时计数器所测得的计数率。由所处环境所形成的较稳定的辐射水平或噪声量决定。

03.0202 计数丢失 count loss

俗称"漏计（missing counting）"。因各种原因影响，当放射源活度增高到一定程度时，计数测量设备及显像设备记录的计数与放射活度不再呈线性关系，部分射线不能被如实检测记录的现象。反映探测器性能，与探测器的死时间、脉冲叠加和符合时间窗有关。

03.0203 瘫痪型计数丢失 paralyzed count

loss

两个入射粒子几乎同时到达同一探测器时，因产生的脉冲叠加，超出能窗上限而不被记录，导致计数丢失的现象。

03.0204　非瘫痪型计数丢失　non-paralyzed count loss
在第一个入射粒子被探测器接收处理时，第二个入射粒子受系统不应期影响，不被记录而造成计数丢失的现象。

03.0205　死时间　dead time
计数系统接受并能分辨先后到达的两个 γ 光子，不引起计数丢失的最小时间间隔。包括：①非扩展死时间，死时间之内的事件不被计数，但不延长死时间；②扩展死时间，死时间之内的事件不被计数，并延长死时间。

03.0206　不应期　refractory period
辐射探测系统在接受并处理第一个入射粒子过程中对之后到达的第二个粒子不做响应的时间。

03.0207　过载　overload
负荷超过了设备本身额定最大量程的状态。

03.0208　击穿　breakdown
当二极管两端的反向电压增大到某一数值，反向电流急剧增大，二极管失去单方向导电特性的状态。

03.0209　饱和　saturate
在气体电离室中，当工作电压达到一定值时，初始总电离数全部被收集，输出电流不再随工作电压增加而增加的状态。

03.0210　猝灭　quench
在液体闪烁测量的能量传递过程(射线辐射能传递给溶剂、闪烁剂，退激时产生荧光光子传到光电倍增管)中，因能量损失造成探测的光子总量减少、计数效率降低的现象。

03.0211　溢出　overflow
内容物充满并超过容器容量而流出的现象。计数值超过存储单元的容量后，存储的计数值不再增加，导致后续计数丢失的现象。

03.0212　统计涨落　statistical flunctuation
用探测器测量放射性样品时，计数率围绕一个平均值波动的现象。本质是放射性衰变的随机性质。进行大量测量时结果服从泊松分布。

03.0213　漂移　drift
因操作条件(如电压、温度、流动相及其流量)的不稳定，或因检测装置改变(如柱内污染、固定相洗脱)等因素导致电子线路的工作频率、电压等不能稳定在工作基线，从而影系统性能或结果的现象。

03.03　成像设备

03.0214　发射　emission
放射性核素衰变时自原子核内向外释放出射线的过程。

03.0215　发射扫描　emission scan
探测体内放射性核素发射的 γ 射线，从而获得示踪剂在体内分布的采集方法。

03.0216　透射　transmission
射线从物体的一边进入，穿透物体后从另一边射出的过程。

03.0217　透射扫描　transmission scan
探测由体外放射源发出并穿透物体的光子的数据采集方法。

03.0218 模拟信号 analog signal

反映检测对象在时间或空间上实际变化、数值呈连续性的信号。

03.0219 数字信号 digital signal

在时间、空间或幅度上无法连续取值，而用若干个明确定义的离散值表示检测对象相关状态的信号。

03.0220 模-数转换 analog-to-digital conversion

将连续模拟量通过采样、量化、编码及必要的辅助运算方式转换为离散数字量的过程。

03.0221 浓聚 concentration

放射性药物在体内特定脏器、组织和病变部位的选择性聚集，使其与邻近组织之间形成一定程度的浓度差的过程。

03.0222 直线扫描仪 rectilinear scanner

早期的核素成像设备。由小直径的碘化钠晶体、单个光电倍增管和聚焦型准直器组成的探头做横向往复和纵向步进式扫描，把扫描区域测得的各点计数率以疏密浓淡（黑白）或彩色的变化显示或打印出来。

03.0223 γ闪烁照相机 gamma scintillation camera

一种使用闪烁晶体探测γ射线二维（平面）分布图像的成像设备。

03.0224 γ照相机 gamma camera

一种接收γ射线发射的显像设备。由安格（Hal O. Anger）于1958年发明。用闪烁探头将入射的γ射线转换成电脉冲，并经脉冲放大电路放大、能量甄别器识别和位置电路计算坐标后，获得放射性核素分布状态的二维图像。

03.0225 多晶体γ照相机 multicrystal scan-ning gamma camera

γ照相机的一种。其探头中的晶体采用多块小晶体排列组成，可以提高入射光子的定位精度。

03.0226 便携式γ照相机 portable gamma camera

一种小型化、可移动的γ照相机。主要用于特殊患者的床边检查。

03.0227 体层显像仪 tomographic imaging device

利用可旋转的或环形的探头，围绕体表360°多方位采集平面投影数据，再由计算机重建出垂直于体轴的体层图像的设备。包括正电子发射体层仪、单光子发射计算机体层仪和计算机体层仪。

03.0228 发射体层仪 emission computed tomograph, ECT

利用可旋转的或环形的探头，围绕体表360°从各个方位采集由体内发射的γ光子形成一系列平面投影像，并经计算机重建出三维体层图像的显像设备。

03.0229 单光子发射计算机体层[显像]仪 single photon emission computed tomography, SPECT

在γ照相机的基础上增加探头旋转支架、体层床和图像重建软件等，使探头能围绕人体旋转360°或180°，从各个方位采集由体内核素发射的γ光子形成一系列平面投影像，并经计算机重建出三维体层图像的显像设备。

03.0230 符合电路单光子发射计算机体层仪 coincidence circuit SPECT

用双探头或三探头单光子发射计算机体层仪加装符合电路，从而实现对正电子湮灭辐射光子对进行符合探测成像的设备。

03.0231 小动物单光子发射计算机体层仪
micro-SPECT, small animal SPECT
专门用于小动物活体试验研究的单光子发射体层显像装置。与临床用系统相比，其系统空间分辨率和灵敏度更高，以适应小体积动物模型研究的要求。在药物研制和开发、疾病研究、基因显像等领域有重要作用。

03.0232 正电子发射体层仪 positron emission tomography, PET
以正电子核素标记物为示踪剂，使用环形探测器和符合探测技术从各个方位采集由体内正负电子对湮灭发射的 γ 光子对，并经计算机重建出三维体层图像的显像设备。

03.0233 正电子发射计算机体层显像仪
positron emission tomography and computed tomography, PET/CT
将正电子发射体层仪与计算机体层显像仪同轴、序贯安装于同一机架的显像设备。可以一次完成正电子发射计算机体层摄影采集，并利用计算机体层摄影图为正电子发射体层摄影图像重建提供衰减校正图，可同时获得病变部位的功能代谢状况和精确解剖结构定位信息，并可以图像融合的方式显示结果。

03.0234 小动物正电子发射体层仪 micro-PET, small animal PET
专门用于小动物活体试验研究的正电子发射体层显像装置。与临床用系统相比，其系统空间分辨率和灵敏度更高，以适应小体积动物模型研究的要求。在药物研制和开发、疾病研究、基因显像等领域有重要作用。

03.0235 小动物计算机体层显像仪 micro-CT, small animal CT
用于小动物成像的计算机体层成像设备。一般采用微焦点 X 射线球管，分辨率高，但是成像范围小。用于活体小动物扫描，也常用于离体标本的研究，如对骨骼的研究。

03.0236 小动物磁共振成像仪 micro-MRI, small animal MRI
用于小动物研究的一种磁共振成像设备。与临床应用型系统比较，其扫描孔径小、主磁场强度高、场强梯度大、接收线圈敏感、脉冲序列更有效，从而大大提高了空间分辨率及信噪比。

03.0237 探头 detector, detector head
探测射线的仪器部件。用于接收射线并将其转换为电信号。可由一个或多个探测器组成。有多种类型，如电离室型、闪烁晶体型等。

03.0238 多探头 multidetector
配备两个或以上探头的计数器或成像设备的类型。

03.0239 可变角 variable angle
双探头单光子发射计算机体层成像设备两个探头的夹角可变的工作模式。探头夹角一般为 180°、90°、76°。

03.0240 掺铊碘化钠晶体 thallium-doped sodium iodide crystal
一种在碘化钠晶体中掺入了铊的闪烁晶体。分子式：NaI[Tl]。广泛用于 γ 射线探测设备、γ 照相机及单光子发射计算机体层仪。

03.0241 准直 collimation
用特殊方法将随机方向发射射线的方向进行选择和规范，保证其空间定位信息准确性的过程。

03.0242 准直器 collimator
一种规范射线传输方向的装置。用铅或铝钨合金板上打孔制成，覆盖在探头晶体探测面，从体内发射出的射线只有通过准直器的孔才能到达晶体,其他方向的射线则被准直器吸收或阻挡。孔的形状有圆柱形、六角柱形、圆锥形,孔数量可以是1个或多个。通过改变准直器的孔形、数量、壁厚等各种技术参数,可分为多种类型适合不同用途。

03.0243 平行孔型准直器 parallel hole colli-mator
孔为柱形,互相平行,并与探测晶体表面垂直的准直器。其特征是图像的大小与物到准直器的距离无关。

03.0244 汇聚孔型准直器 converging hole collimator
从晶体面向外看,孔的形状是缩小的锥形,且各孔从边缘向中心倾斜的准直器。适用于比探头视野小的器官放大显像。

03.0245 扇孔型准直器 fanbeam hole colli-mator
结合了平行孔和汇聚孔型特点的一种特型准直器。通常用于脑单光子发射计算机体层显像。

03.0246 针孔型准直器 pinhole collimator
在铅制的圆锥顶点上开一个孔的特型准直器。孔径为3~6 mm,孔周圆锥体内壁用钨合金,周围用铅接合铸成。有扩大影像的作用,适用于小脏器显像。

03.0247 发散孔型准直器 diverging hole collimator
一种准直孔呈从晶体面逐渐向外侧倾斜的锥形的准直器。可以扩大探测范围,适用于比探头视野大的区域显像。

03.0248 低能高分辨准直器 low energy high resolution collimator
一种孔壁和准直器厚度较薄,能防止低能γ射线穿透,且孔径较小的准直器。适用于有高分辨率需求时、能量在170 keV以下的γ射线显像。

03.0249 低能通用准直器 low energy all-purpose collimator
一种孔壁和准直器厚度较薄,能防止低能γ射线穿透,且孔径大小适中、兼顾了灵敏度与空间分辨率平衡的准直器。适用于能量在170 keV以下的γ射线成像。是临床中最常用的准直器。

03.0250 中能通用准直器 medium energy all-purpose collimator
一种孔壁厚度和准直器厚度能防止能量在300 keV以下的γ射线穿透,且孔径大小适中兼顾了灵敏度与空间分辨率平衡的准直器。适用于能量范围170~300 keV的γ射线显像的准直器。

03.0251 高能通用准直器 high energy all-purpose collimator
一种孔壁和准直器厚度能防止高能γ射线穿透,且孔径大小适中兼顾灵敏度与空间分辨率平衡的准直器。适用于对能量范围270~360 keV的γ射线显像。

03.0252 超高能高分辨准直器 super-high energy all-purpose collimator
孔壁和准直器较厚、能防止511 keV γ射线穿透、且孔径较小的准直器。适用于能量在511 keV附近的γ射线的准直。主要用于单光子发射计算机体层仪对正电子核素的单光子成像。

03.0253 编码板准直器 coded-aperture col-limator
通过精心设计的掩模图案中的多孔结构实现对探测射线的准直器。可通过对采集数据的解码重建,提高图像的信噪比和探测几何效率(体层效果)。

03.0254　电子准直　electronic collimation
用符合探测的符合线发挥准直效应确定核素方位的方法。因无物质准直器的阻挡，大幅度提高了系统灵敏度和空间分辨率。

03.0255　光导　light guide
在闪烁晶体探测器中，夹在探头晶体和光电倍增管之间的薄层有机玻璃片或聚乙烯材料。其作用是使在晶体中产生的闪烁光子更有效地传送到光电倍增管的光阴极上。

03.0256　光耦合　optical coupling
对同一波长的光功率进行分路或合路，引导光信号从一种介质传导到另一种介质的过程。

03.0257　位置电路　position circuit
核医学成像设备中根据各光电倍增管输出的脉冲幅度和位置来确定光子入射位置的电路。

03.0258　脉冲高度分析器　pulse height analyzer, PHA
对脉冲信号幅度分布进行分析的一类装置。分为单道脉冲幅度分析器和多道脉冲幅度分析器两种。

03.0259　单道脉冲高度分析器　single channel pulse height analyzer
脉冲高度分析器的一种。每次只记录处于某一个幅度区间内的输入脉冲的计数，调节此幅度区间内的位置（称为阈值）重复地进行测量，即可测得脉冲的幅度分布谱。

03.0260　多道脉冲高度分析器　multiple channel pulse height analyzer
脉冲高度分析器的一种。把整个被分析的幅度范围划分成若干个相等的区间（区间的大小称为道宽，区间的数目称为道数），一次测量就可以得到输入脉冲的幅度分布谱。常

用来进行放射性样品的γ能谱分析，尤其适用于多种放射性核素的混合谱分析。

03.0261　甄别器　discriminator
设置一种甄别电压，只允许超过一定高度的电脉冲通过，而将低于该高度的电脉冲"甄别"出去（不予记录）的仪器。可用来消除若干低能量的本底信号干扰提高信噪比。

03.0262　甄别阈　discrimination threshold
在甄别器上设置的一种用于阻挡低于或高于该电压的脉冲通过的电压门槛（甄别电压）。分为上甄别阈和下甄别阈，只允许上、下甄别阈之间的电脉冲通过并记录。

03.0263　能量甄别器　energy discriminator
通过分析脉冲幅度来完成射线能量分析的仪器。

03.0264　多道分析器　multichannel analyzer
将分析幅度范围划分成若干个区间（道），每一个区间适合一个特定幅度脉冲的脉冲幅度分析器。多道累计测量的脉冲数按幅度依次排列得到输入脉冲的幅度分布谱即能谱。

03.0265　权重因数　weighting factor
又称"权重因子""加权因子"。依据各分量对总量的相对重要程度，分别给予各分量不同的比例系数。

03.0266　加权　weighting
又称"计权"。用各分量与其权重因数之积来计算总量的方法。

03.0267　前置放大器　preamplifier
位于信号处理流程最前端直接接收输入的弱信号并初步放大的电路部分。

03.0268　主放大器　main amplifier
输入端与前置放大器相连，对前置放大器输

出的脉冲信号进一步放大的脉冲幅度放大器的组成部分。

03.0269 控制台 console
又称"前台（foreground）"。通过计算机程序指挥控制设备运行工作的系统。在核医学中指负责图像的采集、重建、存储及传输的计算机系统。

03.0270 后台 background
在核医学中指不具备控制设备运行功能，但具有较强计算与存储能力，负责采集图像的处理、重建、存储、传输及管理的计算机系统。

03.0271 机架 gantry
用于稳定、可靠支撑探头及相关部件的金属结构。其内部往往还设有探头的电源保障系统和运动控制系统。

03.0272 机架孔径 gantry aperture
机架中心为检查床和检查者通过的圆形孔洞的直径。

03.0273 检查床 examination couch
用于显像检查时载着受检者进入探头采集区的床。多以对 γ 射线的吸收极小的碳素纤维为原料制成。

03.0274 监视器 monitor
监视系统输出结果可视化显示的装置。

03.0275 摆位 positioning
根据成像目的和设备要求，让患者在检查床上保持某种体位的操作。

03.0276 体位 posture
为适应不同显像要求，患者在显像检查中所保持的各种姿势。

03.0277 仰卧位 supine position, dorsal posi-tion
面向上躺在检查床上的体位。

03.0278 侧卧位 lateral position
身体侧面躺于检查床，躯干前后平面垂直于显像设备探测平面的体位。根据距探测器近的原则，分为左侧位和右侧位。

03.0279 俯卧位 prone position
面向下腹卧在检查床上的体位。

03.0280 左前斜位 left anterior oblique
探测器位于身体左前方45°采集图像的体位。

03.0281 左后斜位 left posterior oblique
探测器位于身体左后方45°采集图像的体位。

03.0282 右前斜位 right anterior oblique
探测器位于身体右前方45°采集图像的体位。

03.0283 右后斜位 right posterior oblique
探测器位于身体右后方45°采集图像的体位。

03.0284 探头屏蔽 probe shield
遮挡探头，防止视野之外的射线进入探头的装置。

03.0285 探头组块 detector block
一种正电子发射体层仪探头的设计方式。由数个小晶体组成一方形阵列，通过光导接一组光电倍增管和放大处理电路形成的一个计数、定位单元。

03.0286 探测器环 detector ring
由多个探测器排列形成的环状结构。其直径决定系统横断面视野；轴向长度决定其轴向视野。

03.0287 锗酸铋 bismuth germanate
一种锗酸盐闪烁晶体。分子式：$Bi_4Ge_3O_{12}$，可用于正电子发射体层仪。

03.0288 掺铈氧化正硅酸钆 cerium doped gadolinium oxyorthosilicate, GSO

简称"硅酸钆",又称"掺铈含氧正硅酸钆"。一种在氧化正硅酸钆晶体中掺入了铈的闪烁晶体。分子式：$Gd_2SiO_5[Ce]$，可用于正电子发射体层仪。

03.0289 掺铈氧化正硅酸镥 cerium doped lutetium oxyorthosilicate, LSO

简称"硅酸镥"，又称"掺铈含氧正硅酸镥"。一种在氧化正硅酸镥晶体中掺入了铈的闪烁晶体。分子式：$Lu_2SiO_5[Ce]$，可用于正电子发射体层仪。

03.0290 掺铈硅酸钇镥 cerium doped lutetium yttrium oxyorthosilicate, LYSO

又称"正硅酸钇镥"。一种在硅酸钇镥中掺入了铈的闪烁晶体。分子式：$Lu_{2(1-x)}Y_{2x}SiO_5[Ce]$，可用于正电子发射体层摄影。

03.0291 叠层闪烁晶体 laminated scintillating crystal

将两种分别适合探测不同能量γ光子的闪烁晶体以不同厚度叠加起来形成的双层晶体。一般用于同时探测两种能量的核素，如 140 keV 和 511 keV，前层晶体探测 140 keV 的γ光子，而不吸收 511 keV 的γ光子；后层晶体则仅探测 511 keV 的γ光子。

03.0292 闪烁衰减时间 scintillation decay time

闪烁晶体激发后发射闪烁光子的数量从最大下降到初始值的 1/e 时所需的时间。闪烁晶体激发后，闪烁光子的发射时间不一，通过测量时间分布可求出闪烁衰减时间。

03.0293 晶体发光效率 luminescence efficiency of crystal

闪烁晶体将入射光子转变为闪烁光子的能力。通常用入射光子每兆电子伏特能量产生的闪烁光子数量表示。

03.0294 晶体发射光谱 emission spectrum of crystal

闪烁晶体所发射的闪烁光子波长的分布谱图。

03.0295 晶体光电效应分支比 branch ratio of photoelectric effect of crystal

入射光子与晶体介质相互作用时发生光电效应的概率。光电效应有利于入射光子的探测。

03.0296 晶体衰减长度 attenuation length of crystal

入射光子数衰减到初始值的 1/e 时在晶体中所经过的距离。衰减长度越短，穿透晶体的光子越少，探测效率越高。

03.0297 位置敏感型光电倍增管 position sensitive photomultiplier tube

一种将光子转变为电流、逐级倍增、并能分辨光子入射位置的高效光电转换器件。与普通光电倍增管不同的是各级阳极用栅网做成，各极间二次电子的飞行空间很小，并且有相应的聚焦结构，由光阴极发射的光电子在倍增极间倍增，再由末极倍增极（反射型）反射出来的二次电子用两层交叉的丝型阳极（十字丝网型阳极）读取。

03.0298 隔栅 septa

由铅或钨等重金属屏蔽材料制成、按一定间距平行排列的环形板。用于防止正电子发射体层显像的二维采集模式时，相距较远的不同环之间的符合事件发生。

03.0299 二维采集 2-dimensional acquisition

又称"2D采集"。通过隔栅限制，只允许记录正电子发射体层摄影同一环内及相邻近环间符合计数的数据采集方式。

03.0300　三维采集　3-demensional acquisition
又称"3D 采集"。不用隔栅，除记录正电子发射体层摄影同环内的符合计数外，还记录一定跨度内的任意环之间符合计数的数据采集方式。

03.0301　表模式[图像]采集　list mode image acquisition
将采集的光子信号按时间顺序依次存入储存单元，以数字表形式记录原始数据的采集方式。存储数据包括每个光子的坐标位置、入射时间、能量等；表模式采集的数据量大，占据存储空间大；优点是保留了完整的动态信息，可以在采集完成后任意重组为按需选择时间段的动态图像。

03.0302　帧模式[图像]采集　frame mode image acquisition
将各个位置采集到的计数直接累计存入相应位置的储存器阵列中的数据采集方式。对 γ 照相机和单光子发射计算机体层仪可以直接形成平面像。对正电子发射体层摄影形成正弦图。

03.0303　正弦图　sinogram
正电子发射体层摄影原始数据的一种存储方法。以所采集事件的径向坐标排列成行、角度坐标排列成列、不同符合探测面排列成页所组成的一组投影矩阵。

03.0304　单计数率　single counting rate
正电子发射体层摄影中单一探测器的总数率。包括非符合计数率和符合计数率。用于计算每一对探测器的随机符合计数率，用于随机符合校正。

03.0305　符合时间窗　coincident time window

符合探测中确认符合事件的时间间隔。由于光子被转换为脉冲信号间存在多种不确定的延迟，致使符合事件中两个光子检测时间有一定差别，一般通过选定时间间隔作为判断两个检测光子是否作为符合计数的依据。当两个探测器检测到两个光子的时间差小于符合时间窗，则记录为一个符合计数。

03.0306　符合事件　coincidence event
利用符合探测技术探测到两个同时出现的关联事件。作为一个符合计数。

03.0307　多事件　multiple event
在符合探测过程中，3 个或 3 个以上的探测器同时（在符合时间窗内）探测到了入射光子的情况。这种情况因无法判断真符合事件，故放弃计数。

03.0308　符合探测　coincidence detection
利用对向放置的探测器同时（符合时间窗内）探测到湮灭辐射光子对，确定探测范围内湮灭事件发生方位的检测方法。

03.0309　符合线　coincidence line, line of coincidence
又称"响应线(line of response, LOR)"。在符合时间窗内同时探测到湮灭辐射光子对的两个探测器之间的连线。

03.0310　真符合　true coincidence
符合探测到的两个 γ 光子来源于同一湮灭事件，且在到达探测器前两个光子都没有与介质发生任何相互作用的符合事件。含有正确的定位信息。

03.0311　真符合计数　real coincidence counting
符合探测电路所记录的真符合计数值。

03.0312　真符合计数率　real coincidence counting rate

单位时间内的真符合计数。

03.0313 随机符合 accidental coincidence
符合探测到的两个光子分别来自于几乎同时发生的两个独立的湮灭事件。不含任何定位信息。

03.0314 随机符合计数 accidental coincidence counting
因随机符合而产生的符合事件计数值。

03.0315 随机符合计数率 accidental coincidence counting rate
单位时间内的随机符合计数。

03.0316 散射符合 scatter coincidence
符合探测到的两个光子来源于同一次湮灭，但两个或其中一个曾与介质发生相互作用而偏离了原有飞行方向，导致错误定位的符合记录。

03.0317 散射符合计数 scatter coincidence counting
由散射符合产生的符合计数值。

03.0318 散射符合计数率 scatter coincidence counting rate
单位时间内的散射符合计数。

03.0319 总符合计数 total coincidence counting
采集记录的所有符合计数值。包括真符合计数、随机符合计数及散射符合计数。

03.0320 总符合计数率 total coincidence counting rate
单位时间内的总符合计数。

03.0321 噪声 noise
(1)由非信号源产生的计数。因电路、探测器或被测量体本身原因产生的随机干扰信号。噪声来自本底射线、散射线和计数的统计涨落等。(2)所处环境中所有无意义的信号。(3)干扰检测结果的非待测信号。在放射化学中特指因电源、过载、检测器不稳定、流动相或色谱柱异常等非样品自身因素所致色谱基线信号的异常波动。

03.0322 噪声等效计数 noise equivalent counting, NEC
在无散射和随机符合计数条件下，达到同样的信噪比所需的真符合计数。以真符合计数与噪声之比的平方表示。

03.0323 噪声等效计数率 noise equivalent count rate
单位时间内测得的噪声等效计数。

03.0324 噪声水平 noise level
表征噪声强弱程度的指标。

03.0325 图像噪声 picture noise
和有用信号混在一起的干扰信号。在图像上表现为高或低计数的伪像。

03.0326 信号噪声比 signal to noise ratio, SNR
简称"信噪比"。测得的靶放射源的活度信号值与非靶放射源的活度信号值(包括本底及热噪声等)的比值。

03.0327 单层重组 monolayer reconfiguration
一种将正电子发射体层摄影三维采集的数据转化为二维数据的方法。通过将倾斜的符合线分配到相关的两个探测器环中心平面的方式实现数据的重组，以便用二维图像重建算法进行图像重建。

03.0328 多层重组 multilayer reconfiguration
一种将正电子发射体层摄影三维采集的数据转化为二维数据的方法。通过将倾斜的符合线分配到相关的两个探测器环中心不同采集平面的方式实现数据的重组，以便用二维图像重建算法进行图像重建。

03.0329 傅里叶重组 Fourier reconfiguration

利用傅里叶变换在频域将正电子发射体层摄影采集的三维数据转换为二维数据的方法。

03.0330 校正 correction

对测量结果或图像偏离真实情况的因素进行的纠正。

03.0331 校正精度 accuracy in calibration

经过校正后，测量结果或图像与真实情况接近的程度。

03.0332 探测效率归一化 normalization of detection efficiency

校正探头（如正电子发射体层摄影）中各探测器的探测效率的方法。使用同一强度的放射源，获得并计算所有探测器的计数平均值与各探测器的计数值之比，对各探测器不同探测效益进行归一化校正。

03.0333 弓形几何校正 geometric arc correction

对正电子发射体层摄影探测器环形几何结构所造成的数据空间取样间隔不均匀性进行的校正。正电子发射体层摄影扫描仪探测器的环形排列使视野从中心到两边相邻符合线间的距离逐渐减小，这种校正在保持总计数不变的条件下，通过符合线等间距插值再分配纠正这种失真。

03.0334 灵敏度不均匀性 heterogeneity of sensitivity

由于系统探头对视野空间内各个点的立体张角不相等造成的不同点计数率不同的现象。主要与扫描仪探头的构造设计及数据的

采集方式有关。

03.0335 时间分辨率 temporal resolution

探测设备区分两个相邻入射事件所需的最小时间间隔。

03.0336 飞行时间 time of flight, TOF

湮灭辐射光子从湮灭点飞行到达正电子发射体层摄影探测器的时间。理论上通过两个光子到达时间差可算出两光子的飞行距离差，进而确定湮灭点的空间位置。

03.0337 傅里叶插值法 Fourier transformation interpolation

一种在傅里叶变换空间进行数据插值的方法。插值过程包括傅里叶变换、插值、傅里叶逆变换。

03.0338 散射校正 scatter correction

从总符合计数中剔除散射符合计数部分的校正方法。散射符合含有错误的定位信息，增加图像噪声。

03.0339 散射分数 scatter fraction

散射光子产生的计数在总计数中所占的百分比。表征正电子发射体层摄影系统对散射计数的敏感程度，与系统设计、采集方式和能量分辨率有关。散射分数越小，系统剔除散射符合的能力越强。

03.0340 计算机体层摄影定位像 CT scout view

通过计算机体层摄影快速扫描得到的检查区域平面图像。用于确定计算机体层摄影、单光子发射计算机体层仪扫描或正电子发射计算机体层摄影扫描范围的显像采集步骤。

03.0341 X射线强度 intensity of X-ray

单位时间内通过与射线方向垂直的单位面

积的 X 射线能量总和。

03.0342 X 射线硬度 hardness of X-ray

描述 X 射线穿透物质能力的概念。取决于 X 射线光子能量。对于一定的吸收物质，X 射线穿透量越多，X 射线就越硬；计算机体层摄影成像时一般用 X 射线球管电压的千伏数来衡量 X 射线的硬度。

03.0343 X 射线管 X-ray tube

借助阳极和阴极之间电位差的作用加速电子束轰击阳极而产生 X 射线的高真空器件。

03.0344 X 射线计算机体层摄影 X-ray computed tomography

以 X 射线束和探测器围绕体部旋转扫描，经计算机处理透过人体后的 X 射线强度信号，重建出垂直于身体长轴的体层图像的一种成像技术和设备。

03.0345 螺旋计算机体层摄影 spiral computed tomography

一种检查床沿纵轴方向匀速运动，同时 X 射线球管和对应的探测器连续旋转曝光和采集数据，采集的数据分布在一个连续的螺旋形空间内的计算机体层成像技术和设备。

03.0346 多排计算机体层摄影 multidetector computed tomography

拥有两排或以上平行探测器阵列的计算机体层摄影成像设备。

03.0347 多层计算机体层摄影 multislice computed tomography

探头由多排探测器组成，具有多组输出通道，使用厚扇形 X 射线束，扫描一周可获得多个层面图像的计算机体层摄影成像设备。

03.0348 计算机体层摄影剂量指数 computed tomography dose index, CTDI

用国际确认的直径 16 cm（头）模和直径 32 cm（体）模测量得到的、单位厚度轴向体层所接受的辐射剂量。

03.0349 计算机体层摄影衰减校正图 computed tomography attenuation correction map, CT-AC

又称"衰减校正系数图（μ map）"。利用计算机体层摄影图像进行换算得到的人体组织对所用 γ 射线的吸收系数图。在单光子发射计算机体层摄影及正电子发射计算机体层摄影体层成像中，用于对单光子发射计算机体层及正电子发射体层摄影图像进行衰减校正。

03.0350 计算机体层值 computed tomography value, CT value

又称"CT 值"。计算机体层摄影图像技术中以水吸收系数为基准，表示组织密度大小的相对像素值。通常以亨氏单位(Hounsfield unit, Hu)表示。某组织的计算机体层摄影值等于该组织吸收系数与水吸收系数之差除以水的吸收系数再乘以 1000。

03.0351 计算机体层值线性 computed tomography value linearity

表示物质的计算机体层值与其对 X 射线的吸收系数间线性相关程度的指标。

03.0352 计算机体层摄影均匀性 computed tomography homogeneity

描述计算机体层摄影对密度均匀模型所成图像的中心区域与边缘区域计算机体层摄影值的偏差程度。

03.0353 高压发生器 high voltage generator

在计算机体层摄影设备中为 X 射线管提供高压的装置。

03.0354 高压发生器功率 power of high voltage generator
描述高压发生器输出电能快慢的指标。

03.0355 管电流 tube current
在计算机体层摄影中，通过 X 射线管阴极灯丝的电流。决定 X 射线强度。

03.0356 管电压 tube voltage
在计算机体层摄影中，加在 X 射线管两极的电压。决定 X 射线硬度。

03.0357 球管热容量 heat capacity of tube
衡量计算机体层显像仪球管承载热能能力的指标。热容量越大，载热能越多，可连续曝光使用的时间越长。

03.0358 滑环 sliding ring
又称"旋转电气接口""电气旋转关节"。在固定结构和旋转结构之间传输电源和数据信号的环形装置。可以保证无限制连续旋转的设备电源和信号的无间断传输。

03.0359 螺距 pitch
全称"螺距指数(screw pitch)"。螺旋计算机体层摄影机架旋转一周期间扫描进床前进距离与 X 射线准直宽度之间的比值。

03.0360 调制传递函数 modulation transfer function
点扩展函数的傅里叶变换。点扩展函数在频域的表述。

03.0361 高对比度分辨力 high contrast resolution
计算机体层摄影体层图像中分辨高对比度的两个物体间的最小距离。是衡量计算机体层摄影对细微结构的分辨能力的重要指标。一般用每厘米分辨的线对数表示。

03.0362 低对比度分辨力 low contrast reso-
lution
又称"密度分辨力(density resolution)"。计算机体层摄影成像系统区分密度差异较小的组织的能力。在一定表面剂量下能从背景中分辨出一定大小的球体时，球体相对于背景的对比度。

03.0363 曲面重建 surface reconstruction
将计算机体层摄影图像中弯曲、重叠的血管、支气管、牙槽等结构伸展拉直显示在同一平面上的图像重建技术。

03.0364 图像采集 image acquisition
通过成像设备获得图像构成信号(计算机体层摄影的 X 射线光子、核医学的γ 光子)分布信息的过程。

03.0365 视野 field of view, FOV
探头保持固定位置时所能探测的空间范围。以γ照相机为基础的设备，还分成有效视野和中心视野两部分，两部分的性能指标稍有差别。

03.0366 有效视野 effective field of view
对γ照相机和单光子发射计算机体层仪，从探头总视野中扣除边缘效应区域后的视野。

03.0367 中心视野 central field of view
有效视野从所有方向向中心收缩到 75%的区域。

03.0368 轴向视野 axial field of view
核医学成像设备探头一次成像在轴向(Z轴)上所能覆盖的范围。

03.0369 横断视野 transverse field of view
体层成像设备垂直于轴向的横断面(X-Y轴)内成像所能覆盖的范围。

03.0370 扫描范围 scan range

成像设备在轴向上扫描成像时所覆盖（成像）的长度。

03.0371　扫描视野　scan field of view
成像设备在横向（X-Y轴）成像时所能覆盖的范围。

03.0372　扫描速度　scanning speed
（1）对计算机体层摄影，指机架旋转一圈所用的时间。（2）对γ照相机全身扫描，指床的移动速度。（3）对正电子发射体层摄影，指每一个床位数据采集所需的时间。

03.0373　能峰　energy peak
能谱曲线中与特定能量和作用相关的峰。如全能峰、光电峰、散射峰等。

03.0374　能窗　energy window
人为设定接收和处理射线的能量范围。用能量的范围（如120~160 keV）或能量峰值±上下变化的百分比（如140 keV±20%）来表示。

03.0375　能窗上限　energy window upper limit
射线被接收和处理的能量范围的上限值。

03.0376　能窗下限　energy window lower limit
射线被接收和处理的能量范围的下限值。

03.0377　非对称能窗　asymmetric energy window
不以能峰为中心设置的能窗。用于核素能峰接近的双核素显像时避免计数串扰，或用于能量分辨率不足时校正散射。

03.0378　能量阈值　energy threshold
脉冲幅度鉴别器中预设的比较电压值，或单道脉冲幅度分析器的最小比较电压值（下阈）和最大比较电压值（上阈）。

03.0379　能量曲线　energy curve
又称"能谱曲线（energy spectrum curve）"。将探测器在探测不同能量射线时的输出值标示在以能量为横坐标、计数为纵坐标的坐标系形成的曲线。代表射线的脉冲数量（计数）随能量分布的特征。

03.0380　图像融合　image fusion
将多种设备或多源信号通道所获得的同一对象的不同图像信息进行空间配准和归一化处理，综合成一帧携带多种信息，并在同一图像空间进行叠加显示的方法。包括：①不同成像设备间的多模式融合；②同一设备不同显像剂、不同条件（双核素、负荷-静息等）的多模式融合。

03.0381　同机融合　hybride image fusion
在同一台设备上对同一部位同时或先后分别采集两种或两种以上不同模式或模态的图像在同一空间进行叠加显示的过程。特点是不同图像的大小、位置、形态等参数相同，不需要配准过程。

03.0382　单模式融合　single-modality image fusion
又称"单模态融合"。相同成像设备以不同条件所获图像之间的融合。主要用于疾病不同特征、不同响应条件或治疗前后的同体对比，以及运动伪影和设备固有伪影的校正等。

03.0383　多模式融合　multimodality image fusion
又称"多模态融合""交互融合"。将不同成像技术（如正电子发射体层摄影和计算机体层摄影）获得的图像通过空间配准、数据归一化等特殊程序和标准融合为一帧图像，同时表达来自人体结构和功能等不同方面信息的图像处理和表达方式。

03.0384 多能窗采集 multienergy window acquisition
利用多个能窗同时分别采集不同能量光子的采集模式。一般在多核素显像中使用。

03.0385 多时相采集 multiphase acquisition
同一次检查中，在多个时间点上分别采集获得多帧图像的采集模式。

03.0386 门控采集 gated acquisition
以周期性的生理信号（如心电图信号、呼吸信号）为触发开关控制数据采集，使之与生理信号同步的方式。主要用于消除器官运动所产生的模糊效应。核医学数据采集时间较长，对脏器的周期性运动分成若干时间段，利用门控周期性依次重复采集各时间段的数据，重建各时段相对无运动伪影的一组图像。

03.0387 躯体轮廓跟踪 contour tracking
在γ照相机和单光子发射计算机体层摄影过程中，通过探测患者躯体的轮廓信息自动调整探头距离，以使探头尽量接近而又不接触到患者的扫描方式。

03.0388 投影 projection
（1）对沿某一方向并穿过某一空间区域的所有平行线进行探测计数的过程。（2）按照选定关系函数，将两个图像像素对应变换，实现两个图像间点对点数字投射的图像学方法。

03.0389 投影图像 projected image
采集沿某一方向投影所获得的计数分布图。

03.0390 全身显像 whole body imaging
探测器沿体表匀速移动，从头至足依序采集全身各部位的放射性摄取情况，通过计算机图像软件将各部位放射性摄取合并成为一幅完整影像的显像方式。

03.0391 延迟显像 delayed imaging
在核医学显像中，为了突出某种组织在不同的时间点对显像剂的代谢和摄取，而在常规显像之后延迟数小时至数十小时所进行的再次显像。

03.0392 部分容积效应 partial volume effect
因成像系统空间分辨率有限而导致的一种图像退化现象。核医学图像中表现为：热病灶活度降低，体积扩大，边界不清；冷灶活度增加，体积缩小，边界不清。尤其是小病灶可能会淹没在背景中而不能被识别。

03.0393 溅出效应 spill-over effect
核医学成像设备显像时，在图像中出现相应的物体空间并不存在的核素从高浓度区向周边低浓度区扩散的现象。

03.0394 边缘效应 edge effect
在探头视野或图像边缘区域，由于缺乏边缘另一侧的数据造成边缘区域数据处理过程中误差增大的现象。

03.0395 空间畸变 spatial distortion
物体影像的几何形状与实际物体不相符合的情况。

03.0396 伪影 artifact
信息处理过程中产生的不属于身体信息的一些"假性"图像表现。可以表现为图像变形、重叠、缺失、添加、模糊或数值偏离等，有时和病变极相似，可对临床阅片诊断产生不利影响。

03.0397 图像变换 image transformation
按一定规则，用具有某些特点的一组新正交函数对一帧图像进行线性可逆变换、转化生成另一帧图像的处理方法。有利于特征抽取、增强、压缩和图像编码等处理。

03.0398 图像处理 image processing
从原始数据生成图像，或为改善图像效果进行的格式、对比度、显示方式与条件的加工过程。包括预处理、图像恢复、图像增强、图像配准、图像分割、采样、量化、图像分类和图像压缩等。

03.0399 图像重建 image reconstruction
由计算机按照一定的算法程序对采集的投影数据或图像数据进行运算处理从而得到另一种图像(如体层图像)的过程。

03.0400 图像重建速度 speed of image recon- struction
图像重建进程的快慢程度。

03.0401 频域 frequency domain
以频率作为横轴，分析研究信号与频率关系的坐标系。它与时域和空间域具有同等的意义。任何一个空域或时域信号都可以通过傅里叶变换而到频域中表达。

03.0402 配准 registration
按一定规则，使不同方式获得同一事物的不同图像间的大小、位置、形态等参数差异最小化的处理过程。

03.04 设备质量控制

03.0403 质量控制 quality control, QC
(1)为达到质量要求而采取的一系列标准和措施。如用标准源和模型、按照特定的标准对核医学设备性能指标进行经常或定期的专门测定和调整。(2)在体外分析领域，检查、表示和消除来自试剂药盒和测量体系的误差，使误差降低到允许水平，以保证和改进检测质量的操作与标准。

03.0404 参考质控 reference testing
又称"参考测试"。在仪器进行了重要部件更换、或场地搬迁等重大事件之后进行的质量控制测试。

03.0405 常规质控 routine testing
固定周期(每日、周、月、季度)进行的质量控制测试。不同时间的质量控制项目有所不同。

03.0406 验收质控 acceptance testing
仪器安装完成后，进行验收时必须进行的质量控制测试。

03.0407 质量保证 quality assurance, QA
为维持、实现和确认某一产品、过程或服务所必需的质量所进行的有计划、有系统的全部措施和活动。

03.0408 日质控 daily testing
每一天须进行的质量控制操作。内容通常为有重要意义，操作简单但易变化的性能指标。

03.0409 周质控 weekly testing
每一周须进行的质量控制操作。内容通常为有一定意义，相对操作简单的性能指标。

03.0410 月质控 monthly testing
每一月须进行的质量控制操作。内容通常为有一定意义，但相对稳定的性能指标。

03.0411 季质控 quarterly testing
每一季度须进行的质量控制操作。内容通常为有意义，较稳定但操作较复杂的性能指标。

03.0412 点源 point source
所产生的信号在三维测量空间中均匀分布的点状信号源。核医学中用于质量控制测试使用的小体积辐射源。

03.0413　线源　line source
所产生的信号在二维测量平面上呈直线状分布的线状信号源。核医学中用于质量控制测试使用的小口径线形辐射源。

03.0414　棒源　rod source
正电子发射体层显像进行透射扫描或质量控制测试时所使用的棒状辐射源。

03.0415　面源　flood source
所产生的信号在二维测量空间平面上均匀分布的平面形信号源。核医学中用于质量控制测试使用的盘形或矩形辐射源。

03.0416　体模　phantom
质量控制中使用的有特定形状、容积、密度等指标的标准被测物。用于测试单光子发射计算机体层仪或正电子发射体层仪系统的相关性能。

03.0417　插件　plug-in unit
置于体模中的小装置。根据其与体模中放射性活度比较的高低分为热插件和冷插件两类，用于模拟不同的实验条件。

03.0418　热插件　hot insert
体模中用于在图像中产生高计数区的插件。

03.0419　冷插件　cold insert
体模中用于在图像中产生低计数区的插件。

03.0420　固有性能　intrinsic characteristic
γ照相机或单光子发射计算机体层仪在无准直器的情况下所具有的性能。

03.0421　系统性能　system performance
探头安装准直器后γ照相机或单光子发射计算机体层仪的性能。

03.0422　衰减　attenuation
光子束穿过介质时被介质吸收或散射而导致光子数减少的现象。衰减导致体层图像计数密度在不同位置的不一致性。

03.0423　半高宽　full width at half maximum, FWHM
单峰曲线的峰高度一半处所对应的横轴宽度。用于表征核医学设备的空间分辨率、时间分辨率等，能量分辨率用半高宽与峰值的百分比表示。

03.0424　1/10 高宽　full width at one tenth maximum, FWTM
单峰曲线的峰高度十分之一处所对应的横轴宽度。在核医学中常用于表示空间分辨率等，与半高宽意义相仿。

03.0425　系统容积灵敏度　systemtic volume-tric sensitivity
单光子发射计算机体层仪对均匀体源体层成像的灵敏度。它等于图像中所有体层计数率之和与源的放射性浓度之比。

03.0426　多窗空间配准度　multiple window spatial registration
又称"多窗空间重合性"。衡量显像设备(单光子发射计算机体层仪、γ照相机)在同一采集条件下对不同能量的入射光子通过不同能窗分别准确定位能力的指标。

03.0427　旋转中心　center of rotation
机械坐标系统、探头电子坐标和计算机图像重建坐标系统共同的中心点。单光子发射计算机体层仪的机械旋转中心。平行于旋转轴(Z轴)。

03.0428　旋转中心漂移　center of rotation offset
单光子发射计算机体层仪系统机械转动中心与计算机重建体层图像中心的不重合程

度。以探测器旋转一周二者最大偏离距离（mm）表示。用于评价单光子发射计算机体层仪性能。

03.0429　体层均匀性　tomographic uniformity
对均匀体源所成的体层图像中放射性分布的均匀性。

03.0430　空间分辨率　spatial resolution
成像系统分辨互相靠近的两个相邻点间的最小距离。用点扩展函数最大值一半处的宽度（半高宽）表示。分为系统空间分辨率、固有空间分辨率和体层分辨率均匀性三种参数。

03.0431　系统空间分辨率　system spatial resolution
空间分辨率的参数之一。在有准直器条件下，探测器表面测定的分辨率。反映设备本身性能和准直器综合性能。

03.0432　固有空间分辨率　intrinsic spatial resolution
空间分辨率的参数之一。在无准直器条件下，探测器晶体表面测定的分辨率。反映设备本身、特别是探测器部分的性能。

03.0433　体层分辨率均匀性　tomography resolution homogeneity
空间分辨率的参数之一。表征体层采集、重建的图像各轴向、各位点测定的分辨率一致性。受体层设备硬件旋转中心精度、图像处理和校正等综合性能影响。

03.0434　体层空间分辨率　tomographic spatial resolution
在体层图像中分辨互相靠近的两个相邻点间的最小距离。用点源或线源的扩展函数的半高宽来表示。用于衡量体层显像设备性能。

03.0435　全身扫描空间分辨率　space resolution of whole body scan
γ照相机和单光子发射计算机体层仪全身平面扫描图像的空间分辨率。分平行于床的运动方向和垂直于床的运动方向的两种情况，分别用平行及垂直于床运动方向的线扩展函数的半高宽及1/10高宽表示。

03.0436　固有能量分辨率　intrinsic energy resolution
评价γ相机或单光子发射计算机体层仪探头在无准直器的情况下分辨不同能量γ闪烁事件能力的指标。固有能量分辨率越高，数据采集的能窗就可设置的越窄，记录的散射光子就越少。

03.0437　灵敏度　sensitivity
反映探测系统探测视野内所发生事件的能力。一般用很低活度的放射源进行测定，用单位活度的辐射源所产生的计数率表示。

03.0438　图像质量　image quality
图像在反映原物的真实情况方面所呈现出来的品质属性。包含多个特征指标：层次再现、色彩再现、清晰度、噪声、伪影等。

03.0439　均匀性　uniformity
反映成像系统在视野内各点性能一致性的指标。受计数统计涨落和探头非均匀性影响。

03.0440　固有泛源均匀性　intrinsic flood field uniformity
γ照相机或单光子发射计算机体层仪探头在无准直器的情况下，对来自面源均匀通量辐射成像的均匀性进行评价的指标。分两个不同的均匀性参数：积分均匀性和微分均匀性。

03.0441　积分均匀性　integral uniformity

描述γ照相机或单光子发射计算机体层仪探头整个视野均匀性的指标。以探头中心视野或有效视野内最大像素计数值与最小像素计数值间差值与最大像素值的百分比表示。

03.0442　微分均匀性　differential uniformity
描述γ相机和单光子发射计算机体层仪成像视野局部均匀性的指标。用对均匀面源所成的图像中任意局部相邻5个像素中的最大计数与最小计数之差与其之和的比表示。

03.0443　空间线性　spatial linearity
成像系统描述线性物体图像的直线性。以测定图像与直线偏离的最大距离(mm)表示。可反映系统纠正空间位置畸变的能力。分积分和微分两种参数，与均匀性参数的内涵相同。

03.0444　固有空间线性　intrinsic spatial linearity
评价γ照相机或单光子发射计算机体层仪探头在无准直器的情况下，对入射光子位置定位产生几何畸变(失真)程度的指标。如果空间线性不好，则图像失真。

03.0445　绝对线性　absolute linearity
评价γ照相机和单光子发射计算机体层仪平面成像中位置畸变情况的指标。以对线源所成的图像中线扩展函数峰值位置偏移的最大值表示。

03.0446　微分线性　differential linearity

评价γ相机和单光子发射计算机体层仪平面成像中位置畸变情况的指标。以对线源所成的图像中所有线扩展函数峰值位置偏移的标准差表示。

03.0447　计数率特性　count rate performance
放射性计数测量设备及显像设备的工作效率特性。一般用其计数率随放射性活度变化的曲线表征。

03.0448　系统平面灵敏度　system planar sensitivity
γ照相机和单光子发射计算机体层仪在探头安装准直器后对平行放置于该探头上的特定平面源成像的灵敏度。

03.0449　对比度　contrast
成像系统对两种物理性质(密度、放射性分布)相近组织的区分能力。以病灶计数与本底计数之间的相对比值表示，反映在正常组织中区别异常组织的能力。

03.0450　对比度分辨率　contrast resolution
成像系统能分辨的两种相近组织最小物理性质(密度、放射性分布)的差别。

03.0451　探测器效率　detector efficiency
表征核辐射测量装置或仪器性能的指标。以探测器测到的粒子数占同一时间内辐射源发射到探测器上该种粒子总数的百分比表示。

03.05　显　像　技　术

03.0452　显像　imaging
利用核医学设备和技术，获得引入体内的放射性核素分布图像的过程。

03.0453　闪烁显像　scintigraphy
利用闪烁探测设备将体内放射性核素发射

的射线转化成观察对象体内功能图像或结构图像的技术。

03.0454　闪烁图像　scintigram, flickering image
利用闪烁探测器将探测的射线转变为光子

和可被记录的电脉冲信号所形成的图像。

03.0455　功能显像　functional imaging
利用显像方法获得机体或器官血流、生理或生化等功能状态图像的技术。

03.0456　代谢显像　metabolic imaging
利用显像方法获得机体或器官的蛋白质、葡萄糖、脂肪等物质代谢状态图像的技术。

03.0457　放射性核素显像　radionuclide imaging
根据示踪原理，将放射性示踪剂（显像剂）引入体内，参与组织代谢，用放射性探测器在体外通过探测、定位、定量地显示其发射的核射线，反映体内代谢过程，从而对疾病进行诊断的影像学方法。

03.0458　多核素显像　multi-isotope imaging
使用不同能量核素标记的不同药物对同一患者同时采集，通过对不同能量核素的分别成像，显示同一组织不同功能代谢情况的显像方法。

03.0459　血流显像　blood flow imaging
静脉内快速注入微小体积的注射显像剂（弹丸式注射）后，同时启动采集或显像设备进行动态采集，显示显像剂进入、流经和从器官流出的过程及在该器官分布的规律，从而获得组织器官血流灌注状态及其变化的显像方法。

03.0460　血池显像　blood pool imaging
注射某种不透过毛细血管的放射性核素显像剂后，随血流被内脏器官浓集或暂停留在器官内，待其在全身组织内分布平衡后，靶器官或病变的放射性分布代表该部位的血管容积的显像方式。通常用于检测血管容积明显高于邻近组织的器官或病变。

03.0461　早期显像　early imaging

显像剂进入机体后短时间内进行的动态显像。主要反映脏器动脉血流灌注、血管床分布和当时的功能状况。

03.0462　局部显像　regional imaging
只对身体某一部位或某一脏器进行的显像。

03.0463　静态显像　static imaging
放射性示踪剂在体内的分布达到相对稳定状态后进行的显像。

03.0464　动态显像　dynamic imaging
（1）显像剂引入体内后，以一定速度连续采集多帧影像，并系列化或以电影方式显示显像剂随血流进入脏器，被脏器不断摄取和排泄，或在脏器内反复充盈和射出等过程的显像方法。（2）以一定时间间隔，并以相同方式及条件显示显像剂随时间动态变化过程的显像方法。

03.0465　多相显像　multiphase imaging
将动态显像、静态显像及延迟显像多时相联合进行的显像方法。可以全面显示病变组织、器官的局部血流灌注、血池、早期功能状态及代谢平衡时的功能结构影像，有利于进一步提高核素显像的诊断效能。

03.0466　平面显像　planar imaging
利用显像装置以二维方式采集某脏器的放射性分布影像的显像方法。

03.0467　体层显像　tomographic imaging
利用可围绕人体旋转的显像装置，如单光子发射计算机体层仪或通过环形排列的探头，如正电子发射体层仪多角度采集数据，由计算机重建出机体不同轴向断面影像（如横体层影像、冠状体层影像和矢状体层影像等）的显像方法。

03.0468　双模式显像　dual modality imaging

用不同成像原理或不同显像方法同时对同一对象进行成像的技术方法。如计算机体层摄影与正电子发射体层仪或与磁共振成像同时进行的成像。

03.0469 阳性显像 positive imaging
又称"热区显像(hot spot imaging)"。显像剂主要被病变组织摄取、正常组织不摄取或摄取少、静态显像上病灶组织的放射性高于正常组织的显像方法。如亲肿瘤显像、心肌梗死灶显像、放射免疫显像等。

03.0470 亲肿瘤显像 tumor-avid imaging
亲肿瘤显像剂注入人体后，随血液进入肿瘤细胞特异性浓集，从而显示肿瘤体内分布的显像方法。

03.0471 阴性显像 negative imaging
又称"冷区显像(cold spot imaging)"。显像剂被正常组织摄取、病变组织摄取低或不摄取、在静态影像上病灶表现为放射性稀疏或缺损的显像方法。如心肌灌注显像、肝胶体显像和肾显像等。

03.0472 负荷显像 stress imaging
又称"介入显像(interventional imaging)"。通过生理活动或药物干预改变机体负荷的状态下将显像剂引入体内的显像方法。用于突出特定功能或病变信息，提高诊断效率。

03.0473 靶向显像 targeted imaging
以被特定组织成分或病变组织特异性摄取的放射性核素化合物为显像剂，从而显示该组织成分或病变的位置、大小、形态等信息的显像方法。

03.0474 反义显像 antisense imaging
以放射性核素标记人工合成的反义寡核苷酸为显像剂的显像方法。根据核酸碱基互补原理，引入体内的核酸分子与体内目标 DNA或 mRNA 结合，观察其结合程度、定位和定量信息，从而达到在基因水平早期、定性诊断疾病的目的。

03.0475 基因显像 gene imaging
利用放射性核素标记的基质，在 DNA、mRNA 或蛋白质水平上无创性地显示基因及其表达产物功能动力学变化的显像方法。

03.0476 报告基因显像 reporter gene imaging
利用编码特定酶、转运体或受体的外源性报告基因与待测目的基因同时传染靶细胞，使目的基因和报告基因编码的蛋白质共表达，通过检测报告基因的表达情况，间接评价目的基因状态的显像方法。

03.0477 放射免疫显像 radioimmunoimaging, RII
根据抗原-抗体反应原理，利用放射性核素标记抗体或抗体衍生物，与体内相应抗原特异性结合，以显示富含相应抗原的病变组织的显像方法。

03.0478 放射受体显像 radioreceptor imaging
利用放射性核素标记的配体做显像剂，引入机体后与相应的受体特异性结合，以显示该受体的分布部位、数量(密度)和功能的显像方法。

03.0479 合成代谢显像 anabolic imaging
以放射性核素标记的原料物质、能源底物或其类似物为示踪剂，显示脏器、组织和细胞合成代谢过程的一种显像方法。

03.0480 细胞吞噬显像 cytophagic imaging
以放射性胶体颗粒为示踪剂，引入体内，显示富含有吞噬异物功能的网状内皮-巨噬细胞的脏器或组织的一种显像方法。

03.0481 循环通路显像 circulation path imaging

放射性药物随血液流经外周组织，通过连续、动态影像采集，显示该流经通路和流经组织的一种显像方法。

03.0482　前哨淋巴结显像　sentinel lymph node imaging

通过皮内或瘤周注射显像剂，进而显示肿瘤淋巴引流区域第一站淋巴结（前哨淋巴结）的显像方法。前哨淋巴结病理检查阴性时，淋巴结转移的可能性很小，可以避免不必要的淋巴结清扫术。

03.0483　选择性摄取　selective uptake

用能被某些组织选择性摄取的放射性药物为示踪剂，引入体内后，在一定时相内选择性显示该组织的一种显像机制。

03.0484　选择性排泄　selective excretion

用能被某些脏器选择性摄取并将其排泄的放射性药物为示踪剂，引入体内后，选择性显示该脏器形态、分泌、排泄功能的动态过程，及排泄通道相关信息的一种显像机制。

03.0485　通透弥散　permeation and diffusion

放射性药物基于简单的物理学过程，从高浓度区向低浓度区域扩散，从而显示某些脏器和组织的一种显像机制。

03.0486　细胞拦截　cellular interception

用衰老或经过物理、化学处理变性的红细胞为示踪剂，显示能拦截该细胞的组织或脏器的一种显像机制。

03.0487　融合图像　fused image

按照一定的算法，将不同来源获得的（不同模式）的图像在规定的共同空间坐标系中融合所生成的新图像。

03.0488　融合显像　fusion imaging

借助于计算机软件，将不同成像方法所获得的图像融合在一起的图像处理方式。包括同机融合和异机融合两种方式。

03.0489　四维影像　four-dimensional image

又称"动态立体影像"。在三维影像的基础上加上连续或分时检测所获时间信息所形成的影像。

03.0490　帧　frame

表述图像数量的量词。核医学静态显像时表示一幅图像。动态采集时表示系列图像中的每一个图像（二维或三维）；体层采集时表示一套体层图像。

03.0491　弹丸式注射　bolus injection

俗称"团注"。核医学检查中常用的显像剂注射技术。在注射点近心端结扎止血带，静脉内快速推注小体积高浓度放射性药物，然后快速松开止血带，未经稀释的药液随血流快速进入相应器官，形似"弹丸"。

03.0492　门电路　gate circuit

采集设备中起开关作用的集成电路。限定只有采集的输入信号满足特定条件时，才有信号输出。

03.0493　呼吸门控　respiratory gating

通过呼吸运动信息控制信号采集通路。用于同步采集与呼吸运动，减少呼吸运动造成的脏器图像上的移动伪影。

03.0494　药物负荷　drug stress

借助药物的药理作用改变某个器官的功能或负荷的方法。

03.0495　物理负荷　physical stress

通过物理刺激改变某个器官的功能或负荷的方法。

03.0496　运动负荷　exercise stress

通过机体运动改变体内器官功能或负荷的方法。

03.0497 前位像 anterior view, anteposition
探测器位于身体正前方采集的图像。

03.0498 后位像 posterior view, retroposition
探测器位于身体正后方采集的图像。

03.0499 侧位像 lateral view
探测器位于身体左或右侧方采集的图像。

03.0500 横轴 horizontal axis
又称"X 轴(X axis)"。人体三维轴向之一。平行于躯干前后平面、通过身体左右的轴线。

03.0501 纵轴 vertical axis
又称"Y 轴(Y axis)"。人体三维轴向之一。平行于躯干前后平面、沿头足方向通过身体重心上下的轴线。

03.0502 Z 轴 Z axis
人体三维轴向之一。与身体的长轴和躯干前后平面相垂直、自腹侧达背侧的轴线。

03.0503 水平断面 transverse section
又称"横断面"。与横轴和 Z 轴平行、与纵轴(Y 轴)垂直的断面。将人体横断为上下部分的切面。

03.0504 冠状断面 coronal section
又称"额状面(frontal plane)"。与纵轴(Y 轴)和横轴(X 轴)平行、与 Z 轴垂直的断面。将人体分为前、后部分的切面。

03.0505 矢状断面 sagittal section
与纵轴(Y 轴)和 Z 轴平行、与横轴(X 轴)垂直的断面。将人体分成左、右部分的切面。

03.0506 视觉分析 visual analysis
用肉眼根据个人的经验和知识进行图像分析和解释的方法。

03.0507 靶本底比值 target to background ratio, T/B
靶器官或靶组织放射性活度与本底放射性活度之比。

03.0508 靶非靶比值 target to nontarget ratio, T/NT
靶器官或靶组织放射性活度与非靶部位放射性活度之比。

03.0509 肿瘤本底比值 tumor to normal tissue ratio, T/N
肿瘤组织放射性活度与指定正常组织放射性活度之比。

03.0510 标准摄取值 standard uptake value, SUV
描述示踪剂在体内感兴趣区域分布的半定量参数。等于病灶处放射性摄取与全身平均摄取之比。标准摄取值=病灶的比活度/(注射活度/体重)。

03.0511 最大标准摄取值 maximum standard uptake value, SUV_{max}
在特定层面的正电子体层图像上所设置的感兴趣区内放射性摄取最高像素点的标准摄取值。

03.0512 平均标准摄取值 mean standard uptake value, SUV_{mean}
在特定正电子体层图像上设置感兴趣区内所有像素点标准摄取值的平均值。

03.0513 感兴趣区 region of interest, ROI
用鼠标或轨迹球等设备在图像上勾画出需

要提取数据指标(如总计数、最大计数、平均计数、标准摄取值、体积大小等)的区域。

03.0514　滤波反投影　filtered back projection, FBP
一种解析型的图像重建算法。

03.0515　背景减除法　background subtraction
一种通过从总符合计数中直接减去背景计数来校正随机符合的方法。随机符合因来源于不相关的任意两个随机发生的湮灭事件，因此其空间分布是均匀的，在背景区域因无湮灭事件，故探测到的计数可看作是随机符合事件。这种方法校正的误差较大。

03.0516　延迟符合窗法　delayed coincidence window
在正电子探测过程中一种通过延迟符合电路获取随机符合计数从而进行随机符合校正的方法。

03.0517　死时间校正　dead time correction
补偿因探测系统的死时间而引起的计数丢失。一般通过对一系列活度递增的放射源进行计数测量得到系统的计数率–活度曲线，并以曲线起点处的切线为理想计数率(无死时间计数丢失)–活度关系线，通过实际计数率与理想计数率间的关系进行校正。

03.0518　衰减校正　attenuation correction
补偿光子到达探测器前因与介质相互作用而引起的计数丢失。光子到达探测器前在介质中穿行，因与介质相互作用而被反射、散射或吸收而丢失(衰减)，因此需要补偿此部分丢失才能得到真实的情况(或核素分布图)。校正的方法是通过测定介质对光子的吸收系数并依据衰减定律来推算的。

03.0519　衰变校正　decay correction
补偿数据采集期间因核素物理衰变而引起

的计数率下降。数据采集期间其计数率会随核素衰变而不断下降，因此由总计数得到的计数率将与采集时间的长短相关。需要依据衰变规律对采集期间的计数进行校正，一般校正到采集起点时刻或药物注射时刻。

03.0520　像素　pixel
构成数字图像的基本单位。二维图像中不可分割的最小面积元。

03.0521　体素　voxel
组成三维图像的最小体积单元。

03.0522　层厚　slice thickness
组成三维图像的每一体层图像对应的空间厚度。单位 mm。体层图像中的像素值代表相应位置处此厚度空间内的总信息或平均信息。

03.0523　横体层　transverse tomography
垂直于人体上下轴切分的体层。

03.0524　冠状体层　coronal tomography
垂直于人体前后轴切分的体层。

03.0525　矢状体层　sagittal tomography
垂直于人体左右轴切分的体层。

03.0526　斜向体层　diagonal tomography
与人体轴线成一定角度的体层。

03.0527　滤波　filtering
根据一定的规则，改变或者抑制信号的某些频谱成分或数据的过程。主要是为了消除干扰或噪声，或者从信号中提取某种特殊信号，常用于图像信号的复原和增强处理。

03.0528　高通滤波　high-pass filtering
允许高频信号通过，而滤除低频率成分的信号处理过程。

03.0529 低通滤波 low-pass filtering
允许低频信号通过，而滤除高频率成分的信号处理过程。

03.0530 滤波函数 filter function
对信号进行特殊处理的一类函数。用于消除信号中的某些频率成分。

03.0531 滤波阶数 filter order
某些滤波函数中调整滤波程度的参数。

03.0532 窗函数 window function
一种除在给定区间之外取值均为零的函数。任何函数与窗函数之积仍为此函数。在傅里叶变换中用此函数来截断信号可以减小信号泄漏。

03.0533 滤波器 filter
对波进行过滤的器件。

03.0534 低通滤波器 low-pass filter
一种让信号的低频成分通过而抑制其高频成分的滤波器。可用来减少图像中的高频噪声。

03.0535 高通滤波器 high-pass filter
一种允许信号高于某一截频的频率通过，而大大衰减较低频率的一种滤波器。可用来去掉信号中不必要的低频噪声。

03.0536 截止频率 cut-off frequency
滤波器中决定某些频率成分信号能否通过的频率分界点。对低通滤波器，大于截止频率的信号成分不能通过；对高通滤波器，小于截止频率的信号成分不能通过。

03.0537 斜坡滤波函数 ramp filter function
又称"斜坡滤波器（ramp filter）"。一种增益与频率成正比的滤波器。表达式为：$W(f) = f/f_c, f \leqslant f_c$；$W(f) = 0, f > f_c$。式中：$W$ 为滤

波器增益，f 为信号频率，f_c 为滤波器截止频率。

03.0538 巴特沃思滤波函数 Butterworth filter function
又称"巴特沃思窗函数""巴特沃思滤波器（Butterworth filter）"。表达式为：$W(f) = 1/[1+(f/f_c)^{2n}]$, $0 < f < f_c$；$W(f) = 0, f \geqslant f_c$。式中：$W$ 为滤波器增益，f 为信号频率；f_c 为滤波器截止频率；n 为陡度因子。

03.0539 汉明滤波函数 Hamming filter function
又称"汉明窗函数""汉明滤波器（Hamming filter）"。表达式为：$W(f) = 0.54+0.46 \cos[\pi \cdot f/f_c]$, $f \leqslant f_c$；$W(f) = 0, f > f_c$。式中：W 为滤波器增益；f 为信号频率；f_c 为滤波器截止频率。

03.0540 汉宁滤波函数 Hanning filter function
又称"汉宁窗函数""汉宁滤波器（Hanning filter）"。表达式为：$W(f) = 0.5+0.5 \cos[\pi \cdot f/f_c]$, $f \leqslant f_c$；$W(f) = 0, f > f_c$。式中：W 为滤波器增益；f 为信号频率；f_c 为滤波器截止频率。

03.0541 梅斯滤波函数 Metz filter function
又称"梅斯窗函数""梅斯滤波器（Metz filter）"。表达式为：$W(f) = \{1-[1-MTF(f)^2]^x\}/MTF(f)$。式中：$W$ 为滤波器增益；f 为信号频率；MTF 为系统的调制传递函数；x 为调节参数。

03.0542 高斯滤波函数 Gaussian filter function
一类根据高斯函数的形状来选择权值的线性平滑滤波函数。

03.0543 奈奎斯特频率 Nyquist frequency
赋值为采样频率一半的频率。

03.0544 混叠 aliasing
在模拟/数字信号的转换过程中，采样频率低于信号中最高频率 2 倍时，原始信号中的信息不能完整地保留，信号中奈奎斯特频率以上的成分将被对称映像到该频率以下的频带，并和原有频率成分叠加的现象。

03.0545 抗混叠滤波器 anti-aliasing filter
截止频率小于奈奎斯特频率的滤波器。用于处理采样前原始信号防止混叠现象。

03.0546 斜坡函数 ramp function
在滤波反投影图像重建算法中涉及的一种增益等于频率的滤波函数。用于提高投影中的高频成分，以消除反投影图像的径向模糊。

03.0547 点扩展函数 point spread function, PSF
又称"点扩散函数"。描述成像系统对点源解析能力的函数。一个点源经成像系统后在像空间的扩展分布的函数；由之可以因为任意物体都由无数点源组成，其像的强度为物强度与点扩展函数的卷积。

03.0548 线扩展函数 line spread function
描述成像系统对线源解析能力的函数。成像设备获得线源的平面图像中，垂直于线源的直线上计数分布的函数。用于确定系统的成像性能。

03.0549 傅里叶变换 Fourier transform
将满足一定条件的某个函数表示为一簇标准三角函数（正弦和/或余弦函数）加权求和或积分的数学方法。具有多种不同的变体形式，如连续傅里叶变换和离散傅里叶变换，适用于不同的研究领域。在核医学中，主要用于图像重建算法（如滤波反投影算法）。

03.0550 迭代法 iterative method

一种不断用变量的旧值递推新值，且每一次的新值更接近其真值的求解方法。使用时需要确定迭代的变量，建立从变量的旧值推出其新值的公式，以及结束迭代的条件。核医学中主要用于图像重建计算和定量分析参数估计。

03.0551 迭代重建 iterative reconstruction
一种由初始估计值开始，对估计结果与实测结果进行不断的比较和修正的循环，直到两种结果间误差小于预定值为止的图像重建算法。

03.0552 迭代次数 iteration ordinal number
迭代运算过程中循环的次数。

03.0553 代数重建技术 algebraic reconstruction technique
一种图像重建的迭代方法。在迭代过程中，直接使用测量投影与估计投影的比值（乘法修正）或差值（加法修正）更新像素值。

03.0554 最大期望值法 expectation maximization, EM
在基于最大似然估计的图像迭代重建算法中解决像素估计值更新问题的一类基本方法。包括两个步骤：①确定计算似然函数的条件期望值的表达式。②通过用导数求极值法导出使似然函数的条件期望值达到最大时的像素更新值。像素值最终收敛到使似然函数达到最大。

03.0555 最大似然估计法 maximum likelihood estimation method
基于最大似然原理求解似然函数中未知参数的估计法。设一个随机试验有若干个可能的结果 A，B，C，…，如果在一次试验中结果是 A，那么可以认为试验条件对 A 出现有利，A 出现的概率最大。

03.0556 最大似然最大期望值法 maximum likelihood expectation maximization,

MLEM

一种基于最大似然估计的迭代图像重建算法。使用最大期望值法更新像素的估计值，每一次都会使似然函数增大一些，最终使似然函数逼近最大，由此得到每个像素的最大似然估计值。特点是每更新一次像素估计值都需使用全部测量数据。收敛性很好，但速度很慢。

03.0557　有序子集最大期望值法　ordered subset expectation maximization, OSEM

一种基于最大似然期望法的图像迭代重建算法。将全部投影数据划分为 L 个子集，每使用一个子集的数据，全部像素被更新一次。所有子集轮流使用一遍为一次迭代。有两个关键步骤：①确定计算似然函数的条件期望值的表达式。②通过用导数求极值法导出使似然函数的条件期望值达到最大时的像素更新值。每次更新像素得到的似然函数值都大于或等于上次值，像素值最终收敛到使似然函数达到最大。

03.0558　子迭代　sub-iteration

在有序子集最大期望值法图像重建算法中，每使用 1 个子集的数据，全部像素被更新 1 次的运算步骤。

03.0559　子集　subset

在有序子集最大期望值法图像重建算法中，对各方向的投影数据组分解时对每一组数据的称谓。

03.0560　有序子集　ordered subset, OS

对采集的原始投影按照某种规则进行分组并排序后得到的系列投影集合。是最大期望图像重建算法中的特有概念。

03.0561　子集划分　subset partition

在有序子集最大期望值法图像重建算法中，依据某种规则将各方向的投影数据分成若干个子集的过程。

03.0562　子集排序　subset order

在有序子集最大期望值法图像重建过程中，按某种规则排列各个子集使用的顺序。一般遵从相邻子集的投影方向间隔最大的原则排序，能为每次子迭代提供尽可能多的新信息，有利于图像重建质量。

03.0563　子集平衡　subset balance

每一个子集都含有相等的图像信息，每一个子集中的投影计数之和相等的情况。

03.0564　似然函数　likelihood function

一个含有未知参数的联合概率分布函数。设总体 P 的概率分布 $g(p, x)$ 已知，含有未知参数 x，在 1 次试验中，抽到 i 个样本 p_i，$i=1$，2，$\cdots$，所得到的这一结果的概率 $L(p_1, p_2, \cdots, p_i, x)$ 为这 i 个样本的联合概率分布。

03.0565　收敛速度　rate of convergence

在图像迭代重建过程中，中间产生的系列图像逐渐逼近于真实情况的快慢程度。

03.0566　定标因子　calibration factor, scaling factor

又称"刻度因子"。用仪器间接测量某个物理量时，其物理量标准值与间接测量值间的比例系数。通过测量标准品确定。与仪器的性能、测量条件、环境等因素相关。用于将测量的计数（率）、将像素值（计数率）换算为浓度或其他物理或生理值。

03.06　图像分析技术

03.0567　原始图像数据　raw image data

从设备直接获得、除简单放大和模-数转换

外，未经任何方法处理的图像相关数据。

03.0568　图像格式转换　image format conversion
适应不同应用目的和场合，在不同图像存储格式（如 JPEG、PNG、BMP、DICOM）之间进行的相互转换过程。格式转换不应丢失原图像的基本信息。

03.0569　图像文件　image file
计算机磁盘上记录、保存和传输图像的格式化数据系列。完整的图像文件包括文件头（记录数据采集时间、方式、记录格式等信息）和图像信息（包括位置、强度等信息）。

03.0570　维度　dimension
数学中独立参数的数目。在物理学和哲学领域内，指独立的时空坐标数。

03.0571　二维　two dimension
一个平面上相互关联、方向垂直的参数或坐标系。二维表达左右、上下两个方向的信息，不表达与之垂直的前后方向的信息。

03.0572　三维　three dimension
在平面二维系统中加入与二维平面垂直方向（前后）信息构成的立体空间坐标系。

03.0573　虚拟　virtual
按照特定规律建立的非真实性、与实物有明确映射关联的图像技术。

03.0574　虚拟空间　virtual space
采用虚拟技术构造或产生的虚构、与真实事物对应的三维或多维空间。

03.0575　傅里叶空间　Fourier space
对不同角度的图像投影进行一维傅里叶变换，汇集所有角度的变换结果，生成极坐标求得傅里叶变换的频域曲面，再进行二维傅里叶反变换形成的虚拟空间。

03.0576　再体层　re-slicing
从设备获得的原始体层图像所定义的对象，用计算机软件按新的轴向或条件进行图像重组，获取新体层图像的过程。

03.0577　差分图分析法　difference image analysis
对不同时间所获图像进行差分操作，利用差分值生成的图像反映目标不同时刻变化的情况。

03.0578　指数图　exponential graph
对图像数据进行指数变换后获得的坐标图。

03.0579　函数图　function graph
对图像数据按照某一函数进行变换后所获得的坐标图。

03.0580　二阶图　second-order graph
对图像数据进行二阶导数变换后所获得的坐标图。

03.0581　对数图　logarithmic graph
对图像数据进行对数变换后所获得的坐标图。

03.0582　饱和图　saturated image
把图像从彩色空间（红绿蓝）变换到色调、饱和度和亮度空间所得到的图像。

03.0583　示意图　schematic diagram
采用简洁明了的方式说明复杂事物原理或结构关系绘成的略图。

03.0584　剖面图　profile
一维数据在某一平面上的分布图。类似于垂直于地表的地形截面图。

03.0585　参照图　reference image

用于图像配准、定标或评估等操作时参考的标准图像。

03.0586　功能参数图　functional parameter mapping
一种通过定量分析方法将每一个像素原计数率值转换为生理功能参数后得到的图像。

03.0587　统计参数图　statistical parameter mapping, SPM
（1）一种对两组或多组图像数据进行归一化配准，逐像素统计分析，并用统计量图像直观表达分析结果的图像分析方法。图像中的像素值等于其统计分析得到的统计量（参数）值。（2）专门为脑功能成像数据分析设计的通用软件包。通过对不同被试间或不同成像条件脑图像数据的配准和归一化，计算并在规范的空间坐标系上表达各像素、各参数有统计学意义的差别。用于正电子发射体层仪脑功能激活试验、MRI脑功能成像等研究。

03.0588　坐标　coordinate
用有序数组描述空间中某点绝对位置在三维或二维方向上的投影。

03.0589　象限　quadrant
以平面直角坐标系原点为中心，通过横向和纵向轴线划分出四个区域的名称。右上区为第一象限，左上区为第二象限，左下区为第三象限，右下区为第四象限；坐标轴线上的点，特别是原点，不属于任何象限。

03.0590　塔莱拉什坐标　Talairach coordinate
基于法国解剖学家塔莱拉什（Talairach）建立的标准脑解剖图谱的坐标系。比较不同脑图像（如功能核磁或正电子体层）时，通过一定的几何变换将图像映射到此坐标系，以保证不同个体脑解剖结构的可比性。

03.0591　显示窗　display window

图像显示时的条件参数。包括窗宽、窗位、显示对比度和亮度，以适应图像解析与分析的要求。

03.0592　阈值　threshold
根据分析目的或预定原则所确定接受或排除特定数据的临界标准。

03.0593　上限　upper limit
最高阈值。在核医学图像采集中常指采集能量窗甄别器的上限电压。

03.0594　下限　lower limit
最低阈值。在核医学图像采集中常指采集能量窗甄别器的下限电压。

03.0595　伪彩[色]　pseudo-color
对设备获得的图像中不同的灰度值（计数）区域人为赋予不同的颜色的方法。以便区分或突出图像中的特定目标。

03.0596　彩色编码　color coding
利用编码方法将图像灰度值映射为不同彩色色调的算法和过程。

03.0597　色阶　color scale
又称"灰度分辨率（gray scale resolution）""色彩指数（color index）"。表示图像亮度强弱的指数。色阶指亮度，和颜色无关，但决定了图像色彩丰满度和精细度。

03.0598　放大　zoom in
对具有尺寸的数据按大于1的比例线性扩大获取新数据的过程。

03.0599　缩小　zoom out
对具有尺寸的数据，按照小于1的比例线性缩减获取新数据的过程。

03.0600　相减　subtraction

两组可比性数据(如两幅大小一致的灰度图像)相减,获取两者之间差异信息的图像运算方法。

03.0601 相加 addition
两组可比性数据(如两幅大小一致的灰度图像)相加,获得两者算数和的图像运算方法。

03.0602 扣除 deduction
按设定原则和标准去除待处理数据中部分与分析目标无关数据的图像运算方法。如图像本底扣除。

03.0603 图像分割 image segmentation
按选定条件对原始图像中感兴趣和相类似的数据进行归类,将一幅图像分解为若干具备不同特性、互不交叠的区域,提取感兴趣目标的技术和过程。选定特性包括图像的灰度、衰减系数、纹理等;感兴趣目标包括单一特征区域,或多个特征区域。

03.0604 边界分割 edge-based segmentation
假设图像分割的子区域在原图像上有边缘的一种图像分割方法。利用图像处理获取分割目标区轮廓。

03.0605 图像运算 image operation
为定量、定性分析的需要而对图像进行的各种数学操作和处理。

03.0606 图像翻转 image flip
按照一定角度进行目标图像平面或空间旋转的图像运算方法。包括水平翻转、垂直翻转等。

03.0607 图像镜像变换 image mirror conversion
按设定轴向将图像分为两半,沿轴向进行翻转产生镜像效果的图像运算方法。包括水平镜像和垂直镜像,分别将图像上、下半和左、右半部分进行对换。

03.0608 模板融合 template fusion
将待分析图像与数据库中保存的模板(参考标准)图像进行融合的过程。

03.0609 图像配准 image registration
将不同模式的两幅或多幅图像进行空间变换、结构匹配、像素叠加,实现不同模式图像空间对应的过程。

03.0610 外标记匹配 external landmark matching
在成像对象外表加人工标记,通过外部标记点配准取得的参数进行的图像配准方法。

03.0611 自动图像配准 automatic image registration
按预设标准和程序,不需要用户干预或额外给予信息的图像配准方法。

03.0612 交互式图像配准 interactive registration
在过程中加入根据操作者经验和知识进行的人工干预,并通过反复比较修正实现的图像配准方法。

03.0613 表面匹配 surface matching
从两幅待匹配图像中提取表面模型,利用优化算法寻求模型间的几何变换,获得匹配后图像之间差异测度最小值的方法。

03.0614 图像投影变换 image projection transformation
根据几何约束建立参考和目标图像像素的空间对应关系,传递像素值,形成目标图像的过程。

03.0615 刚体变换 rigid transformation
只对参考图像进行平移和/或旋转,生成目标图像形状不变的图像变换方式。

03.0616　仿射变换　affine transformation
根据预定标准，对参考图像进行二维（仿射平面）或三维（仿射空间）修改，包括放大（缩小）、平移、旋转、翻转等复合变换，生成目标图像保持点的共线性（或共面性），及直线的平行性的图像变换方式。

03.0617　非线性变换　non-linear transformation
按照特定的函数关系对参考图像进行的图像变换方式。生成目标图像与参考图像间不存在线性关系。

03.0618　表面阴影重建　surface shading rendering
三维图像处理技术之一。将对象的系列图像进行分割，获得表面模型，通过设计照明角度、阴影化处理、纹理映射等图形学方法重建有立体感的三维图像，突出对象物体表面的特定信息。

03.0619　容积重建　volume reconstruction
三维图像处理技术之一。将对象的系列图像进行分割，将每个体素都视为接受或发出光线的粒子，设计光照模型，根据每一体素的空间位置与介质属性，编码为一定的光强和透明度，按观察者视线方向积分，重建成立体、半透明的三维投影图像，突出物体内部结构的信息。

03.0620　医学数字成像和通信[标准]　Digital Imaging and Communications in Medicine, DICOM
又称"医学数字影像通信协议"。由美国放射学院（American College of Radiology, ACR）和美国全国电气制造商协会（National Electrical Manufacturers Association, NEMA）联合推出的医学影像处理、储存、打印、传输方面的协定标准。以便整合不同厂商的医疗影像仪器、服务器、工作站、打印机和网络设备，建立医疗仪器和装备间联系、接收、交换影像及患者资料，现代影像存储与传输系统（PACS）和医院信息系统（HIS）的重要前提条件。

03.0621　影像存储与传输系统　picture archiving and communication system, PACS
又称"图像档案与通信系统""图像存档及通信系统"。为有效管理和利用医学图像资源专门设计的系统。包括图像存档、检索、传送、显示、处理和拷贝或打印的硬件和软件；用于将各种成像设备获得的医学图像以数据文件的形式保存、调阅、通过公用或专用网络在不同科室或医疗机构间实时传送。

03.07　非显像核医学技术

03.07.01　核医学体外分析

03.0622　放射体外分析　*in vitro* radioassay
在体外实验条件下，以放射性核素标记配体为示踪剂，以特异性结合反应为基础的微量生物活性物质检测技术。具有灵敏度高、特异性强、精密度和准确度高及应用广泛等特点。目前已成为基础医学、现代分子生物学、分子药理和临床医学研究的重要手段。

03.0623　放射分析　radioassay

以放射性核素示踪原理为基础，对微量物质进行体外分析的方法。具有特异性强、灵敏度高等优点。常用方法包括放射免疫分析、免疫放射分析和受体放射分析等。

03.0624 放射免疫分析 radioimmunoassay, RIA

利用特异抗体与标记抗原和非标记抗原的竞争结合反应，通过测定放射性复合物计算非标记抗原的一种超微量分析技术。基本原理:放射性同位素标记的抗原(标记抗原)和非标记抗原(标准抗原或待测抗原)同时与数量有限的特异性抗体发生竞争性结合(抗原-抗体反应);在标记抗原和抗体数量恒定条件下，随待测抗原量的增加，标记抗原-抗体复合物的形成减少，通过测定标记抗原-抗体或标记抗原即可推算待测抗原的量。

03.0625 免疫放射分析 immunoradiometric assay, IRMA

利用过量的放射性核素标记抗体与待测抗原形成复合物，分离除去多余的游离抗体，通过测量抗原抗体复合物的放射性计算待测抗原量的分析技术。

03.0626 放射免疫电泳 radioimmunoelec-trophoresis

放射免疫分析中一种分离和定量测定预测物的分析方法。标记抗原与预测物在含有特异抗体的琼脂板上电泳时，所形成的抗原-抗体复合物沉淀峰与预测物含量有关，从标准含量的比较求预测物含量。

03.0627 固相放射免疫分析 solid phase radio-immunoassay

将抗体吸附到固相载体表面，加入待测标本，再加入标记抗原进行反应后，通过测定固相载体上的放射活性而获得待测标本中抗原浓度的方法。

03.0628 标记免疫分析 labeling immunoassay

利用抗原抗体的特异性反应和标记技术的放大效应提高定性和定量分析检测灵敏度的技术。

03.0629 放射性竞争结合分析 competitive radioactive binding assay

利用特异抗体与放射性标记抗原和非标记抗原的竞争结合反应，通过测定放射性复合物量来计算出非标记抗原的一种超微量分析方法。代表技术是放射免疫分析。

03.0630 放射性非竞争结合分析 non-competitive radioactive binding assay

利用过量的放射性标记抗体与非标记抗原形成复合物，除去游离抗体后，复合物的放射性量可以定量反映待测样品中的抗原量的一种超微量分析方法。代表技术是免疫放射分析。

03.0631 放射电泳 radioelectrophoresis

用电泳法鉴定和分离放射性核素标记化合物样品的方法。

03.0632 放射色谱法 radiochromatography

又称"放射层析法"。利用色谱技术使混合物中各组分分离，然后测定各组分放射性活度的方法。主要用于放化纯度鉴定。最常用的是放射性纸色谱法和放射性薄层色谱法。

03.0633 酶免疫分析 enzyme immunoassay, EIA

在放射免疫分析的基础上发展起来的一种免疫分析方法。以酶标记抗体(抗原)作为主要试剂，代替了放射性同位素标记物，将抗原抗体反应的特异性和酶催化底物反应的高效性和专一性结合起来。

03.0634 酶联免疫吸附分析 enzyme-linked immunosorbent assay, ELISA

用酶分子连接抗体分子，代替放射性标记抗体所进行的免疫分析检测技术。酶免疫测定中应用最广的技术。用于测定可溶性抗原或抗体；其基本原理与免疫放射分析相似，即酶联抗体夹心法免疫反应结束后，分离结合与游离部分，利用结合部分的酶催化活性，将特定底物转化为特定颜色，用分光光度计测定，通过颜色的深浅测定出复合物的量。

03.0635 化学发光免疫分析 chemilumines-
cence immunoassay

用产生化学发光的化合物为示踪剂，以一定波长的紫外线或红外线为被测信号完成的免疫分析技术。结合化学发光反应的高度灵敏度和免疫反应的高度专一性，用于各种抗原、半抗原、抗体、激素、酶、脂肪酸、维生素和药物等的检测分析。

03.0636 吖啶酯 acridinium ester

用于化学发光免疫分析的一类发光率较高的化学试剂。将其标记于抗体或抗原上，通过启动发光试剂，快速产生强烈的闪烁荧光。

03.0637 异鲁米那 isoluminol

用于化学发光免疫分析的发光物质。在碱性条件下与过氧化物反应发出光子，光子的数量与其量成正比，从而反映复合物的量。

03.0638 化学发光酶免疫分析 chemilumines-
cence enzyme immunoassay

利用碱性磷酸酶标记抗体，经过夹心法免疫反应复合物的酶促反应使底物断裂，产生化学发光完成的免疫测定技术。化学发光底物为金刚烷，在碱性磷酸酶作用下脱去磷酸根形成的中间体自行断裂，同时发射光子；由于酶促反应持续时间较化学发光免疫分析长而稳定，因此可靠性高。

03.0639 金刚烷基团 adamantine radical

酶放大发光免疫分析技术中的发光物质。分子结构中有连接苯环和金刚烷的二氧四节环，可以断裂并发射光子；还有磷酸根基团，它维持着整个分子结构的稳定；有碱性磷酸酶存在条件下，金刚烷在酶的催化下脱去磷酸根基团，形成不稳定的中间体，随即自行分解(二氧四节环断裂)并发射光子。

03.0640 荧光免疫分析 fluorescence immuno-
assay

将免疫反应的特异性与荧光技术的灵敏度相结合的一种免疫分析方法。原理是利用荧光探针标记抗原或抗体，使其与相应抗原结合后，在荧光仪中测定荧光现象或强度，从而判断抗原的存在或含量。广泛用于各种蛋白质、激素、药物及微生物的测定。

03.0641 电化学发光免疫分析 electrochemi-
luminescence immunoassay

用三联吡啶钌标记抗原或抗体，利用电化学产生的化学发光原理进行的免疫分析技术。基本原理是免疫反应复合物中的三丙胺和三联吡啶钌在电极周围失去电子，形成三价自由基，激发态的三联吡啶钌退激时发射波长 620 nm 的光子，并在电极表面反复始进行产生更多光子，测定这些光子使被检测物的信号得以加强。

03.0642 三联吡啶钌 tris-2-2'-bipyridyl ruthe-
nium

用于电化学发光免疫分析的发光底物。在阳极表面失去电子，发生氧化，在三丙胺阳离子自由基的催化及三角形脉冲电压激发下，可产生高效、稳定的连续发光；可以循环反应，使发光得以增强、稳定，检测步骤简化。

03.0643 三丙胺 tripropylamine

用于电化学发光免疫分析的激发物。在阳极表面失去电子，发生氧化，催化三联吡啶钌产生高效、稳定的连续发光。

03.0644 时间分辨荧光免疫分析 time-resol-ved fluoroimmunoassay

用镧系元素铕标记抗体，检测免疫反应复合物中铕经紫外线激发后出荧光（波长在 600 nm 以上）完成的免疫分析技术。铕受激发产生的荧光寿命比一般干扰荧光长几百倍，故通过测量时间不同（激发后数百微秒），区别和排除干扰荧光，使铕的稳定不受干扰。

03.0645 铕 europium

用于时间分辨荧光免疫分析的离子荧光发射物。自身能量吸收少，发出荧光较弱，与其螯合物结合后，经紫外线或激光激发，能在一定时间内保持激发能，并发出强荧光；可待其短寿命的本底荧光衰退后测定，减少干扰，提高免疫分析的灵敏。

03.0646 荧光酶免疫分析 fluoroenzyme immunoassay

将酶免疫技术和荧光技术相互融合的免疫分析检测方法。由于标记物中的酶在免疫反应完成后继续和潜在的荧光底物反应可放大检测信号。

03.0647 荧光偏振免疫分析 fluorescence polarization immunoassay, FPIA

一种定量化免疫分析技术。基本原理是荧光物质经蓝偏振光（485 nm）照射后，吸收光能激发和回复至基态过程中，发出单一平面的偏振荧光（525 nm）；荧光强弱程度与荧光分子大小正相关，与其受激发时转动的速度负相关；这种分析最适宜检测小至中等分子物质，常用于药物、激素的测定。

03.0648 竞争蛋白结合分析 competitive protein binding assay

不用特异性抗体，而以天然存在于血浆和其他生物物质中的蛋白质作为特异性结合试剂的体外竞争放射分析法。用血浆中各种激素结合球蛋白代替抗体而建立的一系列人

体激素放射免疫分析测量方法。

03.0649 金属免疫分析 metalloimmunoassay

用金属离子标记半抗原进行免疫分析测定的技术。

03.0650 放射性酶分析 radioactive enzyme assay

用酶蛋白代替抗体而进行的一系列对酶底物的放射性免疫分析方法。可反映酶底物的生物活性。

03.0651 受体放射性配体结合分析 radioligand binding assay of receptor

简称"受体放射分析（receptor radioassay）"。用放射性核素标记配体与相应受体进行特异结合，获得组织或细胞中相应受体数目及与配体的亲和力（反应的平衡解离常数，K_D），并通过反应的量效关系和一些参数变化对受体类型、结合方式、反应可逆性、受体间的协作性进行定性或定量分析的方法。

03.0652 放射配体分析 radioligand assay

在体外条件下，以放射性核素标记配体为示踪剂，以结合反应为基础，以放射性测量为定量方法对微量物质进行定量分析的技术。

03.0653 放射受体分析 radioreceptor assay, RRA

基于受体与配体的特异性结合的体外分析技术。其原理与放射免疫分析相似，通常先将配体与一定量的受体反应，然后加入一定量的标记配体，反应平衡后，离心分离去除未结合部分，通过结合部分放射性和根据标准曲线推算样品中待测配体的量。

03.0654 中子活化分析 neutron activation analysis

用中子照射待测样品，使待测样品中某些稳定核素通过核反应变成放射性核素，通过放

射性测量和能谱分析，获得待测样品中稳定性核素的种类和含量的超微量分析技术。

03.0655 扫描质子微探针 scanning proton microprobe
在质子 X 荧光分析基础上发展起来的一种多元素痕量分析技术。将入射质子束聚焦，使束流密度提高 2~3 个数量级，测量产生的特征 X 射线，借助计算机显示所含样品中元素的空间分布。

03.0656 解离法 dissociation method
抗原分离纯化的方法。对抗原和特异性抗体结合形成复合物离心后取复合物沉淀，再用化学试剂解离，最后用葡聚糖凝胶分离抗原抗体。

03.0657 解离速率常数 dissociation rate constant
免疫复合物在单位时间分解速度大小的定量表达。抗原抗体的免疫反应是可逆反应，结合和分解同时存在，每种免疫复合物都有特定的解离速率常数。

03.0658 双抗体沉淀法 double antibody deposition method
在抗原抗体（第一抗体）反应体系中加入针对第一抗体的抗抗体（第二抗体），使抗原抗体复合物形成沉淀从游离的抗原和抗体中分离出来的技术。

03.0659 凝胶过滤 gel filtration
又称"分子筛色谱法(molecular sieve chromatography)"。利用填满带有小孔的颗粒（一般由葡聚糖制成）的色谱柱，根据蛋白质的大小和形状进行分离和纯化的技术。蛋白质溶液从柱顶下渗，小分子蛋白质进入孔内滞留时间较长，大分子蛋白质不能进入孔内而径直流出，使不同大小的蛋白质得以分离。

03.0660 双抗体夹心法 double antibody sand-

wich method
一种借助酶免疫或放射免疫法检测抗原的技术。用已知抗体包被固相载体，加入待测抗原，再加入酶（或核素）标记的抗体形成三明治样双抗体夹心分析体系。

03.0661 平衡点 balance point
抗原抗体的结合达到平衡的位点。此时反应速度和其生成的抗原抗体复合物解离速度相等。

03.0662 竞争性取代反应 competitive displacement reaction
受体分析反应系统中出现与配体竞争结合受体的配基类似物。其浓度升高时取代配基的一类反应。

03.0663 竞争抑制曲线 competitive inhibition curve
标记物和标准品与限量的特异性结合试剂竞争结合产生的标记复合物量和标准品量成反比，通过不同浓度标准品和对应标记复合物的量在直角坐标系中生成的曲线。

03.0664 双位点竞争抑制 competitive inhibition of double site
有两种亚型的受体与放射性配体与浓度逐步增高的非标记配体竞争结合，低浓度时高亲和力的受体亚型被取代的多，亲和力低的亚型被取代的较少，随着浓度上升，亲和力高的亚型取代接近饱和，低亲和力亚型取代量增多的现象。此时竞争曲线不再是简单的反 S 形，而是中途出现折线。

03.0665 抗原 antigen
一类能刺激机体免疫系统使之产生特异性免疫应答，并能与相应免疫应答产物（抗体或抗原受体）在体内外发生特异性结合的物质。

03.0666 半抗原 hapten

又称"不完全抗原(incomplete antigen)"。只有抗原性而无免疫原性的物质。与相应抗原或致敏淋巴细胞等载体特异性结合可产生抗原抗体反应，但不能单独激发生物体产生抗体或诱发免疫应答。如大多数多糖和所有类脂。

03.0667　完全抗原　complete antigen
既能使机体产生抗体或激起特异的淋巴胞反应，又能和抗体特异结合的抗原。如大多数蛋白质、细菌和病毒等。

03.0668　内源性抗原　endogenous antigen
由抗原提呈细胞在胞内合成的抗原。如病毒感染细胞合成的病毒蛋白，肿瘤细胞合成的肿瘤抗原等。

03.0669　外源性抗原　exogenous antigen
来源于抗原提呈细胞之外，不由其合成的抗原。如被抗原提呈细胞吞噬的细胞或细菌所表达的抗原。

03.0670　天然抗原　native antigen
天然存在的、不加修饰的、非人工合成的抗原。

03.0671　人工抗原　artificial antigen
自然界不存在、通过人工化学合成含有已知化学结构决定簇的抗原。

03.0672　抗原纯化　antigen purification
将抗原中存在的杂质去除的过程。

03.0673　标准抗原　standard antigen
具有已知真实含量，且不含对免疫反应产生干扰杂质的抗原。

03.0674　游离抗原　free antigen
放射免疫分析的反应体系中，抗原抗体结合形成复合物之后剩余的抗原。

03.0675　游离抗体　free antibody
放射免疫分析的反应体系中未形成抗原和抗体复合物的抗体。

03.0676　抗体　antibody
能识别特殊的抗原并与相应抗原表位特异性结合的具有免疫功能的球蛋白。

03.0677　第二抗体　second antibody
抗原抗体反应体系中针对第一抗体的抗-抗体。

03.0678　双特异性单克隆抗体　bispecific monoclonal antibody
由二次杂交的杂交瘤与其他抗原免疫的脾细胞或另一种杂交瘤细胞融合后产生的抗体。

03.0679　抗体片段　antibody fragment
通过酶的水解作用将抗体氨基酸链水解后得到的片段。

03.0680　免疫复合物　immune complex
抗体与可溶性抗原结合而形成的复合体。抗体量足以交联抗原时形成大的免疫复合物，由网状内皮系统中表达 Fc 受体和补体受体的细胞所清除；抗原过量时则形成小的可溶性免疫复合物，沉积于小血管而造成小血管损伤。

03.0681　特异性结合率　specific binding rate
标记抗原(抗体)或配体与对应的抗体(抗原)或受体结合占标记物在反应系统中总结合量中的百分比。为特异结合除以特异结合和非特异结合之和的比值，即特异结合/(特异结合+非特异结合)。

03.0682　总结合率　total binding rate
特异性结合率与非特异性结合率的总和。

03.0683　特异性结合试剂　specific binding

agent

竞争放射分析中有特定结合指向的抗体、血浆特异结合球蛋白、受体蛋白。

03.0684 非特异性结合率 non-specific binding rate

标记抗体、抗原、配体或受体与非对应抗原、抗体、受体或配体的其他物质间的结合率。一般要求小于5%～10%。

03.0685 免疫原 immunogen

能引发主动免疫反应的抗原。在适当条件下，注射于动物体内能够诱发产生抗体。

03.0686 免疫原性 immunogenicity

物质作用于T淋巴细胞、B淋巴细胞的抗原识别受体(T细胞受体、B细胞受体)，促使其增殖、分化，并产生免疫效应物质(特异性抗体和致敏淋巴细胞)的特性。

03.0687 佐剂 adjuvant

能非特异性地增强对抗原免疫应答的物质。先于抗原或与抗原一起注入机体，可增强机体对抗原的免疫应答或改变免疫应答类型。

03.0688 完全佐剂 complete adjuvant

一种油包水的乳浊液，能够非常有效的诱导产生高滴度的抗体。其佐剂活性来自于所含结核分枝杆菌的细胞壁成分，加强对抗原的抗体反应和油滴中免疫原的持续释放效应。

03.0689 不完全佐剂 incomplete adjuvant

不含卡介苗的油剂(石蜡油或植物油)、乳化剂[羊毛脂或吐温(Tween)80]与抗原混合的成油包水乳剂。

03.0690 免疫反应 immunological reaction

生物体识别和清除抗原性物质，以维护机体内环境相对稳定所发生的一系列反应。包括免疫细胞分裂、抗体产生、淋巴细胞转化、免疫耐受、移植排斥等。

03.0691 免疫活性 immunocompetent

接受抗原刺激后能发生特异性免疫应答的能力。

03.0692 免疫活性细胞 immunocompetent cell

所有参与免疫应答或与免疫应答有关的细胞。包括淋巴细胞、单核细胞、巨噬细胞、粒细胞、肥大细胞、辅助细胞等。

03.0693 免疫球蛋白 immunoglobulin

具有抗体活性或化学结构上与抗体相似的球蛋白。由两条相同的轻链和两条相同的重链组成，以两种形式存在：可溶性免疫球蛋白(参与体液免疫，具抗体活性)；膜型免疫球蛋白(B细胞抗原受体)。

03.0694 轻链 light chain

免疫球蛋白中分子量较小的肽链。含214个氨基酸。根据其结构和恒定区抗原性的差异分为"κ轻链(kappa light chain)"和"λ轻链(lambda light chain)"两种类型。

03.0695 重链 heavy chain

免疫球蛋白中分子量较大的肽链。由440个氨基酸组成。根据其恒定区抗原性的不同分为μ、γ、α、δ和ε五类。相应的免疫球蛋白分别为IgM、IgG、IgA、IgD和IgE。

03.0696 可变区 variable region

位于T细胞受体和B细胞受体远膜端，以及免疫球蛋白重链和轻链N端的结构域。其氨基酸序列随特异性不同而有所变化，是与抗原(表位)特异性结合的结构基础。

03.0697 免疫动物 immune animal

通过不同途径接触过某种免疫原而产生被

动免疫反应的动物。

03.0698 抗血清 antiserum
机体经抗原免疫后产生的、含特定抗体的血清。

03.0699 受体亚型 subtype of receptor
根据受体结构中亚单位构成的不同及对某些激动剂或拮抗剂反应的差异而对相应受体所做的进一步区分。

03.0700 交叉反应 cross reaction
抗原(或抗体)除与其相应抗体(或抗原)发生特异性反应外,还与其他抗体(或抗原)发生的反应。

03.0701 希尔函数 Hill function
当一个受体和两个或更多配体结合时,表达各配体之间是正或负协同作用的函数式。

03.0702 希尔系数 Hill coefficient
通过希尔函数,以 $\log[L]$ 为横坐标,$\log[RL]/[RT-RL]$ 为纵坐标作图时的斜率 n,其中 L 为游离的(未结合的)配体浓度,RL 为受体与配体结合浓度,RT 为受体初始浓度。当希尔系数明显小于 1 或者大于 1 但又不等于 2,则应考虑实验误差或者提示有正或负的协同效应。

03.0703 正协同 positive cooperation
受体与配体结合后使相邻受体的亲和力逐步增加的现象。

03.0704 负协同 negative cooperation
配体与分子某部位结合时,降低了其他配体与同一分子另一些部位结合力的现象。

03.0705 同系调节 homologous regulation
受体的调节作用是受体本身和特异性配体发生结合反应的结果。

03.0706 异系调节 heterologous regulation
受体的调节作用是其他受体甚至与受体无关的因素作用的结果。

03.0707 受体脱敏 receptor desensitization
由于受体自身原因产生对配体耐受的现象。

03.0708 固相法 solid phase method
用固体做载体承载反应体系的技术。如将抗体吸附在某种固体支持物或反应试管壁上,实验时加入标记抗原、非标记抗原等试剂,反应平衡后抗原抗体复合物留在支持物上;通过测定固体支持物上的放射性反应物的量;很多材料可作为固体支持物,如塑料(聚乙烯、聚苯乙烯、尼龙等)、纤维素、凝胶颗粒(葡聚糖、琼脂糖、聚丙烯酰胺等)、多孔玻璃微球等。

03.0709 固相分离法 solid phase separation method
将第二抗体吸附(或连接)在固相材料上,加入抗原抗体反应体系中共同孵育,系统中形成的抗原抗体复合物与第二抗体结合而被吸附在固相材料上,洗涤后通过测量固相支持物上放射性计算抗原抗体复合物量的方法。

03.0710 活性炭吸附法 active carbon absorption method
用右旋糖酐包被活性炭吸附抗原抗体反应体系中的小分子抗原,离心后抗原抗体复合物留在上清液中的分离技术。

03.0711 微孔滤膜过滤法 microporous membrane filtration
利用微孔滤膜能较好地吸附蛋白质而让小分子抗原滤过的特性,以滤膜为固相方式测量抗原抗体复合物中放射性的方法。用于分离免疫复合物与游离抗体或抗原。

03.0712 微孔滤膜 millipore filter

用高分子材料制成，具有像网络样结构，孔径不大于(0.45±0.02)μm的薄膜过滤介质。可将大于孔径的粒子拦截，用于去除生物溶液中细微的碎屑及微生物。

03.0713 葡聚糖凝胶 polydextran gel
直链的葡聚糖分子和 3-氯 1,2-环氧丙烷交联而成的高分子化合物。具有多孔网状结构，网孔大小决定了被分离物质自由出入凝胶部的分子量范围。可通过调节葡聚糖和交联剂的比例来控制网孔大小。可分离的分子量范围从几百到几十万不等。

03.0714 聚乙二醇沉淀法 poly(ethylene glycol) deposition method
在抗原抗体反应体系中加入聚乙二醇使抗原抗体复合物形成沉淀以分离游离抗原抗体的技术。

03.0715 沉淀法 precipitation method
放射免疫分析中通过加入乙醇、丙酮、二氧六环和聚乙二醇等分子破坏蛋白质外面的水化层，使之处于等电状态而沉淀的蛋白质分离方法。

03.0716 盐析法 salt precipitation
在溶液中加入无机盐类而使某种物质溶解度降低而析出的方法。如向某些蛋白质溶液中加入某些无机盐溶液后，可以使蛋白质凝聚而从溶液中析出。

03.0717 葡萄球菌蛋白 A 沉淀法 staphylococcal protein A deposition method, SPA deposition method
抗原抗体反应体系中加入具有与抗体 IgG 中 Fc 段特异结合能力的金黄色葡萄球菌细胞壁蛋白成分(SPA)使抗原抗体复合物形成沉淀从游离抗原抗体中分离出来的技术。

03.0718 亲和色谱法 affinity chromatography

又称"亲和层析法"。将相互间具有高度特异亲和性的两种物质之一作为固定相，利用与固定相的亲和性不同，使成分与杂质分离的色谱法。如用寡脱氧胸苷酸–纤维素分离纯化信使 RNA；用 DNA-纤维素分离依赖 DNA 的 DNA 聚合酶；用琼脂糖–抗体制剂分离抗原；用金属螯合柱分离带有成串组氨酸标签的重组蛋白质等。

03.0719 免疫扩散 immunodiffusion
抗原及相应的抗体分子在凝胶中扩散相遇，达到合适浓度比例时形成抗原抗体复合物沉淀的技术。用于检测特定的抗原或抗体。

03.0720 免疫电泳 immunoelectrophoresis
一种区带电泳与免疫双扩散相结合的免疫化学分析技术。利用琼脂凝胶电泳将待检血清标本的各蛋白组分分成不同区带，加入相应抗血清，与蛋白抗原做双向琼脂扩散，在各区带相应位置形成沉淀弧；用于分析样品中抗原的性质。

03.0721 免疫吸附 immunoadsorption
将某种抗原或抗体固相化作为吸附剂，用以从混合物中特异地吸附相应配体(抗体或抗原)，达到分离或分析目的的方法。

03.0722 质量作用定律 mass action law
抗原和抗体或受体和配体的反应达到稳定时，游离反应物的结合速度等于结合物分解的速度的规律。

03.0723 磁性颗粒法 megnetism granule method
用包被第二抗体的磁颗粒代替固相材料进行抗原抗体复合物分离的固相分离技术。

03.0724 标记抗原 labeling antigen
放射性核素所取代某些原子或某些原子基团或与其他提供识别信号的物质(如化学发

光物质)化学连接的抗原分子。竞争结合反应的基本试剂，又是免疫分析的示踪剂。要求其免疫活性与待测抗原一致，有适当强度的信号活度和化学纯度。

03.0725　标记抗体　labeling antibody
用放射性核素取代某些原子或原子基团或与其他提供识别信号的物质(如化学发光物质)化学连接的抗体分子。

03.0726　标记配体　labeling ligand
用放射性核素取代某些原子或原子基团或与其他提供识别信号的物质(如化学发光物质)化学连接的配体分子。

03.0727　逻辑斯谛–对数模型　logit-log model
放射免疫分析的数据处理方法之一。$\log(B_x)=\log(B_x/B_0-B_x)$，式中 B_x 代表各标准量的结合率；B_0 代表标准量为零时的结合率；以标准品量的 log 值为横坐标，以 $\log B_x/(B_0-B_x)$ 值为纵坐标，得到的下降的直线；待测样品的量可从计算公式获得。

03.0728　四参数逻辑斯谛模型　4-parameter logistic model
放射免疫分析的数据处理方法之一。从指数对数模型演化来。其函数式为：$Y=[(a-b)/(1+(X/c)b)]+d$，式中 a 代表 0 剂量时的结合率(包括非特异性结合)；b 代表逻辑斯谛-对数函数中曲线的斜率；c 代表结合率(减非特异性结合)降低一半时 X 的剂量；d 代表非特异性结合率；用最小二乘法对各标准管的实测值进行拟合，求出 a、b、c、d，再将待测样品的实测数据代入，求其含量；此模型纵横坐标均不进行数学变换，保持了原来的灵敏度，通过拟合扣除非特异结合。适用于一般平衡法的放射免疫反应。

03.0729　可饱和性　saturability
受体在一个细胞上的表达量有一定限度，随配体浓度增加，与细胞受体结合也增加，到受体极限量后，无法通过增加配体浓度增加受体结合的现象。

03.0730　饱和曲线　saturation curve
以特异性结合物为纵坐标，以标记配体的化学量(用浓度单位表示)为横坐标的体系内，受体配体复合物的增加所呈现出的一条上升先快后慢的曲线。达极限后受体配体复合物不再随配体浓度增加。

03.0731　饱和分析法　saturation assay
抗原和抗体反应达到结合与解离平衡，即平衡饱和状态下的放射免疫分析分析法。

03.0732　最大结合容量　maximum binding capacity
在斯卡查德作图中，以 B/F(复合物/游离配体)为纵坐标，以与受体结合的标记配体的浓度为横坐标作图，应得一条直线，直线与横轴的截距即为受体的最大结合容量。

03.0733　斯卡查德作图　Scatchard plotting
在饱和实验时，以复合物浓度为横坐标，以复合物和游离配体的浓度比值为纵坐标的作图方法。

03.0734　单位点系统斯卡查德作图　Scatchard plotting of single site system
选择性放射性配体与单位点受体符合线为直线的斯卡查德作图结果。

03.0735　双位点系统斯卡查德作图　Scatchard plotting of double site system
用选择性放射性配体与有两种亚型受体做饱和曲线时，出现低配体浓度时高亲和力受体亚型结合多，低亲和力亚型结合少，随着放射性配基浓度增加，低亲和力受体结合也增多的，呈两条直线综合呈上凹曲线形态的斯卡查德作图结果。

03.0736 休哈特作图 Shewhart plotting
将各批实验的均值为纵坐标，将实验批数为横坐标作图的方法。用于观察每批实测值有无差异及差异程度。

03.0737 库桑作图 Cusun plotting
分析系统误差引起批次均值变化的累积差和图。以批次为横坐标，以靶值为纵坐标，中心为 0 点，±1~6 个标准差为控制限，将每批次均值与靶值之差依次连线作图，是发现持续偏差的直观而灵敏的方法。

03.0738 标准品 standard substance
(1) 已知含量并呈梯度浓度的系列标准抗原。用于制作标准曲线。标准品必须保证与待测物质具有相同的免疫活性和相同的介质（一般应溶解于不含待测物的血清或体液中），标定的量必须准确。(2) 在分析技术中，用于分析样品参比的化学结构明确，纯度高的化合物。

03.0739 标准品浓度 concentration of standard preparation
单位容积中与被测物质化学结构和活性都相同、高纯度且准确标定含量的标准品含量。

03.0740 标准曲线 standard curve
制备一系列不同浓度梯度的标准品，在严格条件下将标准品的含量与分析结果制成的工作曲线。一般用于待测样品中特定样品的定量。

03.0741 分析缓冲液 assay buffer
加入少量兔血清的缓冲液。用于体外分析时防止试管壁对分析蛋白质的吸附。

03.0742 标本 specimen
取自某个系统的一个或多个部分，作为判断该系统及其产物的基础，用于提供该系统信息的样品。如从较大量的血清中取出的部分血清。

03.0743 测量准确度 accuracy of measurement
测量值与真值或标准值的符合程度。

03.0744 残差 residual
进行标准曲线质量分析时，通过数学模型拟合的标准曲线查获的值与实测值之间的偏差。

03.0745 变异系数 coefficient of variation
表示一个变量变异程度大小的统计量。为标准差与平均数比值的百分数。

03.0746 异常值 outlier
标准曲线上的一个或几个突出值，与其他观测值差距大，明显超出正常波动（一般以 3 个标准差为度）范围，代表残差过大。

03.0747 批间质控 between-batch quality control
通过每批实验一些重要指标的进行监测，逐批累积形成时间--指标图，获得该质量相关指标的"期望值"和比较每批实验之间重复性的质量控制方法。

03.0748 批间误差 between-batch error
通过批间质控发现测定值和被测标准值（"期望值"）之间的误差。误差来自试剂的变异（标准品的浓缩、冷冻、复原和变质，抗血清的效价改变，标记品的变质，缓冲液的变换等）、操作条件的变化、标准曲线的绘制、批内精密度的变化及其他因素。

03.0749 批内误差 within-batch error
由于实验条件的变化导致整批样品不同阶段的测定值偏差。质控样品是监测批内误差的主要依据。

03.0750 回收率 recovery
反映测定偏差的一项质量指标。空白管或低剂量管中加入已知剂量的标准品，减去空白或低剂量值后的测定值占添加量的百分比。

03.0751　重复性条件　repeatability condition
在短间隔内，同一实验室对相同测定项目使用同一方法和实验设备，由相同操作者获得独立测定结果的条件。用于重复性分析。

03.0752　质量控制样品　quality control sample
经过标定的已知量的待测物样品。出厂时分发于试剂盒中，用于通过比较其实验测定结果与出厂实际含量的偏差来衡量该批分析结果的准确度。一般选用可测范围内的高、中、低剂量的质控样品，并将每次分析的结果绘制成质控图，临床检验工作中简便、有效的质控方法。

03.0753　临床实验室　clinical laboratory
为诊断、预防、治疗人体疾病或评估人体健康提供信息为目的，对来自人体的材料进行生物学、微生物学、免疫学、化学、血液免疫学、血液学、生物物理学、细胞学、病理学或其他检验的实验室。实验室提供其检验范围内的咨询服务，包括解释结果和为进一步检查提供建议。

03.0754　实验室能力　laboratory capability
进行检验所需的物质、环境、信息资源，以及人员、技术和专业知识的综合。还包括与其他实验室的比对、外部质量评价或检验程序验证实验的结果，以及测量的确定度、检出限等"软"指标。

03.0755　[室]内质控　internal quality control
实验室内部为达到质量要求的操作技术和活动过程。其目的在于监测工作全过程，以评价检验结果是否可靠，并排除质量环节中所有导致偏性的原因，提高常规测定工作的批间、批内检测结果的一致性。

03.0756　室间质评　external quality assessment
多个标本周期性地发送到不同实验室进行分析和/或鉴定，将每一实验室的结果与其他实验室的同组结果或指定值进行比较的过程。实验室间质量评价的目的是通过评价不同实验室的实验结果偏差，提高不同实验室的工作质量和结果间的可比性和一致性。

03.07.02　实验核医学示踪技术

03.0757　放射性核素示踪技术　radionuclide tracer technique
利用放射性核素或稳定性核素及其标记化合物研究物质的吸收、分布、排泄、转移或转化规律的方法。用放射性或稳定性核素取代化合物原有同种元素，可以做到真正的生理示踪剂，用于追踪各种微量外源性物质或生理性物质的体内过程。

03.0758　离体示踪技术　in vitro tracer technique
以离体组织、细胞或体液等简单标本为研究对象的示踪方法。用于某些特定物质如蛋白质、核酸等的转化规律研究、细胞动力学分

析、药物和毒物在器官、组织、细胞及亚细胞水平的分布研究，以及超微量物质的体外测定等。

03.0759　体内示踪技术　in vivo tracer technique
以完整的生物有机体作为研究对象，通过体外观察或取标本测量示踪剂在机体内运动规律的技术方法。用于研究生理和病理状态下物质的吸收、分布、转运及排泄过程。

03.0760　双标记核素示踪技术　dual nuclide tracer technique
两种核素标记同一种化合物，分别测量，得

到同一化合物不同示踪结果的研究技术。如分别用碳-14 及氢-3 标记同一药物的两种剂型，可以同时得到两种剂型的时相曲线。主要优点是可以避免实验对象的个体差异，用少数对象得到变异小的结果；本法也可用于放射自显影。

03.0761　放射性核素稀释法　radionuclide dilution method

根据化学物质在稀释前后质量相等的原理，利用已知比放射性（或放射浓度）和重量（或容量）的放射性示踪剂，加到一个未知重量或容量的同质体系中，根据示踪剂被稀释的程度，获得待测物的总量（重量或容量）的一种示踪方法。

03.0762　正稀释法　direct dilution method

又称"直接稀释法""简单稀释法"。用已知标记物测定未知非标记同种物质的稀释试验。将已知比放射性（S_1）和质量（m_1）的示踪剂加入到同质待测样品中，充分混合后示踪剂被稀释，测定一定量所测物质的比放射性（S_2），根据稀释前后比放射性的变化，计算出待测物质的含量（m_2）。

03.0763　反稀释法　reverse dilution method

应用已知稳定核素或化合物作为载体测定放射性物质的稀释试验。主要用于测定混合物中已知放射性物质的化学量。本法与直接稀释法相反，是通过加入定量的非放射性同类物质作为载体，对放射性示踪剂进行稀释，经充分混匀后取样测比放射性，根据其下降的程度求得放射性示踪剂的化学量。

03.0764　核素双稀释法　double nuclide dilution

用已知量的非标记物稀释、测定标记物含量的稀释试验。将待测的放射性样品取出两等分，分别加入不同量的同种化学状态的非标记物（m_1、m_2），充分混匀后，提纯、测定各

个混合物的放射性活度、其化学量和放射性比活度（S_1、S_2），求得所取等量标记物的化学量 m_x：$S_1(m_1+m_x)=S_2(m_2+m_x)$。再根据所取部分的总放射性活度，求出原标记物的比活度。

03.0765　同位素稀释分析　isotope dilution analysis

在未知量的非标记化合物样品中加入一定量已知丰度的标记化合物，通过测定混合前后比活度，从而求得样品中非标记化合物量的技术。

03.0766　同位素反稀释分析　inverse isotope dilution analysis

用已知量的非标记化合物与未知量的标记化合物混匀、取样测定比活度的方法测定得到标记化合物量的技术。

03.0767　双标记水测定全身能量消耗率　measurement of whole body energy expenditure by dual labeled water

口服氢-2 及氧-18 两种标记水，求出二氧化碳更新速率，再根据食物成分定出呼吸商及相应的热价，最后算出能量消耗率的一种试验技术。原理是体内水分子中的氢原子只有一条代谢途径（水分子更新），而氧有两条代谢途径（水的更新及与二氧化碳交换），二者更新速率之差代表二氧化碳更新速率。实际计算时尚需考虑氢-2 和氧-18 标记水及氧-18交换时的分馏校正因子。

03.0768　氘水测定全身水量　measurement of whole body water by deuterium water

一种计算全身水量的同位素稀释法。口服一定体积氢-2（氘）标记水后测定不同时间机体水氢-2 丰度，反推得到零时丰度，按同位素稀释公式计算出全身水量。

03.0769　核乳胶　nuclear emulsion

一种能记录单个带电粒子径迹的特制乳胶。主要成分是溴化银微晶体和明胶的混合物。主要用于带电粒子的放射自显影，也用于中子和γ射线的探测。

03.0770 放射自显影[术] autoradiography, ARG

利用放射性核素的示踪原理和射线能使感光材料感光的特性，通过核乳胶或感光胶片记录、检查和测量标本中放射性物质分布状态的一种核技术。根据观测水平的不同可分为宏观放射自显影[术]、光镜放射自显影[术]、电镜放射自显影[术]。

03.0771 宏观自显影[术] macroscopic autoradiography

用肉眼、放大镜或低倍显微镜，从整体水平来观察放射性示踪剂在体内分布状态的一种放射自显影技术。多用于小动物整体标本、大动物脏器或肢体标本及各种电泳谱、色谱和免疫沉淀板的放射性示踪研究。

03.0772 光镜自显影[术] light microscopic autoradiography

借助光学显微镜研究和观察放射性示踪剂在细胞水平分布状态的一种放射自显影技术。用于观察范围较小、分辨率较高的组织切片、细胞涂片等标本的放射性示踪研究。

03.0773 电镜自显影[术] electron microscopic autoradiography

使用电子显微镜显示放射性示踪剂在细胞或亚细胞水平分布状态的一种放射性自显影技术。适用于细胞超微结构，甚至是提纯大分子结构（DNA、RNA）精确定位和定量放射性示踪研究。

03.0774 磷屏成像 phosphor imaging

用磷屏取代核乳胶作为成像装置、通过激光扫描读出结果的计算机控制数字化放射自显影系统。具有高分辨率、高灵敏度、可重复使用、在室温和可见光条件下操作、自动化分析图像等优点；与传统放射自显影技术相比，曝光时间缩短为 1/10，灵敏度提高 10～250 倍，线性范围提高 40 倍。

03.0775 细胞动力学分析 cytokinetics analysis

又称"细胞群体动力学分析（cell colony kinetics analysis）"。应用动力学原理研究各种增殖细胞群体的动态量变过程。包括增殖、分化、迁移和衰亡等的变化规律及体内外因素影响和调控的分析方法。

03.0776 活化分析 activation analysis

通过适当能量的射线或粒子（一般是中子）照射待测样品，使待测样品中某些稳定核素通过核反应变成放射性核素（活化），然后进行放射性测量和能谱分析，获得待测样品中稳定性核素的种类与含量的微量分析技术。

03.0777 体内活化分析 *in vivo* activation analysis

一种以核反应为基础的分析方法。利用具有一定能量的特定粒子（如中子、带电粒子等）照射样品，使其中待测稳定核素发生核反应，转变成放射性核素，测量其衰变放出的射线能量和活度，从而确定样品中各元素的种类和含量。主要优点：灵敏度高，可以同时测定几种到几十种元素和非破坏性分析。缺点：只能分析元素的种类和定量，不能测定化合物的量和结构。

03.0778 可活化示踪技术 activable tracer technique

将稳定核素示踪和活化分析两者结合起来的一种试验技术。在待研究体系中加入稳定核素示踪剂，取样进行活化分析，对该示踪剂进行定性或定量分析。

03.0779 示踪动力学 tracer kinetics

用示踪剂观察某种物质或其转化产物在体内的动态过程，并通过数学模型求出该物质或其转化产物的动力学参数的理论和方法。

03.0780　示踪动力学分析　tracer kinetic analysis
基于示踪剂在体内的动力学过程建立数学模型，定量描述示踪剂通过各种途径（如静脉注射、滴注或口服等）进入体内后的吸收、分布、代谢和消除过程中的"量–时"变化规律的分析方法。

03.0781　升支　ascending branch
一次引入示踪剂后，体内各脏器的示踪剂代谢曲线的上升段。代表体内示踪剂从无到有、从低到高的摄取(分布)过程。

03.0782　峰值　peak value
一次引入示踪剂后，体内各脏器的示踪剂代谢曲线最高点。代表体内示踪剂摄取(分布)的最大值。

03.0783　降支　descending branch
一次引入示踪剂后，体内各脏器示踪剂代谢曲线的下降段。代表体内示踪剂排出(稀释)的过程。

03.0784　绝对值　absolute value
生物医学中不与其他量参比，且有具体单位的直接表示被测对象的量值。通常包括正、负值。

03.0785　相对值　relative value
以一个数值作为参比，把另一数值转变为该参比数值有相对关系的量(如百分之几或几分之几)。计算相对值与参比值必须有相同属性和单位。

03.0786　比[率]　ratio
两个有联系的指标相除所得的商。常以百分

数或倍数表示，显示分子和分母之间的数量关系，是半定量分析的方式和结果之一。

03.0787　参数　parameter
生物学、物理学和化学中描述总体特征的数字度量。或数学公式中有一定数值的数字，改变这些参数可以改变公式所描述的对象的点、线等的形态或位置。

03.0788　常数　constant
描述事物性状、关系的表达时一个数值不变的量。与之相反的是变量。

03.0789　房室　compartment
又称"代谢库(metabolic pool)"，房室模型中设定的某种物质的分布和平衡的功能空间或单元。与解剖结构有关但不同于解剖结构；如某物质在几个解剖部位中交换迅速，且运动规律基本相同，对该物质来说这几个解剖部位属同一房室；如果运动规律不同，即使同一解剖结构也不属于同一房室。

03.0790　房室模型　compartment model
按药物转运动力学特征划分的、有输入输出相互作用的若干功能单元(如一房室、二房室、三房室模型等)的系统分析模型。① 用于分析计算药物在体内各个转运环节的速率常数；② 用于物质在人(或动物)体内不同的间隔或空间的分布和交换的示踪动力学分析。

03.0791　一房室模型　one compartment model
又称"单室模型"。从示踪动力学的角度将机体看成一个动力学单元的数学模型。适用于表达示踪物质在独立单元内分布(如血液、体液和各器官组织)并达成动态平衡的情况。

03.0792　二房室模型　two compartment model
示踪物在一个单元内迅速达到平衡，而另一

单元转运速率过程不同的数学模型。如示踪剂进入血液并从血液进入组织器官的过程。前者被归并为中央室，后者则归并成为外周室。

03.0793 三房室模型 three compartment model
有些系统中央室和外周室的转运速率在不同解剖部位有较明显差异，从代谢角度把外周室划分成浅外室和深外室的示踪动力学模型。理论上可以提高计算精度，但房室数目过大没有实际意义。因此，一般以三房室代表多房室模型。

03.0794 通道 channel
示踪动力学中物质不断进入和离开房室的途径。有的房室模型中进入和离开房室的通道可能不止一条。

03.0795 非房室模型 non-compartmental model
又称"随机模型(stochastic model)"。示踪动力学数学模型。整个系统被看成一个"黑箱"，而不设定系统内的具体结构单元(房室和通路)；适用于现有知识不足以设定房室模型，或标本采集不能满足房室模型分析要求的示踪动力学分析；能得到的动力学参数较少。

03.0796 闭合型房室 closed compartment
仅有单方向通道或某种物质仅在某单元内完成合成、分解过程，而很少与单元外进行交换的房室模型。

03.0797 开放型房室 open compartment
物质的房室包含双向性通道，既有物质进入，也有物质离开的房室模型。

03.0798 稳态系统 steady state system
系统或房室的物质总输入与总输出速率基本相等，系统中物质的总量和各房室的量保持相对稳定的状态。

03.0799 非稳态系统 non-steady state system
系统或房室的物质总输入与总输出速率不相等，库大小或通道转运速率也不断变化的状态。如生长、衰老、疾病等时系统内物质的总量或某房室的大小可能发生的变化。

03.0800 绝对速率 absolute rate
单位时间内进入或离开房室的绝对量。缩写符号 F。单位 mmol/h、mg/h 或其派生单位。

03.0801 更新速率 turnover rate, update speed
单位时间内房室中某物质更新的量。只在房室处于动态平衡，总输入速率和总输出速率相等时才有意义。

03.0802 输入速率 input rate
单位时间内进入某房室的物质量。如果不止一条输入途径，则是各途径相加的总量。

03.0803 输出速率 output rate
单位时间内离开某房室的物质量。如不止一条输出途径，则是指各途径相加的总量。

03.0804 产生速率 production rate
单位时间内某系统或房室由原料转变或从系统外获取的某物质的总量。

03.0805 排除速率 disposal rate
单位时间内某系统或房室以分解代谢或以原形式排出的某物质的总量。

03.0806 血浆清除率 plasma clearance rate
单位时间内血浆房室中通过分解代谢或直接排除的物质相当于单位体积血浆中所含该物质总量(单位血浆体积/时间)的比率。

03.0807 速率常数 rate constant
参加反应的物质处于单位浓度时的反应速率，与浓度无关。符号"k"。有输入速率常数、产生速率常数等。k 与反应库的积(单位为 mmol 或 mol)即为各种速率。

03.0808 更新时间 turnover time
某房室中物质全部由新进入或合成的物质取代(即更新量相当于库容量)所需的时间。

03.0809 半更新时间 half turnover time
物质在房室中更新的量相当于 1/2 库容量所需时间。

03.0810 单次瞬时注入示踪剂 transient influx of tracer in a single dose
将示踪剂一次全部引入血浆的方式。其血浆浓度随时间而下降,时相曲线下面积主要取决于其清除速率。

03.0811 曲线拟合 curve fitting
通过某种算法从某两个变量的多对试验数据 (x, y) 中求出一个反映因变量 y 与自变量 x 关系的近似函数的过程。

03.0812 时间−活度曲线 time-activity curve, TAC
又称"时间−放射性曲线"。以时间为横坐标,以感兴趣区内放射性活度值为纵坐标绘制的曲线。用于观察体内某一部位的示踪剂随时间的变化并求测多种参数指标,反映脏器或组织的功能状态。

03.0813 比活度时相曲线 time course of specific activity
以时间为横坐标、标记物及其各种转化产物的比活度为纵坐标作图所得的曲线。通常用于表达一次快速引入标记物后的结果;原标记物和各代谢产物比活度随时间的变化不相同,必须分别测定。

03.0814 指数曲线 exponential curve
原物质的变化仅和当时该物质浓度呈正比的动力学模式。表达式:$A_t = A_0 \times e^{-\lambda t}$。生物体内

很多代谢和排泄过程属一级动力学过程。

03.0815 双指数曲线 bi-exponential curve
两条指数曲线相加得到的曲线。表达式:$A_t = A_{01} \times e^{-\lambda_1 t} + A_{02} \times e^{-\lambda_2 t}$。示踪动力学中二房室模型的主要特征。在半对数坐标上作图,利用剥谱法处理,可得到代表两室的两条指数曲线。各参数由两室各自的代谢特征共同决定。

03.0816 剥谱法 curve peeling
示踪动力学中常用的从多指数曲线中求解动力学参数的方法。在半对数坐标纸上先将曲线后段的直线部分线性回归反推到 $t = 0$,从原始曲线上减去反推直线后重复反推,依次类推至减出曲线为直线为止;本质上是将曲线还原成组成该曲线的多条直线;各直线的斜率和截距代表相应房室的功能参数。

03.0817 残数法 residual method
在多参数体系中剥除一个参数后剩值代表其他参数的分析方法。在不同学科领域有不同含义。在示踪动力学中等同于剥谱法。

03.0818 参入试验 incorporation test
曾称"掺入试验"。将放射性核素标记于前体物质引入生物体内,对该标记物及其转变产物和中间物进行定性和定量分析,研究其相互间的关系及相互转化条件的方法。

03.0819 参入率 incorporation rate
参入试验前身物质分子转变为中间物或产物分子的百分率或分数。

03.0820 相对比活度 relative specific activity
产物或中间物的比活度与前身物质比活度之比,或产物比活度和中间物比活度之比。观察时须选择合适的时间,或连续观察。

03.0821 猝灭校正 quench correction
在液体闪烁计数法中,采取适当办法求出样

品的探测效率(E),然后以该样品的计数率(cpm)除以 E 求得其衰变率(dpm),对猝灭影响进行修正,使不同样品的测量结果之间具有可比性的校正方法。

04. 临床核医学

04.01　肿瘤核医学

04.01.01　肿瘤学基础

04.0001　肿瘤　tumor
机体在各种致瘤因子作用下,细胞遗传物质发生改变、基因表达失常,细胞异常增殖而形成的非正常组织。根据肿瘤细胞正常生长调节功能、自主或相对自主生长能力、脱离致瘤环境后继续生长特征的存在与否,分为良性、恶性两大类。

04.0002　良性肿瘤　benign tumor
在正常组织基础上生长,与正常组织结构、功能有联系,无浸润和转移能力的肿瘤。

04.0003　恶性肿瘤　malignant tumor
与起源组织异化、不受机体控制、无节制增殖、有浸润正常组织和向病灶外转移能力的肿瘤。

04.0004　交界性肿瘤　borderline tumor, intermediate tumor
组织形态和生物学行为介于良性和恶性之间,即有良性肿瘤的形态学特征、但又具有一定局部侵袭性和偶发转移特点的肿瘤。

04.0005　癌症　cancer
泛指一切恶性肿瘤。包括癌和肉瘤。

04.0006　癌　carcinoma
上皮源性恶性肿瘤。如鳞状细胞癌、腺癌、囊腺癌、尿路上皮癌、基底细胞癌等。

04.0007　肉瘤　sarcoma
起源于间叶组织如纤维、脂肪、平滑肌、横纹肌、脉管、间皮、滑膜、骨、软骨等组织的恶性肿瘤。

04.0008　混合瘤　mixed tumor
由多种类型细胞结合所形成的肿瘤。良恶性均有。如唾液腺多形性腺瘤、子宫恶性中胚叶混合瘤。

04.0009　癌肉瘤　carcinosarcoma
由癌和肉瘤两类成分组成的恶性肿瘤。

04.0010　迷离瘤　choristoma
又称"迷芽瘤"。胚胎发育过程中,某些组织异位到其他部位增生所致的肿块。多为良性,但部分易发生恶性病变。

04.0011　母细胞瘤　blastoma
起源于器官胚基组织的恶性肿瘤。如源于视网膜胚基的视网膜母细胞瘤。偶指起自某些幼稚细胞的良性肿瘤,如脂肪母细胞瘤。

04.0012　上皮瘤　epithelioma
来源于上皮组织的良性肿瘤。如皮肤基底细胞上皮瘤。

04.0013　乳头状瘤　papilloma
组织学上呈乳头状结构的肿瘤。如乳头状鳞

癌、乳头状腺癌。

04.0014 碰撞瘤 collision tumor
由两种不同的肿瘤发生在同一部位而形成的肿瘤。如肝细胞癌伴发胆管癌。

04.0015 鳞状细胞癌 squamous cell carcinoma
简称"鳞癌"。鳞状上皮来源的恶性肿瘤。好发在鳞状上皮被覆的部分，如皮肤、口腔、唇、食管、喉等处。分化好的鳞癌可见角化珠，细胞间可见细胞间桥；分化差的鳞癌无角化现象。

04.0016 腺癌 adenocarcinoma
由腺上皮起源的恶性肿瘤。组织学上具有腺上皮结构特点，可形成腺泡或乳头形态，分化好的腺泡内有黏液。

04.0017 腺管样癌 glandular duct carcinoma
由腺上皮起源的恶性肿瘤。癌灶中的腺上皮形成腺管样结构。

04.0018 透明细胞腺癌 clear cell adenocarcinoma
起源于上皮的恶性肿瘤。癌细胞体积大、多角形边缘、核小而均匀、染色深，胞质中含大量糖原和脂质在制片时被溶解造成胞质透明表现。

04.0019 间变性肿瘤 anaplastic tumor
细胞异型性非常显著的未分化肿瘤。如未分化甲状腺癌。

04.0020 纤维肉瘤 fibrosarcoma
起源于间质，含大量成纤维细胞和胶原纤维成分的恶性肿瘤。

04.0021 间叶瘤 mesenchymoma
由纤维组织以外两种或两种以上间叶成分（如脂肪、平滑肌、骨和软骨等）形成的肿瘤。

04.0022 间质肿瘤 stromal tumor
一类起源于间质组织的肿瘤。消化道最常见，恶性程度不一。

04.0023 畸胎瘤 teratoma
由已分化的来自三个胚层的组织和未分化细胞杂乱聚集成的真性肿瘤。有良性和恶性之分。发生部位与胚胎期体腔的中线前轴或中线旁区紧密相连。好发于骶尾部、纵隔、腹膜后及卵巢、睾丸等部位，偶见于颅内、颈部及消化道等处。

04.0024 神经内分泌肿瘤 neuroendocrine tumor
起源于神经内分泌细胞的肿瘤。

04.0025 类癌 carcinoid
又称"类癌瘤（carcinoid tumor）""嗜银细胞癌（argentaffinoma）"。一组发生于胃肠道和其他器官嗜铬细胞的新生物，其临床、组织化学和生化特征可因其发生部位不同而异。

04.0026 类癌综合征 carcinoid syndrome
类癌产生的生物活性胺所致的一系列症状组合。包括 5-羟色胺致腹痛腹泻、其他几种胺类致脸部潮红、支气管痉挛、心脏瓣膜病损等。

04.0027 实体瘤 solid tumor
原发病灶细胞和基质成分较丰富，具有一定形状、可评估大小的肿瘤。

04.0028 囊腺癌 cystadenocarcinoma
形态结构似囊样生长、壁为癌组织的一类腺癌。

04.0029 瘤样病变 tumor-like lesion
非肿瘤性增生所形成的瘤样肿块。如炎性假瘤、瘢痕疙瘩、骨化性肌炎、结节性肝细胞增生等；影像学上与肿瘤鉴别有一定难度。

04.0030　囊肿　cyst
衬覆上皮、充满液体的肿块。分肿瘤性、先天性、寄生虫性、潴留性或种植性。

04.0031　假性囊肿　pseudocyst
组织器官内形成的但内壁无上皮衬覆的囊样结构。多发生于炎症、坏死后。

04.0032　错构瘤　hamartoma
正常器官固有组织的两种或两种以上细胞错误组合、排列所导致的类瘤样畸形。如肾脏血管平滑肌脂肪瘤、肺错构瘤。

04.0033　原发性肿瘤　primary tumor
在起源组织所在脏器首先发生、并在局部生长的肿瘤。

04.0034　继发[性肿]瘤　secondary tumor
又称"转移癌（metastatic carcinoma）"。机体某组织、器官内源于其他脏器经血液、淋巴或直接侵犯、种植而形成的恶性肿瘤。

04.0035　第二原发性肿瘤　second primary tumor
诊疗或随访过程中，在原发性肿瘤部位或其他脏器新发现与原发性肿瘤不同源的肿瘤。

04.0036　癌前病变　precancerous lesion
恶性肿瘤发生前的一个特殊阶段。当致癌因素持续存在情况下可变成恶性肿瘤。

04.0037　癌前疾病　precancerous disease
有可能变成恶性肿瘤的一种独立疾病。如慢性溃疡、着色性干皮病等。

04.0038　癌基因　oncogene
自身突变可以引发细胞发生恶性转化的基因。其活化是细胞恶变的重要条件之一。

04.0039　抑癌基因　anticancer gene
一类编码对肿瘤形成起阻抑作用的蛋白质。正常情况下负责抑制细胞过度生长、增殖或调控细胞程序化死亡，从而抑制肿瘤形成。这种基因纯合缺失或突变失活，是细胞恶性转化的必要条件之一。

04.0040　基因型　genotype
病变组织或细胞内基因组成的总和。或控制某一性状的基因组合信息。具有同样基因型的生物体的基因结构相同。

04.0041　表型　phenotype
生物体可观察到的结构和功能特性的总和。为基因型与环境相互作用的结果。

04.0042　基因表达　gene expression
把储存在 DNA 序列中的遗传信息经过转录和翻译，合成具有生物活性的蛋白质分子，形成可观测到生物表型的过程。

04.0043　家族性疾病　familial disease
通过特定遗传物质传代，在同一家族内高发的疾病。

04.0044　散发性疾病　sporadic disease
无特定遗传物质传代，家族成员中无高发特征的疾病。

04.0045　多源性疾病　multiple original disease
由多个组织或器官来源形成的疾病。

04.0046　单发　solitary, single lesion
发病器官内只有一个病灶的现象。

04.0047　多发　multiple lesion
同一组织或器官内发生多个相似病灶的现象。

04.0048　诱发　induction
通过物理、化学或生物因素活化体内潜伏性病原导致发病的过程。

04.0049 间变 anaplasia
组织细胞失去原有的分化特征,呈现相当于未分化状态的变化。

04.0050 化生 metaplasia
正常细胞中的储备细胞转变为另一种分化成熟细胞的过程。在此基础上,细胞发生异形增生时可能进展为恶性肿瘤。

04.0051 瘤形成 neoplasia
肿瘤从正常组织经一系列改变逐渐形成的过程。

04.0052 增生 hyperplasia
又称"过度增生"。在一定因素刺激下,组织内正常细胞数目异常增多的现象。其细胞形态无异型性,刺激因素去除后可以恢复到常态。

04.0053 增殖 proliferation
细胞通过有丝分裂产生子代细胞的过程。无序、不受控增殖是恶性肿瘤组织的特征表现之一。

04.0054 异型增生 dysplasia
又称"不典型增生"。多种组织或细胞数量增加、形态结构异常改变为特征的增殖。通常被视为癌前期病变。

04.0055 肿瘤体积倍增时间 doubling time of tumor volume
肿瘤体积或细胞数目增加 1 倍的时间。

04.0056 [细胞]凋亡 apoptosis
细胞在内源和外源信号诱导下,启动一系列分子机制,按一定程序自发死亡的过程。其病理生理特征包括染色质凝聚和外周化、细胞质减少、核片段化、细胞质致密化、形成细胞凋亡体,最终被其他细胞吞入,不发生炎症。

04.0057 分化 differentiation
发育过程中,原始的幼稚细胞在结构和功能上发生差异、获得并保持特化特征而演变为成熟细胞、组织和器官的过程。

04.0058 高分化 well differentiation
病理学肿瘤组织学分级中最好的一种形态。肿瘤细胞或多或少保留正常细胞分化甚至功能特点。瘤细胞分化越接近正常细胞,则越成熟,高分化程度越高。

04.0059 低分化 poorly differentiation
病理学肿瘤组织学分级中等的形态。癌细胞分化程度低,可以确定来源组织,但呈不成熟形态。

04.0060 中分化 moderate differentiation
病理学肿瘤组织学分级中介于高、低分化之间的形态。

04.0061 未分化 undifferentiation
病理学肿瘤组织学分级过程中,因癌细胞分化太差以至于无法确定来源组织,或分化方向的状态。

04.0062 去分化 dedifferentiation
又称"脱分化"。病理学肿瘤组织学分级过程中,分化好的组织失去原有分化结构和功能,丧失继续成熟能力,成为分化差的成分的现象。

04.0063 再分化 redifferentiation
病理学肿瘤组织学分级过程中,分化差的肿瘤细胞向较高分化方向发展的情况。

04.0064 浸润 invasion, infiltration
肿瘤组织侵犯和破坏相邻组织或其他组织结构的异常现象。

04.0065 侵袭性 invasive, aggressive

描述肿瘤细胞从原发部位向周围组织直接蔓延、破坏邻近正常细胞和器官特征的现象。常作为描述肿瘤恶性程度的前辍词。

04.0066　基质　stroma
细胞或组织之间的胶状物质。主要成分为胶原和蛋白聚糖等。功能是支持细胞和组织结构、包括提供组织和血流、体液间的交换与沟通。

04.0067　肿瘤血管　tumor vessel
肿瘤细胞及其基质释放趋化因子诱导原有微血管基础上的新生毛细血管。具有动脉化、形成动静脉短路和促进代谢物质交换的不正常通透性等特征。

04.0068　糖酵解　glycolysis
葡萄糖或糖原在一系列特异酶的催化下，降解为丙酮酸或乳酸的过程。不需要氧气，但生成的腺苷三磷酸较少。

04.0069　血管生成　angiogenesis
在组织因子或细胞因子诱导下，从原有血管或从骨髓来源细胞发展出一套新的血流供应系统的过程。

04.0070　循环肿瘤细胞　circulating tumor cell, CTC
脱离原发灶、进入血循环的肿瘤细胞。可形成肿瘤远隔播散。通过检测此类细胞，可能早期诊断转移、预测预后、评估疗效。

04.0071　转移　metastasis
恶性肿瘤细胞脱离原发肿块，通过各种方式到达继发组织或器官后继续增殖、生长，形成与原发肿瘤相同性质继发性肿瘤的过程。方式包括直接蔓延、淋巴或血行转移及种植三大类。

04.01.02　临床常见肿瘤

04.0072　颅内肿瘤　intracranial tumor
发生于颅内器官组织的肿瘤。包括来源于颅内器官、组织的肿瘤，原发性脑肿瘤和经血行进入颅内的转移瘤。

04.0073　胶质瘤　glioma
起源于白质内神经胶质细胞的肿瘤。沿神经间隙生长而界限不清；可呈囊性表现、造成局部脑水肿、占位效应，高恶性肿瘤可横跨脑中线；组织学上分 I ～IV 级，其中 III 级以上为恶性。

04.0074　少突胶质瘤　oligodendroglioma
从少突胶质细胞发生的肿瘤。多发生在大脑的浅部，生长缓慢，界限不清，富于圆形和具有蜂窝状特征的细胞。

04.0075　星形细胞瘤　astrocytoma
由星形胶质细胞组成的胶质瘤。男性多见，可发生于中枢神经系统的任何部位，以大脑额叶和颞叶多见。

04.0076　蝶鞍区肿瘤　sella region tumor
发生在蝶鞍区的肿瘤。可分为鞍内、鞍上、鞍旁、鞍后及鞍下肿瘤。包括垂体腺瘤、垂体腺癌、颅咽管瘤。

04.0077　室管膜[肿]瘤　ependymocytoma
源于脑室与脊髓中央管的室管膜细胞或脑内白质室管膜细胞巢的中枢神经系统肿瘤。多见于儿童及青年，男多于女。

04.0078　松果体肿瘤　pineal body tumor
发生于松果体区、包含有松果体细胞(大圆形或多角形，染色深，核大而呈圆形，多聚成团状)和小细胞(胞质少，核小而深染，多见于中小血管的周围）两种细胞的恶性腺瘤。

04.0079　垂体腺瘤　pituitary adenoma
发生于脑腺垂体的良性腺瘤。占颅内肿瘤的10%。按大小分为0～Ⅳ级，大小与良恶性相关。其中75%有内分泌功能，包括泌乳素、生长激素、促肾上腺皮质激素和促甲状腺激素几类。

04.0080　脑膜瘤　meningioma
起源于蛛网膜颗粒，常附着于硬脑膜及静脉窦旁的肿瘤。多为良性，细胞高度分化，包膜完整，少数有异质化倾向；好发于大脑凸面、颅底等部位，发病率占颅内肿瘤的13%～18%，居第2位。

04.0081　头颈部肿瘤　head and neck tumor
发生于头颈部（脑除外）的肿瘤。多为鳞癌。因具有生物学、治疗与评估方面的共同性，故常作为一类肿瘤考虑。

04.0082　鼻咽癌　nasopharyngeal carcinoma
发生于鼻咽黏膜的恶性肿瘤。多数为鳞状上皮癌。易发生淋巴结转移。

04.0083　唇癌　lip cancer, cheilocarcinoma
发生于唇部的恶性肿瘤。常发生于红唇（黏膜）与皮肤交界处，多为鳞癌。

04.0084　舌癌　carcinoma of tongue
发生于舌部的恶性肿瘤。多数为鳞癌，在舌前2/3部位，腺癌较少见，多位于舌根部，常为溃疡型或浸润型。一般恶性程度较高，生长快，浸润性较强，常波及舌肌，致使舌运动受限，使说话、进食及吞咽均发生困难。

04.0085　口腔鳞状细胞癌　oral squamous carcinoma
起源于口腔鳞状上皮细胞的恶性肿瘤。

04.0086　口咽癌　oropharyngeal carcinoma
发生于软腭、腭扁桃体、舌根、会厌周围及咽壁等部位的恶性肿瘤。

04.0087　基底细胞癌　basal cell carcinoma
源于表皮基底细胞或毛囊外根鞘的上皮性低度恶性肿瘤。

04.0088　腮腺混合瘤　mixed tumor of parotid
又称"多形性腺瘤"。源于上皮的常见良性肿瘤。除腮腺组织外，多混有纤维、黏液和软骨样其他组织成分。多发于腮腺，少数于颌下腺。

04.0089　沃辛瘤　Warthin tumor
又称"腺淋巴瘤（adenolymphoma）""淋巴囊腺瘤（cystadenolymphoma）"。由上皮和淋巴样成分构成的良性肿瘤。主要位于腮腺，可多发，与吸烟有关，腮腺第二常见肿瘤。为避免与恶性淋巴瘤与淋巴腺瘤混淆，通常不使用这个术语的又称。

04.0090　唾[液]腺癌　salivary adenocarcinoma
发生于唾液腺的恶性肿瘤。发生于腮腺者少，颌下腺与舌下腺发生率较高。

04.0091　喉癌　laryngocarcinoma, laryngeal cancer
来源于喉黏膜上皮组织的恶性肿瘤。最常见的为鳞状细胞癌，多见于中老年男性。

04.0092　大汗腺癌　apocrine carcinoma
发生于大汗腺分布区，包括腋窝、眼睑和外听道等部位的癌。中等度或分化差的大汗腺癌，难以识别其来源。

04.0093　甲状腺[肿]瘤　thyroid tumor
发生于甲状腺的肿瘤。其中绝大多数为良性

病变，少数为癌，肉瘤、恶性淋巴瘤等。

04.0094 甲状腺滤泡状癌 follicular carcinoma of thyroid
起源于甲状腺滤泡上皮细胞、以滤泡结构为主要组织特征的一种分化好的甲状腺癌。占甲状腺癌总数的 10%～15%。

04.0095 甲状腺乳头状癌 papillary carcinoma of thyroid
起源于甲状腺上皮、以乳头形态为特征的一种分化较好的甲状腺癌。占甲状腺癌总数的 50%～70%。多见于年轻女性，淋巴转移较常见，预后较好。

04.0096 甲状腺髓样癌 medullary carcinoma of thyroid
起源于甲状腺滤泡旁细胞(C 细胞)的恶性肿瘤。分化差，排列成大的片状，无腺样结构，间质少，淋巴浆细胞浸润明显，预后不良。

04.0097 甲状旁腺腺瘤 adenoma of parathyroid
发生于甲状旁腺组织的良性肿瘤。单发灶多见，常伴有甲状旁腺功能亢进。

04.0098 肺癌 lung cancer
起源于肺内组织的恶性肿瘤。包括支气管、肺泡、神经内分泌组织起源的肿瘤。如鳞癌、腺癌、肺泡癌、小细胞肺癌、大细胞肺癌等。

04.0099 肺结节 pulmonary nodule
肺部 X 射线片或计算机体层摄影成像时发现的高于肺密度、有不同形状和边缘的小肿物。直径一般小于 3 cm。

04.0100 孤立性肺结节 solitary pulmonary nodule, SPN
肺组织包绕的局限性圆形或卵圆形单发高密度影。直径小于 3 cm。

04.0101 肺肿块 pulmonary mass
直径大于等于 3 cm 的肺内类圆形实质病灶。

04.0102 中心型肺癌 central lung cancer
位于肺段支气管水平以上的肺癌。影像学上靠近肺门和纵隔；以小细胞肺癌、鳞癌多见。

04.0103 周围型肺癌 peripheral lung cancer
位于三级支气管以下、呼吸性细支气管以上的肺癌。以腺癌、鳞癌多见。

04.0104 小细胞肺癌 small cell lung cancer, SCLC
由小类圆形细胞组成的肺癌类型。包括燕麦细胞型、中间细胞型、复合燕麦细胞型。在肺癌中所占的比例为 20%～25%；有神经内分泌肿瘤的特点。小细胞肺癌发展快，对化疗响应率高，但恶性程度高复发、转移早，易侵犯血管，发生肺外转移。

04.0105 非小细胞肺癌 non-small cell lung cancer, NSCLC
组织学上小细胞型肺癌之外的原发肺癌。包括鳞癌、腺癌、大细胞癌、鳞腺癌(或腺鳞癌)；与小细胞癌相比其癌细胞生长分裂较慢，扩散转移相对较晚。

04.0106 大细胞肺癌 large cell lung cancer, LCLC
非小细胞肺癌的一种。细胞较大，但大小不一，常呈多角形或不规则形，呈实性巢状排列，常见大片出血性坏死，对放、化疗不敏感，恶性程度较高。

04.0107 肺鳞状细胞癌 squamous cell lung cancer
肺癌最常见的组织学类型。发生在肺(支气

管）的上皮性肿瘤。恶性程度高，镜下多见细胞角化和/或细胞间桥。

04.0108 肺黏液型腺癌 mucous adenocarci-noma of lung
起源于较小支气管黏膜黏液分泌上皮细胞的肺癌。大多数病灶位于肺的周围部分，呈球形肿块，靠近胸膜；细胞分化较好，含黏液。

04.0109 肺腺癌 lung adenocarcinoma
起源于支气管黏膜分泌黏液的上皮细胞的腺癌。大多数腺癌位于肺的周围部分，呈球形肿块，靠近胸膜。

04.0110 细支气管肺泡癌 bronchioloalveolar carcinoma, BAC
发生于细支气管肺泡水平肺腺癌亚型。没有基质、血管或胸膜侵犯。好发生于肺的外围部，肿瘤发展速度差别较大。

04.0111 肺腺鳞癌 squamous adenocarcinoma of lung
既有腺癌成分又有鳞癌成分的肺癌。

04.0112 肺[上]沟瘤 pulmonary sulcus tumor
发生在肺上叶顶部的肺癌。可以侵入纵隔和压迫位于胸廓上口的器官或组织，产生颈交感神经综合征。

04.0113 肺类癌 lung carcinoid
起源于支气管黏膜中的嗜银细胞（K细胞）的恶性神经内分泌肿瘤。

04.0114 肺转移癌 lung metastasis
由其他器官恶性肿瘤血行播散、淋巴道转移或邻近器官直接侵犯等途径转移至肺内形成的肿瘤。多为大小不等圆形结节或肿块。

04.0115 纵隔肿瘤 mediastinal tumor

一组起源于纵隔内不同组织的肿瘤。良性者居多。包括胸腺瘤、胸内甲状腺肿、支气管囊肿、皮样囊肿、畸胎瘤、淋巴肉瘤、恶性淋巴瘤、心包囊肿、脂肪瘤、神经源性肿瘤、食管囊肿等。

04.0116 胸腺癌 thymus cancer
源自胸腺上皮细胞的恶性肿瘤。以鳞状细胞癌和未分化癌多见。好发于前上纵隔胸腺床部位。

04.0117 恶性间皮瘤 malignant mesothelioma
起源于胸膜、腹膜和心包腔的被覆间皮细胞的高度侵袭性肿瘤。较罕见。常伴相应体腔积液和腔壁瘤结节。恶性胸膜间皮瘤为最常见类型，约占所有恶性间皮瘤70%。

04.0118 胃癌 gastric cancer
发生于胃壁的肿瘤。多为上皮组织来源，如腺癌、鳞状细胞癌、腺鳞癌、类癌、小细胞癌等。少数源于间质组织，如平滑肌肉瘤、淋巴瘤和间质瘤。

04.0119 印戒细胞癌 signet ring cell carcinoma
胃肠道腺上皮起源的恶性肿瘤。多见于年轻患者，肿瘤呈弥漫性生长、浸润，癌细胞多呈中小圆形，胞质内充满黏液，核偏于一侧呈"戒指"状。

04.0120 食管癌 esophageal cancer
起源于食管上皮的恶性肿瘤。多为鳞癌，少数为腺或腺鳞癌；恶性度高，易复发，预后较差。

04.0121 胃肠道间质瘤 gastrointestinal stroma tumor, GIST
一类起源于胃肠道间叶组织的肿瘤。由于特异的酪氨酸激酶受体（c-kit）或血小板转化生长因子（PDGFRA）突变而引起；多由梭形细胞、上皮样细胞组成，细胞分化抗原（CD117）

阳性；恶性程度不一。

04.0122 结肠癌 colon cancer
起源于结肠黏膜上皮的常见的消化道恶性肿瘤。腺癌多见；发病率占胃肠肿瘤的第3位。

04.0123 直肠癌 rectal cancer
发生于乙状结肠直肠交界处至齿状线的常见恶性肿瘤。发病率高，在胃肠道恶性肿瘤中仅次于胃癌。

04.0124 杜克分期 Dukes's staging
基于杜克(Dukes)观点的大肠癌分期方法。病灶限于肠壁者为 A 期，侵及肠壁外为 B 期，有淋巴结转移为 C 期，远处脏器或淋巴结转移者为 D 期。

04.0125 肝细胞肝癌 hepatocellular carcinoma, HCC
由肝实质细胞(多角细胞)起源的肝癌。多在严重化学损伤、肝性病毒性肝炎长期迁延后演变而来。

04.0126 胆管细胞癌 cholangiocellular carcinoma
发生于肝内胆管(左、右肝管及肝内分支)的恶性肿瘤。属原发性肝癌的一种。

04.0127 胆囊癌 cancer of gallbladder
原发于胆囊壁的恶性肿瘤。多发生在胆囊体部，分为腺癌、鳞癌、黏液癌和未分化癌等。浸润型腺癌最为多见。恶性程度甚高，生长快，转移早且广泛，可直接浸润到邻近的肝脏、十二指肠、横结肠等组织，也可转移到胆囊管及肝门周围淋巴结，尚可通过血循环转移到肺、骨等处。

04.0128 肝内门脉支栓塞 portal vein-branch embolization, PVE
一种在超声引导下经皮介入治疗。主要用于阻断肝癌结节周边来自门脉的血供。

04.0129 肝转移癌 liver metastasis
又称"转移性肝癌"。来源于体内其他脏器的恶性肿瘤转移至肝脏内生成的肿瘤。肝转移的常见来源是消化道肿瘤。

04.0130 胰腺癌 pancreatic cancer
发生于胰腺组织的恶性肿瘤。包括胰头癌、胰体尾部癌。90%为导管细胞癌，少数为黏液性囊腺癌和腺泡细胞癌。治疗响应不佳，易复发，预后不良。

04.0131 胰岛素瘤 insulinoma
起源于胰岛 B 细胞、引起内源性高胰岛素血症的肿瘤。占胰岛细胞肿瘤的 70%～75%。大多数为良性，恶性者占 10%～16%。

04.0132 胰高血糖素瘤 glucagonoma
起源于胰岛 A 细胞的肿瘤。肿瘤细胞分泌过量的胰高血糖素，临床上常表现为皮肤坏死性迁移性红斑，口角、唇、舌等部位的慢性炎症，指甲松动，外阴阴道炎，贫血，糖尿病等高血糖综合征。

04.0133 胃泌素瘤 gastrinoma
起源于非胰岛 B 细胞的肿瘤。具有分泌胃泌素功能，其临床表现为胃液、胃酸分泌过多，高胃泌素血症，多发、非典型部位难治性消化性溃疡和或腹泻等综合征。

04.0134 骨肉瘤 osteosarcoma
起源于成骨性间叶组织，以瘤细胞能直接形成骨样组织或骨质为特征的高度恶性的原发性骨肿瘤。多见于年轻患者，多发于骨骺生长活跃部位，如股骨下端、胫骨上端等。

04.0135 成骨肉瘤 osteoblastic sarcoma
起源于骨发生中心成骨细胞的一种恶性肿

瘤。产生骨样组织或未成熟骨组织为主要特征；恶性程度极高。

04.0136　恶性骨巨细胞瘤　malignant giant cell tumor of bone
起源于松质骨的恶性溶骨性肿瘤。细胞体形较大而得名。

04.0137　尤因肉瘤　Ewin's sarcoma
起源于骨髓间充质细胞的原发恶性骨肿瘤。多见于青少年，以男性略多见；好发于股骨、胫骨或腓骨、尺骨等处，恶性度高，发展快，病程短，早期即可广泛转移，预后不良。

04.0138　软骨瘤　chondroma
起源于软骨组织的良性骨肿瘤。发生在髓腔内的内生（髓腔性）软骨瘤最为常见。

04.0139　软骨肉瘤　chondrosarcoma
起源于软骨组织的恶性肿瘤。生长缓慢，多见于 30 岁以上的成人，好发部位为髂骨、长骨近端。

04.0140　软组织肉瘤　soft tissue sarcoma
起源于脂肪、筋膜、肌肉、纤维、淋巴及血管等软组织结构的恶性肿瘤。好发于肢体。包括恶性纤维组织细胞瘤、脂肪肉瘤、平滑肌肉瘤及未分化肉瘤、滑膜肉瘤及恶性周围神经鞘膜瘤，常转移到肺、肝等处。

04.0141　脂肪肉瘤　liposarcoma
起源于原始脂肪间叶组织的恶性肿瘤。常发生于大腿及腹膜后，亦可见于臀部腘窝其他部位的软组织；极少数原发于肝脏。

04.0142　滑膜肉瘤　synovial sarcoma
起源于关节、滑膜及腱鞘滑膜组织的恶性肿瘤。多见于四肢大关节，也可发生于前臂、大腿，腰背部的肌膜和筋膜部位。恶性程度较高。

04.0143　横纹肌肉瘤　rhabdomyosarcoma
起源于横纹肌细胞或向横纹肌细胞分化间叶细胞的恶性肿瘤。为儿童软组织肉瘤中最常见的一种，成人少见。

04.0144　平滑肌肉瘤　leiomyosarcoma
源于胃壁平滑肌、肠壁血管平滑肌、子宫平滑肌或肠壁黏膜肌的恶性间叶组织肿瘤。

04.0145　血管瘤　hemangioma
起源于中胚叶血管组织（一般为毛细血管）的良性肿瘤。由扩张、增生的血管内皮组织构成。多为先天性，极个别情况下可继发于血管损伤之后。分为海绵状血管瘤、毛细血管瘤、混合性血管瘤等多个类型。可发生于许多部位，无被膜，界限不清，在皮肤或黏膜可呈突起的鲜红肿块，在内脏多呈结节状。

04.0146　血管肉瘤　angiosarcoma
又称"恶性血管内皮瘤"。起源于血管内皮细胞或向血管内皮细胞方向分化的间叶细胞的恶性肿瘤。较少见。

04.0147　恶性神经鞘瘤　malignant neurilemmoma
又称"神经纤维肉瘤"。周围神经的多发性肿瘤样增生和神经鞘、神经纤维中结缔组织增生形成的肿瘤。多由显性基因引起的神经外胚叶异常导致。

04.0148　恶性纤维组织细胞瘤　malignant fibrous histiocytoma
由原始组织细胞和原始间叶细胞恶性分化形成的多形性肿瘤。常见于下肢、上肢深部软组织、腹膜后，也可见于内脏器官；好发于老年人，恶性度较高。

04.0149　多发骨髓瘤　multiple myeloma, MM
简称"骨髓瘤（myeloma）"。起源于骨髓中浆细胞的恶性肿瘤。好发于老年人，有多中心倾向。常造成血中免疫蛋白谱异常改变、免疫力低下和血象改变。恶性程度高，治疗响应差。

04.0150 白血病 leukemia
造血系统的恶性肿瘤。主要特点为异常白细胞及其幼稚细胞（白血病细胞）在骨髓或其他造血组织中异常增生，血细胞出现质和量的异常。临床上表现为不同程度的贫血、出血、发热及肝、脾、淋巴结肿大。可浸润各种组织，产生相应的临床表现和多种亚型。

04.0151 淋巴管瘤 lymphangioma
由内皮细胞增生伴扩张的淋巴管和结缔组织构成的先天性良性肿瘤。内含淋巴液、淋巴细胞或混有血液。

04.0152 淋巴管肉瘤 lymphangiosarcoma
起源于淋巴管组织的肉瘤。极为罕见，几乎均发生在慢性淋巴性水肿的基础上，绝大多数位于上肢，常与乳癌根治术后继发的上肢长期慢性淋巴水肿有关。

04.0153 淋巴瘤 lymphoma
起源于造血和淋巴组织中的淋巴细胞的恶性肿瘤。分为霍奇金淋巴瘤（HD）和非霍奇金淋巴瘤（NHL）两大类。累及淋巴结和/或结外组织。

04.0154 霍奇金淋巴瘤 Hodgkin's lymphoma
又称"霍奇金病（Hodgkin's disease, HD）"。恶性淋巴瘤的一个独特类型。病理学以里-施细胞（Reed-Sternberg cell）及其变异细胞为特征。多始于一组淋巴结，然后扩散到其他淋巴结或结外器官；疾病相对单一，预后相对较好。

04.0155 非霍奇金淋巴瘤 non-Hodgkin lymphoma, NHL
起源于恶变淋巴细胞增殖的一组恶性淋巴瘤。可始发于结外组织和淋巴器官；病理见不同转化、发育阶段的T、B或非T非B淋巴细胞，具有较高异质性；亚型多，恶性程度不一。

04.0156 淋巴上皮癌 lymphoepithelioma-like carcinoma
发生在上皮部位，主要由巢状或岛状的未分化癌细胞组成并伴显著的淋巴细胞浸润的肿瘤。多见于鼻咽、宫颈癌。

04.0157 乳腺癌 breast cancer
乳腺导管上皮细胞在各种内外致癌因素的作用下异常增生后恶性变形成的肿瘤。女性最常见的恶性肿瘤之一。临床以乳腺肿块为主要临床表现，侵袭性高，病程进展相对缓慢。

04.0158 乳腺纤维腺瘤 breast fibroadenoma
发生于乳腺小叶内纤维组织和腺上皮的混合性瘤。乳房良性肿瘤中最常见的一种。

04.0159 浸润性导管癌 invasive ductal carcinoma, infiltrating ductal carcinoma
乳腺恶性肿瘤的一种。占乳腺癌总发病数的75%～80%。导管内少量癌细胞突破基底膜向间质浸润；肿瘤大小、形状、硬度等变化范围大，瘤内常有钙化，癌周有炎细胞浸润。

04.0160 浸润性小叶癌 invasive lobular carcinoma, infiltrating lobular carcinoma
乳腺恶性肿瘤的一种。癌细胞突破末梢乳管或腺泡基底膜，向间质浸润，但仍局限于小叶内。

04.0161 小叶原位癌 lobular carinoma *in situ*
来自乳腺小叶终末导管及腺泡的恶性肿瘤。癌细胞局限于管泡内，未穿破其基底膜，小叶结构存在。

04.0162 导管内癌 intraductal carcinoma
导管内上皮细胞异常增生、癌变，但未超出周围基底膜的病变。

04.0163 导管内乳头状瘤 intraductal papillary tumor
发生于乳腺导管上皮的良性乳头状瘤。

04.0164 妇科肿瘤 gynecologic tumor
发生于育龄女性生殖系统的肿瘤。良性肿瘤以子宫肌瘤最常见；恶性肿瘤以宫颈癌、宫颈癌前病变、子宫内膜癌、卵巢癌、畸胎瘤最常见。

04.0165 滋养细胞肿瘤 trophoblast tumor, trophoblastic tumor
以滋养细胞异型增生为特征的一组肿瘤性疾病。妊娠流产或正常产后的妇科常见疾病。

04.0166 卵巢癌 ovarian cancer
发生于卵巢的恶性肿瘤。分原发、继发和转移性三种。原发者多为腺癌、乳头状癌、腺样癌等；继发者多由卵巢囊肿或其他卵巢肿瘤恶变而致；转移癌则由其他组织、器官癌肿转移到卵巢所致。转移早、易复发、预后差。发病率仅次于子宫颈癌和子宫体癌而列居妇科肿瘤第3位。

04.0167 浆液性囊腺癌 serous cystadenocarcinoma
为卵巢上皮性恶性肿瘤中最常见的类型。约半数累及双侧。可以形成包裹浆液的囊实性肿块。

04.0168 黏液性囊腺瘤 mucinous cystadenoma
为卵巢良性肿瘤最常见的类型。95%的肿瘤为单侧性，体积较大，切面常为多房，囊腔

大小不一，囊肿间隔由结缔组织组成，囊液呈胶冻样，含黏蛋白或糖蛋白。

04.0169 黏液癌 mucinous carcinoma
为卵巢恶性肿瘤中的一种类型。在癌组织中以出现大量黏液（黏液湖）为特征，黏液成分至少占60%。

04.0170 输卵管癌 carcinoma of fallopian tube, primary fallopian tube cancer, PFTC
起源于输卵管上皮的恶性肿瘤。常发生在不孕或患有慢性附件炎、输卵管结核的妇女中，发病年龄以50岁前后多见。

04.0171 子宫内膜癌 endometrial carcinoma
又称"子宫体癌"。起源于子宫内膜腺体的恶性肿瘤。绝大多数为腺癌；多见于中老年妇女，恶性程度高，预后较差。

04.0172 宫颈癌 cervical cancer
发生在子宫阴道部及宫颈管的恶性肿瘤。多为鳞状细胞癌。可向邻近组织和器官直接蔓延，向下至阴道穹窿及阴道壁，向上可侵犯子宫体，向两侧可侵犯盆腔组织，向前可侵犯膀胱，向后可侵犯直肠；也可通过淋巴管转移宫颈旁、髂内、髂外、腹股沟淋巴结，晚期甚至可转移到锁骨上及全身其他淋巴结。血行转移比较少见，常见的转移部位是肺、肝及骨。

04.0173 人乳头状瘤病毒 human papilloma virus, HPV
导致宫颈癌发病的一种病毒。其失活疫苗已由美国FDA批准用于预防宫颈癌。

04.0174 宫颈内膜样腺癌 endometrioid cervical adenocarcinoma
一种宫颈腺癌。形态学上类似子宫内膜的内膜样腺体。

04.0175 绒毛膜型腺癌 villoglandular adeno-carcinoma

宫颈癌的一种类型。呈息肉或乳头状，质脆，镜下见绒毛细长，有纤维血管轴心；多见于年轻患者。

04.0176 中肾管腺癌 mesonephric adenocarcinoma

一种极少见的宫颈腺癌。起源于宫颈侧壁和后壁深部的中肾管残件。

04.0177 疣性癌 Warty squamous cell carcinoma, condylomatous squamous cell carcinoma

又称"湿疣样鳞状细胞癌"。具湿疣样外观，呈乳头状生长的一种宫颈癌。属分化较好的鳞癌，可局部复发，但较少转移。

04.0178 国际妇产科联盟分期 International Federation of Gynecology and Obstetrics staging, FIGO' staging

国际妇产科联盟制定的对妇科肿瘤的分期标准。其评价措施仅限于阴道镜、活检、宫颈锥切术、膀胱镜和乙状结肠镜，未考虑淋巴结转移、其他复杂的影像学检查和手术结果。

04.0179 阴道癌 carcinoma of vagina

发生在女性阴道部位的恶性肿瘤。主要是鳞状上皮癌、毛膜上皮癌、腺癌，肉瘤及恶性黑色素瘤较为罕见。

04.0180 副神经节瘤 paraganglioma

起源于副交感神经节的肿瘤。大多位于交感神经干之侧旁，偶尔见于内脏等部位。

04.0181 神经鞘瘤 neurilemmoma

又称"施万瘤（Schwannoma）"。源于神经鞘细胞的肿瘤。可发生于任何部位的外周神经，包括头颈部的颅神经。

04.0182 肾肿瘤 renal tumor

发生于肾脏的肿瘤。泌尿系统常见肿瘤中发病率仅次于膀胱癌。包括发生于肾实质的肾细胞癌、肾母细胞瘤及发生于肾盂肾盏的移行细胞肿瘤。95%为恶性，良性者很少见。

04.0183 肾上腺皮质腺瘤 adrenocortical adenoma, adrenal adenoma

发生在肾上腺皮质并保留分泌功能的良性腺瘤。多数为促肾上腺皮质激素非依赖性，根据起源细胞类型产生相应的临床内分泌综合征。

04.0184 嗜铬细胞瘤 pheochromocytoma

起源于肾上腺髓质、交感神经节或其他部位嗜铬细胞的肿瘤。通常位于肾上腺髓质，但有少量（10%）发生于肾上腺外。

04.0185 肾上腺血管瘤 adrenal hemangioma

发生于肾上腺血管组织的一种由于血管组织的错构和瘤样增生而形成的良性肿瘤。肾上腺罕见的无功能肿瘤，多为海绵状，毛细管型。临床通常无症状。

04.0186 膀胱肿瘤 tumor of bladder, bladder carcinoma

发生于膀胱的肿瘤。多数为移行上皮细胞癌。好发于膀胱侧壁及后壁，其次为三角区和顶部，可呈多中心发生。

04.0187 鳞状移行细胞癌 squamotransitional cell carcinoma

同时具有鳞状细胞和移行细胞，呈乳头状生长的上皮恶性肿瘤。好发于膀胱、输尿管和肾盂。

04.0188 前列腺癌 prostate cancer

发生于前列腺的恶性肿瘤。95%以上为从腺泡和导管发生的腺癌，其余为移行细胞癌、鳞癌和肉瘤；常起源于外周带，很少发生在中心区域。具有多中心倾向；发病随年龄而增长，其发病率有明显的地区差异。

04.0189 睾丸癌 carcinoma of testis
睾丸的细胞癌变形成的恶性肿瘤。多为精原细胞性的肿瘤。

04.0190 生殖细胞肿瘤 germ cell tumor
发生于生殖腺或生殖腺外，由原始生殖细胞或多能胚细胞转型而形成的肿瘤。

04.0191 阴茎癌 carcinoma of penis
发生于阴茎及其他男性外生殖器的恶性肿瘤。多为原位鳞状细胞癌。

04.0192 儿童实体瘤 pediatric solid tumor
发生于儿童时期的局部包块式的恶性肿瘤。因与成人癌症的诊断、治疗有一定区别，单独列为一类。

04.0193 神经母细胞瘤 neuroblastoma
一种来源于未分化的交感神经节细胞的常

见于儿童的实质性肿瘤。多见于腹部，恶性程度高，易转移至骨。

04.0194 视网膜母细胞瘤 retinoblastoma
起源于眼底视网膜的恶性肿瘤。多发生于 3 岁以前，具有家族性和遗传性倾向。

04.0195 皮肤癌 epidermal cancer
起源于皮肤组织的一组恶性肿瘤。包括基底细胞癌、鳞状细胞癌、恶性黑色素瘤、恶性淋巴瘤、特发性出血性肉瘤［卡波西肉瘤（Kaposi sarcoma）］、汗腺癌、隆突性皮肤纤维肉瘤、血管肉瘤等；其中以基底细胞癌和鳞状细胞癌最为常见。白色人种常见，我国的发病率较低。

04.0196 黑色素瘤 melanoma
源于皮肤、黏膜、眼底和中枢神经系统色素沉着区域黑色素细胞的恶性肿瘤。恶性程度高、转移早、易复发，预后不良。

04.0197 脊索瘤 chordoma, notochordoma
胚胎残留或异位脊索形成局部侵袭性恶性肿瘤。是累及斜坡与骶尾部常见的硬膜外肿瘤。

04.01.03 肿瘤诊疗相关技术

04.0198 病理诊断 pathologic diagnosis
利用显微镜或电子显微镜观察疾病标本，从组织学、细胞学、免疫组织化学和超微结构水平研究疾病发生的原因，发病机制，以及疾病过程中患病机体的形态结构、功能代谢改变与疾病的转归，从而为疾病的诊断、治疗、预防提供必要的理论基础和实践依据的科学方法。

04.0199 苏木精–伊红染色 hematoxylin and eosin staining, HE staining
又称"HE 染色"。对组织标本切片或涂片进

行的常规染色技术。以供病理学进行组织和细胞形态诊断。

04.0200 特殊染色 special staining
苏木精–伊红染色以外的染色。如微生物色、嗜银染色、淀粉染色、网状纤维染色等，以显示组织标本和细胞的特定成分。

04.0201 免疫组织化学染色 immunohisto-chemistry staining, IHC
利用特定的抗原–抗体反应和对组织标本切片或涂片进行的特殊染色技术。能够显示特

殊的组织细胞成分提高病理诊断的灵敏度和特异度。

04.0202 涂片检查 smear examination
将体腔刮出物或分泌物涂布在载玻片上染色后进行的病理检查。如阴道涂片、痰液涂片等。

04.0203 液基细胞学 liquid-based cytology
取材后迅速放入具固定作用的细胞保存液内，利用自动化机械装置涂片，增加相关的可分析细胞，在集中区域进行细胞学分析的病理技术。

04.0204 印片细胞学 touch imprint cytology
将标本切开、用玻片接触可疑组织制成印片后用光学显微镜直接观察的一种快速细胞学检查。

04.0205 细胞块 cell block
液基细胞保存液中的细胞经离心沉淀、促凝凝固和石蜡包埋制成的标本。

04.0206 分级 grading
依据肿瘤细胞分化程度、异型性、核分裂象、肿瘤类型等的综合病理评定，表明肿瘤恶性程度的等级。一般分三级，用Ⅰ、Ⅱ、Ⅲ表示，相应表示高分化、中–低分化、未分化；级数越高，分化越差，预后也越差；部分特殊肿瘤分四级、二级或不做进一步分级。

04.0207 分类 classification
按照种类、等级或性质等指标，将性质相同及不同的事物分别归入不同组别的方法和过程。

04.0208 病理分期 pathological staging
根据肿瘤组织的结构、细胞分化程度、形态特点、基质与血管改变及与相邻组织关系等组织学、细胞学指标对肿瘤的恶性程度与发展进程进行评价的方法。对肿瘤治疗、预后

有重要的参考意义。

04.0209 TNM 分期系统 TNM staging system
又称"手术后分期系统"。被普遍接受的国际抗癌联盟(UICC)建立的肿瘤分期体系。以T代表原发瘤、N代表淋巴结、M代表远隔组织。如pTx、pT0、pTis、pT1～4分别表示组织学上无法评价、无原发肿瘤、原位癌和肿瘤体积或/和局部范围增大, pNx、pN0、pN1～3分别表示无法评价、无区域淋巴结转移和淋巴结累及增多, pMx、pM0、pM1分别表示镜下无法评价、无远处转移、有远处转移。

04.0210 临床分期 clinical staging, cTNM staging
又称"治疗前分期"。依据国际抗癌联盟(UICC)的TNM分期系统和美国联合癌症委员会(AJCC)分期组合，考虑原发灶大小，浸润深度、范围，邻近器官受累情况，局部和远处淋巴结转移，远处转移等情况制定的分期方法。一般分0～Ⅳ期，各期中又分为a、b等亚期，临床实用性强。

04.0211 再分期 re-staging
对肿瘤治疗后复发患者再治疗之前的临床分期。

04.0212 难治性实体瘤 refractory solid tumor
难以用常规的手术、放化疗等方法控制的恶性实体肿瘤。

04.0213 实体瘤临床疗效评价标准 response evaluation criteria in solid tumor, RECIST
在基线水平确定可测量病灶大小和多少，规范测量方法，在治疗和随访中通过靶病灶的改变评判疗效的方法。

04.0214 原位癌 carcinoma *in situ*

又称"浸润前癌""上皮内癌（intraepithelial carcinoma）"。尚未突破基底膜的上皮源类恶性肿瘤。

04.0215　远隔转移　distant metastasis
突破原发器官和局部引流淋巴结界限，播散到机体远处的恶性肿瘤病灶。

04.0216　大体检查　gross examination
又称"巨检"。根据外科医师在手术标本上留下适当标记，肉眼观察描述外形、大小、颜色、质地、病变距切缘的距离，对淋巴结分组、标明部位，对所有病变及可疑处、切缘和淋巴结取材的病理学检查过程。

04.0217　活体标本检查　biopsy
简称"活检"。在需要明确病灶性质时，通过微创方法取得病灶的一小部分活组织提供病理组织学或细胞学检查的临床操作。一般在手术或其他损伤性治疗前进行。

04.0218　术中冰冻切片分析　intraoperative frozen section analysis
将手术切除标本用恒冷切片机冷冻固定、切片，用光学显微镜观察的一种快速组织学检查方法。一般 15 min 后即可做出诊断，为外科进一步手术提供信息。

04.0219　针穿活检　core needle biopsy
又称"针切活检（cutting-needle biopsy）""钻取活检（drill biopsy）"。局部麻醉下用带针芯的粗针或特殊穿刺针对可疑肿块穿刺、抽取标本进行组织学病理检查的操作。

04.0220　细针吸取　fine-needle aspiration
用细针代替组针对可疑肿块穿刺、吸取进行细胞学检查的针穿活检方法。

04.0221　切除活检　excisional biopsy
通过外科手术切除整个病灶送病理检查的方法。

04.0222　切取活检　incisional biopsy
局部麻醉下或探查术中切取小块病灶进行组织学病理检查的方法。

04.0223　咬取活检　biting biopsy
用活检钳咬取表浅的肿块，或内窥镜下钳取腔内组织进行组织学病理检查的活检方法。

04.0224　经气管镜超声引导针吸活检　endo-bronchial ultrasound-guided trans-bronchial needle aspiration, EBUS-TBNA
经支气管镜在超声引导下对气管壁及周围的结构进行观察诊断、钳取活检，从而准确定性纵隔肿块或淋巴结的一种微创检查方法。

04.0225　内［窥］镜　endoscope, microendo-scope
一种能深入外通式管道脏器（如消化道、呼吸道、泌尿道）和闭合式内腔穴（如胸腔、腹腔、关节腔）进行观察诊断、活检、腔内手术、介入治疗和各种图像处理的细长管状诊疗设备。

04.0226　胃镜检查　gastroscopy
通过口腔插入，观察食管、胃和部分十二指肠内壁的内镜检查技术。

04.0227　十二指肠镜检查　duodenoscopy
用能够深入胃和十二指肠全段的内窥镜，进行逆行胆道-胰管造影、乳头括约肌切开和胆管引流等的操作技术。

04.0228　阴道镜检查　colposcopy
通过阴道口插入，观察女性生殖道病变的内窥镜检查技术。

04.0229 荧光膀胱镜检查 fluorescence cysto-scopy

通过尿道口插入的荧光膀胱镜，配合 5-氨基果糖酸为荧光物质的检查技术。可以发现常规膀胱镜检难以发现的微小癌灶及原位癌。

04.0230 结肠镜检查 colonoscopy

从肛门插入，观察肛管到回肠末端全结肠腔内病变的内窥镜检查技术。

04.0231 超声检查 ultrasonography

通过各种换能器发出高频率声波，从表面接收深部反射回波生成组织结构图像的技术。获取其回声振幅信息可形成二维图像（超声切面显像，即 B 超）；或利用血液流动声波的频率改变，彩色亮暗度表示其频移信息可用，反映流速、走向（超声多普勒检查）；同时具备这两种成像的检查（彩超）。

04.0232 超声造影 ultrasound contrast

通过静脉注射由微囊包裹的气体微泡组成的超声造影剂条件下进行的超声成像技术。

04.0233 计算机体层平扫 plain CT scan, non-contrast CT

不使用静脉内造影剂的常规计算机体层摄影检查。用于提供体内组织解剖和结构信息。如肺部、骨骼、尿路或胆囊结石的检查和部分肿瘤患者的随访。

04.0234 薄层计算机体层扫描 thin-section CT

层厚 ≤ 5 mm 的计算机体层摄影。用于提高小病灶检出率和囊实性病变判断准确性，有利于显示病灶内部细节和周围改变。

04.0235 计算机体层增强扫描 enhanced CT, contrast CT

静脉内滴注或团注造影剂后进行的计算机体层成像。包括在合适时间内进行的常规增强扫描和在一定时间内分次进行的多期增强扫描。后者包括动脉相、门脉相和平衡期扫描；有利于提高密度分辨率、解剖结构显示、病灶供血特点和定位、定性；一般在实质性脏器平扫之后进行。

04.0236 低剂量计算机体层摄影 low-dose computed tomography, LDCT

与标准扫描方式比较，在获得诊断信息同时减少受检者辐射剂量的一种计算机体层摄影方式。

04.0237 计算机体层灌注 computed tomography perfusion, CTP

在常规增强扫描后用各种相关参数反映病变血液灌注特征的计算机体层成像技术。

04.0238 计算机体层血管成像 CT angiography, CTA

静脉注射造影剂后，通过容积扫描和三维图像重建，多角度、多方位显示靶组织内血管形态的成像技术。用于评价血管病变、肿瘤与邻近血管关系。

04.0239 经皮射频消融治疗 percutaneous radiofrequency ablation, PRFA

在插入病灶的针状电极与体表负极板间加载 375～500 kHz 的高频电流，使组织局部升温至 50～110℃，从而造成细胞膜破坏、酶蛋白变性、细胞完全失活的治疗技术。

04.0240 磁共振成像 magnetic resonance imaging, MRI

通过对静磁场中的人体组织施加特定频率的射频脉冲，使组织中的氢质子受到激励而发生磁共振现象，当终止射频脉冲后，质子在弛豫过程中产生磁共振信号，经过对信号的空间编码和图像重建等处理产生组织器官图像的过程。

04.0241 根治性手术 radical resection, radical surgery

将恶性肿瘤全部及其所在器官的部分或全部连同区域引流淋巴结进行彻底切除的手术。

04.0242 改良根治术 modified radical surgery

选择性切除肿瘤、肿瘤相关组织和可能转移淋巴结的手术。特点是在减少肿瘤负荷的同时，减少周围组织损伤，便于术后恢复，避免过度治疗。

04.0243 广泛切除术 extensional resection

对某些侵犯广泛或界限不清的肿瘤进行瘤体及所在组织全部或大部分切除的手术。如骨肉瘤的跨关节截肢。

04.0244 部分切除 partial resection

在条件适合情况下，对肿瘤进行局部切除，仍保留受累器官一部分有功能组织的手术方法。

04.0245 淋巴结清扫术 lymph node dissection, lymphadenectomy

切除肿瘤的同时，对周围的引流淋巴结进行彻底切除的手术方法。

04.0246 减状手术 palliation operation

以解除肿瘤引起的症状为主要目的的手术。

04.0247 减积手术 debulking operation

对无法根治的巨大肿瘤进行部分切除，以减少肿瘤负荷，为放化疗创造条件而进行的手术。

04.0248 减瘤术 cytoreductive surgery

利用外科或其他技术手段尽可能去除肉眼所见的肿瘤的临床处置方法。

04.0249 姑息性治疗 palliation therapy

又称"舒缓性治疗"。对无法根治的晚期恶性肿瘤进行的以缓解症状、减轻痛苦为目的的治疗。

04.0250 姑息性手术 palliative surgery

又称"保守性手术(conservative surgery)"。允许保留肿瘤组织，以减轻症状、延长寿命或为下一步治疗创造条件为目的的方法。

04.0251 探查术 exploratory operation

为明确诊断、了解肿瘤范围并为肿瘤进一步切除而进行的一种带有诊断或探索性质的手术。

04.0252 二次探查术 second look operation, secondary exploration

切除原发肿瘤后，为早期发现复发、了解复发肿瘤情况，以期再次切除的探查性手术。

04.0253 介入治疗 interventional therapy

介于外科、内科治疗之间的一种治疗方法。包括血管内介入和非血管介入方式引入治疗剂的治疗。

04.0254 化[学治]疗 chemotherapy

用有细胞杀伤或调节作用的化学合成药物或药物组合治疗疾病的方法。是目前治疗肿瘤及某些自身免疫性疾病的主要治疗手段之一。

04.0255 根治性化疗 radical chemotherapy

对可能治愈的肿瘤所进行的积极化学治疗。包括诱导缓解化疗和巩固强化治疗两个阶段。治疗有效的近期观察指标是临床缓解(CR)或部分缓解(PR)，远期指标是无复发生存率。

04.0256 辅助化疗 adjuvant chemotherapy

对肿瘤进行手术治疗和放疗的前后，为使原发肿瘤缩小，同时消灭可能残存的微小转移病灶，减少肿瘤复发和转移机会，提高治愈率而进行的化学药物治疗。

04.0257 新辅助化疗 neoadjuvant chemotherapy
为有效进行局部治疗(手术或放疗)，防止可能存在的微转移灶发展或为减少围手术期肿瘤扩散而在术前进行的化学治疗。

04.0258 研究性化疗 investigational chemotherapy
遵循规范化临床方案(GCP)原则、使用新药或新方案进行的化学治疗。带有一定探索性。

04.0259 经导管动脉灌注化疗 transcatheter arterial infusion chemotherapy, TAI chemotherapy
经肿瘤供血动脉给予化疗药、以提高局部化疗的浓度的介入治疗方法。

04.0260 经导管动脉栓塞化疗 transcatheter arterial chemoembolization, TACE
使用碘油、明胶海绵和化疗药栓塞超选择供血动脉分支，在阻断血液同时发挥局部化疗作用的治疗方法。适用于不宜手术的恶性肿瘤，特别是原发性肝癌的治疗。

04.0261 经皮穿刺肿瘤内注药 transcutaneous intratumoral administration
用合适的针头经皮穿刺入病灶，将抗肿瘤药物直接注射到肿瘤内的治疗。

04.0262 姑息性化疗 palliative chemotherapy
预期根治疗效不佳，为延长寿命或为了改善症状和提高生活质量而进行的全身性、腔内或介入式的化学治疗方法。

04.0263 联合化疗 combined chemotherapy
使用两种或两种以上的药物进行的化疗。可

以在不增加毒性前提下增加疗效，减少耐药性或延缓耐药出现，达到最大药效能力。

04.0264 模拟定位机 simulator
能够模拟放疗机条件的 X 射线透视或计算机体层摄影设备。可以观察肿瘤和相邻脏器的立体形态和解剖位置，结合虚拟模拟系统用于设计和验证放疗计划。

04.0265 立体定向放射外科 stereotactic radiosurgery, SRS
使用立体定向技术，用 X 射线小野集束照射，或在计算机系统控制下，将高剂量一次性高精度地集中于靶区，单次，或最多不超过 5 次照射，形成切割样放射性损毁边界的放疗技术。

04.0266 立体定向放射治疗 stereotactic radiotherapy, SRT
使用立体定向技术，把数百个钴-60 源的射线束聚焦于同一点，在计算机系统控制下，将高剂量分次高精度地集中于靶区，形成切割样放射性损毁边界的放疗技术。

04.0267 机器人放射外科手术系统 cyberknife robotic radiosurgery system
又称"射波刀"。将小型加速器固定在机械臂上，通过嵌入式低剂量 X 射线探测方式，自动调节机械臂动作，使加速器"铅笔束"射线以亚毫米精度始终固定于病灶空间，发挥超高剂量照射的精确放疗技术。

04.0268 肿瘤消融治疗 tumor ablation
用各种物理方法直接毁损肿瘤的局部介入治疗技术。治疗方式包括射频、微波、冷冻、高频电灼、激光、高能聚焦超声，或局部注射无水乙醇、热盐水、热蒸馏水等。治疗途径包括经皮、经内镜或开放性手术。

04.0269 高强度聚集超声治疗 high intensity

focused ultrasound therapy, HIFU therapy

俗称"海扶刀"。在超声声像图的严密监视下，将高能超声聚集射入体内在病灶局部产生 70℃ 以上高温的一种热消融治疗技术。

04.0270 激光气化治疗 laser vaporization
用激光刀的热(200～1000℃)、压、光和电磁场效应，进行组织切割、止血，直接气化肿瘤的介入治疗技术。

04.0271 微波凝固治疗 microwave coagulation therapy, MCT
利用微波的高频电磁波热效应使组织内的极性分子高速振荡、摩擦产热，对肿瘤进行热凝固的局部介入治疗技术。不同频率的微波治疗对组织的透热深度不同，可用照射、接触或插入的方法使局部温度达到 42～43℃的治疗水平。

04.0272 无水乙醇注射治疗 anhydrous alcohol injection, anhydrous ethanol injection
超声引导下局部注射无水乙醇，使小病灶内的肿瘤细胞脱水、凝固坏死的局部介入治疗技术。

04.0273 氩等离子体凝固 argon plasma coagulation, APC
带有探头的电极电离氩气形成等离子体，在探头和组织间形成非接触式电流，发挥非接触式热凝作用的介入治疗技术。经内窥镜可对气道内肿块切除或消融，能高效止血；烧灼深度在 3 mm 内、一般不会导致穿孔。

04.0274 冷冻治疗 cryotherapy
又称"冷冻疗法"。用液氮冷冻机、高压氧气"冷刀"或热电制冷设备，将冷冻头接触或插入肿瘤，或直接用液氮灌注癌腔或喷洒在肿瘤表面，通过冻结的细胞毒作用来破坏

细胞的生物学物质，还可使细胞内的水结晶成冰，细胞停止分裂并溶解，以及血流停止、微血栓形成，进而发生凝固性坏死的治疗技术。

04.0275 热疗 thermal therapy
用物理方法使肿瘤、肿瘤所在区域或全身的温度升高，通过一系列生物学效应，使肿瘤细胞损伤(非凝固性坏死)，并可以增强放化疗效果的治疗技术。包括深部热疗(区域性热疗)和全身热疗，加热的物理因子包括：射频、超声、微波、激光、电容、电磁等技术，途径包括非侵入性和经生理性腔道等；不包括肿瘤消融技术。

04.0276 全身热疗 whole body hyperthermia, WBH
全麻状态下，用动脉间歇性热灌注或大功率微波等方法将全身温度升高到41.8～42℃，通过热效应控制全身性肿瘤，并对放射治疗起增敏作用的物理治疗方法。

04.0277 热耐受 thermotolerance
加热治疗中肿瘤对后继加热的抗拒现象。影响肿瘤细胞对再次加热治疗的敏感性。

04.0278 热耐受比值 thermotolerance ratio, TTR
加热治疗中反映肿瘤细胞热耐受程度的指标。

04.0279 比吸收率 specific absorption rate, SAR
通过测定产生热能描述生物组织对电磁能量吸收特性的指标。

04.0280 靶向治疗 targeted therapy
在细胞分子水平上，针对已经明确的致癌位点(该位点可以是肿瘤细胞内的蛋白分子，或基因片段)设计相应的治疗药物，特异地

选择致癌位点发生作用，抑制肿瘤生长或使肿瘤细胞死亡，而不会波及周围的正常组织的治疗方法。

04.0281 免疫治疗 immunotherapy
应用免疫学理论与方法，通过主动或被动方法调整人体免疫机制，增强肿瘤患者的免疫功能，达到杀灭肿瘤目的的一种生物治疗方法。

04.0282 特异性主动免疫治疗 specific active immunotherapy
利用肿瘤抗原诱导的专一免疫反应所进行的治疗。如使用灭活的肿瘤细胞疫苗、肿瘤单克隆抗体等。

04.0283 特异性被动免疫治疗 specific indirect immunotherapy
利用非自身的肿瘤抗原诱导的专一免疫反应所进行的治疗。如使用异体肿瘤免疫抗血清、同种骨髓移植等。

04.0284 非特异性主动免疫治疗 non-specific active immunotherapy
利用一些细胞因子、化学刺激剂、生物刺激剂、细菌或微生物提取物提高机体的整体免疫状态、间接抵抗肿瘤的治疗方法。如使用干扰素、白介素、肿瘤坏死因子、胸腺素、左旋咪唑、卡介苗、胞壁佳、香菇多糖等。

04.0285 非特异性被动免疫治疗 non-specific indirect immunotherapy
又称"肿瘤过继免疫治疗 (tumor adoptive immunotherapy)"。将在体外激活、具有抗肿瘤活性的免疫效应细胞输入体内，在患者体内发挥肿瘤杀伤作用的免疫治疗。如使用淋巴因子(IL-2)激活的杀伤细胞(LAK细胞)、激活巨噬细胞、CD3激活的杀伤细胞等。

04.0286 放射免疫导向手术 radioimmuno-guided surgery, RIGS
利用便携式探测器，在放射性核素标记抗体的引导下确定肿瘤部位、边界和范围指导肿瘤病灶切除的手术方式。

04.0287 放射免疫治疗 radioimmunotherapy, RIT
用放射性核素标记肿瘤相关抗原的特异性抗体，通过抗原–抗体作用和射线生物作用，破坏或干扰肿瘤细胞的结构或功能，抑制、杀伤或杀灭肿瘤细胞的内照射治疗方法。

04.0288 生物治疗 biotherapy
利用生物技术对疾病进行治疗的方法。根据治疗用制剂，分为免疫治疗、细胞治疗、生物因子治疗、生物靶向治疗等多种方法。

04.0289 评估 evaluation, stratification
按一定指标对某一方案、过程或结果进行评价和认证的方法和过程。

04.0290 疾病进展 progressive disease
治疗后有新病灶出现或原有病变增大或估计增大 25% 以上，骨转移原有病变扩大或出现新病变的状态。

04.0291 复发 relapse, recurrence
曾经治愈的疾病再度出现临床表现的现象。

04.0292 临床缓解 clinical response
经过积极治疗，患者病变、症状消失或全身状态好转的状态。

04.0293 部分缓解 partial response, PR
治疗后肿块缩小率达 50% 以上，无新病灶或病变进展，骨转移溶骨性病灶部分缩小，成骨性病变密度减低，持续时间不少于 4 周的状态。

04.0294 完全缓解 complete response, CR

治疗后病变完全消失，或不可测量病变的所有症状、体征完全消失，骨转移 X 射线及骨显像等检查中病变完全消失，至少持续 4 周以上的状态。

04.0295 病理学完全缓解 pathologic complete response, pCR
放、化疗后再次活检或手术病理检查证实肿瘤组织完全消失的状态。

04.0296 局部复发 local recurrence
经过治疗消失的恶性肿瘤在同一区域再度出现的现象。

04.0297 疾病稳定 stable disease, SD
治疗后病灶持续存在，但其大小改变既未达到部分缓解（PR）也不符合疾病进展（PD）标准的状态。

04.0298 无变化 no change, NC
治疗后肿块缩小或估计缩小不及 50% 或增大未超过 25%，或病情无明显变化，骨转移者治疗第 8 周仍未见明显变化的状态。

04.0299 静默 silent
疾病引起的表现临床一过性消失的状态。

04.0300 生存期 survival time
患某种疾病后患者生存的时间。

04.0301 中位生存期 median survival time, MST
同一种疾病患者生存期按时间排列，位于总人数中位（如 99 位患者中的第 50 位）的生存时间。不同于生存时间总和除以人数所得的平均生存时间。

04.0302 无病生存期 disease-free interval, DFI
治疗后，疾病得以控制消失，从临床确定完全缓解至重新出现病灶复发的时间。

04.0303 无复发生存 relapse free survive, RFS
治疗后，疾病得以控制，从临床确定部分缓解至重新发现病灶复发的时间。

04.0304 无进展生存 progress free survive
治疗后，疾病得以控制，保持临床稳定状态，从临床确定部分缓解至病灶重新活跃的时间。

04.0305 总生存时间 overall survival, OS
从治疗开始至因由于该疾病直接导致死亡的时间。

04.0306 有效率 effective rate
衡量某一治疗措施或药物效果的指标。表达式：有效率 = 有效例数 / 受试人数 × 100%。

04.0307 对症治疗 symptomatic treatment
并不针对病因或疾病本身，但针对疾病所引起的临床症状采取措施，以缓解或消除疾病症状的疗法。

04.0308 癌症三阶梯止痛 three-step analgesic ladder
由世界卫生组织提出的，对轻度疼痛使用非麻醉性止痛药，中度疼痛时在前述治疗无效时使用弱麻醉性药物，重度疼痛时在前述治疗无效时使用强麻醉性药物的分阶段对症的治疗策略。

04.0309 癌症一级预防 primary prevention of cancer
从病因学角度开始的预防措施。以消除致癌病因、危险因素及干预癌症发展和防止癌症发生。

04.0310 癌症二级预防 secondary prevention of cancer
以阻止初发癌症进一步发展为目的的预防

措施。以早期发现、早期诊断和早期治疗，提高生存率为目标的现阶段癌症预防的重点方法。

04.0311　癌症三级预防　tertiary prevention of cancer
保护机体状态、防止疾病危害的预防措施。以改善晚期肿瘤患者生活质量、解除痛苦和促进功能恢复为目的。

04.0312　卡诺夫斯凯计分　Kanofsky performance score, KPS
临床常用的评价机体健康状态的评分体系。将患者的体能状态从无病(100 分)到死亡(0 分)分成 11 个等级。

04.0313　ZPS 评分　Zubrod performance status, ZPS
由东部肿瘤合作组织(ECOG)提出的，将患者的体能状态分成 6 级的健康状态评分体系。评分标准为：0，无病；1，有症状但可以自主活动；2，白天须卧床但时间不超过 50%；3，白天需要卧床的时间超过 50%；4，卧床不起；5，死亡。

04.0314　肿瘤伴随综合征　paraneoplastic syndrome
又称"副肿瘤综合征"。肿瘤产物(异位激素和其他活性产物)、异常免疫(包括交叉免疫、自身免疫和免疫复合物沉着等)反应或其他不明原因造成的内分泌异常、神经、造血、消化、骨关节、肾脏和皮肤的改变。这些改变与原发肿瘤或转移灶无直接关系，但提示可通过积极寻找病因而发现早期隐匿性肿瘤。

04.0315　癌性疼痛　cancer pain, cancer-related pain
由癌症局部浸润、压迫器官和产生致痛因子所造成的疼痛。

04.0316　癌性外周神经病　carcinomatous neuropathy
由于肿瘤侵入、压迫和肿瘤因子引发的周围神经损伤。病理特点包括神经轴索的退行性变并继发髓鞘脱失，或小血管炎合并有沃勒变性的多发性单神经病。

04.0317　多药耐药　multiple drug resistance, MDR
恶性肿瘤细胞接触一种抗癌药后，继而对多种结构不同、作用机制各异的其他抗癌药产生耐药的现象。

04.0318　胸腔积液　hydrothorax
又称"胸水"。全身或局部病变破坏了胸腔液自毛细血管和淋巴系统形成和回收的动态平衡，导致胸膜腔内液体超过正常量(3～15 ml)的病理状态。

04.0319　恶性胸腔积液　malignant hydrothorax
又称"恶性腹水(malignant ascites)"。因恶性肿瘤胸膜转移或胸膜自身恶性肿瘤所致的胸腔积液。

04.0320　恶病质　cachexia
疾病晚期食欲缺乏、极度消瘦、乏力、贫血和全身衰竭的状态。

04.0321　肿瘤抗原　tumor antigen
肿瘤细胞膜上的结构成分。多为糖蛋白或糖脂。包括肿瘤特异性抗原和肿瘤相关抗原。

04.0322　肿瘤特异性抗原　tumor specific antigen
一种肿瘤细胞特有的，不存在于正常组织细胞上的抗原。目前发现的真正意义上的肿瘤特异性抗原很少。

04.0323　肿瘤相关抗原　tumor-associated an-

tigen

正常细胞表面微量表达，细胞发生癌变时其含量可明显增高的抗原分子。非肿瘤细胞特有，在肿瘤细胞表达高，但正常细胞也有微量表达的抗原。其含量明显增高时有一定的肿瘤辅助诊断意义。

04.0324　肿瘤标志物　tumor marker
肿瘤组织自身产生、或机体对肿瘤反应产生，可反映肿瘤存在和生长的一类生化物质。随肿瘤发生或发展变化可在体液、排出物及组织中表现出质或量的改变。包括蛋白质、酶、激素、鞘糖脂和多胺等。

04.0325　运铁蛋白　transferrin
一类能与金属结合，负责运载由消化管吸收的铁和由红细胞降解释放铁的糖蛋白。蛋白性肿瘤标志物之一。

04.0326　甲胎蛋白　alpha fetal protein, AFP
一种卵黄囊及胚胎肝产生的糖蛋白。蛋白性肿瘤标志物之一。正常成人血中含量极低，肝细胞性肝癌和畸胎瘤可明显增高。

04.0327　癌胚抗原　carcinoembryonic antigen, CEA
一种由正常胚胎组织所产生，出生后逐渐消失，或仅存极微量的蛋白多糖复合物。蛋白性肿瘤标志物之一。细胞癌变时，此类抗原表达可明显增高。

04.0328　鳞癌相关抗原　squamous cancinoma-associated antigen, SCC
一种从宫颈鳞状上皮细胞分离出来的糖蛋白。蛋白性肿瘤标志物之一。主要存在于子宫、宫颈、肺、头颈、食管等鳞状上皮细胞的胞质中；用于几乎所有鳞状上皮细胞癌的诊断和监测。

04.0329　癌抗原 15-3　cancer antigen 15-3, CA15-3
一种分子量较大的糖蛋白类抗原。蛋白性肿瘤标志物之一。主要见于乳腺癌、乳腺癌转移和复发，也可见于肺癌、卵巢癌等肿瘤。

04.0330　癌抗原 12-5　cancer antigen 12-5, CA12-5
一种糖蛋白类抗原。蛋白性肿瘤标志物之一。见于上皮性卵巢癌，也见于其他恶性肿瘤如乳腺癌、胰腺癌、肝癌等；不见于黏液性卵巢癌。

04.0331　组织多肽抗原　tissue peptide antigen, TPA
肿瘤细胞质膜的一种单链多肽。蛋白性肿瘤标志物之一。见于多种肿瘤，如卵巢癌、结肠癌、直肠癌、肝细胞癌、胰腺癌、肺癌、乳腺癌、子宫内膜癌、睾丸肿瘤等。膀胱癌唯一的标志物。还可用于鉴别肝细胞癌和胆管癌。

04.0332　前列腺特异性抗原　prostate specific antigen, PSA
由前列腺腺泡和导管上皮细胞分泌的一种单链糖蛋白。分子量为 $33 \sim 34$ kDa；功能上属于类激肽释放酶的一种丝氨酸蛋白酶，参与精液的液化过程。临床常规用于前列腺良性与恶性疾病诊断与鉴别诊断及前列腺癌患者术后随访。

04.0333　黏蛋白样癌相关抗原　mucinous-like carcinoma-associated antigen, MCA
一种富含唾液酸的多链糖蛋白。蛋白性肿瘤标志物之一。见于乳腺癌、卵巢癌、消化道肿瘤。妊娠期可升高。

04.0334　胰癌抗原　pancreatic oncofetal antigen, POA
一种自胎儿胰腺抽提的抗原。蛋白性肿瘤标志物之一。主要见于胰腺癌，也见于消化系统其他肿瘤。

04.0335　细胞角质蛋白 19 片段抗原 21-1　cyto-keratin 19 fragment antigen 21-1, CYFRA21-1

细胞角蛋白-19 的可溶性片段。蛋白性肿瘤标志物之一。主要用于非小细胞肺癌的论断，也可见于鼻咽癌等其他上皮性肿瘤。

04.0336　神经元特异性烯醇化酶　neuron specific enolase, NSE

存在于神经组织和神经内分泌组织中参与糖酵解途径的烯醇化酶的异构体。酶类肿瘤标志物之一。见于神经母细胞瘤、小细胞肺癌和其他神经内分泌肿瘤。

04.0337　碱性磷酸酶　alkaline phosphatase, ALP

广泛分布于人体器官组织中的一种催化各种磷酸单酯键水解反应的磷酸酶。酶类肿瘤标志物之一。见于原发、继发肝癌和部分其他肿瘤。临床上也可用于纤维性骨炎、佝偻病、骨软化症、成骨细胞瘤、骨折愈合期及某些骨转移性疾病的监测。

04.0338　酸性磷酸酶　acid phosphatase, ACP

广泛地催化水解各种磷酸单酯与磷蛋白，最适 pH 在酸性范围内的磷酸酶。酶类肿瘤标志物之一。主要用于前列腺癌的辅助诊断。

04.0339　糖类抗原 19-9　carbohydrate antigen 19-9, CA19-9

一种低聚糖与神经脂酰鞘氨醇结合的糖类抗原。鞘糖脂类肿瘤标志物之一。在消化道肿瘤增高明显，主要见于胰腺癌，也可见于肝胆系肿瘤、食管、乳腺和卵巢癌。

04.0340　糖类抗原 50　carbohydrate antigen 50, CA50

一种对结肠癌、直肠癌反应强与淋巴细胞无反应的鞘糖脂类肿瘤标志物。在上皮类肿瘤增高明显，主要见于胰腺癌，也可见于胆囊癌、肝癌和食管、乳腺和卵巢其他肿瘤。

04.0341　糖类抗原 242　carbohydrate antigen 242, CA242

一种唾液酸化的鞘糖脂类抗原。鞘糖脂类肿瘤标志物之一。在消化道肿瘤增高明显，主要见于胰腺癌、结肠癌和肝胆系肿瘤、胃、乳腺和卵巢癌。

04.0342　糖类抗原 72-4　carbohydrate antigen 72-4, CA72-4

一种鞘糖脂类抗原。鞘糖脂类肿瘤标志物之一。见于胃肠道、肺和卵巢癌等；与 CEA 有互补意义。

04.0343　透明质酸　hyaluronic acid, HA

由间质细胞合成的葡糖醛酸与 *N*-乙酰氨基葡糖形成的多糖。鞘糖脂类肿瘤标志物之一。见于消化道、肺、卵巢癌伴肝或骨转移者；也见于肝炎等良性疾病。

04.0344　己糖激酶　hexokinase

催化己糖 6 位上的羟基，通过消耗腺苷三磷酸使之产生磷酸化，产生己糖-6-磷酸的酶。糖酵解途径的第一个酶，也是糖酵解途径的限速酶。

04.0345　集落刺激因子　colony stimulating factor, CSF

选择性刺激造血干细胞增殖分化为某一谱系的低分子量糖蛋白。属于细胞因子一类。可刺激不同造血细胞系或不同分化阶段的细胞在半固体培养基中形成集落；包括粒细胞集落刺激因子（G-CSF）、巨噬细胞集落刺激因子（M-CSF）、粒细胞–巨噬细胞集落刺激因子（GM-CSF）、白介素-3（IL-3）、白介素-5（IL-5）等。

04.0346　表皮生长因子　epidermal growth factor, EGF
一种由 53 个氨基酸残基组成的小肽。属于表皮生长因子家族。在体内体外对多种组织细胞有强烈促分裂作用的生长因子。参与正常细胞的生长、肿瘤形成、创伤愈合等过程。

04.0347　胸腺嘧啶核苷激酶　thymidine kinase, TK
一种催化腺苷三磷酸被磷酸化而形成胸腺嘧啶脱氧核苷酸反应的核苷激酶。

04.0348　血管活性肠肽　vasoactive intestinal polypeptide, VIP
（1）在胃肠道发现的由 28 个氨基酸组成的直链肽。在生物体内分布极广，既是一种胃肠道激素，也是神经肽。主要作用是血管舒张、增加心脏输出、促进糖原分解、抑制胃液分泌、刺激肠液分泌和脂解等。（2）广泛分布于中枢神经系统和周围神经系统的二十八肽。使支气管扩张、平滑肌松弛，具有较强的舒张血管作用。

04.0349　血管内皮生长因子　vascular endothelial growth factor, VEGF
组织或细胞分泌的一种信号蛋白质。属于生长因子家族。通过细胞内酪氨酸激酶激发多重下游信号，主要作用是保存现有血管的同时促进新血管生成。

04.0350　多肽　polypeptide
由 20 个以上氨基酸残基组成的肽。是α-氨基酸以肽链连接在一起而形成的化合物，也是蛋白质水解的中间产物。

04.0351　热激蛋白　heat shock protein, HSP
曾称"热休克蛋白"。细胞在应急情况下，特别是热应急诱导下合成的一类蛋白质。能提高细胞对应急反应的耐受力，特别是耐热能力；在肿瘤生成、发展过程中有重要作用。

04.0352　瘤内注射　intratumoral injection
细针经皮穿刺在肿块内注射显像剂的操作。

04.0353　瘤周注射　peritumoral injection
细针在瘤的四周（一般取三、六、九、十二点钟方位）经皮穿刺，针头斜向肿瘤在肿块周围深部组织内注射显像剂的操作。

04.0354　皮下注射　subcutaneous injection
利用细针刺过表皮后在皮下组织内注射药液的操作。

04.0355　国际抗癌联盟　Union for International Cancer Control, UICC
在全球致力于癌症预防与控制、烟害防制、知识转移，以及能力建立和支持性的工作的非营利性的、非政治性、非宗教性的国际组织。总部设于瑞士的日内瓦。

04.0356　增敏　sensitization
通过化学、物理、生物方法使原先对某一操作或生物活性物质不敏感或低敏感的组织提高响应率或反应性的方法。

04.02　心血管系统核医学

04.02.01　心血管解剖生理基础

04.0357　核心脏病学　nuclear cardiology
应用核医学技术在体、无创进行现代心血管

疾病诊断与研究的核医学重要分支学科。主要内容包括：① 评价冠状动脉的灌注状态；② 评估心室舒缩功能；③ 诊断和评价心肌损伤、梗死、存活等功能状态；④ 评价心肌代谢与神经支配状态。

04.0358　心[脏]　heart
由特殊结构与功能的肌肉、纤维组织构成的中空器官。外形呈指向左下前方向的桃型，连接动、静脉的中枢环节，并为大、小循环提供动力。心脏还有内分泌功能；由纤维支架、心壁、心间隔、瓣膜与血管等构成。外表有心尖、心底、胸肋面和膈面、左右下三缘和冠状沟、前室间沟、后室间沟和心尖切迹等特点；按功能结构分为心壁和心腔、心房和心室及左心和右心。

04.0359　心前区　precordial region
心脏在躯干前胸部体表的投影。用弧线连接体表四点：左侧第 2 肋软骨下缘，距胸骨左缘 1.2 cm，右侧第 3 肋软骨上缘，距胸骨右缘 1 cm，右侧第 6 胸肋关节，左侧第 5 肋间隙，距前正中线 7～9 cm，为心前区在胸前壁的具体位置。

04.0360　心尖　cardiac apex
正常心脏左前下方的最远点。一般由左心室最远端的锥形游离节段构成，距左前胸壁较近。

04.0361　心底　cardiac base
正常心脏右后上方较宽的部位。一般由左心房和小部分右心房构成，上、下腔静脉和肺静脉在此与心房连接。

04.0362　心内膜　endocardium
由内皮细胞和内皮下层结缔组织构成的覆盖于心壁内表面的薄膜。内皮与大血管内皮连续。

04.0363　心外膜　epicardium
由间皮细胞和细胞下结缔组织构成的覆盖于心肌外的薄膜。本质上是心包脏层，结缔组织层与大血管外膜连续。

04.0364　心肌　myocardium
位于心内膜与心外膜之间，主要由一种具有自主舒缩节律和特殊电传导特性的横纹肌细胞构成。广义上包括组成窦房结、房内束、房室交界部、房室束(即希斯束)和浦肯野纤维等的特殊分化的肌细胞，以及一般的心房肌和心室肌。

04.0365　内皮　endothelium
脊椎动物血管和淋巴管内壁所衬的单层扁平上皮。由中胚层发生而成。

04.0366　心肌细胞　myocardial cell
又称"心肌纤维(cardiac muscle fiber)"。由细胞核与众多肌原纤维组成，含丰富肌质网和线粒体，通过分支肌原纤维和闰盘与其他心肌细胞和肌原纤维连接构成交叠重合的心肌结构。

04.0367　肌球蛋白　myosin
由 2 条重链和 2 对(4 条)轻肽链组成的粗肌丝的结构蛋白。其头部形似豆瓣，具有腺苷三磷酸酶活性，能与肌动蛋白相互作用，完成肌肉收缩功能。

04.0368　肌动蛋白　actin
细肌丝的结构蛋白。其分子单体呈球状，有极性，具有与肌球蛋白头部相结合的位点。广泛分布于肌细胞和真核细胞骨架中，有α、β、γ 三种形式。按构型分为横纹肌、心肌、平滑肌和非肌源组织等多种类型。

04.0369　心肌代谢　myocardial metabolism
心肌细胞利用各种能量物质为自身收缩提供能量的过程。

04.0370　心肌清除　myocardial clearance
被心肌细胞摄取的显像剂从心脏排出的过程。

04.0371　心肌收缩性　cardiac contractility
心肌细胞自发、有序的收缩动作、收缩过程和收缩强度。

04.0372　心肌纤维膜电位　heart muscle fiber membrane potential
存在于心肌细胞膜两侧的电位。代表细胞内、外的电位差。

04.0373　传导性　conductivity
心肌细胞具有的传导兴奋性电信号的能力。

04.0374　氧耗量　oxygen consumption
心肌细胞在舒缩运动和电传导过程中消耗的氧量。

04.0375　心腔　cardiac chamber
由心壁包绕并被房间隔、室间隔和房室口分割成四部分的心脏中空腔室。分为右心房、右心室、左心房和左心室；左、右侧互不相通，房室间经瓣膜口单向相通。

04.0376　右心房　right atrium
位于心脏右上部的腔室。壁薄，前部向前内侧呈锥形突出，上方有上腔静脉口，下方有下腔静脉口，左前方经三尖瓣与右心室相通。

04.0377　右心室　right ventricle
位于右心房的左前下方的腔室。壁较厚，入口周缘附有三尖瓣，瓣边缘有腱索连到室壁乳头肌；腔室向左上方伸延，形似倒置的漏斗(动脉圆锥)，出口接肺动脉。

04.0378　左心房　left atrium
位于心脏后方、右心房左侧的腔室。其后壁左、右两侧有四个肺静脉入口，前下部经左

房室口(二尖瓣口)，与左心室相通。

04.0379　左心耳　left auricle
左心房向左前侧突出的一角，覆盖于肺动脉干根部及左冠状沟前部，与二尖瓣邻近的部分。由于血流速度慢，易形成血栓。

04.0380　左心室　left ventricle
位于右心室的左后方的腔室。其入口即左房室口周缘附有二尖瓣，瓣边缘有腱索连到室壁乳头肌。其出口指向右前上方，连接主动脉。

04.0381　房间隔　interatrial septum, atrial septum
分离左、右心房间的组织结构。由结缔组织、部分心房肌和覆盖其外的两层心内膜构成。

04.0382　室间隔　interventricular septum, ventricular septum
分离左、右心室间的组织结构。大部分由间壁心肌和覆盖其外的两层心内膜构成。

04.0383　室壁　ventricle wall
构成左右心室的壁。由心内膜、肌层、心外膜构成；右心室壁薄，左心室壁厚。

04.0384　前壁　anterior wall
在心肌短轴体层图像上(垂直于心脏长轴从心尖向心底的依次断面)，位于左心室上方的心壁节段。

04.0385　间壁　intraventricular wall
在心肌短轴体层图像上(垂直于心脏长轴从心尖向心底的依次断面)，位于左右心室之间的心壁节段。

04.0386　外侧壁　lateral wall
在心肌短轴体层图像上(垂直于心脏长轴从心尖向心底的依次断面)，位于左心室外缘

的心壁节段。

04.0387 下壁 inferior wall
在心肌短轴体层图像上（垂直于心脏长轴从心尖向心底的依次断面），位于左心室正下方的心壁节段。

04.0388 垂直长轴 vertical long axis
平行于心脏长轴而垂直于膈面的断面。显示为由室间隔向左室侧壁的依次体层影像，形似横置马蹄形。

04.0389 水平长轴 horizontal long axis
平行于心脏长轴与膈面的断面。显示为膈面向左室前的依次体层影像，形似垂直的马蹄形。

04.0390 短轴 short axis
垂直于心脏长轴的断面。显示为从心尖向心底的依次断面。

04.0391 体循环 systemic circulation
又称"大循环（greater circulation）""左心循环（left heart circulation）"。由左心室射出的动脉血经主动脉、动脉各级分支，流向全身各器官的毛细血管，血液经过毛细血管壁，借助组织液与组织细胞进行物质和气体交换后，动脉血变成了静脉血，再经过小静脉、中静脉，最后经过上、下腔静脉流回右心房的循环路径。

04.0392 肺循环 pulmonary circulation
又称"小循环（lesser circulation）""右心循环（right heart circulation）"。从右心室射出的静脉血入肺动脉，经过肺动脉各级分支，流至肺泡周围的毛细血管网，在此进行气体交换，使静脉血变成含氧丰富的动脉血，经肺内各级肺静脉属支，再经肺静脉返回左心房的循环路径。肺循环路程短、压力低，只通过肺，主要功能是完成气体交换。

04.0393 冠状循环 coronary circulation
从主动脉根部起始通过左、右冠状动脉主支及各级分支，至动脉穿支和肌间血管给心脏供血，最后经各级汇集静脉集中至冠状静脉汇入右心房的器官区域循环。

04.0394 动脉 artery
从心室向外输运血液的血管。动脉管壁较厚，分为三层：内膜为内皮细胞，中膜为平滑肌和弹性纤维，外膜为纤维结缔组织。管腔断面呈圆形，具有舒缩性和一定的弹性，可随心脏的收缩、血压的高低而明显搏动。

04.0395 静脉 vein
由外周向心脏输运血液的血管。由毛细血管逐级汇集形成；静脉壁薄、弹性小而容积较大；体静脉血液含有较多的二氧化碳，血色暗红；肺静脉中的血液含有较多的氧，血色鲜红。

04.0396 毛细血管 capillary
连于微动脉和微静脉之间的细微血管。管径平均 $6 \sim 8\ \mu m$，在组织内连接成网状；毛细血管遍布全身；毛细血管壁薄、缺少中层、通透性大而血流很慢，利于血液与组织之间进行物质交换。

04.0397 血管吻合 vascular anastomosis
血管之间借助分支（吻合支或交通支）彼此连接的结构。

04.0398 血管壁 vessel wall
构成机体血管系统的具体组织结构。除毛细血管和毛细淋巴管以外，均从管腔内向外依次分为内膜、中膜和外膜；大血管壁内通常还有自身营养血管和神经分布。

04.0399 内膜 intima
位于血管最内层的膜结构。主要由连续的内

皮细胞与细胞下间质组成，厚约 6 nm；内膜对物质的通透性有选择性，只允许不带电的小分子物质通过。

04.0400 基[底]膜 basement membrane
上皮细胞基底面与深部结缔组织间一层特化的薄膜状结构。可分为透明板、基板和网板三层，由IV型胶原、层粘连蛋白及硫酸乙酰肝素蛋白聚糖等构成网状结构。具有支持、连接和半透膜等功能，对上皮细胞、内皮细胞、血管-组织间物质交换等生命活动具有重要影响。

04.0401 中层 middle layer
位于血管内膜与外膜之间的结构层。大动脉中层有大量弹性纤维，环有平滑肌，中动脉主要由平滑肌组成；静脉中膜薄且界限不清。

04.0402 弹力纤维 fibroelastics
构成大（弹性）动脉中膜的一种致密结缔组织。基本成分为弹力胶原蛋白。

04.0403 肌层 muscular layer
血管，特别是中动脉、小动脉及微动脉等血管壁固有的平滑肌形成的环形结构。中动脉平滑肌层最厚，根据神经体液或局部自调节机制调整局部血流量。

04.0404 血管外 peri-vascular
血管周围由结缔组织为主要成分构成的间隙。

04.0405 上腔静脉 superior vena cava
体循环负责躯干上半和头部血液回流的大静脉。由左、右头臂静脉在右侧第一胸肋结合处汇合而成，下行至第二胸肋关节后方穿过纤维心包，并有奇静脉注入，至第三胸肋关节下缘注入右心房。

04.0406 下腔静脉 inferior vena cava

体循环负责下肢、盆部和腹部血液回流的最大静脉。由左、右髂总静脉汇合而成，在膈下接受肝静脉血汇入，穿过膈肌后注入右心房。

04.0407 静脉窦 venous sinus
大静脉在心脏附近汇合所形成的血管腔。腔壁可收缩，能将静脉血送入心房。

04.0408 流出道 outflow duct
心室接续动脉的部位。左心室内主动脉口下方部位，壁光滑无肉柱称"主动脉前庭(aortic vestibule)"；右心室肺动脉口下方的光滑区称"动脉圆锥(conus arteriosus)"。

04.0409 反流 regurgitation
血液或其他有固定运动方向的体内物质向与生理状态下相反方向流动的异常现象。

04.0410 分流 shunt
血液或其他体内可流动物质经非正常通道偏离正常生理流通方向的异常状态。如先天性心脏病出现的左向右分流、右向左分流等。

04.0411 旁路 bypass
血液或体内可流动物质正常通道阻断后，通过生理代偿或人工方法重新建立的通路。如心肌严重缺血时为恢复心肌血流灌注而通过搭桥手术所建立的血管通道。

04.0412 肺动脉干 pulmonary trunk
起自右心室肺动脉圆锥的一短而粗的动脉血管主干。在主动脉根部前方向上左后方斜行，至主动脉弓的下方，分为左右肺动脉。

04.0413 肺动脉 pulmonary artery
由肺动脉干分叉形成、分别进入左右肺门的动脉。用于将低氧合度的静脉血送入肺进行氧合。

04.0414　主动脉　aorta

从左心室流出道至髂总动脉起始部间的大动脉。包括升主动脉、主动脉弓、位于后纵隔内，起自第四胸椎体下缘左侧，下降至第12胸椎前方的胸主动脉，和穿过膈肌主动脉裂孔走行于腹膜后的腹主动脉。在第4腰椎下缘水平分为左、右髂总动脉。

04.0415　升主动脉　ascending aorta

发自左心室向右前上方走行的主动脉节段。位于肺动脉干与上腔静脉之间，在右侧第2胸肋关节后方向左后返折为主动脉弓。其根部发出左、右冠状动脉。

04.0416　主动脉弓　arch of aorta

升主动脉的延续，位于纵隔内的主动脉返折部。右第2胸肋关节平面，呈弓形向左后，至脊柱左侧第4胸椎下缘接胸主动脉降段。头及上肢的动脉由此节段发出。主动脉弓内有压力感受器，能感受血压的变化。

04.0417　动脉导管　ductus arteriosus

胎儿肺不具备呼吸功能时期连接大小循环（主动脉与肺动脉之间）的特殊循环管道。出生后随呼吸运动功能停止，在生后3个月左右管腔闭合成为动脉韧带。

04.0418　冠状沟　coronary sulcus

心室、心房分界部心脏表面的环形沟。沟内有左右冠状动脉走行。

04.0419　冠状动脉　coronary artery

心脏的供血动脉。从主动脉窦发出，分左右两支。

04.0420　冠状动脉左主干　left main coronary artery

起于主动脉窦左侧（左冠状动脉）从发起处至第一次分支前的节段。

04.0421　左前降支　left anterior descending branch

左冠状动脉的直接延续部分。沿前室间沟下行，绕过心尖切迹，终于后室间沟下部，与右冠状动脉的后室间支吻合。

04.0422　左旋支　left circumflex

左冠状动脉的主要分支。沿冠状沟横行向左，绕心左缘至膈面。

04.0423　对角支　diagonal branch

冠状动脉左前降支的主要分支。供应左心室前壁。

04.0424　钝圆支　blunt branch

冠状动脉左旋支的主要分支。

04.0425　右冠状动脉　right coronary artery

起于主动脉窦右侧的冠状动脉。在右心耳和肺动脉根部之间进入冠状沟，绕过心右缘后部。常分为二支，即后室间支和右旋支。

04.0426　冠状动脉[血流]储备　coronary flow reserve

在应激条件下心肌局部血流增加的能力和程度。心肌细胞的氧需求量超过一定程度时，只能通过增加冠脉血流来满足需求。一般人静息时左心室血流为80～100 ml/min×100 g，剧烈运动时上升4～5倍，达400～500 ml/min×100 g。

04.0427　心动周期　cardiac cycle

心脏收缩和舒张构成的周期。

04.0428　心传导系统　conduction system of heart

由特殊分化的心肌细胞构成、以产生和传导兴奋、调控心的节律性活动为功能的结构。由窦房结、结间束、房室结、左右束支和浦肯野纤维网构成。

04.0429 窦房结 sinuatrial node
心脏中活性最高的起搏组织。正常状态下由其发放的冲动决定心率。呈棱形或半月形，位于右心房与上腔静脉入口界沟上 1/3 处心外膜下。

04.0430 心率 heart rate
心脏每分钟跳动的次数。是描述心动周期快慢的指标。

04.0431 心律 cardiac rhythm
心跳的节奏。正常心脏的收缩和舒张有力、有序，收缩和舒张的时间比例均匀。

04.0432 血管迷走神经反射 vasovagal reflex
通过迷走神经将外周大动脉受到的刺激传入血管运动中枢，抑制交感神经和/或激发副交感神经冲动，导致心率减慢、血管扩张和血压下降的神经反射。

04.0433 兴奋性 excitability
活细胞对各种刺激发生响应，产生相应生物效应的能力。心肌的兴奋性高，通常采用诱发兴奋的刺激阈值作为衡量指标。

04.0434 自［动节］律性 autorhythmicity
心肌组织在没有外来刺激情况下自动发生节律性兴奋的生物特性。

04.0435 应激性 irritability
生物对外界各种刺激(如光、温度、声音、食物、化学物质、机械运动、地心引力等)所发生的兴奋性反应。涉及多个生物环节和步骤，持续时间较短；其意义在于使生物适应环境。

04.0436 泵功能 pumping function
心脏将血液排出心腔、完成大小循环的功能。是机体维持血循环的动力基础。

04.0437 收缩期 systolic phase
心动周期内心室发生收缩动作的时间段。分等容收缩期、快速收缩期、收缩末期；不加说明时，一般指左心室的收缩过程。

04.0438 等容收缩期 isovolumic contraction period
从房室瓣关闭到动脉瓣开启的心室收缩阶段。此时心室内压迅速上升，但仍低于动脉内压，故血液不能排出，心室容积不变；一般持续 0.05 s 左右。

04.0439 快速收缩期 period of rapid ejection
又称"快速射血期"。心室壁心肌强力收缩，心室内压超过动脉内压，动脉瓣打开，血液迅速进入动脉，心室容积明显缩小的心缩阶段。

04.0440 收缩末期 end of systole
快速收缩期后至心缩停止、动脉瓣关闭之前的心室收缩阶段。此时心室肌收缩力减弱，心室内压力与动脉内压力基本持平，心室内血液不再射出。

04.0441 舒张期 diastolic period
心动周期内心室处于舒张状态的时段。包括等容舒张期、快速充盈期和舒张末期；心室肌舒张是一个耗能的主动过程；不加说明时，一般指左心室的舒张过程。

04.0442 等容舒张期 isovolumic relaxation period
从主动脉瓣关闭直至房室瓣开启的心室舒张阶段。此时心室肌舒张，心室内压力降低但仍高于心房内压力，故心室内无血液充盈，心室容积不变。

04.0443 快速充盈期 rapid filling period, period of rapid filling
心室内压下降到低于心房压时，血液冲开房室瓣进入心室，心室容积迅速增大的舒张阶段。

04.0444 舒张末期 end of diastole, diastasis
心室舒张停止至房室瓣关闭的舒张阶段。此时心室主动舒张停止，但心房收缩将血液排入心室，心室充盈过程继续，容积仍有扩大。

04.0445 心房收缩 atrial contraction
心脏自主节律控制下心动周期的起始点。心房肌收缩，心房容积缩小、内压升高，心房内血液排入已经处于舒张期状态的心室，使心室的血液充盈量进一步增加；心房收缩持续约 0.1 s，随后进入舒张期。

04.0446 左[心]室充盈压 left ventricular filling pressure
左心室在舒张期充盈时的压力。

04.0447 左[心]室排空时间 left ventricular emptying time
又称"左[心]室射血时间(left ventricular ejection time)"。左心室收缩时将每搏输出量排出心室所需的时间。

04.0448 左[心]室射血分数 left ventricle ejection fraction
左心室每搏输出量占左心室舒张末期容积的百分比。

04.0449 舒张末期容积 end-diastolic volume
心室在舒张期期时的最大容积。单位 mL。

04.0450 室壁运动 ventricular wall motion
心室壁，尤其左心室壁，在收缩与舒张过程中的动作。包括长轴缩短、心腔缩小、室壁增厚、收缩速率与收缩同步性等内容。

04.0451 低动力 hypokinesis
心室壁收缩与舒张运动的幅度降低的状态。通常伴有速率和同步性改变，提示心脏射血功能受损。

04.0452 无运动 akinesis
局部心室壁收缩与舒张时无明显动作的表现。提示局部心肌无功能状态。

04.0453 反向运动 dyskinesis
局部心室壁收缩与舒张动作与心室其他部位相反的表现。提示局部室壁瘤形成。

04.0454 收缩末期容积 end-systolic volume
心室在收缩期末时的容积。以收缩后残留在心室腔内的血液毫升数表示。

04.0455 轴缩短率 axis shortening rate
局部心室壁收缩末期边界长径占舒张期末期心室壁边界长径的百分比。反映局部室壁心肌收缩的强度。

04.0456 收缩压 systolic pressure
当心脏收缩时，搏出血液对动脉内壁产生的压力。

04.0457 每搏输出量 stroke volume
一次心搏中一侧心室射入动脉的血液量。正常生理状态下，两侧心室的输出量相等。

04.0458 心输出量 cardiac output
又称"心排血量"。每分钟一侧心室射入动脉的血量。等于每搏输出量与心率的乘积。正常生理状态下，两侧心室的输出量相等。

04.0459 心室壁运动 heart wall motion
心室壁收缩和舒张的活动状态。不加说明时，一般指左心室的室壁运动状态。

04.0460 心室功能 ventricular function
心室泵血、维持血液循环的能力。通常用一组表征心室肌收缩和舒张能力与同步性、心肌电传导特性、房室关系及瓣膜功能状态的参数加以描述。

04.0461 心室射血分数 ventricular ejection fraction
心室收缩的搏出量占心室舒张末期容积的百分数。

04.0462 心室重塑 ventricular remodeling
为适应各种原因导致的病理性心脏负荷改变，心肌细胞、心脏其他细胞及细胞外基质受基因表达调控发生变化，改变心脏结构、代谢和功能模式的过程。

04.0463 心血池 heart pool
大量血液集中的心脏各腔室和相邻大血管等结构。

04.0464 瓣膜 valve
在同侧心腔（房、室）之间，和心腔、大血管之间的半固定膜样结构。由心内膜在心腔口部位返折形成；能在心血管内压力作用下被动地打开或关闭以保证血液向一个方向循环流动。

04.0465 二尖瓣 bicuspid valve
附于左房室口周缘的二片瓣膜。借腱索连于左室壁乳头肌，主要作用是阻止左心室的血液逆流回左心房。

04.0466 三尖瓣 tricuspid valve
附于右房室口周缘的三片瓣膜。借腱索连于右室壁乳头肌，主要作用是阻止右心室的血液逆流回右心房。

04.0467 平均动脉压 mean arterial pressure
心动周期中动脉血压的平均值。正常成年人平均动脉压通常 > 60 mmHg（1 mmHg = 0.133 kPa），以确保重要脏器的血液供应。

04.0468 平均循环时间 mean circulation time
通过示踪法获得的某一被研究物质在特定的组织中或结构间的循环或运转的速率指标。

04.0469 平均停留时间 mean residence time
通过示踪法获得的某一被研究药物在机体器官或组织中的排出的速率指标。

04.02.02 临床常见心血管病

04.0470 动脉粥样硬化 atherosclerosis
由富含脂质的炎性斑块沉积于动脉壁，造成动脉壁增厚、管腔狭窄的一类动脉硬化性血管病。一般先从内膜下开始，发生脂质和复合糖类积聚、出血及血栓形成，纤维组织增生及钙质沉着，伴有动脉中层的逐渐蜕变和钙化；病变常累及大中动脉。

04.0471 血管斑块 plaque
动脉粥样硬化病血管壁上的纤维脂质块。主要成分为巨噬细胞吞噬穿透血管内皮脂质形成的泡沫细胞组成的脂质核，围以增生的纤维细胞和平滑肌细胞，有炎性细胞浸润，从内膜下向血管腔内凸出，表面有内皮细胞

和纤维形成的"纤维帽"；斑块引发血管壁增厚、炎症，致管腔狭窄；纤维帽破裂时造成急性血栓性动脉闭塞；部分斑块进展停止后形成钙化斑块。

04.0472 冠心病 coronary artery heart disease, CHD
因冠状动脉粥样硬化造成心脏供血动脉狭窄、供血不足而引起的心肌功能障碍和器质性改变的疾病。

04.0473 冠状动脉窃血 coronary artery steal
俗称"盗血"。冠状动脉分支狭窄时，其血管储备能力降低，在心脏血流量增加（如运

动时）状态下正常血管扩张而狭窄血管扩张不能或不足，更多血液流入非狭窄区，而狭窄远端心肌的血流减少的现象。

04.0474　急性冠脉综合征　acute coronary syndrome

一组由急性心肌缺血引起的临床综合征。包括急性心肌梗死及不稳定型心绞痛，或心源性猝死。其中急性心肌梗死又分为 ST 段抬高心肌梗死及非 ST 段抬高心肌梗死。

04.0475　心肌瘢痕　myocardial scar

成熟心肌细胞基本无再生能力，心肌组织不可逆损伤导致的心肌细胞死亡、心肌缺失由纤维组织修复、替代形成的局部改变。

04.0476　心肌病　cardiomyopathy

一种以心肌形态、结构和功能异常为特点的疾病。包括扩张型心肌病、肥厚型心肌病和限制型心肌病。原因不明，一般认为与病毒感染、自身免疫反应、遗传、药物中毒和代谢异常等有关。通常不包括病因明确的或继发于全身疾病的特异性心肌病。

04.0477　缺血性心肌病　ischemic cardiomyopathy

由于冠状动脉多支病变引起的心肌广泛缺血、变性、坏死和纤维化，掺杂有心肌顿抑和冬眠心肌，从而导致严重心肌功能失常、心脏呈球形扩大和（或）心力衰竭的临床综合征。

04.0478　扩张型心肌病　dilated cardiomyopathy

由于心肌广泛变性、纤维化，导致严重心肌功能失常、心腔扩大和心力衰竭的临床综合征。病因不明确，包括病毒性心肌炎、遗传和代谢异常、中毒等。

04.0479　肥厚型心肌病　hypertrophic cardiomyopathy

以左心室心肌肥厚、心腔容积正常或减小、心功能不全为特征的临床综合征。通常为常染色体显性遗传疾病。典型者表现为左心室肌肥厚，以室间隔为甚，偶见于右心室；根据左心室流出道通畅度可分为梗阻性和非梗阻性两型；不对称性室间隔肥厚可致主动脉瓣下狭窄。

04.0480　限制型心肌病　restrictive cardiomyopathy

原发性心肌及/或心内膜纤维化，或是心肌浸润型病变，引起心脏舒张不足、充盈受限的临床综合征。

04.0481　心肌炎　myocarditis

心肌内局限性或弥漫性的急性、亚急性或慢性炎性病变。

04.0482　心肌缺血　myocardial ischemia

心脏的血液灌注减少，导致心脏供氧减少、心肌能量代谢不正常、不能支持心脏正常工作的病理状态。

04.0483　血管痉挛　vasospasm

由于系统性（神经体液）或局部因素导致动脉血管的扩张不能或异常收缩的现象。常导致局部组织供血不足或缺血。

04.0484　心肌梗死　myocardial infarction

冠状动脉血供急剧减少或中断，引起相应的严重而持久心肌急性缺血性坏死的现象。临床表现为突发性、剧烈而持久的胸骨后疼痛，伴特征性心电图与血清酶学改变。

04.0485　急性心肌梗死　acute myocardial infarction, AMI

突发性冠状动脉血流完全阻断引发的心肌急性缺血、损伤和坏死，出现以剧烈胸痛、心电图和心肌酶学异常变化为特征的一种严重的临床急症。

04.0486 ST 段抬高心肌梗死 ST segment elevation myocardial infarction, STEMI

伴有心电图 ST 段抬高的心肌梗死。主要病因是冠脉完全闭塞，堵塞动脉的血栓为红血栓。

04.0487 非 ST 段抬高心肌梗死 non-ST segment elevation myocardial infarction, NSTEMI

不伴有心电图 ST 段抬高的心肌梗死。主要病因是非完全性冠脉闭塞，或冠脉完全闭塞但有侧支循环保护，其动脉堵塞血栓为白血栓。

04.0488 陈旧性心肌梗死 old myocardial infarction

按病情发展过程，发生时间超过 8 周的心肌梗死。

04.0489 右心室梗死 right ventricular infarction

发生于右心室壁的心肌梗死。常与急性下壁或下后壁心梗同时出现，单纯右心室梗死极为罕见。

04.0490 心肌坏死 heart muscle necrosis

各种原因导致心肌细胞的死亡。常引起心壁结构失常和局部纤维化。

04.0491 心肌纤维化 heart muscle fibrosis

由中重度冠状动脉狭窄或其他原因引起的持续性和/或反复加重的心肌损伤，最终导致心力衰竭的慢性心肌改变。病理改变包括心脏体积增大、重量增加，心壁内见多灶性白色纤维条索或条块，甚至透壁性瘢痕。心腔扩张、心内膜增厚，有时可见机化的附壁性血栓。

04.0492 心室壁瘤 ventricular aneurysm

心肌梗死造成室壁全层心肌坏死，坏死部位被纤维瘢痕组织替代变薄，在心室内压力作用下向外膨出形成的"瘤"样表现。心脏收缩时丧失活动能力或呈现反向运动。

04.0493 心绞痛 angina pectoris

因冠状动脉供血不足，心肌急剧的、暂时缺血和缺氧所引起的临床综合征。临床特点为阵发性前胸压榨性疼痛，可伴有其他症状。疼痛主要位于胸骨后部，可放射至心前区与左上肢，常发生于劳动或情绪激动时，每次发作 3～5 min；休息或用硝酸酯制剂后消失。

04.0494 不稳定型心绞痛 unstable angina pectoris, UAP

介于劳累性稳定型心绞痛与急性心肌梗死之间的急性冠脉综合征。主要包括初发心绞痛、恶化劳力性心绞痛、静息心绞痛伴心电图缺血改变和心肌梗死后早期心绞痛。

04.0495 稳定型心绞痛 stable angina pectoris, SAP

由体力劳累、情绪激动或其他增加心肌需氧量的情况所诱发的心前区疼痛。经休息、或含化硝酸甘油后迅速缓解；疼痛发作的性质、频率、部位、程度和持续时间在 1～3 个月内无改变。

04.0496 无症状性心肌缺血 symptomless myocardial ischemia

又称"无痛性心肌缺血""隐匿性心肌缺血（silent myocardial ischemia, SMI）"。确有客观证据（心电图、左心室功能、心肌血流灌注及心肌代谢异常），但缺乏胸痛或与心肌缺血相关主观症状的一类心肌缺血表现。

04.0497 右心室肥大 right ventricular hypertrophy

右心室增大的病理现象。包括右心室腔扩大

及右心室壁肥厚。

04.0498 风湿性心脏病 rheumatic heart disease
简称"风心病"，又称"风湿性心瓣膜病(rheumatic valvular heart disease)"。由于风湿热活动累及心脏瓣膜造成的心脏病变。主要病理改变包括二尖瓣、三尖瓣、主动脉瓣中一个或几个瓣膜狭窄和/或关闭不全。

04.0499 瓣膜性心脏病 valvular heart disease
又称"心脏瓣膜疾病"。各种原因所致瓣膜及其附件结构与功能异常，从而限制瓣膜的正常关闭或开放，继而引起一系列临床症状的心脏疾病。

04.0500 瓣膜关闭不全 valvular incompetence
心室舒缩时，相应瓣膜未能完全关闭的异常状态。

04.0501 二尖瓣关闭不全 mitral incompetence
由于二尖瓣结构与功能损伤，左心室收缩时，二尖瓣无法完全闭合，导致部分血液返流到左心房引起的一系列心脏功能和血流动力学改变。

04.0502 瓣膜反流 valvular regurgitation
心脏的活动过程中，血流不受心脏瓣膜的限制和引导，而向反方向流动的异常状态。

04.0503 二尖瓣反流 bicuspid valve regurgitation
因二尖瓣关闭不全，血液从左心室逆流到左心房的异常表现。

04.0504 二尖瓣脱垂 bicuspid valve prolapse
因二尖瓣及其附件异常，瓣膜在心室收缩期脱入左心房的异常表现。

04.0505 二尖瓣狭窄 bicuspid valve stenosis

心室舒张时二尖瓣开放受限的现象。多为风湿热的后遗症，极少数为先天性狭窄或老年性二尖瓣环或环下钙化；正常二尖瓣口面积为 $4 \sim 6 \ cm^2$；二尖瓣口面积缩小至 $1.5 \sim 2.0 \ cm^2$ 时，为轻度狭窄，二尖瓣口面积在 $1.0 \sim 1.5 \ cm^2$，为中度狭窄。

04.0506 三尖瓣狭窄 tricuspid valve stenosis
心室舒张时三尖瓣开放受限的现象。与二尖瓣狭窄相似，大多数由风湿热引起；病理改变包括腱索融合和缩短、瓣叶尖端融合，形成隔膜样孔隙。

04.0507 主动脉瓣狭窄 aortic stenosis
主动脉瓣开放时瓣口面积小于正常值 $(3.0 \ cm^2)$ 的病理状态。瓣口面积减小为 $1.5 \ cm^2$ 时为轻度狭窄；$1.0 \ cm^2$ 时为中度狭窄；$< 1.0 \ cm^2$ 时为重度狭窄。

04.0508 肺动脉瓣狭窄 pulmonary stenosis
由于各种原因致肺动脉瓣结构改变，造成右心室收缩时，肺动脉瓣无法完全张开导致的一系列血流动力学改变。

04.0509 穿孔 perforation
多由感染性心内膜炎引起瓣膜溃疡导致的瓣膜上出现的裂孔。

04.0510 心瓣膜炎 valvulitis
又称"细菌性心内膜炎(bacterial endocarditis)"。因细菌、真菌和其他微生物(如病毒、立克次体、衣原体、螺旋体等)感染而产生心瓣膜或心室壁内膜的炎症。有别于由于风湿热、类风湿、系统性红斑狼疮等所致的非感染性心内膜炎。

04.0511 充血性心力衰竭 congestive heart failure
心脏不能搏出全部静脉回流血液，或不能提供与身体组织代谢所需相称的血液供应，并由此产生一系列症状和体征。多由于各种疾病引起心肌收缩能力减弱所致。

04.0512 全心炎 pancarditis
各种病因所引起累及心包、心肌及心内膜的炎症改变。

04.0513 亚急性细菌性心内膜炎 subacute bacterial endocarditis
好发于有基础病变的瓣膜（如风湿性心瓣膜病、先天性心脏病等）的心内炎性改变。大多由毒力较弱的草绿色链球菌引起，少数由肠球菌、肺炎双球菌等引起；病菌多从某一感染病灶侵入血流，引起败血症，进而侵犯心内膜，在瓣膜上形成由血小板、纤维素、细菌菌落、炎症细胞和少量坏死组织构成的大而松脆的血栓性赘生物。

04.0514 心脏肥大 cardiomegaly
又称"心脏增大"。心脏宽度占胸腔宽度的比例超过正常值（50%以下）的表现。根据病因分为心脏扩大及心肌肥厚两大类。

04.0515 心脏事件 heart incident
室颤、心力衰竭、心源性休克等心脏严重疾病。

04.0516 心脏杂音 cardiac murmur
在心音与附加心音之外出现的与心脏活动相关的异常声音。通常由心脏收缩或舒张时血液在心脏或血管内产生湍流所致的室壁、瓣膜或血管振动所产生。

04.0517 器质性心脏杂音 organic heart murmur
心前区听到的病理性心脏杂音。多由于心内结构异常引起，特点是声音响亮而粗糙，大多在2级以上。

04.0518 二尖瓣开瓣音 opening snap, OS
二尖瓣狭窄时，在第二心音后出现的音调较高而清脆的额外心音。其产生机制是舒张早期血流自左心房快速流入左心室，弹性尚好的二尖瓣迅速开放又因狭窄而开放受限，引起瓣叶张帆性振动产生的拍击样声音。

04.0519 心脏黏液瘤 heart myxoma
最常见的心脏原发性肿瘤。多为良性，少见恶性；可发生于各心腔内膜面，95%发生于心房，约75%位于左心房，20%位于右心房，左、右心室各占2.5%；左心房黏液肿瘤常发生于卵圆窝附近，常因瘤体堵塞二尖瓣口，导致二尖瓣口狭窄或关闭不全。以女性多见，可发生于任一年龄，但最常见于中年；有复发和转移倾向。

04.0520 心脏肿瘤 cardiac tumor
发生于心脏的肿瘤性病灶。原发性肿瘤十分罕见，大多为良性，其中又以心房黏液瘤居多数。转移性肿瘤为原发性的20～40倍。

04.0521 缺血性发作 ischemic stroke
短时间内脏器血流量减少而引起的脏器功能异常。

04.0522 心悸 palpitation
自我感觉心跳快而强，伴有心前区不适，甚至心中恐慌不能自主的一种症状。

04.0523 猝死 sudden death
因潜在疾病突然发作或恶化，平时貌似健康的人发生的意外、急骤性死亡的现象。

04.0524 心脏挫伤 heart contusion
前胸受重力撞击、或强烈震荡所致的心脏损伤。程度和范围与外力作用相关。病理改变包括心外膜或心内膜出血和心壁肌层出血坏死。

04.0525 低血压 hypotension

生理或病理原因造成血压低于 60/90 mmHg 的状态。

04.0526　肥胖症　obesity
体内脂肪成分过多致体重明显超出正常范围(> 标准体重 20%)的异常状态。病因多样,多由于体内脂肪代谢障碍,尤其是甘油三酯(三酰甘油)积聚过多而致。

04.0527　高甘油三酯血症　hypertriglyceridemia
空腹血甘油三酯大于或等于 1.7 mmol/L 的异常状态。

04.0528　高钠血症　hypernatremia
血钠高于 145 mmol/L 的异常状态。

04.0529　高脂蛋白血症　hyperlipoproteinemia
血浆中一种或多种脂蛋白含量高于正常范围的异常状态。多与遗传有关或继发于其他疾病,并可诱发一系列其他异常改变。

04.0530　高脂血症　hyperlipemia
血清中胆固醇和甘油三酯含量增高,包括单一指标、或两者皆增高的异常状态。

04.0531　心力衰竭　heart failure
心脏泵血功能降低,排血量不能满足器官及组织代谢需要的异常状态。临床主要表现为呼吸困难、喘息、水肿等。

04.0532　心脏传导异常　cardiac conduction abnormality
发生于心脏传导系统(窦房结、房室结、结间束、浦肯野纤维等)和传导心肌的结构和功能异常引起的一系列症状。主要包括心脏传导阻滞、预激综合征等。

04.0533　心脏传导阻滞　cardiac block
冲动在心脏传导系统内传导发生减慢或阻滞的现象。

04.0534　预激综合征　preexcitation syndrome
又称"WPW 综合征(Wolff-Parkinson-White syndrome)"。窦房结发放的起搏冲动经正常通道之外的途径下传,提早兴奋心室一部分或全部,引起部分心室肌提前激动的一种房室传导异常综合征。

04.0535　心律失常　arrhythmia
心脏自律性异常或传导障碍引起的心动过速、心动过缓或心跳不规律等异常表现。

04.0536　期前收缩　extra systole, premature systole
因窦房结功能不健全,或者其他部位自动节律兴奋加强引起的心房、心室正常收缩节律以外的收缩动作。

04.0537　心房颤动　atrial fibrillation, AF
简称"房颤"。病理原因导致心房产生每分钟达 250～600 次不规则的心房激动频率。心跳往往快而且不规则,有时候可以达到 100～160 次/分,而且节律不整齐,心房失去有效的收缩功能。

04.0538　心室颤动　ventricle fibrillation, VF
又称"室颤"。由于许多相互交叉的折返电活动波引起的心室活动的病理表现。心电图表现为形态、振幅和间隔绝对不规则的小振幅波;心肌细胞可能保留电活动,但不产生心脏整体的机械收缩,因而无有效心排量。室颤引起致命性后果。

04.0539　心动过速　tachycardia
生理性、病理性原因导致成人心率超过 100 次/分的状态。跑步、饮酒、重体力劳动及情绪激动时心率加快为生理性心动过速;在高热、贫血、甲亢、出血、疼痛、缺氧、心衰和心肌病等疾病时为病理性心动过速。

04.0540　室上性心动过速　supraventricular

tachycardia

心房和房室连接处病因所致的心动过速。

04.0541　心动过缓　bradycardia

成人清醒时心率小于 60 次/分的状态。

04.0542　电轴左偏心电图　levogram

心电轴偏离正常范围(0°～+90°)的心电图表现。见于横位心(肥胖、妊娠晚期、大量腹水等)及左心室肥大、左前分支阻滞等情况。心电轴在 0°～-30° 为轻度左偏;-30°～-90° 为显著左偏。

04.0543　马方综合征　Marfan's syndrome

又称"蜘蛛指综合征""蜘蛛趾综合征"。一种常染色体显性遗传的先天性结缔组织疾病。有家族史。病变主要累及中胚叶的骨骼、心脏、肌肉、韧带和结缔组织,骨骼畸形最常见;全身管状骨细长、手指和脚趾细长呈蜘蛛脚样;心血管方面表现为二尖瓣关闭不全或脱垂、主动脉瓣关闭不全、大动脉中层弹力纤维发育不全、主动脉扩张或主动脉瘤;可因过度扩张的主动脉破裂死亡。

04.0544　先天性　congenital

由自身遗传因素决定、生来就有、不需要后天因素作用的生物性状。

04.0545　先天性心脏病　congenital heart disease

在胚胎发育时期(怀孕初期 2～3 个月内),由于心脏及大血管形成障碍、或出生后应自动关闭的通道未能闭合(在胎儿属正常)而引起的一组心脏局部解剖结构异常的疾病。

04.0546　房间隔缺损　atrial septal defect

左右心房之间的间隔发育不全或卵圆孔未闭合造成两侧血流相通的先天性心脏病。

04.0547　室间隔缺损　ventricular septal defect

左右心室间隔发育不全形成异常交通,在心室水平产生左向右分流的常见先天性心脏病。可单独存在,也可是某种复杂心脏畸形的组成部分。

04.0548　左向右分流　left to right shunt

心脏左、右心腔间存在异常通道,导致部分血液由左心至右心的分流现象。房间隔缺损、室间隔缺损和动脉导管未闭是最常见的左向右分流型先天性心脏病。

04.0549　右向左分流　right to left shunt

心脏左、右心腔间存在异常通道,导致部分血液出现由右心至左心的分流现象。由于右心未氧合血液进入体循环,临床上有紫绀表现。包括法洛四联症、法洛三联症、三尖瓣下移畸形伴有异常房间通道、完全性大血管转位、矫正型大血管转位、完全性肺静脉畸形引流等。

04.0550　法洛四联症　tetralogy of Fallot

最常见的紫绀型先天性心脏病。病理解剖特征包括:①肺动脉狭窄;②心室间隔缺损;③升主动脉开口向右侧偏移;④右心室向心性肥厚。

04.0551　动脉导管未闭　patent ductus arteriosus

胎儿时期主动脉与肺动脉之间特殊循环管道(肺导管)出生后未能闭合,致部分动脉血分流入肺循环(左向右分流)的一种先天性心脏病。

04.0552　单心室　single ventricle

一种较少见的先天性畸形。单一心室同时接受来自右心房和左心房、或异常共同房室瓣的血液。

04.0553　心律失常性右心室发育不全　arrhythmogenic right ventricular dysplasia

一种原因不明的原发性心肌病。以右心室心肌发育不全为特征，伴有反复发作的难治性室性心动过速或其他室上性心律失常。

04.0554 心包 pericardium
覆盖于心脏、大血管根部外的薄膜。分为内侧的浆膜心包和外侧纤维心包两部分。浆膜心包分脏层和壁层包裹于心脏外表面，两层间隙内有浆液，起润滑心肌、防止心脏与胸腔摩擦而受伤的作用。

04.0555 心包炎 pericarditis
浆膜心包内发生的炎症改变。分为急性和慢性两类；慢性心包炎较严重的类型是缩窄性心包炎，可限制心脏舒张。

04.0556 末梢血管 peripheral vessel
又称"外周血管"。位于体表或肢体表面大血管的终末分支。主要指组织内的小动脉和与组织发生物质交换的毛细血管。

04.0557 周围血管疾病 peripheral vascular disease
外周血管病的通称。主要包括脉管炎、动脉硬化闭塞症、静脉曲张、精索静脉曲张、血栓性静脉炎、深静脉血栓形成、巴德–吉亚利综合征、雷诺综合征等。

04.0558 主动脉夹层动脉瘤 dissecting aortic aneurysm
由于主动脉壁营养血管破裂出血、动脉粥样硬化囊性坏死等病变造成管壁中层撕裂形成"双层"动脉壁的病理性改变。动脉夹层导致内腔狭窄、诱发血栓、波及分支动脉出口时导致器官不同程度缺血改变；夹层动脉瘤破裂可致猝死。

04.0559 肺动脉特发性扩张 pulmonary artery idiopathic dilatation
先天性肺动脉干或其分支的扩张现象。病因

为先天性弹性组织缺乏或肺动脉干分化不均，无伴发心血管病变与肺部疾病，自然病程良好。

04.0560 颈内动脉闭塞 internal carotid artery occlusion
各种原因所致的颈内动脉血管完全性阻塞现象。常见病因为动脉粥样硬化。

04.0561 多发大动脉炎 multiple Takayasu arteritis
又称"缩窄性大动脉炎""无脉病"。主动脉及其分支的慢性、进行性、闭塞性炎症。因病变累及的动脉不同而分为不同的临床类型，以头臂部的动脉受累最为常见，常导致上肢无脉症。其次是累及降主动脉、腹主动脉所致下肢无脉症、肾动脉受累引起的肾动脉狭窄性高血压，也可见肺动脉和冠状动脉受累。

04.0562 血栓 thrombus
由细胞成分、凝血因子活化共同作用下在心血管内膜面发生血液成分析出、凝集和凝固所形成的固体状物质。

04.0563 附壁血栓 mural thrombosis
黏附于心腔壁及血管内面的血栓。

04.0564 血栓形成 thrombosis
心脏或血管腔内某些血液成分在活化后凝血因子作用下互相黏集，形成固体血凝块的过程。

04.0565 静脉血栓形成 phlebothrombosis
伴有继发性血管腔内血栓形成的静脉急性炎症性疾病。病变主要累及四肢浅表静脉或下肢深静脉。

04.0566 深静脉血栓形成 deep venous thrombosis

下肢肌肉深部、与同名动脉伴行的静脉内自发形成血栓的过程和状态。常因静脉血流滞缓、静脉壁损伤和血液高凝状态等所致。

04.0567 下腔静脉示踪剂半通过时间 half pass time of inferior vena cava

足背静脉"弹丸"式注射示踪剂后行下腔静脉示踪动态显像，从下腔静脉感兴趣区获得的时间–放射性曲线下降至峰值一半所需的时间。

04.0568 下腔静脉阻塞综合征 inferior vena caval obstructive syndrome

下肢深静脉、盆腔静脉血栓蔓延，或其他原因累及下腔静脉造成的下腔静脉阻塞，从而引起一系列临床症候的静脉疾病。

04.0569 静脉曲张 varicosis, phlebeurysma

以表浅静脉血管扩张、纡曲、突出皮肤表面为特征的静脉系统常见疾病。多由于先天性血管壁膜薄弱、或长时间维持相同姿势、血液长久蓄积情况下破坏静脉瓣膜，导致静脉压过高而形成。

04.0570 静脉炎 phlebitis

发生于静脉血管的炎性改变。分为浅静脉炎和深静脉炎。其病理变化为血管内膜增生、管腔变窄、血流缓慢；病变周围皮肤可呈现充血性红斑，有时伴有水肿。

04.02.03 心血管诊疗技术

04.0571 碳-11-棕榈酸 ^{11}C-palmitic acid

一种正电子类心肌脂肪酸代谢显像剂。

04.0572 碘-123-脂肪酸 ^{123}I-fatty acid

一种单光子类心肌脂肪酸代谢显像剂。

04.0573 碘-125-纤维蛋白原摄取试验 ^{125}I-fibrinogen uptake test

利用 ^{125}I 标记的纤维蛋白原被血管内新鲜血栓摄取的原理检查深静脉血栓形成的显像方法。

04.0574 氮-13-氨水 ^{13}N-NH$_3$

一种正电子类心肌灌注显像剂。其通过自由扩散的方式进入心肌细胞，心肌首次通过的提取率接近 100%。

04.0575 氧-15-水 ^{15}O-H$_2$O

一种正电子类血流显像剂。主要用于心肌和脑血流定量测定。

04.0576 铊-201-氯化铊 ^{201}Tl-chloride

一种单光子类心肌灌注显像剂。

04.0577 铊-201 再分布 ^{201}Tl redistribution

以 ^{201}Tl 为示踪剂进行的负荷心肌显像。注射后 5～10 min 早期显像局部缺损，3～4 h 后延迟显像放射性充填的征象。系由于正常冠状动脉供血区心肌较狭窄动脉供血区心肌 ^{201}Tl 清除快，延迟期相对较多放射性进入、滞留于缺血部位所致。

04.0578 铊-201 再注射显像 ^{201}Tl reinject imaging

以 ^{201}Tl 为示踪剂进行心肌显像，在早期显像、延迟显像后再次注射显像剂，5 min 后进行的静息显像。用于更准确判断缺血区心肌细胞活力。

04.0579 锝-99m-二乙撑三胺五乙酸 ^{99m}Tc-diethylene triamine pentaacetic acid, ^{99m}Tc-DTPA

一种常用的单光子类显像剂。肾脏排泄率高，常用于心脏、大血管核素造影、肾脏动态显像和肾小球滤过功能测定。

04.0580 锝-99m-红细胞 ^{99m}Tc-red cell

一种单光子类血池显像剂。

04.0581　锝-99m-甲氧基异丁基异腈　^{99m}Tc-methoxyisobutylisonitrile, ^{99m}Tc-MIBI

一种单光子类心肌灌注显像剂。心肌显像效果优于^{201}Tl，但没有再分布现象。

04.0582　锝-99m-焦磷酸盐　^{99m}Tc-pyrophosphate, ^{99m}Tc-PYP

一种单光子类显像剂。最初用于骨显像，后多用于急性心肌梗死显像。

04.0583　锝-99m-葡萄糖二酸　^{99m}Tc-glucaric acid, ^{99m}Tc-GLA

一种六碳二元羧酸盐的葡萄糖类似物。用于心肌梗死显像和肿瘤显像。

04.0584　放射性核素主动脉显像　radionuclide aorta-imaging

经外周静脉弹丸注射显像剂后，连续采集其首次流经主动脉的动态图像，从而观察主动脉形态和血流状态的显像方法。

04.0585　放射性核素静脉显像　radionuclide phlebo-imaging

将放射性显像剂注入静脉远心端，观察显像剂随静脉血流回归右心房过程的动态显像方法。

04.0586　深静脉一步显像法　deep venous one-step imaging

一次同时显示双下肢深静脉全程的核素静脉显像方法。主要技术特点是双踝结扎止血带阻断浅静脉条件下，自双足背静脉同时分别注入示踪剂后进行自足向头部的全身扫描方式显像。

04.0587　首次通过法　first-pass method

显像剂自肘静脉弹丸式注入后，观察其依次

通过上腔静脉–右心房–右心室–肺动脉–肺毛细血管床–肺静脉–左心房–左心室–升降主动脉–腹主动脉过程而获得的一系列影像的方法。

04.0588　稀释曲线　dilution curve

以物质的不同浓度为纵坐标，稀释的过程（或时间）为横坐标在坐标系上作图获得的曲线。

04.0589　多门电路平衡法放射性核素心血管显像　multigated equilibrium radionuclide cardioangiography

又称"门控心血池显像（gated cardiac blood pool imaging）"。利用能较长时间保留在心血管内的放射性核素标记大分子物质为示踪剂，通过心电图信号控制门电路采集心动周期内心血池容积动态变化的显像方法。主要用于对左、右心室泵功能、舒缩状态、室壁运动和电传导功能的检测。

04.0590　心室容积曲线　ventricle-volume curve

用感兴趣区技术生成心室的时间–放射性曲线。由于心室内放射性计数与心室血容量成正比而代表心动周期内心室容积的变化。

04.0591　相位分析　phase analysis

心室容积曲线反映心室的周期性运动，通过对其进行正弦或余弦拟合（傅里叶变换）获得心室内每个像素开始收缩的时间（时相）及收缩幅度（振幅）两个参数的分析方法。

04.0592　时相图　phase image

以不同颜色或灰度显示心血池图像每一像素所处心动周期不同时相产生的功能图像。便于直观判断心血池各部位收缩的顺序及部位。心脏舒缩是相对规律的周期运动。

04.0593　时相直方图　phase histogram

以心动周期时相度数(0°~360°)为横坐标，心血池图像上像素数为纵坐标绘制的心血池像素收缩频率分布图。

04.0594　相角程　phase peak width
时相直方图上心室峰底的宽度。以心室最早收缩与最晚收缩时间之差反映心室协调性。正常心室相角程＜65°。

04.0595　心室壁瘤峰　ventricular aneurysm peak
室壁瘤患者心血池显像相位分析时，在时相直方图上心室峰与心房峰之间形成的一个附加的时相峰。

04.0596　时相电影　phase movie
在心血池时相图上，以一种显著标志(如黑色或白色)将心脏各部位开始收缩的时间依次动态显示，用于直观地观察心肌激动传导的过程。

04.0597　振幅图　amplitude image
以不同颜色或灰度反映心脏各部位收缩幅度的功能图像。灰度高提示幅度大，正常左心室收缩幅度明显大于右心室及心房、大血管，局部室壁运动障碍时则表现为病变处灰度减低。

04.0598　高峰射血分数　peak ejection fraction
心室收缩期排血的最大速率。左心室容积曲线下降最快部分的斜率。反映心肌收缩力、收缩速度，与瓣膜功能和心脏后负荷有一定关系；常用的心室收缩功能指标。

04.0599　1/3 射血分数　1/3 ejection fraction
心室收缩早期的功能参数。收缩期前 1/3 时心室的射血分数。

04.0600　1/3 射血率　1/3 ejection rate
心室收缩早期的功能参数。收缩期前 1/3 时
心室的射血速率。

04.0601　局部射血分数　regional ejection fraction
将左心室分成若干个扇形的区域，分别计算获得每个局部区域的射血分数。

04.0602　舒张末期计数　end-diastolic count
心血池显像时，心室在舒张末期时的最大放射性计数。与心室容积呈正比关系。

04.0603　高峰充盈率　peak filling rate
心室舒张期容积扩大的最大速率。左心室容积曲线上升斜率最大的部分。反映心室舒张功能、室壁顺应性，受瓣膜功能的一定影响。

04.0604　高峰充盈时间　time to peak filling
在心室舒张开始后心室高峰充盈率发生的时间。常用于反映心脏舒张期功能。

04.0605　1/3 充盈分数　1/3 filling fraction
心室舒张期功能指标。充盈期前 1/3 时的心室充盈分数。

04.0606　1/3 充盈率　1/3 filling rate
充盈期前 1/3 的平均充盈速率。反映心室舒张早期的功能。

04.0607　心肌灌注显像　myocardial perfusion imaging
利用正常或有功能的心肌细胞选择性摄取某些核素或标记化合物的特征，应用 γ 照相机或单光子发射计算机体层仪进行的心肌平面或体层显像。可使正常或有功能的心肌显影，从而反映心肌各节段的血流灌注。

04.0608　平面心肌灌注显像　planar myocardial perfusion imaging
应用低能通用(或高分辨)平行孔准直器的 γ 照相机分别行前位、左前斜位(一般取 45°)

及左侧位心肌灌注静态显像的技术。

04.0609 门控心肌体层显像 gated myocardial tomography

应用心电门控装置配合心肌灌注显像，可同时获得心肌血流灌注和心脏功能的体层影像技术。

04.0610 心肌代谢显像 myocardial metabolism imaging

静脉注入放射性核素标记的心肌能量底物（脂肪酸、葡萄糖等），被心肌摄取后进行的心肌显像。反映心肌的代谢状态。

04.0611 亲梗死灶显像 infarction focus imaging

通过使用亲急性梗死病灶的显像剂，如锝-99m 焦磷酸盐等，使急性梗死的心肌病灶显影，而正常心肌、瘢痕组织心肌不显影的一种显像技术。

04.0612 血栓显像 thromb imaging

利用核素标记参与血栓形成的细胞成分、凝血物质及其抗体为示踪剂，静脉注入体内后能与血栓结合，显示血栓部位、数量、进展程度、分布和组成的显像方法。

04.0613 抗纤维蛋白抗体显像 anti-fibrillarin antibody imaging

用放射性标记抗纤维蛋白抗体进行血栓显像诊断的显像方法。

04.0614 心脏神经受体显像 cardiac neural receptor imaging

以放射性核素标记的配体为显像剂进行心脏神经受体显像的方法。如碘-123 标记的间位碘代苄胍（MIBG）进行心脏β受体显像等。

04.0615 放射性核素心血管造影 radionuclide angiocardiography

将放射性核素经外周静脉注射后，应用显像仪器从体外动态观察其首次通过中心或外周大动脉的过程。

04.0616 放射性核素静脉造影 radionuclide venography

静脉远心端注射显像剂动态显示大静脉向心引流的过程。反映其形态与功能状态。也可快速弹丸式注射显像剂后，在动脉、组织通过后进行动态采集的静脉图像，反映局部静脉血容量。

04.0617 放射性核素动脉造影 radionuclide artery angiography

局部动脉近心端快速弹丸式注射显像剂后，立即进行快速动态采集获得的该动脉供血范围内动脉血流灌注图像的过程。

04.0618 心脏负荷试验 cardiac stress test

通过生理运动或药物介入诱发心脏、血管功能改变的手段。用于提高心脏功能或心肌灌注检查的准确性和诊断效率。

04.0619 运动负荷试验 exercise stress test

通过踏车、平板等运动工具增加运动负荷状态下进行的心脏功能或血流灌注显像。用于评价心脏运动负荷后的储备功能。

04.0620 多巴酚丁胺负荷试验 dobutamine stress test

用具有正性肌力效应的多巴酚丁胺，使心率明显加快、心肌收缩力加强、收缩压升高、心率血压乘积增大，导致心室舒张期缩短、冠脉灌注不足、侧支血供尤其是心内膜下侧支血供减少、心脏后负荷增加和心肌耗氧增加，从而诱发心肌缺血的发生的试验。多巴酚丁胺输注达最大耐受量时，静注铊-201 行心肌灌注显像，出现可逆性铊-201 灌注缺损为多巴酚丁胺试验阳性。

04.0621 潘生丁负荷试验 dipyridamole stress test
双嘧达莫（潘生丁）阻滞心肌与血管平滑肌细胞对腺苷的摄取，因而使腺苷积聚，导致正常冠脉明显扩张，血流量显著增加，而狭窄或硬化的冠状动脉对腺苷的反应弱的试验。观察应用双嘧达莫前后心电图和心肌灌注显像变化，可提高冠状动脉狭窄的诊断率。

04.0622 硝酸甘油介入试验 nitroglycerine intervention test
静息心肌显像表现为减低或缺损区的患者，24～48 h后舌下含服硝酸甘油 0.6 mg后立即按常规条件重复心肌灌注显像的试验。前后显像比较用于判断心肌存活性。

04.0623 心肌血流量 myocardial blood flow
单位时间通过心肌的血流量。单位为 ml/min×100 g。

04.0624 局部血流量 regional blood flow
某一局部心肌的绝对血流量。

04.0625 存活心肌 viable myocardium
心肌遭受缺血打击后表现出的没有收缩和电传导功能，但细胞仍然存活的特殊状态。包括顿抑心肌、冬眠心肌和伤残心肌。

04.0626 顿抑心肌 stunned myocardium
缺血事件后心肌血供恢复正常或接近正常，心肌细胞具有收缩功能储备，但收缩功能在血供恢复正常后数小时、数天甚至数周内未恢复的状态。

04.0627 冬眠心肌 hibernating myocardium
心肌灌注长期减少时，心肌维持生存，但处于持续性功能低下的状态。当血流恢复后，心肌功能也可以恢复正常。

04.0628 伤残心肌 maimed myocardium

又称"重伤心肌"。在急性心梗再灌注后，梗死区域仍存活但已严重损伤的心肌。其组织细胞学、生化学、病理生理学基础尚未清楚，与冬眠心肌、顿抑心肌的区别是部分心肌坏死。

04.0629 缺血预适应 ischemic precondition, IP
几次短暂的心肌缺血/再灌注能保护长时间冠脉阻塞所致心肌损害的效应。心肌细胞内源性缺血保护机制。

04.0630 乏氧细胞 hypoxic cell
氧供给量不能充分满足代谢需求的细胞和组织。

04.0631 不均匀性 ununiformity
在核医学显像中指器官或组织不同部位放射性分布差异超出统计涨落范围的非均匀改变。

04.0632 灌注缺损 perfusion defect
心肌灌注显像时，局部心肌无放射性分布或分布减低的现象。提示局部心肌缺血。

04.0633 可逆性缺损 reversible defect
负荷心肌灌注显像上存在的缺损灶，在静息或延迟显像时被显像剂充填的现象。提示心肌可逆性缺血。

04.0634 固定缺损 matched defect
运动和静息（或延迟）心肌灌注显像上存在同一部位和大小的放射性缺损的现象。提示心肌梗死或瘢痕组织。

04.0635 不可逆性 irreversibility
不可恢复或逆转的严重功能损伤。

04.0636 混合性缺损 mixed defect
在静息和负荷心肌血流灌注显像时，心肌内可逆性缺损和不可逆性缺损同时存在的现象。提示梗死心肌内部分心肌有活性。

04.0637 反向再分布 reverse redistribution
负荷心肌灌注显像放射性正常分布，而静息或延迟显像显示出放射性稀疏或缺损；或负荷心肌显像出现的分布缺损，静息或再分布显像时表现更为严重的现象。原因不明，可能与冠状动脉血管的反应性有关。

04.0638 匹配 match
两种不同类型或不同时间、条件下获得的同一解剖结构的影像结果表现一致的情况。

04.0639 灌注–代谢不匹配 perfusion-metabolism mismatch
心肌血流灌注显像时局部缺损或稀疏，而葡萄糖代谢显像时该缺损区充填的不一致表现。通常作为心肌细胞存活的标志。

04.0640 灌注–代谢匹配 perfusion-metabolism match
心肌血流灌注显像时局部缺损或稀疏，葡萄糖代谢显像该区域表现相仿，两种图像一致的表现。通常提示心肌细胞无存活。

04.0641 极坐标靶心图 polar map, bull's eye image
临床最常用的心肌体层图像简便定量分析法。根据圆周剖面分析法，以心尖为极点，将短轴心肌体层影像在极坐标系展开成二维图像，并以不同颜色或灰度表示心肌各壁相对计数值的直观分析法。

04.0642 圆周剖面分析 circumferential profile analysis
心肌灌注影像的一种定量分析方法。以左心室中心为中点，以心尖为90°，每隔6°～10°将心肌壁分成若干相等的扇形节段，求出各节段心肌的最大放射性计数值，以最大计数值为100%，计算出心肌各节段最大计数的

相对百分数，并以百分数为纵坐标，心脏360°周径展开为横坐标绘制成圆周剖面曲线，与正常±2 s 为正常范围（从正常人冠状动脉造影数据库资料获取）进行比较，由此可以估计心肌各个节段的供血情况及异常范围。

04.0643 心电图 electrocardiogram, ECG
通过心电描记仪从体表引出每个心动周期中，由起搏点、心房、心室相继兴奋造成的心脏生物电电位变化图形。反应心脏兴奋发生、传播及恢复过程。

04.0644 心电图运动试验 electrocardiogram exercise test, ECG exercise test
通过运动增加心脏负荷而诱发心肌缺血性心电图改变的试验方法。包括二级梯运动试验、活动平板试验和踏车运动试验。

04.0645 X 射线动脉造影 X-ray arteriography
将对比剂注入动脉内，凸显动脉影像的 X 射线检查技术。

04.0646 冠状动脉造影 coronary angiography
直接观察冠状动脉结构、形态的一种成像技术。经大腿股动脉或其他周围动脉插入导管至左或右冠状动脉口，注入造影剂时成像，利用减影技术显示冠状动脉；能较明确地揭示冠状动脉的解剖畸形及其阻塞性病变的位置、程度与范围，目前仍作为冠心病诊断的"金标准"。

04.0647 CT 冠脉造影 CT coronary angiography
用心电门控和多排（16 排以上）螺旋 CT 动态采集静脉团注的造影剂通过冠状动脉过程的图像成像技术。可以相对无创地显示左、右冠状动脉及其主要分支的走行、形态、分布、内腔状态等信息，相当程度上实现冠状动脉造影的功能；在心率快或冠脉钙化严重时意义受限。

04.0648 冠状动脉钙化积分 coronary calcium score, CaS

以 CT 值确定冠状动脉钙化程度与范围，反映心脏风险的指标。即所有大于 1 mm² 或 1 像素的钙化斑面积乘以其最大密度加权系数后的和。公式：$CaS = \Sigma\, a_i \cdot c_i$。式中 a_i 为每一钙化斑面积；c_i 为密度加权系数；c_i 与 CT 值相关，Hu < 130 为 0，Hu = 130～199 为 1，Hu = 200～299 为 2；Hu = 300～399 为 3，Hu > 400 为 4。

04.0649 心室造影术 ventriculography

将对比剂注入心室内，凸显一侧心室影像的 X 射线检查技术。可明确心脏的结构和功能。

04.0650 X 射线静脉造影 X-ray phlebography

将对比剂注入静脉内，凸显静脉影像的 X 射线检查技术。

04.0651 超声心动图 ultrasonocardiography, echocardiography

利用回声成像技术探查心脏和大血管结构和功能信息的超声波检查方法。包括 M 型超声、二维超声、脉冲多普勒、连续多普勒、彩色多普勒血流成像。

04.0652 血管内超声成像 intravascular ultrasound imaging

利用插入血管内的超声导管及超声波探头进行血管壁成像的有创超声检查方法。

04.0653 冠状动脉搭桥术 coronary artery bypass graft, CABG

用移植血管（常为大隐静脉及乳内动脉）在主动脉及梗阻的冠状动脉远端建立血管通路的外科手术。用于修复或替换梗阻的冠状动脉以改善心肌血供。

04.0654 血管成形术 angioplastry

利用介入或手术方法将狭窄的动脉重新扩张、成形，以恢复血流的技术。

04.0655 经皮冠状动脉腔内成形术 percutaneous transluminal coronary angioplasty, PTCA

治疗冠状动脉粥样硬化性管腔狭窄的介入性血管成形术。可有效缓解胸痛症状，减少心肌梗死发生。原理包括经皮行大动脉穿刺，将一端有球囊的特制导管送到冠状动脉的狭窄部，在球囊内加压到数个大气压，扩张局部狭窄、增大血管内径、改善心肌供血。

04.0656 冠脉支架植入 coronary stenting

通过介入方法将适当口径、长度的管形支架置入狭窄冠状动脉节段，恢复局部通畅度，增加血流量、防止血管进一步狭窄的介入治疗技术。

04.0657 再狭窄 restenosis

介入治疗后，局部管腔再次出现狭窄的现象。判断标准为:经皮冠状动脉腔内成形术（PTCA）获得的管腔直径扩张效果丧失 50% 以上；一般发生于治疗后 6 个月内。

04.0658 新生内膜 neointima

血管扩张术后或支架植入术后再生的血管内膜。

04.0659 危险分层 risk stratification

通过一系列临床检查和化验结果的综合分析决定特定对象罹患某种需要干预或预防疾病可能性的医学决策方法。

04.0660 弗雷明汉风险评分 Framingham risk score

按预定标准对人口学、生活习惯、固有疾病及临床化验、检验值等指标进行累加计分，从而估测某一对象十年内罹患冠心病风险的方法。男性和女性的计分方法不同。

04.0661　心脏起搏器　cardiac pacemaker
定时发放一定频率的脉冲电流的微型精密装置。可埋在胸部皮下，通过起搏电极导线传输到心房或心室肌，替代心脏的起搏点，恢复和维持心脏有节律的跳动。

04.0662　心房起搏　heart atrium pacing
将设定频率的起搏器电极送入心房，发放冲动控制心脏节律的一种治疗传导阻滞、心律失常的方法。

04.0663　心瓣膜修复术　heart valve prosthesis
利用人造或组织工程学材料，采用标准技术对病变瓣膜进行修复治疗的手术。

04.0664　溶栓疗法　thrombolytic therapy
又称"血栓溶解疗法"。通过药物使血栓溶解，实现血管再通、使受阻的血管灌流区域的组织重新获得血液供应的治疗技术。

04.0665　心脏辅助装置　heart assist device
应用于终末期心脏衰竭患者暂时性维持心脏泵功能的一类装置。包括主动脉球囊反搏、左心辅助装置、右心辅助装置等；其中左心室辅助装置(人工心)可以植入体内长期工作。

04.0666　复苏　resuscitation
在心跳、呼吸停止时采取的一系列旨在恢复心肺活动的抢救措施。包括开放气道、人工呼吸、人工循环和胸外按压术等。紧急条件下阻止突然、意外的死亡的操作，一般无病因治疗作用。

04.0667　心脏移植　heart transplantation
将同种、异体心脏完整移植入受者，取代受者完全衰竭的心脏，恢复受者循环功能的复杂手术。主要适用于终末期心脏病的治疗，并需体外循环、移植物处置、免疫抑制剂治疗等综合技术的配合。

04.0668　除颤　defibrillation
利用医疗器械或特定药品终止心脏颤动的治疗方法。

04.0669　血管收缩药　vasoconstrictor
作用于血管平滑肌、使血管收缩的一类药物。按作用分为两类：①肾上腺素受体激动药，如肾上腺素、去甲肾上腺素、多巴胺、麻黄素、间羟胺等；②血管紧张素胺，即增压素及其衍生物，如苯赖加压素。

04.0670　血管扩张药　vasodilator
抑制血管平滑肌收缩、使血管扩张的一类药物。按作用机制分为：①直接舒张血管平滑肌的药物，如肼屈嗪、硝普钠；②钾通道开放药，如米诺地尔、二氮嗪；③其他血管舒张药，如吲达帕胺等。

04.0671　强心药　cardiotonic
可以增强心肌收缩力、增加心脏排出量的一类药物。如洋地黄等。

04.0672　心脏肌力效应　cardiac inotropic effect
生理、药理和病理因素影响心肌细胞收缩力的状态和改变。包括正性和负性两类。

04.0673　正性肌力效应　positive inotropic effect
增加心肌收缩力、增加心肌细胞内钙离子浓度的作用。部分药物具有正性肌力效应。如多巴胺、多巴酚丁胺、正肾、洋地黄等，临床主要用其进行心衰失代偿期、心源性休克、心梗、心肌病等情况下心肌收缩功能的支持治疗。

04.0674　负性肌力效应　negative inotropic effect

降低心肌收缩力、减少心肌细胞内钙离子浓度的作用。部分药物具有负性肌力效应。如β受体阻滞剂、钙通道阻滞剂等，临床主要用其降低心脏负荷；在充血性心衰等情况下有降低并发症和病死率的作用。

04.0675 激肽释放酶 kallikrein

能使激肽原释放出具有很高生理活性的多肽-激肽的一种丝氨酸蛋白酶。包括血浆型激肽释放酶和组织型激肽释放酶两种类型。

04.0676 血清心肌酶 serum myocardial enzyme

存在于心肌内的多种酶的总称。包括肌酸激酶(CK)、肌酸激酶同工酶(CK-MB)、天门冬氨酸氨基转移酶(AST)和乳酸脱氢酶(LDH)等。心肌损伤或者坏死后血清心肌酶有不同程度的增高。

04.0677 血纤蛋白原 fibrinogen

由肝脏合成的一种高度可溶的细长蛋白质(340 kDa)。经凝血酶加工成血纤蛋白单体，然后聚合形成血凝块。在血小板聚集、血栓形成过程中起辅助因子的作用。

04.0678 酶原 zymogen

酶的无活性前体。在特异位点水解后，转变为具有活性的酶。

04.0679 纤维蛋白溶酶原 profibrinolysin

血纤维蛋白溶酶的前体物质。没有活性。正常生物体中，血纤维蛋白溶酶是以酶原状态存在，激活后血纤维蛋白溶酶才具有活性。其激活机制有直接活化和间接活化两种。包括人体组织内的激活剂、尿激活剂(尿激酶)、链激酶等；常用作血栓溶解剂。

04.0680 激肽酶 kininase

存在于血浆或细胞表面，可以快速地降解激肽的酶。已知有激肽酶Ⅰ，即赖氨酸羧肽酶

3和激肽酶Ⅱ，即血管紧张肽Ⅰ转化酶。

04.0681 钙通道阻滞剂 calcium channel blocker

一类通过阻断细胞膜上的钙离子通道，抑制细胞外钙离子内流，使细胞内钙离子水平降低而引起心肌和血管平滑肌等组织器官功能改变的药物。主要用于高血压病、冠心病和心律失常的治疗和预防。

04.0682 硝苯地平 nifedipine

又称"心痛定"。一种钙拮抗剂。具有强扩张冠状动脉和周围动脉、显著抑制血管痉挛的作用。适用于预防和治疗冠心病心绞痛，特别是变异型心绞痛和各种类型的高血压；由于能降低后负荷，对顽固性充血性心力衰竭亦有良好疗效，可以长期服用；也适用于患有呼吸道阻塞性疾病的心绞痛患者，其疗效优于β受体阻滞剂。

04.0683 普萘洛尔 propranolol

又称"心得安(inderal)"。一种β受体阻滞剂。可降低心肌收缩性、自律性、传导性和兴奋性，减慢心率，减少心输出量和心肌耗氧量。用于房性及室性早搏、窦性及室上性心动过速、心绞痛、急性心梗、高血压等；对肥厚型心肌病患者，可降低室上性心律失常的发生率。

04.0684 氨茶碱 aminophylline

茶碱与二乙胺的复盐。药理作用包括：松弛支气管、肠道、胆道等多种平滑肌；增加心输出量，扩张输出和输入肾小动脉，增加肾小球滤过率和肾血流量，抑制远端肾小管重吸收钠和氯离子；增加离体骨骼肌的收缩力等。在腺苷负荷试验中用于对抗腺苷的不良反应。

04.0685 硝酸甘油 nitroglycerin

全称"三硝酸甘油酯"。治疗心绞痛的药物。有扩张冠状动脉的作用。

04.0686 儿茶酚胺 catecholamine, CA
一种含有儿茶酚和胺基的神经类物质。具有神经递质和激素的重要生理功能。包括肾上腺、去甲肾上腺素和多巴胺。

04.0687 肾上腺素 adrenaline
由肾上腺髓质分泌的一种儿茶酚胺激素。有使心肌收缩力加强、兴奋性增高、传导加速、心输出量增多等作用。但对全身各部分血管的作用不同，对皮肤、黏膜和内脏(如肾脏)的血管呈现收缩作用，对冠状动脉和骨骼肌血管呈现扩张作用。还可松弛支气管平滑肌及解除支气管平滑肌痉挛，可以缓解心跳微弱、血压下降、呼吸困难等症状。

04.0688 去甲肾上腺素 norepinephrine
由交感节后神经元、脑内肾上腺能神经元及肾上腺髓质合成和分泌的一种儿茶酚胺类生理活性物质。是中枢和外周的重要神经递质，也是一种激素。主要兴奋 α 受体，对 β 受体作用弱，可使小动脉、小静脉收缩，外周阻力增高，血压上升。

04.0689 多巴胺 dopamine, DA
由多巴脱羧生成的儿茶酚胺类神经递质。主要分布于黑质-纹状体和中脑边缘系统。参与对躯体运动、情绪活动等调节。

04.0690 异丙肾上腺素 isoprenaline
一种选择性 β 受体激动剂。对 $β_1$ 和 $β_2$ 受体选择性很低，对 α 受体几乎无作用。主要药理作用包括：扩张支气管、使支气管平滑肌松弛、抑制组胺等介质的释放。兴奋 $β_1$ 肾上腺素受体，增快心率、增强心肌收缩力、增加心脏传导系统的传导速度，缩短窦房结的不应期。扩张外周血管，减轻心脏(左心为著)负荷，以纠正低排血量和血管严重收缩的休克状态。

04.03 神经系统核医学

04.03.01 神经系统解剖生理基础

04.0691 神经核医学 nuclear neurology
将核医学基本理论和技术用于人体神经系统而形成的分支学科。主要应用于中枢神经的脑部，某些情况下用于脑池、脑室和脊髓。以核素显像为主要内容，也包括一些神经激素或生物活性物质的体外放射分析，和某些颅内或颅底肿瘤的核素治疗。

04.0692 精神病学 psychiatry
主要研究和探讨精神疾病的发生发展规律、预防途径和治疗措施的学科。

04.0693 行为科学 behavioral science
有广义和狭义两种含义。广义是指运用类似自然科学的实验和观察方法，研究在自然和社会环境中人的行为的学科。包括心理学、社会学、社会人类学等。狭义是指有关对工作环境中个人和群体行为进行研究的一门综合性学科。

04.0694 神经系统 nervous system
神经外胚层发育形成，神经元和神经胶质细胞等构成的组织和器官。包括中枢神经系统和周围神经系统两部分。

04.0695 中枢神经系统 central nervous system
人体神经系统的最主要部分。包括脑和脊髓。主要功能是传递、储存和加工信息，产生各种心理活动，支配与控制人的全部行为。

04.0696 周围神经系统 peripheral nervous system
神经系统的外周部分。包括脑神经、脊神经和自主性神经。一端与脑或脊髓相连，另一端通过各种末梢装置与机体其他器官、系统相联系，支配运动、感觉和自主神经活动。

04.0697 脑 encephalon
中枢神经系统的主要部分。位于颅腔内，由大脑、间脑、脑干(包括中脑、脑桥、延髓)和小脑组成。

04.0698 大脑 cerebrum
神经系统的最高级结构。由左、右大脑半球组成，中间以胼胝体相连，是控制运动、产生感觉及实现高级脑功能(如语言、思维、记忆、情感、想象、逻辑推理等)的高级神经中枢。每个半球包括大脑皮质、髓质和基底神经节。左右大脑半球内部的腔隙是侧脑室。

04.0699 中脑 mesencephalon
位于间脑和脑桥之间的部分。位于脑的中点，含视、听反射和运动、姿势等反射的皮质下中枢。

04.0700 间脑 diencephalon
位于中脑之上、两侧大脑半球之间的脑组织。结构较为复杂，分为上丘脑、丘脑(背侧丘脑)、后丘脑、底丘脑和下丘脑五部分。其中丘脑不仅是除嗅觉外一切感觉冲动传向大脑皮质的转换站，而且是重要的感觉整合机构之一；下丘脑是自主神经系统的中枢，调节内脏活动和内分泌。

04.0701 脑干 brain stem
位于间脑和脊髓之间的神经组织。自上而下由中脑、脑桥和延髓三部分组成。脑干内有许多重要神经中枢，如心血管运动中枢、呼吸中枢、吞咽中枢及视、听和平衡等反射中枢。

04.0702 脑桥 pons
又称"桥脑"。位于小脑下方、延髓和中脑之间的部分。腹面膨大的部分成为脑桥基底部，由横行纤维构成的连接小脑左右半球的桥样结构，与小脑联系，基底部外侧有三叉神经出脑。

04.0703 延髓 medulla oblongata
又称"延脑"。位于脑的最下部，与脊髓相连的部分。主要功能是控制基本生命活动，如呼吸、心跳、血压、消化等，被看作机体的生命中枢。

04.0704 小脑 cerebellum
位于后颅窝内、脑桥和延髓的背侧，略呈球形的结构，分为中间的蚓部和两侧的小脑半球，并通过三对小脑脚分别与中脑、脑桥和延髓相连接。主要功能是维持身体的平衡、调节肌张力和协调共济运动。

04.0705 脊髓 medulla spinalis
位于椎管内，呈前后稍扁的圆柱形结构。分为颈、胸、腰、骶四段。上端连接延髓，下端变细呈圆锥形，两旁发出 31 对脊神经分布到全身皮肤、肌肉和内脏器官。脊髓是中枢神经系统的低级反射中枢，正常状态下，其活动总是在脑的控制下进行。

04.0706 大脑皮质 cerebral cortex
又称"大脑皮层"。大脑半球表面的灰质部分。由大量的神经细胞以一定的层次排列构成，是高级神经活动的物质基础。根据进化发生，将其分为原皮质、旧皮质和新皮质。

04.0707 原皮质 archipallium
又称"古皮质"。最早出现的由成熟神经细胞构成的脑皮质。包括海马和齿状回的原基。

04.0708 旧皮质 paleopallium
继原皮质之后出现的脑皮质。胚胎第7周，纹状体外侧大量成神经细胞聚集分化而成。

04.0709 新皮质 neocortex
随着生物进化而逐渐发展的大脑皮质。人类新皮质高度发达，占据全部皮质的96%，是人类语言、思维的物质基础。

04.0710 脑沟 sulcus
位于大脑回之间深浅不一的沟裂。其中中央沟、外侧裂和顶枕裂将大脑半球分为额叶、顶叶、枕叶、颞叶和脑岛五部分。

04.0711 脑回 gyrus
大脑皮质沟裂之间的凸起部分。

04.0712 灰质 gray matter
中枢神经系统内神经元胞体集中的地方。由神经元胞体、树突及与之联系的神经末梢和胶质细胞构成，富含血管，在新鲜标本上呈暗灰色。

04.0713 白质 white matter
中枢神经系统中主要由有髓神经纤维构成的、在解剖切面上与灰质相比呈白色的部分。

04.0714 神经核[团] nucleus
中枢神经系统中，神经元胞体及其树突聚集而成的灰质团块。一般深埋在白质内。

04.0715 基底[神经]节 basal ganglia
又称"基底神经核"。埋藏在两侧大脑半球深部的一些灰质团块。主要包括尾状核、豆状核(壳核和苍白球)、杏仁核和屏状核。

04.0716 丘脑 thalamus
位于间脑背部的一对卵圆形灰质块。被"Y"形的白质纤维分为前核群、内侧核群和外侧核群。为大脑皮质下辨认感觉性质、定位、

对感觉刺激做出情感反应及保持觉醒的一个重要神经结构。

04.0717 黑质 substantia nigra
中脑被盖与大脑脚底之间的灰质团块。因细胞含有黑色素颗粒，在脑切片中呈现黑色。分为背侧的致密带和腹侧的网状带，脑内合成多巴胺的主要核团，同时也是锥体外系通路上的重要中枢。

04.0718 纹状体 corpus striatum
基底神经节的主要组成部分。包括豆状核和尾状核。尾状核头部与豆状核之间借灰质条索相连，外观呈条纹状。根据发生的早晚可分为新、旧纹状体。

04.0719 海马 hippocampus
又称"阿蒙角(Ammon's horn)"。颞叶前部皮质卷入到腹内侧形成的一条狭长的弓状隆起的皮质。属于边缘系统古皮质。在记忆过程中起主要作用。

04.0720 杏仁核 amygdaloid nucleus
又称"杏仁体(amygdaloid body)"。大脑颞叶内侧左右对称分布的两个形似杏仁的灰质核团，位于侧脑室下角前端的上方，海马旁回沟的深面，与尾状核的末端相连。参与情绪和情感的调控、学习和记忆，以及联合注意等功能。

04.0721 伏隔核 nucleus accumbens, NAC
腹侧纹状体的主要构成部分。作为边缘系统和锥体外运动系统的分界面，在行为功能的调节、认知、情绪、镇痛和药物成瘾等方面发挥作用，并与多种神经精神性疾病的发生有密切关系。

04.0722 边缘系统 limbic system
中枢神经系统中由原皮质、旧皮质演化而成的大脑组织，以及和这些组织有密切联系的

神经结构和核团的总称。包括边缘皮质和皮质下边缘结构。系统内部互相连接，与神经系统其他部分也有广泛的联系，参与感觉、内脏活动的调节，并与情绪、行为、学习和记忆等心理活动密切相关。

04.0723 脑室 encephalocoele, cerebral ventricle

脑部互相连接的腔室的统称。包括侧脑室、第三脑室和第四脑室，各脑室之间有小孔和管道相通，其中充满脑脊液。

04.0724 脑膜 meninge, mater

包在脑和脊髓外面的结缔组织被膜。由外向内分成硬脑膜、软脑膜和蛛网膜三层，主要起保护和支持脑的作用。

04.0725 硬脑膜 cerebral dura mater

贴附于颅骨内表面的双层纤维膜。外层为骨膜层，颅骨内面的骨膜；内层为脑膜层，较外层厚而坚韧，与硬脊膜在枕骨大孔处续连。两层分离的部位形成硬脑膜窦，内层向内折叠形成 4 个硬脑膜隔（大脑镰、小脑幕、小脑镰、鞍膈）。

04.0726 大脑镰 cerebral falx

硬脑膜内层自颅顶正中线折叠并向两侧大脑半球之间伸展的结构。形似镰刀，将大脑分为左右半球。

04.0727 小脑幕 tentorium of cerebellum

硬脑膜内层折叠所形成的特殊结构。呈近似水平位，将大脑的枕叶和小脑半球分隔开。

04.0728 小脑镰 cerebellar falx

位于小脑幕下面的一个呈镰刀形、伸入两侧小脑半球之间的硬膜皱折。上端附于枕内隆凸，向下附着于枕内嵴，止于枕骨大孔的两侧后缘。

04.0729 鞍膈 diaphragma sellae

张于鞍背上缘和鞍结节之间的硬膜隔。覆盖垂体，膈中央有孔，供垂体柄通过。

04.0730 软脑膜 cerebral pia mater

紧贴于脑表面的纤细的结缔组织薄膜。有丰富的血管，能伴随血管深入脑组织，在毛细血管处消失，参与神经组织营养代谢作用，并参与组成脉络丛，产生脑脊液。

04.0731 蛛网膜 arachnoid, arachnoid mater

由薄层无血管的结缔组织构成的半透明膜，位于硬膜深面。脑蛛网膜和脊髓蛛网膜互相延续。

04.0732 蛛网膜下腔 subarachnoid space

又称"蛛网膜下隙"。蛛网膜和软脑膜之间充满脑脊液的腔隙。某些部位腔隙较宽，形成蛛网膜下池。其中在脊髓下段至第二骶椎平面之间的为终池，临床上常在此进行穿刺术，以抽取脑脊液或注入药物。

04.0733 脑池 cerebral cistern

又称"蛛网膜下池(subarachnoid cistern)"。蛛网膜下腔在脑的沟、裂等处扩大所形成的区域。

04.0734 脑脊液 cerebrospinal fluid, CSF

由侧脑室、第三脑室和第四脑室的脉络丛分泌的无色透明液体。充满于蛛网膜下腔、脑室和脊髓中央管内，滋养神经组织，调节颅内压，保护脑免受震荡。

04.0735 蛛网膜粒 arachnoid granulation

蛛网膜和蛛网膜下腔通过硬膜窦的壁突入硬膜静脉窦(主要是上矢状窦)形成的绒毛状或颗粒状突起。功能是脑脊液回流的主要通道。

04.0736 基底动脉环 cerebral arterial circle, Willis' artery circle

又称"大脑动脉环"。位于大脑底部使两侧颈内动脉系与椎-基底动脉系相交通的环状动脉结构。由前交通动脉、两侧大脑前动脉始段、两侧颈内动脉末段、两侧后交通动脉和两侧大脑后动脉始段吻合而成，位于蝶鞍上方，环绕视交叉、灰结节、乳头体周围。

04.0737　胼胝体　corpus callosum
位于大脑半球纵裂的底部、侧脑室的顶部，连接左右两侧大脑半球的横行神经纤维束。分为胼胝体嘴、膝部、干部和压部。

04.0738　前连合　commissura anterior
脑内位于穹窿柱前方终板内，构成第三脑室前壁的一部分的有髓神经纤维束。功能是连接左、右嗅球和两侧颞叶。

04.0739　后连合　commissura posterior
位于中脑导水管上口与第三脑室之间移行部背侧的粗壮横行纤维束。由顶盖区的某些核团和后连合核发出的纤维构成。后连合的功能与瞳孔对光反射有关，但目前尚不清楚后连合具体连接脑的那些部位。

04.0740　内囊　internal capsule
位于丘脑、尾状核和豆状核之间的白质区。分为内囊前肢、膝部和后肢。由上、下行的传导束密集而成，大脑皮质与脑干、脊髓联系的神经纤维经此通过。

04.0741　外囊　external capsule
位于屏状核与壳核之间的薄层白质纤维板。主要由岛叶发出的皮质被盖纤维组成。

04.0742　血脑屏障　blood brain barrier, BBB
软脑膜、脉络丛的脑毛细血管壁的无孔或少孔内皮细胞、连续的基底膜和有疏松连接的星形胶质细胞血管周足等构成的脑内固有保护屏障。能限制物质在血液和脑组织之间

的自由交换，对于维持脑组织周围化学环境的稳定和防止有害物质侵入脑内具有重要意义。

04.0743　神经元　neuron
又称"神经细胞(nerve cell)"。组成神经系统结构和执行神经功能活动的一大类高度分化细胞。由胞体和胞突(树突和轴突)组成。分为感觉(传入)神经元，运动(传出)神经元和联络(中间)神经元三种。

04.0744　神经胶质细胞　neuroglia cell, neurogliocyte
简称"胶质细胞(glial cell)"。构成神经系统的另一大类细胞。其胞突不分树突和轴突，没有传导神经冲动的功能。数量比神经元多10～15倍。广泛分布于中枢和周围神经的神经元之间，形成网状支架，主要对神经元起着支持、绝缘、营养和防御等作用。

04.0745　神经纤维　nerve fiber
神经元上细长如纤维的突起。负责传导神经冲动。包括有髓鞘纤维(由神经元的轴突或较长的树突及将其包裹的髓鞘和神经膜组成)和无髓鞘纤维(仅由神经元的轴突和树突构成)。

04.0746　神经膜　neurilemma
包在神经纤维外面、由施万细胞及其基膜构成的一层包裹在神经轴突外呈同心圆层状排列的膜状结构。

04.0747　施万细胞　Schwann cell
又称"神经膜细胞(neurilemmal cell)"。形成周围神经纤维髓鞘和神经膜的一类神经胶质细胞。其功能活跃，可分泌多种活性物质，使有髓神经纤维达到绝缘作用，对维持神经纤维的存活、生长及再生具有重要意义。

04.0748　轴突　axon

神经元胞体发出的细长的突起。具有将神经冲动传递给其他神经元或所支配的细胞的作用。每个神经元只有一个轴突。

04.0749 树突 dendrite
从神经元胞体发出的较粗、多分支、呈树枝状的突起。其功能是感受刺激并将兴奋信号传向胞体。树突的数目和配布方式因神经元的种类不同而异。

04.0750 突触 synapse
两个神经元之间或神经元与效应器细胞之间一种特化的细胞连接结构、并借以传递信息的部位。由突触前膜、突触间隙和突触后膜三部分组成。

04.0751 突触前膜 presynaptic membrane
与突触后成分接触的突触前成分的特化的细胞膜。

04.0752 突触间隙 synaptic cleft
突触前膜与突触后膜之间宽为 $150\sim500$Å 的无胞质狭窄间隙。其主要作用是提供神经递质进入、受体结合、重吸收的空间，完成神经冲动的传递。

04.0753 突触后膜 postsynaptic membrane
与突触前膜对应的突触后成分的细胞膜。较一般细胞膜厚，含有神经递质的受体及离子通道等。

04.0754 神经递质 neurotransmitter
在突触传递神经冲动的特殊化学物质。由神经元末梢所释放，经突触传递至另一神经元或效应器，并产生各种生理效应（兴奋、抑制）。

04.0755 神经受体 neuroreceptor
位于突触后膜能够选择性地与一定神经递质发生特异性结合的大分子物质（蛋白质或糖蛋白）。常见的有多巴胺受体、乙酰胆碱受体、5-羟色胺受体等。

04.0756 多巴胺受体 dopamine receptor
存在于细胞膜上能与多巴胺产生特异性结合并发挥相应生理效应的受体。包括五种亚型：D_1、D_2、D_3、D_4、D_5，其中 D_1、D_5 为 D_1 样受体，激活后升高细胞内环腺苷酸（cAMP）水平；D_2、D_3、D_4 为 D_2 样受体，激活后降低细胞内 cAMP 水平。

04.0757 多巴胺转运蛋白 dopamine transporter, DAT
存在于突触前神经元细胞膜上的具有选择性重摄取的转运蛋白。可将大部分存在于突触间隙、失活的单胺类神经递质（如多巴胺）运回突触前膜进行再利用或进一步分解。

04.0758 乙酰胆碱受体 acetylcholine receptor
细胞膜上能与乙酰胆碱产生特异性结合并发挥相应生理效应的受体。包括毒蕈碱型受体（M 受体）和烟碱型受体（N 受体）。

04.0759 毒蕈碱型[乙酰胆碱]受体 muscarinic acetylcholine receptor, MACHR
简称"M 受体（M-receptor）"。广泛存在于副交感神经节后纤维支配的效应细胞上的受体。与乙酰胆碱结合后，可产生一系列副交感神经兴奋的效应。这类受体也能与毒蕈碱结合，产生类似的效应。

04.0760 烟碱型受体 nicotine receptor, N-receptor
简称"N 受体"。位于神经节与神经肌肉接头的胆碱受体。对烟碱较为敏感。根据分布部位不同，分为 N_1 受体（分布于神经节突触后膜）和 N_2 受体（分布于骨骼肌终板膜）。

04.0761 5-羟色胺受体 5-serotonin receptor

存在于细胞膜上能与 5-羟色胺产生特异性结合并发挥相应生理效应的受体。

04.0762　苯二氮䓬受体　benzodiazepine receptor

存在于细胞膜上能与苯二氮䓬产生特异性结合并发挥相应生理效应的受体。

04.0763　阿片受体　opioid receptor

存在于细胞膜上能与阿片产生特异性结合并发挥相应生理效应的受体。

04.0764　配体　ligand

对受体具有识别能力并能与之特异性结合的分子。

04.0765　脑血流量　cerebral blood flow, CBF

单位时间内通过脑血管某横截面积的血液流量。以单位时间内每 100 g 脑组织所通过的血液量(ml/100 g)表示。

04.0766　局部脑血流量　regional cerebral blood flow, rCBF

单位时间内流经局部脑组织的血流量。

04.0767　脑血容量　cerebral blood volume, CBV

脑血管床(包括脑动脉、微动脉、毛细血管、脑静脉和静脉窦)中所含血液的总量。

04.0768　脑血管储备功能　cerebrovascular reserve capacity, CVRC

又称"脑血流储备功能"。在生理或病理刺激作用下,脑血管通过小动脉和毛细血管的代偿性扩张或收缩维持脑血流量正常和稳定的能力。

04.0769　认知　cognition

人脑接受外界信息,经过加工处理,转换成内在的心理活动,从而获取知识或应用知识的过程。包括记忆、语言、视空间、执行、计算和理解判断等方面。

04.0770　记忆　memory

个体形成、保存和重现经验的心理过程。包括识记、保持、再认(回忆)三个环节。

04.0771　运动　motion

生物体的一种基本生理功能。由严密组织起来的肌肉收缩或松弛所引起,大多数情况下受中枢神经系统的控制。

04.0772　感觉　sense

人脑对直接作用于感觉器官的客观事物个别属性的反映。属于认识过程的感性阶段。一切较高级、较复杂的心理现象如思维、情绪、意志等,都是以感觉为基础。

04.0773　意识　consciousness

机体对客观现实的一种高级心理反应形式。包括感觉、知觉、思维在内的一种具有复合结构的最高级的认识活动,是人脑对客观事物间接的和概括的主观反应。

04.0774　潜意识　subconsciousness

在长期生活中,大脑自然产生的结论,潜藏在一般意识层面之下的一种思想。会形成一种条件反射或一种不自觉的经验激发。

04.0775　智能　intelligence

又称"智力"。一种复杂的精神活动的综合表现。是运用以往积累的知识和经验以获得新知识、形成新概念及解决新问题的能力,是感觉、记忆、理解、思维、判断、行为创造等方面能力的综合反映。

04.0776　自主神经　autonomic nerve

能够按照自有规律进行自身调节、不受主观

意识控制的神经。分为交感及副交感神经两大系统。人体的唾液分泌、胃肠蠕动、膀胱收缩等功能，都由自律神经控制。

04.03.02　临床常见神经系统疾病

04.0778　脑血管疾病　cerebrovascular disease, CVD
发生在脑部血管、因颅内血液循环障碍而造成的脑组织损害及脑功能障碍的一组疾病。

04.0779　脑卒中　stroke
急性脑循环障碍迅速导致局限性或弥漫性脑功能损伤的临床事件。分为缺血性脑卒中和出血性脑卒中。

04.0780　脑血栓形成　cerebral thrombosis
脑动脉管壁发生病损，形成血栓，使管腔变狭或闭塞，甚至引起局部脑组织坏死的一种急性缺血性脑血管疾病。最常见的原因是脑动脉粥样硬化。

04.0781　脑梗死　cerebral infarction
局部脑组织因血液循环障碍，缺血、缺氧而发生的软化坏死。主要是由于供应脑部血液的动脉出现粥样硬化和血栓形成所引起。

04.0782　脑栓塞　cerebral embolism
随血流进入颅内的固体、液体或气体栓子阻塞脑血管造成局部缺血、坏死和相应脑功能障碍的疾病。最常见的栓子来源于心脏。

04.0783　短暂性脑缺血发作　transient ischemic attack, TIA
短暂的局灶性脑血液循环障碍而引起其神经支配区域的相应神经系统症状。临床表现因不同血管供血区各异。症状和体征一般在短期内（不超过24 h）消失，但可以反复发作。

04.0777　眦耳线　canthomeatal line
眼外眦与外耳道中心的连线。为头颅体层扫描时常用的基线之一。

主要病因是脑动脉粥样硬化。

04.0784　可逆性缺血性脑疾病　reversible ischemic neurologic deficit, RIND
又称"可逆性缺血性神经功能障碍"。脑动脉狭窄和闭塞后所致神经功能障碍的一种类型。与短暂性脑缺血发作比较，局灶性神经功能障碍恢复缓慢（24～72 h），完全恢复者不留后遗症或梗死病灶。

04.0785　脑出血　intracerebral hemorrhage, ICH
又称"脑溢血"。因脑实质内血管破裂出血引起的一种急性脑血管病。常见病因包括高血压、动脉硬化症、脑动静脉畸形、脑动脉瘤等。急性脑血管病中最严重的类型之一。

04.0786　静止性震颤　static tremor
主动肌与拮抗肌交替收缩引起的节律性震颤。常见手指搓丸样动作，频率4～6次/秒，静止时出现，紧张时加重，随意运动时减轻，睡眠时消失。是帕金森病的特征性体征。

04.0787　行动迟缓　bradykinesia
又称"行动徐缓"。各种主动活动减少、动作缓慢，以及肌张力增高、姿势反射障碍等的病理表现。可伴发各种运动障碍。

04.0788　肌强直　muscle rigidity, myotonia
以骨骼肌自主收缩后松弛不能或延缓为特征的一种肌病症状。主要见于不同类型的遗传性肌强直性疾病。

04.0789 痴呆 dementia

一种以进行性记忆力下降或丧失、智力减退、行为异常和个性改变为特征的临床综合征。按发病原因分为三类：原发神经变性痴呆、血管性痴呆和继发性痴呆。

04.0790 认知障碍 cognitive disorder, disgnosia

感知、记忆、思维、言语等心理过程中存在缺陷或出现的异常。包括感知障碍、记忆障碍和思维障碍等类型，常见于弱智、各种痴呆症患者等。

04.0791 轻度认知功能损害 mild cognitive impairment, MCI

正常脑老化引起的认知改变与早期痴呆之间的过渡状态。主要特点是轻度认知下降和记忆损害，但个体的社会职业或日常生活功能未受影响。

04.0792 阿尔茨海默病 Alzheimer's disease, AD

又称"老年性痴呆"。最常见的一种原发性神经退行性变性疾病。主要病理改变是在大脑中形成大量神经原纤维缠结、大量老年斑及弥漫性脑萎缩，其主要临床表现是不可逆的进行性记忆丧失直至痴呆。

04.0793 老年斑 senile plaque, SP

阿尔茨海默病患者脑病理改变之一。由β-淀粉样蛋白(肽)在神经细胞外大量聚集形成。

04.0794 β淀粉样蛋白 β-amyloid protein

淀粉样前体蛋白水解形成的多肽片段。由39～43个氨基酸残基组成。是阿尔茨海默病老年斑的主要成分。在神经细胞内、外聚积均可引起毒性反应，导致神经元变性和死亡。

04.0795 神经原纤维缠结 neurofibrillary tangle, NFT

阿尔茨海默病的典型病理表现之一。是神经元趋于死亡的标志，也是唯一与临床痴呆症状正相关的一种病理特征。主要由异常过度磷酸化的 τ 蛋白在神经细胞内聚积致神经原纤维增粗扭曲形成。

04.0796 τ 蛋白 tau protein

一种神经元微管相关蛋白。过磷酸化可形成神经原纤维缠结。

04.0797 路易体痴呆 dementia with Lewy body, DLB

一组以波动性认知功能障碍、视幻觉和帕金森综合征为临床特点的痴呆症。病因不明，以神经元内出现蓝染颗粒为特征。常有β淀粉样蛋白和老年斑，但 τ 蛋白和神经原纤维缠结很少见，有助于与阿尔茨海默病相区别。

04.0798 皮克病 Pick's disease

始于中年的进行性痴呆。特点是早期缓慢出现性格改变，并有智力、记忆和言语功能衰退，晚期情感淡漠，偶有锥体外系症状。神经病理改变为额叶和颞叶的选择性萎缩。

04.0799 血管性痴呆 vascular dementia, VD

一组由脑血管疾病导致的智力及认知功能障碍综合征。痴呆可发生于多次短暂性脑缺血发作或连续的急性脑血管意外之后，个别人也可发生在一次严重脑卒中后。

04.0800 多发性脑梗死性痴呆 multi-infarct dementia, MID

血管性痴呆最常见的类型。患者有多次缺血性脑卒中事件病史和脑梗死局灶性定位体征。

04.0801 亨廷顿病 Huntington's disease, HD

又称"亨廷顿舞蹈症"。一种以不自主运动、精神异常和进行性痴呆为主要临床特点的神经系统变性病。由人类常染色体上 *HD* 基因 5′ 端 CAG 重复序列的拷贝数增加而导致的显性遗传病。

04.0802　进行性核上性麻痹　progressive supranuclear palsy, PSP
又称"斯蒂尔–理查森–奥尔谢夫斯基综合征（Steele-Richardson-Olszewski syndrome）"。中老年时起病的一种神经原纤维变性疾病。常累及锥体系、锥体外系、小脑、脑干等部位。临床上以平衡障碍为特征，常伴有眼肌麻痹，构音、吞咽障碍和轴向肌张力异常。

04.0803　帕金森病　Parkinson's disease, PD
又称"震颤麻痹"。中老年人常见的神经系统变性疾病。常波及锥体外系，以静止性震颤、动作迟缓及减少、肌张力增高、姿势不稳等为主要特征。主要病理变化是在黑质致密部、苍白球、纹状体和蓝斑等处的多巴胺能神经元严重缺失，多巴胺递质生成障碍，导致多巴胺能与胆碱能系统不平衡。

04.0804　帕金森综合征　Parkinsonism, Parkinson syndrome
一组发生于中年以上成人黑质和黑质纹状体通路变性疾病的总称。以震颤、运动障碍为主要表现。

04.0805　纹状体黑质变性　striatonigral degeneration, SND
一种临床较少见的神经系统变性疾病。主要表现进行性肌强直、运动迟缓和步态障碍，病情发展到后期可导致自主神经损害、锥体束损害和/或小脑损害。

04.0806　精神分裂症　schizophrenia
一组常见的、原因未明的重性精神病。多起病于青壮年期，以基本个性改变，思维、情感、行为的分裂，精神活动与环境的不协调

为主要特征。根据临床表现可分为许多亚型。

04.0807　焦虑症　anxiety neurosis
全称"焦虑性神经症"。以发作性或持续性情绪焦虑、紧张、恐惧为其临床基本特征的一种精神疾病。常伴有自主神经功能失调、运动性不安和躯体不适感。其焦虑并非由实际威胁所引起，或其紧张惊恐程度与现实情况很不相称。

04.0808　抑郁症　depression
以情绪显著而持久的低落为基本临床表现。并伴有相应的思维和行为异常的一种精神障碍。有反复发作倾向，患者情绪低落，自卑忧郁，甚至悲观厌世，可有自杀企图和行为。

04.0809　恐惧症　phobia
又称"恐怖症"。一种以过分和不合理惧怕外界客体或环境为主要特点的精神疾病。明知恐惧的对象对自身没有真正严重的威胁，也知道这种恐惧反应是不合理的、没有必要的，但仍不能自我防止和控制恐惧的发作。

04.0810　多动症　hyperactivity disorder
一种因轻微脑功能失调引起的儿童行为障碍症状群。主要特点是患儿的智力正常或基本正常，但注意障碍和活动过度，可伴有行为冲动和学习困难。

04.0811　失语［症］　aphasia
脑血管病的一个常见症状。主要表现为对语言的理解和表达能力丧失，由于大脑皮质（优势半球）的语言中枢损伤所引起的。可分为感觉性失语、运动性失语及混合失语。

04.0812　遗忘［症］　amnesia
又称"失忆症""记忆缺失"。一种因器质性原因（脑部受创或疾病）或功能性原因（心理

因素）导致的记忆障碍性疾病。主要表现为自我意识、事物记忆、对环境的正常整合功能失常，全部或部分记忆丧失。

04.0813　失音症　aphonia
由喉部肌肉或声带病变导致发音障碍、声音嘶哑、甚至完全不能发出声音为主要临床表现的病症。

04.0814　癫痫　epilepsy
多种原因引起脑部神经元阵发性异常放电所致的发作性运动、感觉、意识、精神、自主神经功能异常的综合征。临床上分为四种类型：大发作、小发作、部分性发作和精神运动性发作。

04.0815　发作间期　interictal phase
癫痫两次发作之间临床无症状的时间段。

04.0816　发作期　ictal
癫痫持续发作、临床症状表现明显的时间段。

04.0817　前兆　precursor
癫痫发作之前，患者所表现出的与癫痫发作密切相关的一些临床表现或者症状。

04.0818　癫痫大发作　epilepsy grand mal
又称"全身性强直-阵挛发作"。最常见的一种癫痫发作类型。以意识丧失和全身抽搐为主要特征，可伴有呼吸暂停、青紫、瞳孔散大、对光反应消失等症状。分为先兆期、强直期、阵挛期和惊厥后期。

04.0819　部分性发作　partial seizure
又称"局灶性癫痫发作"。癫痫发作的一个临床类型。表现为某一局部或一侧肢体的强直、阵挛或者感觉异常。根据发作过程是否伴意识障碍，分为单纯部分性发作（发作时无意识障碍）和复杂部分性发作（有不同程度意识障碍）。

04.0820　癫痫持续状态　status epilepticus
频繁或持续发作所导致的固定而持续的癫痫状态。包括短时间内连续反复发作，或一次发作持续 30 min 以上，发作间期意识不清。若不及时处理可出现脑水肿、脑疝、呼吸循环系统衰竭等，危及生命。

04.0821　惊厥　convulsion
大脑皮质功能紊乱所引起的一种运动障碍。表现为突然发生的全身性或局部肌群的强直性或阵挛性抽动，常伴有不同程度的意识改变。

04.0822　痉挛　spasm
由于牵张反射兴奋性所致的速度依赖性肌肉过度收缩的病理生理状态。是肌张力增高的常见形式。

04.0823　抽搐　tic
局部或全身骨骼肌发作性的不自主的抽动、强直、痉挛的一组症候群。病因复杂、多样。

04.0824　脑血管畸形　cerebrovascular malformation
一种先天性脑发育异常。由胚胎期脑血管胚芽演化异常所造成。根据血管的形态不同可分为动静脉畸形、海绵状血管瘤、毛细血管扩张症、静脉血管瘤、静脉曲张，其中以动静脉畸形最为常见。

04.0825　脑动静脉畸形　cerebral arteriovenous malformation, CAVM
先天性、非肿瘤性的脑血管发育异常。脑动脉和静脉血管直接相连，造成脑动脉和脑静脉之间短路。可发生在颅内的任何部位，以大脑半球凸面的颞顶叶外侧面最多见。

04.0826　动静脉瘘　arteriovenous fistula
动静脉之间存在的异常通道。包括先天性（胚胎发育异常）和后天性（穿透性损伤）两种。由于动、静脉之间的短路循环，动脉血液流入伴行的静脉内，可造成全身和局部血流动力学的变化。

04.0827 脑血管瘤 encephalic angioma
起源于中胚叶细胞的胚胎残余组织的良性肿瘤。包括海绵状血管瘤、血管母细胞瘤、毛细血管血管瘤等类型。多发生在小脑，偶见于脑干和脊髓。

04.0828 颈动脉狭窄 carotid artery stenosis
因动脉粥样硬化、血栓形成，或者外伤所引起颈动脉部分或完全性阻塞。常发生在颈总动脉分叉处及颈内动脉的起始部。

04.0829 矢状窦血栓 sagittal sinus thrombsis
发生于矢状窦静脉血管内的血栓。

04.0830 脑脊液漏 cerebrospinal fluid leakage, CSFL
由于颅脑外伤、肿瘤侵犯、炎症或手术等原因造成脑脊液在颅内压和脑脊液循环压力下从蛛网膜下腔或脑池漏出至颅外的现象。按照脑脊液外溢的出口部位，分为鼻漏和耳漏，临床以鼻漏多见。

04.0831 脑积水 hydrocephalus
因颅内疾病引起的脑脊液分泌过多和/或循环、吸收障碍而致颅内脑脊液存量增加的现象。表现为脑室系统扩大，并伴有一系列的神经系统症状。根据其原因不同而分为交通性脑积水和非交通性脑积水。

04.0832 交通性脑积水 communicating hydrocephalus
由于第四脑室出口以下的脑脊液通路受阻或吸收障碍所致的脑积水。其特征是脑室与脊髓蛛网膜下腔保持通畅，脑脊液循环阻塞的部位与脑室系统无关。常见的病因有炎症、蛛网膜下腔出血及其继发的蛛网膜粘连

和蛛网膜粒堵塞。

04.0833 非交通性脑积水 noncommunicating hydrocephalus
又称"梗阻性脑积水（obstructive hydrocephalus）"。脑室系统（即第四脑室出口以上）任何部位发生阻塞造成脑脊液循环通路受阻所引起的脑积水。病因主要有先天性疾病、感染性疾病和肿瘤。

04.0834 高颅压 intracranial hypertension
又称"颅内高压"。因脑组织肿胀、颅内占位性病变或脑脊液分泌过多、吸收障碍、循环受阻或脑出血等原因，导致颅内压持续保持在 15 mmHg 以上的现象。

04.0835 脑水肿 brain edema
各种致病因素导致的脑细胞或者细胞间隙中水含量异常增多的现象。颅内各种病变如缺氧、中毒、代谢障碍、颅脑损伤、肿瘤、脓肿、血管及炎症等都可引起脑实质内液体成分增加，引起脑体积增大致颅内压增高，而颅内压的增高使脑代谢和血供改变又可加重脑水肿。

04.0836 脑软化 encephalomalacia
脑部动脉流通受阻，导致该供应区脑组织发生的梗死性改变。常见原因有脑血栓、脑栓塞和脑血循环功能不全等。

04.0837 脑发育不良 atelencephalia
由某种原因致脑组织减少、脑神经细胞发育不健全或受损而出现以智力低下和生长发育迟缓为特征的一种病症。

04.0838 脑胶质增生 brain glial hyperplasia
中枢神经系统通过增加胶质细胞应对各种损伤的修复反应。但过多的胶质细胞可能成为阻碍神经元髓鞘和轴索生长的机械性屏障，影响神经元结构的修复和功能恢复，从

而出现一系列的临床症状。

04.0839 脑萎缩 brain atrophy

不同原因引起的脑退行性变和脑的不发育，使得脑的体积缩小的病理现象。根据其程度的不同，可分为局部性脑萎缩和全脑萎缩。

04.0840 脑炎 encephalitis

脑组织受病原微生物直接侵犯所引起的炎性改变。可由病毒、细菌、真菌、螺旋体、立克次体、寄生虫等引起，其中以病毒性脑炎最为常见。

04.0841 脑脓肿 brain abscess

细菌侵入脑内引起局限性炎症，继而形成脓腔与脓肿壁的化脓性疾病。主要病原体有化脓性细菌、真菌及原虫等，以链球菌、葡萄球菌、肺炎球菌、大肠杆菌、变形杆菌等细菌性感染最为常见。

04.0842 脑坏死 brain necrosis

由于各种原因导致的局部脑细胞死亡后的液化坏死。

04.0843 脑死亡 brain death

全脑（包括大脑半球、间脑和脑干各部分）功能的不可逆性丧失。脑死亡概念有别于传统的心肺死亡概念，后者的标准是心跳和呼吸的停止。

04.0844 闭合性脑外伤 closed cerebral injury

头部接触较钝物体或间接暴力所致的损伤。不伴有头皮或颅骨损伤，或虽有头皮、颅骨损伤，但脑膜完整，无脑脊液漏。

04.0845 蛛网膜下腔出血 subarachnoid hemorrhage, SAH

多种病因所致脑底部或脑及脊髓表面血管破裂，血液直流入蛛网膜下腔的急性出血性脑血管病。不同于脑实质出血直接破入或经脑室进入蛛网膜下腔引起的继发出血。

04.03.03 神经系统疾病诊疗技术

04.0846 脑显像剂 cerebral imaging agent

可以使脑组织（主要是灰质组织）显影的放射性药物。按照成像靶组织的属性，可进一步分为脑血流灌注、脑代谢（葡萄糖代谢、蛋白质代谢等）、神经递质、神经受体和转运蛋白等不同类型的显像剂。

04.0847 脑静态显像 cerebral static imaging

又称"血脑屏障功能显像（blood brain barrier function imaging）"。不能透过血脑屏障的显像剂在脑内浓度达到分布平衡时所进行的显像。在生理条件下由于存在血脑屏障，某些显像剂不能进入脑细胞，但脑部病变处因血脑屏障破坏而使显像剂入脑，在病变部位出现异常放射性聚集。

04.0848 放射性核素脑血管造影 radionu- clide cerebral angiography

将体积小（<1 ml）、放射性浓度高的显像剂经肘静脉"弹丸"式注射后，即刻进行快速动态采集，获得双侧颈动脉和大脑前、中、后动脉的影像，并初步了解颅内大血管形态和首次脑血流灌注与显像剂清除情况的显像方法。

04.0849 脑[血流]灌注显像 brain perfusion scan, cerebral perfusion imaging, cerebral blood flow perfusion imaging

又称"脑血流灌注体层显像"。利用某些显像剂能穿透完整的血脑脊液屏障入脑细胞并滞留其内，其进入脑细胞量与局部脑血流量成正相关，用显像仪器进行的脑体层显像。显示各部位的局部脑血流灌注情况，并可以采用半定量和定量方法计算局部脑血流量和全脑血流量。

04.0850 脑血流灌注显像介入试验 interventional test of cerebral perfusion imaging

利用药物、物理、生理和各种治疗的因素进行干预，使脑血流灌注和功能发生改变时进行的脑血流灌注显像。可用于正常和病理状态下脑功能判断与研究。

04.0851 脑代谢显像 cerebral metabolic imaging

以放射性核素标记的脑代谢底物为显像剂，使用核医学显像设备所进行的脑体层显像。视显像剂的不同，可分为脑葡萄糖代谢、氧代谢或氨基酸代谢显像等。

04.0852 脑葡萄糖代谢显像 brain glucose metabolism scan, cerebral glucose metabolic imaging

以氟-18 标记脱氧葡萄糖（^{18}F-FDG）为显像剂，采用正电子、符合线路单光子发射体层显像进行的脑体层成像。其放射性分布影像可反映脑内各部位葡萄糖代谢状况。

04.0853 神经递质显像 neurotransmitter imaging

将放射性核素标记于合成神经递质的前体物质，通过参与神经递质合成与释放，并被突触前神经元再摄取，从而观察特定中枢神经递质的合成情况的显像方法。如 ^{18}F-多巴（^{18}F-DOPA）用于多巴胺能神经递质显像，反映突触前神经元的功能和代谢情况。

04.0854 神经受体显像 neuroreceptor imaging

利用放射性核素标记的配体与神经细胞表面相应的受体发生特异性结合反应，从而显示受体分布、数量（密度）、亲和力（功能）及对药物的反应等变化的脑体层显像。该方法主要反映突触后神经元功能。

04.0855 多巴胺受体显像 dopamine receptor imaging

使用受体显像剂显示多巴胺 D_2 样受体（D_2、D_3、D_4）和 D_1 样受体（D_1、D_5）显像，反映多巴胺受体功能与代谢的脑体层显像。

04.0856 乙酰胆碱受体显像 acetylcholine receptor imaging

使用受体显像剂显示乙酰胆碱受体，反映乙酰胆碱受体功能与代谢的脑体层显像。用于阿尔茨海默病、帕金森病等疾病的临床诊治与基础研究。

04.0857 5-羟色胺受体显像 5-serotonin receptor imaging

使用受体显像剂显示 5-羟色胺受体，反映 5-羟色胺受体功能与代谢的脑体层显像。用于焦虑、狂躁或抑郁型精神病等的临床诊治与基础研究。

04.0858 阿片受体显像 opioid receptor imaging

使用受体显像剂显示阿片受体，反映阿片受体功能与代谢的脑体层显像。用于癫痫、精神病、药物成瘾和依赖等的临床诊治与基础研究。

04.0859 苯二氮䓬受体显像 benzodiazepine receptor imaging

使用受体显像剂显示苯二氮䓬受体，反映苯二氮䓬受体功能与代谢的脑体层显像。用于癫痫、神经胶质瘤等疾病的临床诊治与基础研究。

04.0860 多巴胺转运蛋白显像 dopamine transporter imaging, DAT imaging

使用放射性核素标记多巴胺转运蛋白（DAT）的配体，显示多巴胺转运蛋白的分布和功能的脑体层显像。可用于帕金森病的诊断、鉴别诊断、病情判断和疗效评价。

04.0861　放射性核素脑池显像　radionuclide cisternography

简称"脑池显像"，又称"蛛网膜下腔显像（subarachnoid imaging）"。将无菌、无毒、无致热原、对脑膜无刺激，并且不易通过血脑屏障的显像剂注入蛛网膜下腔，可以随脑脊液循环，显示蛛网膜下腔及各脑池影像的方法。可以了解脑脊液的生成、流动和吸收情况，临床上用于脑脊液漏、蛛网膜囊肿、交通性脑积水的诊断和脑脊液分流术评价。

04.0862　放射性核素脑室显像　radionuclide ventriculography

简称"脑室显像"。经侧脑室穿刺给药，直接显示脑室系统脑脊液循环情况的显像方法。可用于观察脑室、蛛网膜下腔梗阻部位及脑室-腹腔分流术通畅情况等。

04.0863　基础显像　base-line imaging

当进行多次显像时，于基础状态（如介入试验前）进行的显像。

04.0864　灌注不足　hypoperfusion

脑灌注压下降低于脑血流量自动调节阈下限时出现的局部脑血流量减低现象。此时，局部脑组织对氧的摄取增加，局部脑氧代谢率仍可保持正常，局部脑组织血流量与脑氧代谢率不成比例，即血流-代谢失偶联。

04.0865　过度灌注　hyperperfusion, luxury perfusion

一些缺血性病变的病灶周围出现放射性浓集区的现象。多见于脑梗死患者发病数日后，若侧支循环丰富，在局部脑血流量体层影像上可见到病变四周出现异常放射性摄取增高区。

04.0866　失联络现象　diaschisis

又称"神经功能联系不能""交叉性神经功能联系失调""远隔功能抑制"。某些脑部病变（如脑梗死、脑肿瘤放疗后、癫痫等）出现的一种特殊征象。表现为在脑血流、脑代谢显像时，于脑部病变对侧（或同侧）出现放射性分布改变，以对侧小脑低血流和低代谢为常见，还可见于大脑各皮质之间，大脑皮质与对侧基底节、丘脑之间的放射性减低，但也可见到放射性增高的情况。

04.0867　交叉性小脑失联络征　crossed cerebellar diaschisis, CCD

失联络现象中最常见类型。在脑血流、脑代谢显像中，当一侧基底节、丘脑、脑皮质病变时，可见对侧小脑血流、代谢减低。其发生率在慢性脑梗死患者约为30%。

04.0868　反转现象　flip-flop phenomenon

缺血性脑血管疾病行放射性脑血管造影时出现的一种特殊征象。表现为动脉相充盈、灌注减低，毛细血管相和静脉相消退延缓、显影不良，显像剂分布反而高于正常组织。

04.0869　半暗区　penumbra

又称"缺血半暗带（ischemic penumbra）"。缺血灶中心坏死区与正常灌注脑组织之间的移行区域。该区域存在功能受损但结构完整仍有挽救可能的缺血脑组织，在一定时间内重灌注缺血脑组织可能挽救脑细胞或增加恢复的可能性，但也可能有害导致再灌注损伤。

04.0870　发作间期显像　interictal imaging

癫痫患者不出现临床症状的阶段所进行的脑代谢或脑血流显像。多表现为致痫灶部位放射性分布减低。

04.0871　发作期显像　ictal imaging

癫痫患者出现临床症状的阶段所进行的脑代谢或脑血流显像。多表现为致痫灶部位放射性分布增高。

04.0872 X射线脑血管造影 X-ray cerebral angiography

将水溶有机碘剂注入颈动脉或椎动脉使脑部血管显影的一种 X 射线检查方法。

04.0873 功能性磁共振成像 functional magnetic resonance imaging, fMRI

一种通过显示大脑相应功能区域内毛细血管中血液氧合状态所引起的磁共振信号的微小变化，研究人或动物在特定的神经活动状态下神经元活动(脑功能)的方法。狭义上指血氧水平依赖性功能性磁共振成像(blood oxygen level-dependent functional magnetic resonance imaging, BOLD-fMRI)，广义上还包括弥散加权成像(DWI)、灌注加权成像(PWI)等。

04.0874 弥散加权成像 diffusion-weighted imaging, DWI

测量施加扩散敏感梯度场前后组织发生的信号强度变化来检测组织中水分子微观扩散运动，从而间接反映组织微观结构特点及其变化的磁共振检查技术。最常用于脑缺血的早期诊断。

04.0875 灌注加权成像 perfusion weighted imaging, PWI

利用外源性对比剂(或内源性示踪剂)首次通过组织毛细血管床时组织信号的动态变化来反映组织微循环灌注情况的磁共振检查方法。其反映血流动力学的指标有血容积(CBV)、血流量(CBF)、平均通过时间(MTT)等，其成像方法有外源性对比剂增强灌注加权成像和内源性动脉自旋标记法(ASL)，后者采用血液中的质子作为内源性对比剂。

04.0876 磁共振波谱 magnetic resonance spectroscopy, MRS

利用化学位移现象来测定分子组成及空间

分布，无创伤性研究活体器官组织代谢、生化变化及化合物定量分析的磁共振技术。包括对氢、磷、碳、氟、钠等原子组成的许多微量化合物进行的测定。

04.0877 简易精神状态检查 mini mental status examination, MMSE

一种用于评定老年人认知功能障碍等级的量表。具有简单、易行、效度较理想等优点，不仅可用于临床认知障碍检查，还可以用于社区人群中痴呆的筛选。

04.0878 脑磁图 magnetoencephalography, MEG

采用低温超导技术实时地测量神经细胞在不同功能状态下所产生磁场的变化，直接反映神经元的活动状态，以了解脑功能瞬时情况的无创性大脑研究和临床成像技术。

04.0879 脑电图 electroencephalogram, EEG

通过脑电图描记仪将脑内微弱的生物电放大记录成为一种曲线图，以帮助诊断疾病的一种现代辅助检查方法。

04.0880 事件相关电位 event-related potential, ERP

又称"认知电位(cognitive potential)"。人脑对某项任务进行认知加工时，从头颅表面记录到的一种特殊的脑诱发电位。通过有意地赋予多个或多样的刺激所引起的脑的电位变化反映认知过程中大脑的神经电生理的变化。

04.0881 介入试验 interventional test

在常规试验的条件下，通过药物或生理刺激等方法增加对某个脏器的功能刺激或负荷，观察脏器或组织对刺激的反应能力，以判断病变组织的血流灌注储备功能情况，并增加正常组织与病变组织之间的放射性分布差别，提高显像诊断灵敏度的一类试验。

04.0882 药物介入试验 drug interventional test
在常规试验的条件下，通过药物刺激的方法增加对某个脏器的功能刺激或负荷，观察脏器或组织对刺激的反应能力，以判断病变组织的血流灌注储备功能情况，并增加正常组织与病变组织之间的放射性分布差别，提高显像诊断灵敏度的一类试验。

04.0883 乙酰唑胺 acetazolamide, diamox
一种碳酸酐酶抑制剂。原为治疗青光眼的药物。可以诱发脑内酸碱度改变，从而评价脑循环的储备功能。

04.0884 螺环哌啶酮 spiperone
一种氟哌丁苯类抗精神失常药物。与多巴胺 D_2 受体有较强的亲和性。通过正电子核素标记后用于正电子发射计算机体层摄影进行多巴胺 D_2 受体显像。

04.0885 麦角乙脲 lisuride
部分合成的麦角碱制剂。是一种 5-羟色胺抑制剂。可以作为多巴胺受体，主要为 D_2 受体的激动剂。

04.04 内分泌系统核医学

04.04.01 内分泌系统解剖生理基础

04.0886 甲状腺 thyroid gland
人体内最大的内分泌腺体。位于甲状软骨下紧贴在气管第 3、4 气管软骨环前面，由两侧叶和峡部组成，具有合成、储存和分泌甲状腺激素的功能。

04.0887 下丘脑–垂体–甲状腺轴 hypotha-lamic-pituitary-thyroid axis
由下丘脑、脑垂体和甲状腺形成的能自动调节甲状腺功能的系统。三者之间通过相关激素的正反馈和负反馈调节作用，维持甲状腺激素的正常生理水平。

04.0888 甲状腺滤泡 thyroid follicle
又称"甲状腺腺泡(thyroid acinus)"。由单层的甲状腺滤泡上皮细胞环绕而成的细胞。中心为滤泡腔，腔内充满胶质，为滤泡上皮细胞的分泌物，主要成分是甲状腺球蛋白。

04.0889 甲状腺滤泡上皮细胞 thyroid follicle epithelial cell
甲状腺组织的主要细胞成分。通常为立方体，功能为合成与分泌甲状腺激素。

04.0890 滤泡旁细胞 parafollicular cell
又称"C 细胞(C cell)"。位于甲状腺滤泡之间和腺泡上皮细胞之间的细胞。细胞体积较大，常规病理染色时胞质稍淡，用镀银法可见基底部胞质内有嗜银颗粒，可分泌降钙素。

04.0891 甲状腺峡 isthmus of thyroid gland
甲状腺左右两叶之间的腺体组织。位于第 2~4 气管软骨环的前方。

04.0892 锥状叶 pyramidal lobe
自甲状腺峡部向上伸出的锥状腺体部分。长短不一，长者可达舌骨，为胚胎发育的遗迹，常随年龄而逐渐退化，故儿童较成年人多见。

04.0893 异位甲状腺 ectopic thyroid gland

在甲状腺正常位置以外出现的甲状腺组织。由于胚胎时期部分或者全部甲状腺胚基离开原位发育而成，以舌根部最为多见。

04.0894 迷走甲状腺 aberrant thyroid gland
胚胎发育异常引起的甲状腺解剖位置变异的甲状腺。颈前正常位置上无甲状腺，甲状腺组织集中于舌根部、纵隔上部等处。

04.0895 甲状腺肿 goiter
甲状腺体积增大的病理现象。包括无特异病因（如青春期甲状腺肿），或有致病因素（如碘缺乏性甲状腺肿），几乎任何甲状腺疾病都会引起该现象。

04.0896 甲状腺结节 thyroid nodule
多种病因引起的甲状腺内肿块。可分为单发性和多发性两种，良性和恶性两类。

04.0897 甲状腺腺瘤 thyroid adenoma
来源于甲状腺滤泡上皮细胞的头颈部常见肿瘤。按组织学特征分为滤泡状和乳头状两型。

04.0898 甲状腺激素 thyroid hormone, TH
甲状腺滤泡上皮细胞合成并分泌的含碘酪氨酸衍生物。主要包括三碘甲状腺原氨酸（T_3）和甲状腺素（T_4），具有促进细胞代谢，增加氧消耗，刺激组织生长、成熟和分化等功能。

04.0899 一碘酪氨酸 monoiodotyrosine, MIT
分子结构中含有一个碘原子的酪氨酸。是合成甲状腺激素的原料之一。

04.0900 二碘酪氨酸 diiodothyronine, DIT
分子结构中含有两个碘原子的酪氨酸。是合成甲状腺激素的原料之一。

04.0901 三碘甲状腺原氨酸 triiodothyronine,
T_3
甲状腺激素的一种。由 1 个二碘酪氨酸（DIT）和 1 个一碘酪氨酸（MIT）偶联形成的化合物。活性较甲状腺素强 3 ～ 4 倍。多数由甲状腺素在甲状腺外组织中脱去一个碘原子而生成，少数直接由甲状腺细胞合成。

04.0902 甲状腺素 thyroxine
又称"四碘甲状腺原氨酸（tetraiodothyronine, T_4）"。由甲状腺滤泡上皮分泌产生的一种主要激素。由 2 个二碘酪氨酸（DIT）偶联形成的化合物，占甲状腺激素的90%以上。

04.0903 游离 T_3 free triiodothyronine, FT$_3$
血液中以游离形式存在的三碘甲状腺氨酸。

04.0904 游离 T_4 free thyroxine, FT$_4$
血液中以游离形式存在的甲状腺素。

04.0905 甲状腺过氧化酶 thyroid peroxidase, TPO
甲状腺滤泡上皮细胞合成的一种含铁卟啉的蛋白质。是甲状腺激素合成过程的关键酶，能够催化甲状腺激素合成过程中甲状腺球蛋白上酪氨酸残基的碘化作用。

04.0906 促甲状腺[激]素 thyroid stimulating hormone, TSH
腺垂体分泌的糖蛋白类激素。主要功能是促进甲状腺增殖和对碘的摄取、甲状腺激素的合成及释放等。

04.0907 促甲状腺激素释放激素 thyroid stimulating hormone releasing hormone, TRH
下丘脑合成及分泌的一种多肽类激素。经垂体门脉系统运至腺垂体，促进垂体促甲状腺激素的合成与分泌。其合成及分泌受血液中甲状腺激素的反馈调节。

04.0908 促甲状腺激素受体 thyrotropin receptor

存在于靶细胞能与促甲状腺激素特异性结合的分子。

04.0909 促甲状腺激素受体抗体 thyroid stimulating hormone receptor antibody, TRAb

体液免疫 B 淋巴细胞产生的一类针对促甲状腺素(TSH)受体的特异免疫球蛋白。人类特有的一种自身抗体，对甲状腺有刺激或抑制作用。导致自身免疫性甲状腺疾病、甲状腺功能异常和甲状腺组织生长异常的重要因素。

04.0910 促甲状腺激素刺激阻断性抗体 thyroid stimulating hormone-stimulation blocking antibody, TSBAb

促甲状腺素受体抗体的一种类型。可以阻断血清促甲状腺素与受体的结合，抑制甲状腺增生和甲状腺激素产生。甲亢患者可有刺激性和阻断性两种抗体并存，其甲状腺功能的改变取决于何种抗体占优势，可表现为自发性甲状腺功能减退。

04.0911 促甲状腺激素受体刺激性抗体 thyroid stimulating hormone receptor-stimulating antibody, TSAb

又称"甲状腺刺激性免疫球蛋白(thyroid stimulus immunoglobulin, TSI)"血清促甲状腺素受体抗体的另一种类型。与受体结合可产生类似促甲状腺素的生物效应，引起甲状腺增生及甲状腺激素产生和分泌过多，甲亢的直接致病原因。

04.0912 沃尔夫–契可夫效应 Wolff-Chaikoff effect

服用大剂量碘后所产生的甲状腺激素合成受到抑制的效应。甲状腺内超生理剂量的碘能抑制甲状腺滤泡内溶酶体的释放、甲状腺从甲状腺球蛋白上的水解及滤泡中甲状腺激素的释放，从而迅速降低血循环中甲状腺激素的水平。利用这种效应可用于甲亢危象的治疗。

04.0913 碘化酪氨酸脱碘酶 iodotyrosine deiodinase

甲状腺上皮细胞胞质中的一种脱碘酶。可使甲状腺球蛋白水解下来的一碘和二碘酪氨酸迅速脱碘，供重新利用。该酶对 T_3、T_4 无作用。

04.0914 甲状腺自身抗体 thyroid autoantibody

抗自身甲状腺细胞或细胞成分的抗体。包括甲状腺过氧化物酶抗体、甲状腺球蛋白抗体、促甲状腺激素受体抗体等。甲状腺自身抗体水平的变化与自身免疫甲状腺病的发生、发展、治疗转归密切相关。

04.0915 甲状腺过氧化物酶抗体 thyroid peroxidase antibody, TPO-Ab

一种抗原为甲状腺过氧化物酶的甲状腺自身免疫性抗体。可引起甲状腺损伤。该抗体的产生与自身免疫性甲状腺疾病高度相关。

04.0916 甲状腺球蛋白 thyroglobulin, Tg

由甲状腺滤泡上皮细胞合成的一种同源二聚体碘化糖蛋白。分子质量约 660 kDa。含有多个酪氨酸残基，可碘化成一碘酪氨酸和二碘酪氨酸，并进一步缩合成甲状腺激素(T_4、T_3)。正常情况下主要储存在甲状腺滤泡内。

04.0917 甲状腺结合球蛋白 thyroid-binding globulin, TBG

由肝脏产生、分布在血液中的一种糖蛋白。血清中结合甲状腺激素(T_3，T_4)的主要蛋白质。

04.0918 甲状腺球蛋白抗体 thyroglobulin antibody, TgAb

各种原因致甲状腺滤泡破坏时，大量甲状腺球蛋白入血后使机体产生的针对甲状腺球蛋白的自身抗体。其阳性可能影响甲状腺检测的准确性。

04.0919 甲状腺微粒体抗体 thyroid microsome antibody, TmAb

一种补体结合型抗体。主要由甲状腺上皮细胞质的微粒体抗原诱导产生，正常人血清中无此抗体。

04.0920 甲状腺生长免疫球蛋白 thyroid growth immunoglobulin, TGI

抗促甲状腺激素受体抗体的一种。与促甲状腺激受体结合后，仅促进甲状腺细胞肿大，但不引起激素的合成和释放。

04.0921 甲状腺素结合前白蛋白 thyroxine-binding prealbumin, TBPA

一种由肝细胞合成的载体蛋白。能与甲状腺素结合，对甲状腺素亲和性高，但结合容量低，仅占血浆甲状腺素结合容量的 20%。

04.0922 甲状腺[激]素应答元件 thyroid hormone response element, TRE

甲状腺素应答基因启动子或增强子中与甲状腺素受体结合的起调节作用的一段保守序列。

04.0923 钠碘同向转运体 Na/I symporter, NIS

一种表达于甲状腺滤泡细胞膜上的糖蛋白。在钠离子存在条件下介导甲状腺细胞对碘的主动摄取，其功能受促甲状腺激素、碘、多种细胞因子及其他一些激素的调节。

04.0924 甲状旁腺 parathyroid gland

内分泌腺之一。呈扁卵圆形，体积小，位于甲状腺侧叶的后方，一般分为上下两对，能分泌甲状旁腺素，调节体内钙与磷的代谢。

04.0925 甲状旁腺激素 parathyroid hormone, PTH

甲状旁腺主细胞分泌的含有 84 个氨基酸残基的多肽类激素。主要功能是作用于骨细胞和破骨细胞。使骨盐溶解，并能促进肠及肾小管吸收钙，从而使血钙升高。

04.0926 降钙素 calcitonin

由滤泡旁细胞所分泌的一种参与钙及骨质代谢的 32 肽激素。其生理功能是降低血钙，与甲状旁腺激素共同作用，使细胞外液的钙离子浓度保持相对的稳定。

04.0927 肾上腺 adrenal gland

机体重要的内分泌腺。位于两侧肾脏内上端，外形呈三角形。分为皮质和髓质两部分。周围部分是皮质，分泌多种肾上腺皮质激素。内部为髓质，分泌肾上腺素和去甲肾上腺素。

04.0928 肾上腺皮质 adrenal cortex

肾上腺外层的内分泌腺组织。来源于中胚层。从外向内分别为球状带、束状带和网状带共 3 层，各自分泌不同的肾上腺皮质激素。

04.0929 下丘脑-脑垂体-肾上腺皮质轴 hypothalamic-pituitary-adrenal cortex axis, HPAA

由下丘脑、脑垂体和肾上腺皮质组成的一个神经内分泌功能网络。三者之间通过激素的正反馈和负反馈调节作用，维持血中糖皮质激素的相对稳定和满足在不同状态下的生理需要。

04.0930 类固醇激素 steroid hormone

又称"甾体激素"。一种具有三个六元环及一个五元环并合生成的环戊烷多氢菲结构的高效能脂溶性生物活性物质。包括肾上腺皮质激素、雌激素、雄激素和孕酮等。

04.0931 肾上腺皮质激素 adrenal cortical
hormone
由肾上腺皮质不同层上皮细胞分泌的一组
类固醇激素。包括盐皮质激素、糖皮质激素
和性激素，主要功能是调节生物体内的水盐
代谢和糖代谢。

04.0932 盐皮质激素 mineralocorticoid
肾上腺皮质球状带所分泌的由 21 个碳原子
组成的皮质类固醇激素。包括醛固酮和去氧
皮质酮等，具有明显的保钠排钾作用，在维
持机体正常的水、电解质代谢方面起重要
作用。

04.0933 醛固酮 aldosterone
一种肾上腺盐皮质激素。通过调节肾脏远曲
小管和肾皮质集合管对钠的重吸收，促进钾
离子和氢离子的排泄，维持细胞外液容量和
电解质的平衡。

04.0934 糖皮质激素 glucocorticoid
肾上腺皮质分泌的一类固醇激素。包括氢化
可的松和可的松，含 21 个碳原子，具有调
节糖、脂肪、蛋白质的生物合成和代谢的作
用，还具有抗过敏和抗炎作用。

04.0935 肾素-血管紧张素-醛固酮系统
renin-angiotensin-aldosterone system,
RAAS
通过肾素、血管紧张素、醛固酮的相互关联
构成的一个生理网络系统。功能是调节血压
和水、电解质平衡。

04.0936 促肾上腺皮质激素 adrenocortico-
tropic hormone, ACTH
脑垂体分泌的一种 39 肽激素。促进肾上腺
皮质的组织增生及皮质激素的生成和分泌。

04.0937 促肾上腺皮质激素释放激素 corti-
cotropin releasing hormone, CRH

下丘脑室旁核神经元分泌的一种 41 肽激素。
主要作用是促进腺垂体合成与释放促肾上
腺皮质激素。

04.0938 皮质类固醇 corticosteroid
由肾上腺皮质产生和分泌的一种类固醇类糖
皮质激素。具有强的抗炎症及免疫抑制作用。
其分泌受腺垂体促肾上腺皮质激素的调控。

04.0939 尿 17-羟皮质类固醇 17-hydroxy
corticosteroid in urine
尿液中所有类固醇第十七位碳原子(C-17)
上有羟基的物质。为肾上腺皮质所分泌的糖
皮质激素及其代谢产物。其水平主要反映糖
皮质激素的分泌水平。

04.0940 尿游离皮质醇 urinary free cortisol,
UFC
血中游离皮质醇的直接经尿液排出的形式。
临床意义大致同血皮质醇，因其不受血中类
固醇结合球蛋白含量的影响，故能更准确地
反映实际的肾上腺皮质功能状态。

04.0941 肾上腺髓质 adrenal medulla
位于肾上腺中央部位的内分泌组织。主要由
嗜铬细胞构成，发源于外胚层，与交感神经
系统组织同源。分泌肾上腺素和去甲肾上
腺素。

04.0942 嗜铬细胞 chromaffin cell
用含铬盐的固定液固定后胞质内呈现出黄
褐色嗜铬颗粒的细胞。主要分布于肾上腺髓
质、交感神经节等处，来自神经外胚层、接
受交感神经节前纤维支配、并能合成与分泌
儿茶酚胺。

04.0943 交感-肾上腺髓质系统 sympathetico-
adrenomedullary system
由交感神经和肾上腺髓质组成的神经内分
泌系统。该系统在机体紧急状态时，交感神

经兴奋，促使髓质激素分泌增多，产生一系列适应性反应。

04.04.02 临床常见内分泌系统疾病

04.0944 单纯性甲状腺肿 simple goiter
又称"非毒性甲状腺肿(non-toxic goiter)"。因机体缺碘、存在致甲状腺肿物质、或甲状腺激素合成酶缺陷等因素引起的甲状腺代偿性增生肿大的现象。分为地方性和散发性两种。一般无甲状腺功能异常。

04.0945 地方性甲状腺肿 endemic goiter
与地理环境中碘的丰度有密切关系的一种地方病。主要表现为甲状腺肿大，包括机体缺碘引起的缺碘性地方性甲状腺肿和摄碘过量引起的高碘性地方性甲状腺肿。

04.0946 散发性甲状腺肿 sporadic goiter
在发生于地方性甲状腺肿流行区域以外，散发于个别人或个别家庭的单纯性甲状腺肿。主要病因是甲状腺激素需要量增加，或甲状腺激素合成、分泌障碍。

04.0947 结节性甲状腺肿 nodular goiter
又称"腺瘤样甲状腺肿"。地方性甲状腺肿和散发性甲状腺肿晚期所形成的多发结节。由于机体内甲状腺激素相对不足，致使垂体促甲状腺激素分泌增多，长期刺激甲状腺增生，伴有各种退行性变，最终形成结节。

04.0948 高碘性甲状腺肿 iodide goiter
单纯性甲状腺肿的一种特殊类型。由于机体长期摄入超过生理需要量的碘而造成的甲状腺肿大。分为地方性和散发性两大类。前者主要因为含碘高的水和食物所造成，后者则多为长期接受药理剂量的含碘药物所致。

04.0949 青春期甲状腺肿 adolescent goiter
青春期时由于身体对甲状腺素的需要量增加而体内碘绝对或相对不足引起甲状腺代偿性肿大的现象。一般不伴有甲状腺功能异常。

04.0950 代偿性甲状腺肿 compensatory goiter
由于机体内甲状腺激素的合成不能满足不断增加的生理需要而引起的甲状腺呈代偿性肿大的现象。多见于青春期、青春期后期及妊娠期发生的生理性代偿性甲状腺肿，女性多见。

04.0951 毒性甲状腺肿 toxic goiter
伴有甲状腺激素分泌过多至功能亢进的甲状腺肿大现象。包括毒性弥漫性甲状腺肿、毒性甲状腺腺瘤、毒性结节性甲状腺肿等。

04.0952 毒性弥漫性甲状腺肿 toxic diffuse goiter
又称"格雷夫斯病(Graves' disease, GD)""巴泽多病(Basedow's disease)"。甲状腺功能亢进症中最常见的类型。一种伴有甲状腺激素分泌增多的器官特异性自身免疫性疾病。其发病与甲状腺兴奋性自身抗体的关系十分密切。

04.0953 毒性甲状腺腺瘤 toxic thyroid adenoma
一种甲状腺滤泡细胞自主增生、甲状腺激素分泌增多的疾病。其功能不受促甲状腺素调节，常伴有甲亢的临床表现。

04.0954 毒性结节性甲状腺肿 toxic nodular goiter
伴有甲状腺功能亢进的结节性甲状腺肿。多为单纯性甲状腺肿久病后结果，病因不明。

04.0955 弥漫性甲状腺肿 diffuse goiter
甲状腺两叶均匀性肿大，触诊摸不到结节的现象。系甲状腺细胞肥大及血管增生、充血所致，属于早期甲状腺肿，易于恢复。可见于单纯性甲状腺肿和毒性弥漫性甲状腺肿。

04.0956 三碘甲腺原氨酸型甲状腺毒症 T$_3$ thyrotoxicosis
又称"T$_3$型甲状腺毒症"。一种特殊的甲亢类型。占甲亢病例的5%。特点为血清三碘甲状腺原氨酸总量和游离水平增高，但是甲状腺素的水平正常，促甲状腺素水平减低，碘摄取率增加。

04.0957 甲状腺素型甲状腺毒症 T$_4$ thyrotoxicosis
又称"T$_4$型甲状腺毒症"。血中甲状腺激素(T$_4$、FT$_4$)增高，而三碘甲状腺原氨酸(T$_3$)含量正常或减低的临床现象。可发生在并发有全身性严重疾患的甲亢患者。

04.0958 甲状腺功能亢进症 hyperthyroidism
简称"甲亢"。甲状腺产生甲状腺激素过多而引起的甲状腺毒性症状。如高代谢症候群，神经、循环、消化等各系统兴奋性增高，突眼征及甲状腺肿大等。

04.0959 亚临床甲状腺功能亢进症 subclinical hyperthyroidism
血液中促甲状腺素水平降低而甲状腺激素水平保持在正常范围的一种临床现象。

04.0960 妊娠期甲状腺功能亢进症 hyperthyroidism and thyrotoxicosis in pregnancy
因妊娠或大量产生人绒毛膜促性腺激素或人绒毛膜促性腺激素类似物的妇科肿瘤(如绒毛膜癌、葡萄胎等)时伴发的甲亢。系由于人绒毛膜促性腺激素与促甲状腺激素的α亚基相同，两者的受体分子结构类似，人绒毛膜促性腺激素与促甲状腺激素受体存在交叉反应，刺激促甲状腺激素受体而出现甲亢。一般随中止妊娠、分娩或肿瘤治疗后消失。

04.0961 淡漠型甲状腺功能亢进症 apathetic hyperthyroidism
一种多见于老年患者的甲亢。起病隐袭，无高代谢症候群、眼征及甲状腺肿大。临床表现为神志淡漠、乏力、嗜睡、反应迟钝、明显消瘦。

04.0962 碘致甲状腺功能亢进症 iodine-induced hyperthyroidism, IIH
因一次或多次大剂量摄入碘或长期摄入较高剂量碘引起甲状腺激素(T$_3$、T$_4$)合成与释放增加而导致的甲亢。

04.0963 普卢默甲亢 Plummer hyperthyroidism
伴有甲状腺功能亢进的甲状腺自主高功能腺瘤。

04.0964 甲状腺功能亢进性心脏病 thyrotoxic heart disease
又称"甲状腺毒性心脏病"。甲状腺功能亢进时，过量的甲状腺激素对心脏直接与间接作用引起的心脏扩大、心力衰竭、心律失常及心绞痛等一系列症状和体征的内分泌代谢紊乱性心脏病。

04.0965 甲亢性肌病 hyperthyroid myopathy
由于甲状腺功能亢进引起的一系列肌肉功能异常。包括肌无力，周期性麻痹和重症肌无力等；发病机制不明，可能与大量甲状腺激素直接抑制磷酸肌酸激酶，使肌细胞内的磷酸肌酸及腺苷三磷酸等能量物质减少有关。亦可能为与低血钾或甲状腺激素诱发周期性麻痹有关。

04.0966 甲亢性肝病 hyperthyroid hepato-
pathy
由于甲状腺功能亢进引起的肝功能损伤。

04.0967 甲亢伴周期性麻痹 thyrotoxicosis-
associated with periodic paralysis
与甲亢同时存在，或发生于甲亢起病前后的
周期性麻痹。发生机制可能与过多甲状腺激
素促进 Na^+-K^+-ATP 酶活性增高，使 K^+ 向细
胞内的不适当转移有关，也可能与饮食习惯
（高糖饮食）有关。

04.0968 甲亢伴重症肌无力 thyrotoxicosis-
associated with myasthenia gravis
甲亢和重症肌无力先后或同时发生于有遗
传性自身免疫缺陷的同一患者的临床
现象。

04.0969 甲状腺危象 thyroid crisis, thyroid
strorm
又称"甲亢危象（hyperthyroidism crisis）"。
发生原因可能与循环内的游离三碘甲状腺
原氨酸水平增高、心脏和神经系统儿茶酚胺
激素受体数目增加、敏感性增强等应激因素
作用下，甲状腺毒性症状急性加重而导致全
身代谢严重紊乱的一种严重内科急性综
合征。

04.0970 甲状腺功能减退症 hypothyroidism
简称"甲减"。由于各种原因引起甲状腺
素合成、分泌或生物效应不足，导致全身
新陈代谢降低及各系统功能减退的内分泌
疾病。

04.0971 原发性甲状腺功能减退症 primary
hypothyroidism
由于甲状腺本身的病变引起的甲状腺功能
减退的病理现象。

04.0972 继发性甲状腺功能减退症 second-
ary hypothyroidism
由于垂体的病变导致促甲状腺素降低所继
发的甲状腺功能减退的病理现象。

04.0973 三发性甲状腺功能减退症 tertiary
hypothyroidism
又称"下丘脑性甲状腺功能减退症（hypo-
thalamic hypothyroidism）"。由于下丘脑疾病
引起的垂体促甲状腺素分泌减少所导致的
甲状腺功能减退的病理现象。

04.0974 甲状腺激素抵抗综合征 thyroid
hormone resistance syndrome
又称"甲状腺激素不应症""甲状腺激素不
敏感综合征（thyroid hormone insensitivity syn-
drome, THIS）"。由于甲状腺激素对外周组织
作用缺陷而导致的疾病。根据其发病及临床
表现可分为三种类型：全身性甲状腺激素抵
抗综合征、选择性垂体对甲状腺激素抵抗综
合征和选择性外周组织对甲状腺激素抵抗
综合征。

04.0975 非浸润性突眼 non-infiltrative exo-
phthalmos
又称"单纯性突眼（simplex exophthalmos）"。
主要由眼眶肿瘤或全身病变引起的、只有眼
部异常征象（如眼裂增宽、眼球前突、少瞬
眼、上眼睑挛缩等）而无明显不适症状的眼
部病变。突眼度一般不超过 18 mm。

04.0976 浸润性突眼 infiltrative exophthal-
mos
又称"恶性突眼（malignant exophthalmos）"
"内分泌性突眼（endocrine exophthalmos）"。
弥漫性甲状腺肿伴甲状腺功能亢进时由于
眼肌炎性浸润，造成单个或多个眼肌肥厚使
眼球外突的特殊征象。可伴有有明显的眼部
自觉症状，突眼度大于 18 mm；眼病的轻重
程度与甲状腺功能亢进的程度无相关性。

04.0977 若弗鲁瓦征 Joffroy's sign
为甲状腺功能亢进患者的一种特殊的眼征。表现为眼睛向上看时前额皮肤不能皱起。

04.0978 冯·格雷费征 von Graefe's sign
又称"眼睑迟落征"。甲状腺功能亢进患者的一种特殊的眼征。表现为双眼向下看时，上眼睑不能随眼球下落或下落滞后于眼球。

04.0979 默比乌斯征 Mobius' sign
甲状腺功能亢进患者的一种特殊的眼征。表现为两眼看近物时，眼球辐辏不良。

04.0980 施特尔瓦格征 Stellwag's sign
甲状腺功能亢进患者的一种特殊的眼征。表现为瞬目减少和凝视。

04.0981 格雷夫斯眼病 Graves' ophthalmopathy, GO
又称"甲状腺相关性眼病 (thyroid-associated ophthalmopathy, TAO)"。一种与甲状腺自身免疫有关，尤其是与格雷夫斯甲亢有关的眼病。发病机制目前尚未完全清楚。

04.0982 甲状腺功能正常性格雷夫斯眼病 euthyroid Graves ophthalmopathy, EGO
以眼病为主而甲状腺功能正常的一类格雷夫斯眼病。

04.0983 低 T_3 综合征 low T_3 syndrome
又称"甲状腺功能正常性病变综合征 (sick euthyroid syndrome)"。血清三碘甲状腺原氨酸浓度降低，少数伴有甲状腺素水平降低，但临床上无甲状腺功能低下表现的现象。多出现在危重疾病患者中，一般认为是减少能量消耗的应激性反应，机体在危重疾病时的保护性适应机制。

04.0984 低功能结节 hypofunctioning nodule
摄取显像剂功能低于周围正常腺体组织的

甲状腺结节。包括凉结节和冷结节。

04.0985 碘缺乏病 iodine deficiency disorder
碘摄取不足而导致的一组生长和发育损害性疾病和障碍综合征。如地方性甲状腺肿、克汀病和以智力低下为主要特征的呆小症生长和发育损害。

04.0986 呆小病 cretinism
又称"克汀病"。一种先天性或严重碘缺乏所致甲状腺发育不全或功能低下造成幼儿发育障碍的代谢性疾病。主要表现为身材矮小、表情淡漠、智力低下等。

04.0987 黏液性水肿 myxedema
由于甲状腺功能降低、甲状腺激素缺少而导致的皮肤非可凹性水肿。水肿处皮肤因黏多糖沉积而出现苍白或蜡黄色。

04.0988 胫前黏液性水肿 pretibial myxedema
又称"局限性黏液性水肿 (localized myxedema)"。甲亢引起的局限性皮肤病变。一般发生在小腿下段胫骨前 (可扩张到足背)。特征为表皮肿胀、皮肤变厚变硬、表面不平及肤色改变等。其原因可能也和免疫功能障碍有关，部分患者在甲亢控制后此病自然缓解或好转。

04.0989 自身免疫性甲状腺病 autoimmune thyroid disease, AITD
因自身免疫性原因导致的一组甲状腺疾病。

04.0990 甲状腺炎 thyroiditis
以炎症为主要表现的一组甲状腺疾病。有多种类型，按发病多少依次分为：自身免疫性甲状腺炎、亚急性甲状腺炎、亚急性淋巴细胞性甲状腺炎及其他原因引起的甲状腺炎。

04.0991 自身免疫性甲状腺炎 autoimmune thyroiditis

又称"慢性淋巴细胞性甲状腺炎(chronic lymphocytic thyroiditis, CLT)""桥本甲状腺炎(Hashimoto thyroiditis, HT)"。机体免疫功能异常，产生针对甲状腺滤泡上皮细胞抗原组分(如甲状腺球蛋白、线粒体、过氧化酶等的自身抗体)，导致甲状腺组织细胞损害及功能障碍所引起的一种慢性甲状腺炎。起病慢，病程长，可最终导致甲状腺硬化性结节样改变。多见于 30～50 岁的女性。

04.0992 亚急性甲状腺炎 subacute thyroiditis

由于病毒感染后发生变态反应而导致的甲状腺非化脓性炎症。发病较急，但因病程明显长于急性甲状腺炎，又短于自身免疫性甲状腺炎，故名。

04.0993 亚急性淋巴细胞性甲状腺炎 subacute lymphocytic thyroiditis

又称"无痛性甲状腺炎"。由于甲状腺的自身免疫损伤导致过多甲状腺激素的释放和甲状腺功能异常。具有一定的自限性。与亚急性甲状腺炎不同，患者多无甲状腺肿大和疼痛，有散发型和产后型两种类型。

04.0994 急性甲状腺炎 acute thyroiditis

又称"急性化脓性甲状腺炎(acute suppurative thyroiditis, AST)"。急性化脓性感染引起的甲状腺炎。常由口腔或颈部化脓性感染而引起。

04.0995 萎缩性甲状腺炎 atrophic thyroiditis, AT

自身免疫性甲状腺炎的一种。主要表现为甲状腺萎缩和功能减退。实际上本病与桥本甲状腺炎是同一疾病的不同临床表现或不同临床阶段，两者有相同的甲状腺自身抗体。

04.0996 甲状腺癌 thyroid carcinoma

发生于甲状腺组织的恶性肿瘤。病理学上分

为乳头状腺癌、滤泡状腺癌、未分化癌和髓样癌四类。除髓样癌外，均起源于滤泡上皮细胞。

04.0997 分化型甲状腺癌 differentiated thyroid carcinoma, DTC

起源于甲状腺滤泡细胞的恶性肿瘤。主要包括乳头状癌和滤泡状癌。占甲状腺癌总数的 80%～90%，具备部分摄取碘的能力，可以采用碘-131 治疗；少数为许尔特勒(Hürthle)细胞(嗜酸性细胞)癌。其恶性程度相对较低，生存期较长。

04.0998 甲状腺未分化癌 anaplastic thyroid carcinoma

起源于甲状腺滤泡细胞，但分化程度低、侵袭性强、预后很差的甲状腺肿瘤。

04.0999 嗜酸性细胞癌 acidophilic cell carcinoma

起源于甲状旁腺嗜酸性细胞的一种恶性肿瘤。

04.1000 混合型甲状腺癌 mixed carcinoma of thyroid

含乳头状癌和滤泡状癌双重成分的甲状腺癌。

04.1001 甲状旁腺增生 parathyroid hyperplasia

甲状旁腺组织的异常增殖。占甲状旁腺功能亢进的 10% ～ 20%。增生的主要是主细胞，一般同时累及四个腺体，但四个腺体增生的程度并不相同。

04.1002 甲状旁腺癌 parathyroid carcinoma, PTC

甲状旁腺的恶性肿瘤。发病率极低，临床较为罕见，主要临床表现为甲状旁腺功能亢进和继发于高钙血症的各器官损害。

04.1003　高钙血症　hypercalcemia

血清蛋白浓度正常时，血钙浓度在2.75 mmol/L以上的病理现象。主要见于甲状旁腺功能亢进、肾上腺皮质功能减退、维生素D中毒、多发性骨髓瘤、肾癌、肺癌等。主要表现为疲乏无力、便秘、心动过速、淡漠、抑郁等。

04.1004　甲状旁腺功能亢进症　hyperparathyroidism

简称"甲旁亢"。各种原因引起的甲状旁腺素合成与分泌过多的病理现象。通过其对骨与肾的作用，导致高钙血症和低磷血症。

04.1005　原发性甲状旁腺功能亢进症　primary hyperparathyroidism, PHPT

由于甲状旁腺本身的病变（增生、腺瘤或腺癌）自主性地分泌过多甲状旁腺素的现象。导致血钙持续增高所引起的一系列病变。

04.1006　继发性甲状旁腺功能亢进症　secondary hyperparathyroidism

各种原因引起的低血钙长期刺激，使甲状旁腺代偿性增生肥大所致的甲状旁腺功能亢进的现象。

04.1007　假性甲状旁腺功能亢进症　pseudohyperparathyroidism

又称"异源性甲状旁腺素增多症""异位甲状旁腺素增多症"。非甲状旁腺的恶性肿瘤分泌类甲状旁腺素多肽物质，产生与原发性甲旁亢相似的高血钙、低血磷生化改变。

04.1008　甲状旁腺功能减退症　hypoparathyroidism

简称"甲旁减"。甲状旁腺分泌甲状旁腺素不足或甲状旁腺素对周围组织的作用欠佳而引起的代谢异常现象。其特点是手足抽搐、癫痫发作、低钙血症和高磷血症。

04.1009　特发性甲状旁腺功能减退症　idiopathic hypoparathyroidism

甲状旁腺功能减退症的一种特殊类型。可见于各种年龄，病因尚未明确，可能与自身免疫有关，常合并其他自身免疫性疾病。

04.1010　肾钙盐沉着症　nephrocalcinosis

又称"肾钙化(renal calcification)"。甲旁亢常见的并发症。好发于肾髓质的锥体部，因而可累及肾远曲小管，其次为髓襻与集合管，最终会导致肾间质纤维化。

04.1011　肾上腺皮质癌　adrenocortical carcinoma, ACC

发生于肾上腺皮质的一种罕见的恶性肿瘤。分为有内分泌功能性和无内分泌功能性两种类型，约50%为有内分泌功能性肿瘤，可发生于任何年龄。功能性肾上腺皮质癌临床表现为皮质醇增多症、原发性醛固酮增多症或性征异常，其中以皮质醇增多症表现最为常见。

04.1012　先天性肾上腺皮质增生症　congenital adrenal hyperplasia, CAH

又称"肾上腺生殖综合征(adrenogenital syndrome)"。主要由于肾上腺皮质激素生物合成过程中所必需的酶存在缺陷，致使皮质激素合成不正常的病理现象。属常染色体隐性遗传病。临床呈现不同程度的肾上腺皮质功能减退，表现女孩男性化，而男孩则表现性早熟。

04.1013　肾上腺髓质增生症　adrenal medullary hyperplasia

肾上腺髓质髓质细胞(嗜铬细胞)增大，髓质与皮质的体积比率增大，肾上腺髓质重量增加，功能亢进引起高儿茶酚胺血症的病理现象。主要症状是高血压。

04.1014　皮质醇增多症　hypercortisolism

又称"库欣综合征(Cushing's syndrome)"。

各种原因所致的皮质醇增多，加快体内蛋白质分解向糖原转化的代谢过程而产生的一系列临床症状。

04.1015　库欣病　Cushing disease

垂体促肾上腺皮质激素分泌亢进引起的双侧肾上腺皮质增生和糖皮质激素分泌过多的病理现象。以满月面，多血貌、向心肥胖、皮肤紫纹、高血压、骨质疏松等为主要表现。是皮质醇增多症最常见的一种临床类型。

04.1016　醛固酮癌　aldosterone-producing carcinoma

来源于肾上腺皮质的癌。分泌大量醛固酮，还分泌糖皮质激素、雄激素，导致相应的临床表现。

04.1017　醛固酮腺瘤　aldosterone-producing adenoma

一种发生于肾上腺皮质球状带产生和分泌醛固酮的良性肿瘤。

04.1018　原发性醛固酮增多症　primary aldosteronism, PA

简称"原醛症"，又称"康恩综合征(Conn syndrome)"。由于肾上腺皮质肿瘤或增生，醛固酮分泌增多而引起的高血压和低血钾综合征。

04.1019　特发性醛固酮增多症　idiopathic hyperaldosteronism, IHA

原发性醛固酮增多症的一种。为双侧肾上腺皮质增生所致醛固酮分泌增多，病因尚不明确。

04.1020　异位促肾上腺皮质激素综合征　ectopic adrenocorticotropic hormone syndrome

垂体以外的肿瘤过度分泌促肾上腺皮质激素。刺激肾上腺皮质增生并分泌过量的皮质激素而引起的一种临床综合征。引起本病的主要原发肿瘤包括肺癌、胸腺癌、胰腺癌等。

04.1021　交感神经节细胞瘤　sympathetic ganglioneuroma

起源于交感神经节的良性肿瘤。由分化好的神经节细胞、神经鞘细胞和神经纤维组成。

04.1022　交感神经母细胞瘤　sympathoblastoma

发生于儿童时期的高度恶性肿瘤。由未分化的神经母细胞组成，多发生于肾上腺髓质或腹膜后神经节。

04.1023　多发性内分泌[腺]瘤病　multiple endocrine neoplasia, MEN

又称"多发性内分泌肿瘤"。单个个体出现两个或多个内分泌腺体肿瘤或增生而产生的临床综合征。属于一种常染色体显性遗传性疾病，病变可为良性或恶性，可为功能性（分泌活性激素并造成相应临床表现）或无功能性，可同时出现或先后发生，间隔期可长可短，病情可重可轻，病程可缓可急。往往呈家族性发病。

04.04.03　内分泌系统疾病诊疗技术

04.1024　放射性核素甲状腺显像　radionuclide thyroid imaging

利用某些放射性核素或其标记化合物在甲状腺组织中聚集的原理，显示甲状腺的大小、位置、形态和结构，反映甲状腺的血流、功能及代谢状况的一类显像方法。包括甲状腺静态显像、血流显像等。

04.1025　甲状腺静态显像　thyroid static imaging

显像剂为甲状腺组织充分吸收后所采集的甲状腺图像。可以较好显示甲状腺位置、形态、大小及功能状态。

04.1026 热结节 hot nodule
在甲状腺静态显像中，显像剂摄取高于周围正常甲状腺组织的甲状腺结节。多见于良性甲状腺结节。如甲状腺腺瘤、结节性甲状腺肿。

04.1027 温结节 warm nodule
在甲状腺静态显像中，显像剂摄取与周围正常甲状腺组织相同的结节。多见于功能正常的甲状腺腺瘤、结节性甲状腺肿、慢性淋巴细胞性甲状腺炎等。

04.1028 冷结节 cold nodule
在甲状腺静态显像中，无显像剂摄取或明显低于周围正常甲状腺组织的结节。多见于甲状腺囊肿、甲状腺腺瘤囊性变或内出血、甲状腺癌等。

04.1029 功能性结节 functioning nodule
具有摄取显像剂功能的甲状腺结节。如功能自主性甲状腺腺瘤（热结节）、甲状腺腺瘤（温结节）。其恶变的可能性较小。

04.1030 甲状腺刺激显像 thyroid stimulation imaging
通过注射外源性促甲状腺激素，恢复受抑制的甲状腺组织摄 ^{131}I 或高锝酸盐（^{99m}TcO$_4^-$）的功能，观察注射外源性促甲状腺激素前后甲状腺常规静态显像的变化，对自主功能亢进性甲状腺腺瘤（或结节）与甲状腺先天一叶缺如、气管前不分叶甲状腺相鉴别的一种显像方法。

04.1031 甲状腺血流灌注显像 thyroid angiogramphy, thyroid blood flower perfusion imaging
又称"甲状腺动态显像"。将显像剂经静脉"弹丸"式注射后，立即启动显像设备，按预设程序对流经甲状腺的显像剂进行连续动态显像，以显示甲状腺及其病灶的血流灌注状态的方法。

04.1032 甲状腺激素抑制显像 thyroid hormone suppression imaging
通过服用甲状腺激素前后两次显像，有效鉴别功能自主性腺瘤与非功能自主性腺瘤的显像方法。

04.1033 双放射性核素减影法 dual radionuclide subtraction scintigraphy
利用正常与病变组织对两种不同显像剂摄取的差异，运用计算机减影技术将两种影像相减，突出病变组织异常图像的显像技术。如用 ^{201}Tl/ ^{99m}TcO$_4^-$ 双放射性核素减影法诊断甲状旁腺功能亢进。

04.1034 甲状腺摄碘-131 试验 thyroid ^{131}I uptake test
通过测定甲状腺摄取 ^{131}I 的数量和速度来判断甲状腺功能的一种试验方法。以固定时间点甲状腺摄入 ^{131}I 与标准源的计数比率来表示。

04.1035 高峰前移 peak forward
甲状腺摄碘试验时出现的一种摄碘-131 率曲线的表现形式。正常人的摄碘率在 24 h 达到高峰，而典型的甲亢患者摄碘高峰提前出现。

04.1036 促甲状腺激素兴奋试验 TSH stimulating test
判断垂体–甲状腺轴功能的一项试验。通过观察注射外源性促甲状腺激素前后甲状腺摄碘-131 率的变化（以增加百分率表示），对原发性与继发性甲低进行鉴别诊断，或了解甲状腺的储备功能。

04.1037　甲状腺激素抑制试验　thyroid hormone suppression test
垂体–甲状腺轴反馈调节功能研究的方法之一。通过给予外源性甲状腺激素前后两次甲状腺摄碘-131 率的改变（以减少百分率表示），了解甲状腺是否受垂体促甲状腺素的调控，用于甲亢、内分泌性突眼与其他疾病的鉴别诊断，以及抗甲药物治疗甲亢预后的评估。

04.1038　促甲状腺激素释放激素兴奋试验　thyrotropin-releasing hormone stimulating test, TRH stimulating test
判断下丘脑–垂体–甲状腺轴功能的一项试验。通过观察注射外源性促甲状腺激素前后的血清促甲状腺素浓度的变化（以ΔTSH 表示），以了解垂体和甲状腺的功能状态，判定甲状腺疾病的病变部位。

04.1039　兴奋值　excitation value
在兴奋试验（如促甲状腺素兴奋试验、促甲状腺素释放激素兴奋试验）中，基础测定值与兴奋刺激后测定值的差值。

04.1040　释放率　discharge rate
通过测量并比较口服过氯酸盐前后两次甲状腺摄碘-131 率的变化，计算出第二次摄碘率降低的百分数。用于辅助诊断甲状腺碘有机化障碍。

04.1041　抑制率　suppression ratio
通过测量并比较口服甲状腺激素前后两次甲状腺摄碘-131 率，计算出第二次摄碘率降低的百分数。主要用于甲亢的诊断和鉴别诊断、内分泌性突眼与眼眶肿瘤所致突眼的鉴别诊断，以及垂体–甲状腺轴反馈调节功能的研究。

04.1042　过氯酸盐释放试验　perchlorate discharge test
通过测定并比较口服过氯酸盐前后两次甲状腺摄碘-131 率，以 ^{131}I 从甲状腺中释放多少来判断是否存在甲状腺碘有机化障碍的一种试验方法。

04.1043　饥饿曲线　hunger curve
碘缺乏性疾病（如地方性甲状腺肿、呆小症）患者进行甲状腺摄碘试验时常见的曲线形式。表现为各次摄碘-131 率均高于正常，但无高峰前移。

04.1044　甲状腺肿瘤阳性显像　thyroid positive imaging
利用某些显像剂（如 $^{201}TlCl$、^{99m}Tc-MIBI、^{131}I-MIBG 和 $^{99m}Tc(V)$-DMSA 等）显示甲状腺恶性肿瘤组织的显像方法。常用于甲状腺结节良、恶性的鉴别，以及寻找甲状腺癌转移灶。

04.1045　甲状旁腺显像　parathyroid imaging
利用甲状腺和甲状旁腺对不同显像剂摄取的差异性，显示功能亢进的甲状旁腺病变组织的显像方法。常用方法包括减影法和双时相法。

04.1046　肾上腺皮质显像　adrenocortical imaging
利用某种特异性放射性药物而使肾上腺皮质显像的技术。可以观察肾上腺皮质的位置、形态、大小和功能状态。用于肾上腺皮质增生、腺瘤或癌的诊断与鉴别诊断，原发性醛固酮增多症的诊断。

04.1047　肾上腺髓质显像　adrenal medullary imaging
利用某种特异性放射性药物而使肾上腺髓质显像的技术。可以了解肾上腺髓质形态和功能，主要用于诊断嗜铬细胞瘤、副神经节细胞瘤等。

04.1048 碘-131-19-碘代胆固醇 ^{131}I-19-cholesterol

一种胆固醇类肾上腺皮质显像剂。合成肾上腺皮质激素的前体物质。用碘-131 标记在胆固醇分子结构的第 19 位碳原子上，此示踪剂能被肾上腺皮质摄取，通过显像可了解肾上腺皮质的形态、大小及功能。

04.1049 碘-131-6-碘代胆固醇 ^{131}I-6-cholesterol

一种肾上腺皮质显像剂。胆固醇是合成肾上腺皮质激素的前体物质。用碘-131 标记在胆固醇分子结构的第 6 位碳原子上，则此示踪剂能被肾上腺皮质摄取，通过显像可了解肾上腺皮质的形态、大小及功能。

04.1050 碘-131-间位碘代苄胍 ^{131}I-metaiodobenzylguanidine, ^{131}I-MIBG

常用的肾上腺髓质显像剂。利用神经元阻滞剂胍乙啶和溴苄铵的胍基和苄基结合，用碘-131 标记获得。临床用于嗜铬细胞瘤的诊断和治疗。

04.1051 五价锝-99m 标记二巯基丁二酸 ^{99m}Tc(V)-dimercaptosuccinic acid, ^{99m}Tc(V)-DSMA

一种非特异性的亲肿瘤显像剂。被肿瘤摄取的机制尚不清楚。有研究认为其到达肿瘤细胞后发生水解反应，产生锝酸根参与细胞代谢而使肿瘤组织显影。

04.1052 锝-99m-甲氧基异丁基异腈双时相法 ^{99m}Tc-methoxyisobutylisonitrile double phase scintigraphy

利用锝-99m-甲氧基异丁基异腈在正常甲状腺组织与甲旁亢组织代谢速率不同，通过早期显像和延迟显像比对进行甲旁亢显像的方法。

04.1053 促肾上腺皮质激素兴奋显像 adrenocorticotropic hormone stimulating imaging

为鉴别原发性或继发性肾上腺皮质功能不全的显像方法。在首次常规肾上腺皮质显像一个月后行再次显像，并在注射显像剂前 8 h 及以后 2 天内给予垂体促肾上腺皮质激素 25 IU/d 肌内注射。

04.1054 抗甲状腺药物 antithyroid drug, ATD

治疗甲状腺功能亢进症的药物。主要包括硫脲类(如丙基硫氧嘧啶)和咪唑类(如他巴唑)等药物。

04.1055 甲巯咪唑 methimazole

一种常用的咪唑类抗甲状腺药物。作用机制是在甲状腺内抑制碘的有机化，阻碍甲状腺激素的合成。其抗甲状腺作用比丙基硫氧嘧啶强 10 倍而副作用较小。

04.1056 卡比马唑 carbimazole

一种抗甲状腺药。在体内逐渐水解游离出甲巯咪唑而发挥治疗作用，故作用开始较慢，维持时间较长。

04.1057 丙基硫氧嘧啶 propylthiouracil, PTU

一种硫脲类抗甲状腺药物。作用机制是在甲状腺内抑制碘的有机化，阻碍甲状腺激素的合成。但丙基硫氧嘧啶与血清蛋白的结合力比甲巯咪唑强，因此分泌入乳汁及通过胎盘的丙基硫氧嘧啶比甲巯咪唑少，治疗妊娠甲亢多选用丙基硫氧嘧啶。

04.1058 反式三碘甲状腺原氨酸 reverse triiodothyronine, rT$_3$

简称"反-T$_3$"。甲状腺素在外周组织脱碘的产物。与 T$_3$(3, 3′, 5-三碘甲状腺原氨酸)不同，反-T$_3$是在 T$_4$(3,3′,5,5′-四碘甲状腺原氨酸)分子中脱去 5 位置上的碘，生物活性很低，降解速度也快。由于在不同病理状态下

T_3 和 rT_3 的变化显著，临床上常用以检测甲状腺分泌功能和外周血甲状腺激素代谢的情况。

04.1059　放射性碘治疗　radioiodine therapy
治疗甲亢和分化型甲状腺癌及其转移灶的常用方法。甲状腺细胞选择性摄取碘-131，利用其 β 射线的辐射生物效应破坏甲状腺滤泡上皮细胞或甲癌细胞，从而达到治疗目的。

04.1060　封闭甲状腺　blocking thyroid
用放射性碘标记的药物进行体内放射性治疗时对甲状腺的一种保护措施。为防止甲状腺摄取从标记药物脱落的碘-131，可以在治疗前若干天连续口服复方碘溶液，使甲状腺对碘的摄取达到饱和，以减少放射线对甲状腺的损伤。

04.1061　复方碘溶液　compound iodine solution

又称"鲁氏碘液（Lugol's solution）"。含 5% 碘和 10% 碘化钾的复方溶液。主要用于防治地方性甲状腺肿、甲状腺功能亢进术前准备及治疗甲状腺危象。

04.1062　地塞米松抑制试验　dexamethasone suppression test, DST
利用糖皮质激素对下丘脑及垂体促肾上腺皮质激素起反馈作用的原理，通过给予地塞米松前后两次肾上腺皮质显像结果的比较，对肾上腺皮质增生和肾上腺腺瘤进行鉴别诊断的一种核医学检查技术。

04.1063　激素替代治疗　hormone replacement therapy, HRT
由于自身体内激素分泌不足，需要以外源激素加以补充、替代的治疗方法。常见的有甲状腺激素替代治疗、性激素替代治疗、肾上腺糖皮质激素替代治疗等。

04.05　骨关节系统核医学

04.05.01　骨关节系统解剖生理基础

04.1064　骨　bone
人体内富含钙质、硬度较高、支撑机体和实现运动的器官。位于躯干中心和重要器官外周，常是肌腱附着结构；具有维持机体正常姿势、运动和保护重要器官的功能和结构。

04.1065　中轴骨　axial skeleton
位于人体中线的骨骼。主要包括颅骨和躯干骨。

04.1066　[脑]颅骨　bone of cerebral cranium
包围在大小脑外相对封闭的骨结构。由 1 块额骨、筛骨、蝶骨和枕骨，2 块颞骨和顶骨组成，共同构成颅腔。

04.1067　躯干骨　truncal skeleton
颅骨以外的中轴骨。主要参与脊柱、骨性胸廓和骨盆的构成。包括 24 块椎骨、1 块骶骨、1 块尾骨、1 块胸骨和 12 对肋骨。

04.1068　面颅骨　bone of facial cranium
颅骨前下方构成面部及颌面关节的骨结构。由 15 块骨组成，包括 1 块犁骨、下颌骨和舌骨，2 块上颌骨、腭骨、颧骨、鼻骨、泪骨及下鼻甲；它们围成眶腔、鼻腔和口腔。

04.1069　附肢骨　appendicular skeleton
中轴骨之外的骨结构。包括上肢骨和下肢骨，分别由肢带骨和自由肢骨组成。

04.1070 上肢带骨 shoulder girdle
又称"肩带骨"。通过关节和韧带将上肢骨与躯干骨连接的骨结构。包括锁骨和肩胛骨。

04.1071 下肢带骨 lower limb girdle
又称"髋带骨"。通过关节和韧带将下肢骨与躯干骨连接的骨结构。包括髂骨、耻骨和坐骨。

04.1072 骨盆 pelvis
下肢带骨与中轴骨下骶尾段通过韧带、关节连接形成的骨结构。形似上口大、下口小的盆形或漏斗形；后面为骶尾骨，侧前面为髋骨，前端为耻骨联合；发挥维持体位、保证下肢活动和维持腹、盆内器官空间位置的作用。

04.1073 髋骨 hip bone
构成骨盆侧面的不规则骨结构。上部扁阔、中部窄厚；由髂骨、耻骨、坐骨共同组成，三骨会合于髋臼。

04.1074 髋臼 acetabulum
下肢骨与下肢带连接的关节部位。由髂骨、坐骨、耻骨三骨的体构成，包括月状面、髋臼窝和髋臼切迹。

04.1075 椎骨 vertebra
构成中轴骨的主要骨骼成分。由椎体和椎弓组成。幼年时为 32 或 33 块，分为颈椎 7 块、胸椎 12 块、腰椎 5 块、骶椎 5 块，尾椎 3～4 块，成年后骶椎长合成骶骨，尾椎长合成尾骨。

04.1076 椎体 vertebral body
椎骨负重的主要部分。属于不规则骨，借椎间纤维软骨与邻近椎体相接，椎体后面与椎弓共同围成椎孔。

04.1077 椎弓 vertebral arch
又称"椎体附件"。椎骨椎体后方的弓形骨板。由椎弓根、椎弓板组成；颈、胸、腰部椎弓处有小关节，上下各一对，在维持椎体整体稳定同时允许椎体一定范围的活动性。

04.1078 长骨 long bone
分布于四肢的长管状骨。由骨干和两端的骺，以及骨干与骺相邻的干骺端构成。长骨通过韧带与关节与肢带骨连接，实现机体的运动功能。

04.1079 短骨 short bone
形似立方体，多成群分布于连接牢固且较灵活的部位。如腕骨和跗骨。

04.1080 扁骨 flat bone
一种形态呈板状的骨。主要构成颅腔、胸腔和盆腔的壁，起保护作用。

04.1081 不规则骨 irregular bone
构成机体特殊构造的形状不规则的骨。如椎骨、蝶骨。有些不规则骨内还有腔洞，如上颌骨。

04.1082 籽骨 sesamoid bone
由于骨发生过程中的某些环节，在上述骨质外发生在某些肌腱内的扁圆形小骨。

04.1083 骺 epiphysis
长骨两端的膨大部分。表面有关节面与相邻骨的关节面构成关节。

04.1084 干骺端 metaphysis
长骨骨干与骺相邻的部分。幼年时保留骺软骨，骺软骨细胞不断分裂繁殖和骨化，骨生发中心的一部分。成年后，骺软骨骨化，骨干与骺之间遗留一骺线。

04.1085 骨质 osseous substance
骨的基本成分。由骨细胞及骨钙盐和有机基质组成。按结构形态分为松质骨和密质骨。

04.1086 松质骨 spongy bone
由大量骨小梁交织成的多孔网格样骨组织。分布于长骨的骨骺和骨干内表面、扁骨的板障和短骨的中心等部位，其间的空隙为骨髓所充填。

04.1087 密质骨 compact bone
又称"皮质骨(cortical bone)"。分布于骨外层的成分。质地致密，由层层紧密排列的骨板构成。

04.1088 骨膜 periosteum
除关节面以外，骨内、外表面覆盖的致密结缔组织膜。含有丰富的血管和神经，对骨的营养、再生和感觉有着重要作用。分为骨内膜和骨外膜，不加说明时仅指骨外膜。

04.1089 骨皮质 bone cortex
骨的外层结构。由位于骨膜下的密质骨组成。骨质厚而致密，由有规则而且紧密排列成层的骨板构成。

04.1090 骨髓 bone marrow
充填于骨皮质包绕的髓腔和松质骨网眼结构内的软组织。分为红骨髓和黄骨髓两类。红骨髓具有造血功能，含红细胞、白细胞和血小板谱系等处于不同成熟阶段的造血细胞。黄骨髓主要成分为脂肪组织，没有造血功能。

04.1091 骨基质 bone matrix
骨组织内钙化的细胞外基质。主要包括有机成分和无机成分。有机成分包括大量胶原纤维和少量基质，无机成分以钙、磷元素为主。

04.1092 哈弗斯管 Haversian canal

内、外骨板之间呈同心圆排列的骨板结构的中心管。与穿通管相通，使血管、神经及结缔组织进入骨质中心。

04.1093 羟基磷灰石 hydroxyapatite
由钙离子、磷酸根离子和羟基组成的骨无机基质的主要成分。分子式为$[Ca_{10}(PO_4)_6(OH)_2]$。功能是使基质矿化。提供骨材料抗压性基础。

04.1094 骨胶原 bone collagen
骨质中经稀酸处理除去无机成分后残留的一种胶原蛋白。是关节软骨、骺软骨和骨小梁的主要成分。

04.1095 骨细胞 osteocyte
骨组织中被骨基质包围的成骨细胞。具有一定的溶骨和成骨作用，参与调节钙、磷平衡。

04.1096 成骨细胞 osteoblast
分布在骨组织表面，合成和分泌骨基质有机成分及多种细胞因子的细胞。来源于未分化的间质细胞。分泌类骨质后自身被包埋于其内，转变为骨细胞。

04.1097 破骨细胞 osteoclast
由分化的巨噬细胞形成的一种多核细胞。来源于造血组织，主要功能是分解骨成分。

04.1098 关节 joint
骨与骨之间可活动的连接部分。连接面有关节软骨，周围有关节囊、韧带加固、内面有滑膜与滑膜液，便于不同角度和程度的活动。

04.1099 软骨 cartilage
由软骨细胞及其周围的软骨膜构成。具有一定的坚韧性、弹性和抗压能力，其作用依所处部位而异。

04.1100 韧带 ligament

连于相邻两骨之间的致密纤维结缔组织束。关节的辅助结构，有加强关节的稳固或限制其过度运动的作用。

04.1101　滑膜　synovial membrane
关节囊的内层。由疏松结缔组织构成，能产生滑液。

04.1102　关节囊　articular capsule
附着于关节的周围由纤维结缔组织膜构成的囊。包围关节，与骨膜融合连续，封闭关节腔。

04.1103　骨龄　bone age
在骨的发育过程中，骨化中心形态、骨骺与骨骺端愈合等形态变化的时间规律性。能较准确地反映个体的生长发育水平和成熟程度，还可预测儿童的成年身高。

04.1104　骨化中心　ossification center
骨发育过程中负责形成骨质的部分。膜内成骨过程中从富细胞成分的软骨或骨膜开始骨化，然后逐渐扩大、形成不同类型骨结构、钙质沉积硬化，最后完成全部骨骼。

04.1105　[骨]更新　renewal
已经形成或衰老的骨为适应生理需要不断被新生骨替代的过程。

04.1106　[骨]重塑　remodeling
在机械应力刺激下，原有骨结构被吸收继而形成新骨的一种有序的生理过程。

04.1107　骨转换率　bone turnover rate
骨吸收和形成的速率。一般根据骨代谢生化指标测定结果来判断转换情况。

04.05.02　临床常见骨关节系统疾病

04.1108　骨质增生硬化　hyperostosis osteosclerosis
单位体积内骨量增多的现象。组织学上表现为骨皮质增厚、骨小梁增粗增多，系成骨增多或破骨减少或两者同时存在所致。

04.1109　骨膜反应　periosteal reaction
又称"骨膜增生"。在刺激因素作用下，骨膜内层成骨细胞活动增加所引起的骨质增生现象。通常表示有病变存在。

04.1110　溶骨性反应　osteolysis
又称"骨质溶解"。破骨细胞活跃引起的骨质破坏、溶解现象。

04.1111　成骨性反应　osteoblastic reaction
成骨细胞分泌、合成骨胶原及骨蛋白纤维，将钙、磷吸收到纤维孔隙中沉淀结晶，形成骨组织的过程。

04.1112　软骨钙化　chondral calcification
因生理性和病理性原因导致的软骨基质钙化的现象。

04.1113　异位钙化　heterotopic calcification
又称"病理性钙化（pathological calcification）"。固态钙盐沉积于骨和牙齿之外的组织细胞内或细胞外的病理现象。

04.1114　异位骨化　heterotopic ossification
在正常情况下没有骨存在的组织内发生形成正常骨同一性质新骨的现象。

04.1115　骨质软化　osteomalacia
单位体积内骨组织有机成分正常而钙化不足的异常现象。由于钙、磷或维生素 D 缺乏或代谢障碍而引起，骨内含有大量未经钙化的骨样组织，骨骼密度降低。

04.1116 骨质破坏 destruction of bone
局部骨质为病理组织所取代而造成的骨组织缺失的现象。

04.1117 骨坏死 osteonecrosis
骨组织局部代谢停止、骨细胞死亡、局部骨质成为死骨的病变。形成死骨的原因主要是血液供应的中断。

04.1118 缺血性骨坏死 avascular osteone-crosis
又称"无菌性骨坏死"。由于各种原因导致的骨组织血运中断而造成的骨坏死。

04.1119 股骨头缺血性坏死 avascular necrosis of femoral head
因各种原因使股骨头发生部分或完全性缺血，导致该部位骨细胞、骨髓造血细胞及脂肪细胞坏死的病理过程。临床以受累关节持续疼痛、关节活动明显受限、行走困难等为主要表现。

04.1120 类固醇激素所致骨坏死 steroid-induced osteonecrosis
因接受大量皮质醇激素治疗发展的骨坏死。好发部位多见于股骨头和肱骨头。其发病率会随所用剂量的增大和时间的延长而增加。

04.1121 股骨头骨骺骨软骨病 osteochondrosis of capitular epiphysis of femur
又称"扁平髋""莱格–卡尔夫–佩尔特斯病（Legg- Calve-Perthes disease, LCPD）""佩尔特斯病（Perthes disease）"。一种骨软骨炎和股骨骨骺部位的缺血性骨坏死疾病。病理特征为股骨头骨骺的骨化核缺血性坏死，导致股骨头不同程度的畸形与髋关节活动受限，最后导致骨性关节炎。其发病高峰为 5～9 岁儿童，男孩多见。

04.1122 自发性骨坏死 spontaneous necrosis of bone
原因不明的骨局部坏死。多发生于老年人膝关节，通常无外伤或用药史。

04.1123 骨梗死 bone infarction
由于局部骨骼供血动脉栓塞导致的血管供血中断引起的骨骼缺血坏死。

04.1124 生理性弯曲 physiologic curvature
正常成人脊柱从侧面观察到的颈、胸、腰、骶四个部位的弯曲。颈曲和腰曲凸向前，胸曲和骶曲凸向后。

04.1125 叉状肋 bifurcation of rib
肋骨前端呈分叉状的部分。有时一支较粗，另一支短小，甚至仅为肋骨上的突起。为最常见的肋骨变异。

04.1126 肋骨融合 fusion of rib
相邻的两条肋骨呈骨性融合，局部肋间隙消失的现象。多见于右侧第 5、6 肋骨后段。

04.1127 脊柱裂 spina bifida
一种先天性椎管（椎板）不闭合或者闭合不全的现象。在脊柱后正中线出现裂隙，椎管中的脊髓、脊膜等可由此膨出，多见于腰骶部。

04.1128 腰椎骶化 lumbar sacralization
第 5 腰椎与骶骨融合，致腰椎减少一节的一种骨发育变异。

04.1129 骶椎腰化 lumbarization
第 1 骶椎不与其他骶椎融合，致腰椎增加一节的骨发育变异。

04.1130 杵状指 acropachy
手指或足趾末端增生、肥厚、呈杵状膨大的异常表现。多见于肺部疾病和先天性心脏病。

04.1131 应力性骨折 stress fracture
又称"疲劳骨折"。长期、反复的外力作用于骨的某一部位，引起骨小梁骨折及修复障碍而导致的完全性或不完全性骨折。

04.1132 病理性骨折 pathological fracture
因骨髓炎、骨结核、骨肿瘤等骨骼本身病变破坏了骨正常结构，在正常活动或轻微外力作用下即发生骨折的现象。

04.1133 隐匿性骨折 occult fracture
因外力(过用、疲劳)所致正常骨的细微骨折。或内因(如骨质疏松等)造成骨矿含量减低而致的应力性骨折。X射线检查常为阴性，而核素骨显像和磁共振检查可能较好显示。

04.1134 压缩性骨折 compression fracture
骨质因压缩而变形的现象。多由垂直方向的间接外力所致。多见于松质骨，如椎骨和跟骨。

04.1135 脆性骨折 fragility fracture
自发性或因轻微外力而造成的完全性骨折。多由骨质疏松所致。

04.1136 陈旧性骨折 old fracture
伤后3周以上的骨折。其断端间已有纤维连接或骨痂形成，无法再进行闭合复位。

04.1137 骶骨H形骨折 sacroiliac H-shape fracture
双侧骶骨不完全骨折(SIF)时，核素骨显像表现为单侧或双侧骶髂关节与骶孔之间显像剂异常浓聚的现象。如合并横行骨折，便呈现典型的"H"形或蝴蝶形显像剂异常浓聚。

04.1138 假骨折线 looser zone
愈合不良的不完全性骨折在发生不完全骨折之后，愈合的类骨质或纤维组织没有钙化或钙化不完全，在X射线片上表现为宽1~2 mm的光滑透明线。与骨皮质垂直，边缘稍致密；好发于耻骨支、肱骨、股骨上段和胫骨。

04.1139 胫骨中部应力综合征 medial tibial stress syndrome
轻至中度的中下部胫骨干或小腿前区间竭性疼痛的临床症状。多系胫骨后部肌肉附着点的慢性过度牵引所致的骨膜炎。

04.1140 骨转移 bone metastasis
恶性肿瘤通过血行、淋巴、直接侵及等方式迁移到骨骼并在骨局部生长，引起局部骨骼发生溶骨性、成骨性或溶骨成骨混合性反应的病变。血行转移是多数肿瘤骨转移的主要方式。

04.1141 转移性骨肿瘤 metastatic tumor of bone
又称"继发性骨肿瘤""骨转移瘤"。原发于骨外器官或组织的恶性肿瘤。经血行或淋巴转移或直接侵犯至骨骼并继续生长形成的子瘤。

04.1142 原发性骨肿瘤 primary bone tumor
起源于骨组织自身各种成分的肿瘤。

04.1143 棕色瘤 brown tumor
破骨细胞活性增加，导致局部骨质不断溶解吸收并被增生的纤维组织取代，变性并出血，形成的棕(褐)色囊样病灶。

04.1144 骨巨细胞瘤 giant cell tumor of bone
起源于松质骨的溶骨性肿瘤。具有潜在恶性；好发于四肢长骨两端。典型骨显像为病灶中心呈冷区改变，周围显像剂异常浓聚。

04.1145 骨样骨瘤 osteoid osteoma
一种起源于成骨细胞的良性病变。常见于骨

皮质，好发于股骨。典型核素骨显像影像表现为中心病巢的显像剂摄取程度高于周边区域。

04.1146　纤维性骨结构不良　fibrous dysplasia of bone

又称"骨纤维性结构不良"。一种原因不明的良性骨肿瘤。畸形骨病变部位缺乏成熟的骨组织；好发部位为股骨和胫骨，易引起骨折；核素骨显像上通常表现为病变区域累及整块骨，显像剂摄取明显增高。

04.1147　骨软骨瘤　osteochondroma

又称"骨软骨性外生骨疣"。一种良性骨肿瘤。骨生长方向异常，病损骨向骨骺方向生长形成。多见于股骨远端和胫骨近端。有恶变的可能。常见于青少年，在骨发育生长结束时，病变也停止发展。

04.1148　骨囊肿　bone cyst

一种囊肿样局限性瘤样病损。好发于长管状骨干骺端，囊肿腔内含有液体。常见于儿童和青少年，尤其是肱骨和股骨近端。

04.1149　肢端肥大症　acromegaly

由于生长激素的过量而导致的一种罕见疾病。通常是由于分泌性垂体细胞腺瘤所致；多发生在青春期之后，以渐进性骨骼生长、手足增大、皮肤增厚、颜面粗糙为特征。

04.1150　代谢性骨病　metabolic bone disease

因先天或后天性因素破坏或干扰了正常骨代谢和生化状态而导致的骨疾患。如肺性骨病、肾性骨病等。

04.1151　骨质疏松症　osteoporosis, OP

单位体积内骨组织的有机成分和无机成分都减少，致骨皮质变薄、骨小梁减少，引起骨脆性增加、易发生骨折的一种全身性骨骼疾病。

04.1152　原发性骨质疏松症　primary osteoporosis

机体和骨本身生理性退变引起的骨质疏松症。分为绝经后骨质疏松症（Ⅰ型）和老年性骨质疏松症（Ⅱ型）。

04.1153　继发性骨质疏松症　secondary osteoporosis

继发于各种疾病，如内分泌系统疾病、骨髓与造血系统疾病、营养障碍、慢性和先天性疾病，或药物作用及失用性等因素所致的骨质疏松。

04.1154　特发性骨质疏松症　idiopathic osteoporosis

原因不明的一类骨质疏松症。包括青少年骨质疏松症，青壮年成人骨质疏松症，妇女妊娠、哺乳期骨质疏松症。

04.1155　骨软骨病　osteochondrosis

正常骨化中心在发育中受到干扰产生的骨软骨坏死。表现塌陷或压缩畸形；多发生于儿童和青年，男孩较多见；病因可能是损伤或骨骺血液供应障碍所致。

04.1156　石骨症　osteopetrosis

又称"大理石骨""原发性脆性骨硬化""硬化性增生性骨病"。持续不断的骨钙化活动导致广泛的骨质硬化为特征的病理改变。骨髓腔可完全被破坏，造成严重贫血。本病常为家族性，绝大多数病例为隐性遗传。

04.1157　氟骨症　fluorosis of bone

长期饮食含氟量高的水或食物而引起慢性氟中毒，导致骨质非常致密、硬化为主要表现的地方性骨关节病。临床表现为腰腿痛、氟斑牙、全身关节疼痛、关节活动受限、骨骼变形，严重者可致瘫痪。

04.1158　肾性骨营养不良　renal osteodystro-

phy

又称"肾性骨病"。各种慢性肾脏疾病所引起的，以钙、磷代谢障碍为主要改变的全身骨代谢紊乱性疾病。病理表现为骨样组织不断增生而矿化明显减少；骨显像表现多为代谢性骨病的改变。

04.1159 肥大性肺性骨关节病 hypertrophic pulmonary osteoarthropathy, HPO
又称"马-班二氏综合征(Bamberge-Marie syndrome)"继发于肺部疾病的骨关节病变。少数继发于其他系统慢性疾患或无明确病原。骨显像主要表现为双侧管状骨骨皮质呈对称性显像剂分布明显增高或浓聚，呈"双轨征"改变。其病理表现为四肢长骨骨膜增生，有新骨形成，可累及全部骨干，以骨干远端更为明显，而骨皮质和骨髓腔正常。

04.1160 佩吉特病 Paget's disease
一种慢性进行性的局灶性骨质代谢异常。早期病变多局限，随着病程发展可累及多骨见；病变一般侵及整块骨骼，两侧不对称。累及单一椎体时可在骨显像上呈现"鼠脸征"。

04.1161 维生素过多症 hypervitaminosis
摄入维生素量超过人体正常需要量而致机体发生的异常变化。

04.1162 骨急性感染性疾病 acute infectious disease of bone
血源性细菌的侵犯引起的急性骨髓炎。好发于长骨的干骺端；造成局部水肿和局部骨髓腔内压力增大，血流量减少和骨髓组织坏死；感染进一步侵犯骨皮质和骨膜可引起骨炎、骨膜炎和/或骨膜下脓肿。

04.1163 骨髓炎 osteomyelitis
开放式骨折或血源性细菌侵犯引起的骨和骨髓的感染。常按病程分为急性和慢性。

04.1164 耻骨炎 osteitis pubis
由于过度疲劳引起耻骨联合的应力性损伤。多见于长跑运动员、游泳运动员。骨显像表现为双侧耻骨显像剂摄取增加。

04.1165 蜂窝[组]织炎 cellulitis
一种广泛累及皮肤和皮下组织的弥漫性急性化脓性炎症。常见病原菌为金黄色葡萄球菌、溶血性链球菌等。在骨动态显像中需与急性骨感染进行鉴别。

04.1166 骨髓型急性放射病 bone marrow form acute radiation sickness
一次或短时间(数日)内受到大剂量外照射引起的，以骨髓造血组织损伤为基本特征的辐射损伤。以白细胞数减少、感染、出血等为主要临床表现，具有典型阶段性病程。按其病情的严重程度，又分为轻、中、重和极重等四度。

04.1167 辐射性骨髓炎 radiational osteomyelitis
因大剂量放射治疗引起照射野内的骨坏死(骨凋亡和营养缺失)、局部免疫低下继发感染而形成的骨髓炎。

04.1168 骨关节炎 osteoarthritis, OA
又称"退行性关节炎(degenerative osteoarthritis)""增生性关节炎(hyperplastic osteoarthritis)"。一种常见的非感染性慢性关节炎性疾病。以关节软骨退行性变和继发性骨质增生为特征。好发于负重较大的膝关节、髋关节、脊柱及远侧指间关节等部位。

04.1169 强直性脊柱炎 ankylosing spondylitis, AS
一种以中轴骨小关节慢性炎症为主的全身疾病。病变常从骶髂关节开始逐渐向上蔓延至脊柱，导致纤维性或骨性强直和畸形；可能与自身免疫相关。

04.1170 类风湿性关节炎 rheumatoid arthritis, RA

一种常见的自身免疫性疾病。侵犯全身各处关节，呈多发性和对称性、弥漫性、增生性滑膜炎，引起关节软骨和关节囊的破坏，患者可出现关节疼痛、肿胀、变形和活动严重受限等临床表现。

04.1171 化脓性关节炎 pyogenic arthritis

关节的化脓性炎症。常由金黄色葡萄球菌经血液侵及滑膜，或骨髓炎侵犯关节而致。多见于承重关节，如髋关节和膝关节。

04.1172 关节结核 tuberculosis of joint

一种继发性结核病。原发病灶为肺结核或消化道结核。多见于儿童和青少年，好侵犯髋关节及膝关节。

04.1173 颞下颌关节紊乱综合征 temporo-mandibular joint disorder syndrome

好发于青壮年的颌关节功能失调的病理现象。预后良好；极少数病例也可由器质性改变引起；主要特点为关节区酸胀疼痛、运动时弹响、张口运动障碍等；骨显像时可见颞下颌关节显像剂浓聚增加。

04.1174 假体松动 prosthesis loosening

人工关节置换后的常见并发症。假体插入骨髓腔，改变了骨局部的正常应力分布，引起骨组织自我调节，重新塑形以使局部骨组织应力场恢复到正常水平，进而造成了假体松动。

04.1175 假体感染 prosthesis infection

人工关节置换后的严重并发症。假体被植入机体后，细菌与生物材料表面相结合，使一部分细菌由此黏附于假体表面，细胞外黏多糖或蛋白多糖复合物保护细菌免受抗生素与宿主细胞的进攻而导致感染的发生。

04.1176 骨移植存活 bone graft viability

骨移植后骨质保持增殖活力的状态。通常通过骨三相显像显示移植骨血流灌注、血池和骨摄取状态评价移植骨血管形成或移植骨存活。

04.1177 反射性交感神经营养不良综合征 reflex sympathetic dystrophy syndrome, RSDS

又称"肩-手综合征""祖德克萎缩(Sudeck's atrophy)"。各种原因所致的神经损伤性综合征。临床表现包括疼痛、触痛、血管舒缩不稳定(潮红、血管缩窄)、肿胀、皮肤营养不良性改变等症状。

04.05.03 骨关节系统疾病诊疗技术

04.1178 [放射性]核素骨显像 radionuclide bone imaging

以亲骨性放射性核素(如锶-85、氟-18)或放射性核素标记的化合物(如 ^{99m}Tc 标记的磷酸盐)作为显像剂进行的骨关节显像。包括静态全身和局部、体层、融合等显像方式。采用动态和多时相显像可同时显示血流灌注和血池分布。

04.1179 骨静态显像 bone static imaging

静脉注射骨显像剂后，当其在骨骼分布达到稳定状态后应用显像仪进行图像采集的方式。包括全身骨显像、局部骨显像和体层骨显像。

04.1180 全身骨显像 whole body bone imaging

静脉注射骨显像剂，当其在骨骼分布达到稳定状态后，应用全身扫描方式获得全身骨骼前位像和后位像显像方式。

04.1181　局部骨显像　regional bone imaging
静脉注射骨显像剂，当其在骨骼分布达到稳定状态后，应用显像仪获得某一局部骨骼的前位像和后位像，也可为突出某一病变采取特殊体位采集局部图像的方式。

04.1182　体层骨显像　bone tomography imaging
又称"骨断层显像"。静脉注射骨显像剂，当其在骨骼分布达到稳定状态后进行体层采集，数据重建处理后可获得骨关节的横体层、矢状体层和冠状体层图像的方式。有利于发现更小的病变和病变位置。

04.1183　三时相骨显像　three-phase bone imaging
又称"骨动态显像(bone dynamic imaging)"。静脉"弹丸"式注射骨显像剂后，即刻采集局部骨组织的动态图像，5 min 后采集同一部位的血池相，2~6 h 后采集延迟静态骨显像的显像方式。

04.1184　四时相骨显像　four-phase bone imaging
在三时相骨显像的基础上，注射后 24 h 采集延迟骨静态显像的方式。

04.1185　血流相　perfusion phase
三时相骨显像中的第一时相。静脉弹丸式注射显像剂后立即以每帧 1~3 s 的速度动态采集 20~60 s。主要反映较大血管的通畅和局部动脉灌注情况。

04.1186　血池相　blood pool phase
三时相骨显像中的第二时相。在注射显像剂后 1~5 min 开始采集 1~5 帧图像，每帧采集 60 s。主要反映骨骼与软组织血液分布(血容量)情况。

04.1187　骨静态相　bone static phase
三时相骨显像中的第三时相。注射显像剂后 2~6 h 内采集局部骨平面或体层显像。主要反映局部骨骼的骨盐代谢。

04.1188　关节显像　joint imaging
利用与增殖骨或滑膜有亲和性的显像剂(如锝标记二磷酸盐或高锝酸盐)注入关节腔显示病变骨关节组织的技术。

04.1189　骨显像剂　bone imaging agent
用放射性核素或其标记的用于骨显像的化合物。理想的骨显像剂应具备亲骨性好、血液清除快、骨/软组织比值高、有效半衰期短及射线能量适合于显像要求的特点。

04.1190　亚甲基二磷酸盐　methylene diphosphonate, MDP
常用的单光子类骨显像剂。属于二磷酸盐类，分子式为 $CH_2(H_2PO_3)_2$。注射后 2 h 约 50%聚集于骨表面，骨组织摄取率高，在血液和软组织内清除快，主要经肾脏排泄。

04.1191　乙烯羟基二磷酸盐　ethylene hydroxydiphosphonate, EHDP
二磷酸盐类骨显像剂。分子式为 $CH_3C(HPO_2)_2OH$。

04.1192　羟基亚甲基二磷酸盐　hydroxylmethylene diphosphonate, HMDP
二磷酸盐类骨显像剂。分子式为 $CH(H_2PO_3)_2OH$。

04.1193　焦磷酸盐　pyrophosphate, PYP
磷酸盐类骨显像剂。分子式为 $H_4P_2O_7$。除骨骼外，肝、肾、脾、心肌等亦有不同程度的摄取。

04.1194　多磷酸盐　polyphosphate, PPI
磷酸盐类骨显像剂。分子式为
$$H_{(n+2)}P_nO_{(3n+1)}。$$

04.1195 锶-89-氯化锶 $^{89}SrCl_2$

一种放射性锶（半衰期为 50.5 天，释放β射线）的二氯化盐。在体内与钙生化性质相似，主要用于肿瘤骨转移的骨痛治疗。

04.1196 氟-18-氟化钠 $Na^{18}F$

一种正电子类骨显像剂。通过离子交换被骨骼组织浓聚，反映骨质代谢变化。

04.1197 耻骨下位 tail on detector, TOD

患者取坐位，探头位于其盆腔下方获得盆腔局部影像的特殊显像体位。可将膀胱和耻骨分开，有利于识别耻骨病变。

04.1198 热区 hot spot

异常显像剂浓聚区。骨显像中最常见的异常影像，见于多种骨骼疾病的早期和伴有成骨过程为主的改变。

04.1199 冷区 cold spot

显像剂分布异常稀疏或缺损区。提示局部组织的血流减少或代谢减低。见于恶性肿瘤骨转移导致的骨质破坏、溶解；良性疾病中多见于骨缺血坏死早期、骨囊肿。

04.1200 混合型 mixed type

骨显像上病灶中心呈冷区，周围呈热区改变的病理现象。见于骨转移、骨坏死等情况；系因为骨质的合成与骨质的破坏同时存在，破骨细胞活跃导致溶骨性破坏时，邻近部位伴成骨细胞活性增加，以对骨的损伤进行修复。

04.1201 彩点肋 stippling rib

后位骨显像见单侧或双侧数根肋骨有局灶性显像剂浓聚区。但较肩胛骨尖端处的显像剂摄取低；系胸段肋肌附着点所致。

04.1202 热髌骨症 hot patella

核素骨显像时出现无症状的双侧髌骨显像

剂摄取增加的现象。原因不明，可能与骨代谢改变有关。

04.1203 爆炸反应 sunburst reaction

由于肿瘤延伸至骨膜下，骨显像上可表现为类似爆炸的表现。由于肿瘤的刺激而形成，多见于原发性恶性肿瘤。

04.1204 超级骨显像 super bone scan

骨骼影像异常清晰的现象。特点是中轴骨和附肢骨近端呈均匀、对称性异常浓聚，或广泛多发异常浓聚，组织本底很低，肾影和膀胱影像常缺失。常见于恶性肿瘤广泛性骨转移、甲状旁腺功能亢进症等代谢性骨病。

04.1205 闪烁现象 flare phenomenon

恶性肿瘤骨转移病灶经过化疗或放疗后，临床有好转表现，但骨显像所示肿瘤骨转移灶显像剂摄取的程度和范围较治疗前增高和扩大的现象。其机制与治疗后成骨作用增强有关，一段时间后，骨骼病灶的浓聚会消退。

04.1206 领带征 tie sign

骨显像时胸骨显像剂摄取异常增多，状似"领带"的病理现象。多见于代谢性骨病。

04.1207 串珠征 beading sign

骨显像时肋软骨连接处显像剂摄取增多，上下排列成串的病理现象。多见于代谢性骨病。

04.1208 双轨征 double track sign

骨显像见四肢长骨骨干皮质呈对称性浓聚，呈平行"双轨"状的病理现象。多见于代谢性骨病，特别是肺性肥大性骨关节病。

04.1209 米老鼠征 mickey mouse sign

又称"鼠面征"。单椎体佩吉特病的在核素骨显像上异常浓聚的特征性表现。后位像可见椎体两侧的椎关节似老鼠两只耳朵，而棘突形似老鼠鼻子。

04.1210 黑胡征 black beard sign
见于佩吉特病下颌骨单骨病变时，下颌骨显像剂摄取增加，状似胡须的特征性表现。

04.1211 短裤征 short pant sign
见于佩吉特病脊柱、骨盆和股骨上段病变的骨显像状似短裤的表现。

04.1212 炸面圈征 doughnut sign
骨显像时病灶中心显像剂分布减少，病灶周围显像剂增高呈环形的影像表现。多见于股骨头缺血性坏死中期。

04.1213 骨量 bone mass
骨骼组织的体积。等于骨总体积减去骨髓腔和哈弗斯管等腔隙后的差值。

04.1214 骨矿物质含量 bone mineral content, BMC
单位长度骨段所含骨内矿物质的含量。单位为 g/cm。

04.1215 骨密度 bone mineral density, BMD
单位面积或单位体积内的骨矿物质含量，即骨矿质含量值除以骨横径的商，代表骨骼强度。单位为 g/cm^2 或 g/cm^3。

04.1216 峰值骨量 peak bone mass, PBM
一定性别人群骨矿物质最大含量。一般采用流行病学方法分别对正常男性和女性人群进行骨密度测定，并计算各个年龄组的均值和标准差求出最高平均骨密度值。

04.1217 骨折危险阈 fracture threshold value
老年人 20% 骨折危险骨密度值。低于此值的老年人患骨质疏松性骨折危险超过20%。

04.1218 单光子 γ 射线吸收法 single photon absorptiometry, SPA
γ 射线穿过骨组织时，其光子束能量衰减程度与骨骼的骨矿物含量和厚度成正比的情况。利用计数器直接测量穿过骨骼的光子束来计算 γ 射线能量的衰减，可获得骨矿物含量值的方法。

04.1219 双光子 γ 射线吸收法 dual photon absorptiometry, DPA
利用两种能量不同的 γ 光子对软组织和骨质具有不同穿透能力校正软组织吸收对骨密度测量结果的方法。其测量原理与单光子 γ 射线吸收法类似。

04.1220 双能 X 射线吸收法 dual energy X-ray absorptiometry, DEXA, DXA
以两种不同能量的 X 射线源代替放射性核素源测定骨密度的技术。原理与双光子 γ 射线吸收法相似。

04.1221 定量超声 quantitative ultrasound, QUS
超声波穿过骨骼以后，被另一侧的换能器测定，通过计算超声波在骨内的传导速度和衰减系数来获得骨密度值的过程。

04.06 造血淋巴系统核医学

04.06.01 造血淋巴系统解剖生理基础

04.1222 造血 hematopoiesis, hemopoiesis
在体内形成血液或血细胞的生理功能及其

过程。主要由红骨髓的造血细胞完成，特殊情况下可以由其他髓外器官协助完成。

04.1223　红骨髓　red bone marrow
由造血组织和血窦构成的骨髓。呈红色，为终生造血部位。

04.1224　黄骨髓　yellow bone marrow
主要由脂肪组织组成的骨髓。呈黄色，一般由红骨髓退化而来。无造血功能，但保留一定程度的恢复造血的潜力。

04.1225　功能性骨髓　functioning marrow
有造血功能的红骨髓。幼儿时期分布于全身所有骨髓腔，成人期分布于颅骨及躯干扁平骨，以及肱骨上端和股骨近心端 1/4～1/3 处。

04.1226　中心性骨髓　central bone marrow, CBM
又称"中央性骨髓"。分布于躯干骨（脊椎骨、肩胛骨、胸骨、肋骨和盆腔骨）和颅骨的骨髓。

04.1227　外周性骨髓　peripheral bone marrow, PBM
分布于四肢长骨的骨髓。

04.1228　干细胞　stem cell
体内一类具有自我复制能力的多潜能细胞。在一定条件下，可分化成多种功能细胞。是身体修复、补充、必要时维持再生器官的重要机制。如造血干细胞可以恢复血液各种细胞成分。根据其来源，通常分胚胎干细胞和成体干细胞两大类。

04.1229　祖细胞　progenitor cell
从多潜能干细胞衍生而来，又可定向分化成为几种特定类型的细胞。

04.1230　前体细胞　precursor cell

由某种特定细胞类型的祖细胞衍生而来，分裂产生特定的成熟细胞类型。

04.1231　成红细胞　erythroblast
骨髓内生成红细胞的前体细胞。从原红细胞分化而来，可以进一步分化为网织红细胞到红细胞，有细胞核，能合成大量的血红蛋白。

04.1232　成粒细胞　granuloblast
骨髓内生成白细胞的前体细胞。

04.1233　巨核细胞　megakaryocyte
骨髓内生成血小板的前体细胞。为巨型髓样细胞，含有分叶核，细胞通过伸出突起，胞质末端膨大脱落形成血小板。

04.1234　造血支持细胞　hematopoietic supporting cell
骨髓内为造血细胞和其他组织提供结构或功能性支持的任何细胞。

04.1235　网织红细胞　reticulocyte
一种不成熟的红血细胞。占人体内红细胞的约 1%；没有细胞核，但细胞内存在核糖体 RNA，在显微镜下可见亚甲基蓝染色的网状结构。最初生成于骨髓内，成熟后进入血液循环。

04.1236　单核细胞　mononuclear cell
外周血内具有单个核的无颗粒白细胞。来源于骨髓髓系干细胞，具有活跃的变形运动、趋化性和吞噬功能，随血液循环迁移至全身各器官组织中定位，并分化成为各种类型巨噬细胞。

04.1237　血红蛋白　hemoglobin, Hb
一种含铁和血红素的珠蛋白。含 α 和 β 两条珠蛋白链，占红血细胞总质量的约 97%。哺乳动物的血红蛋白分子可以携带四个氧分子，氧结合能力为 1.34 ml 氧/克。是红细胞内运输氧的主要成分。

04.1238　珠蛋白　globin
一种无色蛋白。血红蛋白去除血红素后的蛋白组分。

04.1239　单核吞噬细胞系统　mononuclear phagocytic system, MPS
又称"网状内皮系统(reticuloendothelial system, RES)"。由体内单核细胞及由单核细胞演变而来,具有吞噬功能的巨噬细胞、网状细胞、血窦和淋巴窦的内皮细胞等组成的无具体器官界限的免疫防御系统。

04.1240　骨髓储备　bone marrow reserve
骨髓抵抗细胞毒性、恢复造血功能的能力。通常用化疗后造血细胞计数恢复的速度或发育不全的程度表示。

04.1241　骨髓再生　bone marrow repopulation
骨髓细胞在特定条件下重新生长,并实现原位骨组织和骨髓组织共同再生恢复的现象。

04.1242　外周性骨髓扩张　peripheral bone marrow extension
特殊情况下,由内源或外源因子诱导,正常成年人四肢长骨骨髓腔内逐渐为脂肪组织填充的黄骨髓再次转变为造血活跃的红骨髓,在骨髓显像时表现为长骨骨髓显影的现象。

04.1243　髓外造血　extramedullary hemotopoiesis
在一定应激情况下,出生后不再造血的肝、脾及淋巴结等胎儿时期造血器官重新恢复造血的现象。

04.1244　髓样化生　myeloid metaplasia
发生于脾、肝、淋巴结等髓外组织骨髓样细胞增生的现象。

04.1245　淋巴系统　lymphatic system
由淋巴管、淋巴结和其他淋巴组织构成的不完全辅助循环系统。淋巴液从组织间隙内进入起于盲端的毛细淋巴管,逐渐汇集成淋巴干,中间有各级淋巴结,最后淋巴干汇成胸导管由静脉角返流入血。除部分器官(如中枢神经系统)外,淋巴组织遍布全身。

04.1246　淋巴器官　lymphatic organ
淋巴细胞在其内发生、分化、发育、定居并对抗原产生特异性应答的结构性淋巴组织。根据发生和功能的不同,可分为中枢淋巴器官和周围淋巴器官两类,包括淋巴结、扁桃体、脾和胸腺。

04.1247　淋巴引流　lymphatic drainage
人体除脑组织外,遍布淋巴管和淋巴结组成的网络。按就近原则负责组织液内大分子物质的向心性转运。淋巴引流分区域进行,汇集入区域淋巴结。

04.1248　淋巴液　lymph fluid
又称"乳糜液"。在淋巴管内流动的透明无色液体。主要成分是组织间液和不能被毛细血管吸收的物质。部分淋巴液含蛋白质、脂质成分,呈半透明乳白色。

04.1249　淋巴管　lymphatic vessel
一种供淋巴液流动的薄壁管道。由毛细淋巴管交汇而成,多与静脉血管伴行,较粗大,部分淋巴管有瓣膜,最后汇入淋巴干。

04.1250　毛细淋巴管　lymphatic capillary
起自初始淋巴管并互相吻合成网状的细小淋巴管。由单层内皮样细胞构成,无完整基底膜,有较大通透性;利于组织间隙中的液体和较大分子的吸收。

04.1251　淋巴干　lymphatic trunk
由淋巴管汇合而成的结构。共有 9 条:左、右颈干收集头颈部的淋巴；左、右锁骨下干收集上肢的淋巴；左、右支气管纵隔干收集胸部的淋巴；左、右腰干收集下肢、盆部及腹部成对脏器的淋巴；肠干不成对，收集腹部不成对脏器的淋巴。

04.1252 乳糜池 cisterna chyli, alveus ampullescens
胸导管起始处的膨大部。由肠干和左、右腰干汇合成，常位于第 1 腰椎体的前方。

04.1253 胸导管 thoracic duct
全身最大的淋巴管。长 30～40 cm，直径约 3 mm，管腔内瓣膜较少，起自乳糜池，经主动脉裂孔入胸腔，在主动脉与奇静脉间上行，至第 5 胸椎平面转向左侧，经胸廓上口至颈根部，注入左静脉角。收纳约占全身 3/4（左侧半身、右侧下半身）的淋巴。

04.1254 静脉角 angulus venosus
同侧的颈内静脉和锁骨下静脉在胸锁关节后方汇合处的夹角。淋巴导管在此部位注入静脉。

04.1255 淋巴结 lymph node
淋巴引流过程中起过滤作用和产生免疫应答的外周淋巴器官。呈豆形或椭圆形，外层有纤维组织包膜，内部分皮质及髓质；输入淋巴管经淋巴门进入淋巴结，经淋巴窦至多支输出淋巴管。

04.1256 淋巴窦 lymph sinus
淋巴结内与输入及输出淋巴管相连的通道。由内皮细胞衬里，在致密结缔组织构成的被膜下方形成小梁、淋巴小结和髓索，适于淋巴细胞自由通过；窦内有网状细胞和网状纤维支撑，巨噬细胞附于其上或游离于窦腔；淋巴液在窦内流动缓慢，有利于清除病原微生物、异物及抗原物质等。

04.1257 淋巴结链 lymph chain
成人淋巴结（总数 300～500 个）沿淋巴干排列形成的链状结构。相对集中于身体某些部位，如颈部、腋下、腹股沟等体表部位，及纵隔、腹膜后、肠系膜等躯干深部。

04.1258 引流淋巴结 draining lymph node
正常情况下负责接受身体某一部位或某一器官淋巴液的淋巴结。

04.1259 前哨淋巴结 sentinel lymph node
病变组织淋巴液流入的第一个（或几个）淋巴结。肿瘤淋巴转移的第一站，有代表淋巴转移与否的意义。

04.1260 腹膜后淋巴结 retroperitoneal lymph node
位于膜壁后方、腹膜后间隙内，围绕腰椎前部和大血管两侧的淋巴结。负责收纳左右髂、下肢淋巴液，还负责部分腹腔淋巴结、肠系膜淋巴结的引流淋巴液。

04.1261 胸骨旁淋巴结 parasternal lymph node
又称"内乳淋巴结（internal mammary node）"。位于胸骨两侧，伴随胸廓内血管走行，分布于 1～6 肋间隙胸膜下的淋巴结。收集乳腺内下象限、膈下和膈的淋巴液。

04.1262 腋窝淋巴结 axillary node
位于腋窝内的一组淋巴结群。常用分组法分为腋底、外侧、胸肌、肩胛下、中央和腋尖淋巴结群 6 组。

04.1263 颈部淋巴结 lymph node of neck
位于肌肉、血管和咽后（旁）间隙的淋巴结群。分颈前、颈侧和咽后 3 组；颈前、颈侧又分深、浅两组；咽后分内、外两组。

04.1264 腹股沟淋巴结 inguinal lymph node

位于股静脉周围的一组淋巴结群。一般分为隐股角、股环、内侧、外侧和前群淋巴结等5组。

04.1265　髂淋巴结　iliac lymph node
位于骨盆后壁和侧壁的淋巴结群。主要分为髂总、髂外、髂内、骶、髂间和主动脉下淋巴结6组。

04.1266　主动脉旁淋巴结　para-aortic lymph node
位于主动脉周围的一组腹膜后淋巴结。其中主动脉左侧称左腰淋巴结，腔静脉右侧称右腰淋巴结，位于主动脉、腔静脉间者称中间腰淋巴结。

04.1267　闭孔淋巴结　obturator lymph node
沿闭孔血管分布的淋巴结。输出淋巴管注入髂外淋巴结。主要负责生殖器官的淋巴引流。

04.1268　膈淋巴结　diaphragmatic lymph node
位于膈肌上、下面，体积较小的淋巴结。属于胸壁淋巴结。与胸骨旁淋巴结相通。

04.1269　胸部淋巴结　thoracic lymph node
分布于胸壁与胸部脏器的淋巴结。包括胸壁淋巴结(包括背侧)深、浅组、乳腺、肋间、椎前和膈淋巴结；以及胸腺、心脏、食管、肺与气管淋巴结；纵隔与支气管淋巴结单独作为一组。

04.1270　纵隔淋巴结　mediastinal lymph node
位于纵隔内的淋巴群。分为前上、前下、食管旁、肺韧带几组。

04.1271　气管支气管淋巴结　tracheobranchial lymph node
位于纵隔中部负责引流气管淋巴的淋巴结群。包括肺、支气管肺门、支气管下、气管支气管上和气管旁 5 组；与肺内疾病关系密切。

04.1272　头颈淋巴结　head and neck lymph node
沿头颈交界处呈环形排列的淋巴结。从中线颏下淋巴结，向两侧分别为下颌、腮腺(耳前)、乳突(耳后)、枕和面淋巴结等几组。

04.1273　表浅淋巴结　superficial lymph node
位于身体浅层，可以触摸到的淋巴结的总称。

04.1274　胸腺　thymus
位于胸骨柄后方、上纵隔大血管前方的中枢淋巴器官。外形呈"人"字，青春期后逐渐退化消失。是 T 细胞分化、发育的场所，与免疫功能紧密相关；具有内分泌功能，分泌胸腺激素及促胸腺生成素类物质。

04.06.02　临床常见造血淋巴系统疾病

04.1275　血液病　hematopathy
一类以血液、造血器官异常及出血、凝血方面的病理变化为表现的疾病。

04.1276　真性红细胞增多症　polycythemia vera
以红细胞异常增生为主的一种慢性骨髓增生性疾病。以红细胞与血总容量的绝对增多、血液黏滞度增高为特征。

04.1277　骨髓纤维化　myelofibrosis
原因不明及物理或化学因素所造成的一种骨髓造血组织中胶原增生取代造血组织所引起的疾病。

04.1278　溶血性贫血　hemolytic anemia

体内红细胞破坏、寿命缩短所致溶血超过造血代偿时出现的贫血状态。

04.1279　相对红细胞增多　relative polycythemia
红细胞容量正常、血浆容量缩小，造成血细胞比容上升的状态。

04.1280　继发性红细胞增多　secondary polycythemia
由自然或人为的因素，致红细胞生成素升高，从而增加红细胞生产和入血数量的现象。

04.1281　原发性血小板增多症　primary thrombocytosis, PT
以血小板持续性增高、巨核细胞异常增殖为特征的慢性骨髓增生性疾病。原因不明，易发生血栓和出血并发症。发病年龄、病程经过及转归等和真性红细胞增多症相似。

04.1282　遗传性球形红细胞增多症　hereditary spherocytosis
一种常染色体显性遗传的血液病。特征是红细胞呈球形，易发自动溶血，进而造成贫血。

04.1283　再生障碍性贫血　aplastic anemia
多种病因导致骨髓造血干细胞和/或造血微环境损伤性血液病。主要表现为骨髓造血功能低下、全血细胞减少、贫血、出血、感染等临床综合征。

04.1284　缺铁性贫血　iron deficiency anemia
因各种病因致体内储存铁明显减少致红细胞成熟不良的异常状态。属小细胞性贫血。

04.1285　恶性贫血　pernicious anemia
由于维生素 B_{12} 的吸收或利用障碍，引起造血内在因子(IF)缺乏导致的一种慢性疾病。

04.1286　地中海贫血　thalassemia

一种常染色体隐性遗传的血液病。因为基因缺陷（包括基因突变或缺失），引起球蛋白缺乏症或 α 或 β 链失常，导致异常血红蛋白分子的形成，进而导致贫血。

04.1287　先天性纯红细胞发育不良　congenital pure red cell anemia
骨髓内红细胞前体缺乏，而粒细胞、血小板系大致正常的异常状态。常由胸腺瘤或自身免疫性疾病引起，可持续终生并伴其他生理异常。

04.1288　特发性再生不良性贫血　idiopathic hypoplastic anemia
不明病因的骨髓造血功能障碍所致血细胞减少的现象。

04.1289　镰状细胞贫血　sickle cell anaemia
一类遗传性异型血红蛋白(Hgb S 或 Hb S)疾病。红细胞因异型血红蛋白的聚合而变成镰刀形，失去了携带氧气的能力。

04.1290　慢性成髓细胞贫血　chronic myeloblastic anaemia
因多种原因致骨髓造血组织，包括造血干细胞减少的现象。可伴有或不伴有其他血细胞减少。

04.1291　慢性巨幼红细胞贫血　chronic megaloblastic anaemia
由于叶酸缺乏或维生素 B_{12} 缺乏引发贫血的现象。属大细胞性贫血。大量红细胞在骨髓内破坏，致循环血内红细胞减少。

04.1292　浆细胞瘤　plasmacytoma
起源于骨髓 B 淋巴细胞的一种原发性的和全身性的恶性肿瘤。具有向浆细胞分化的性质。包括髓外浆细胞瘤、骨孤立性浆细胞瘤、多发性骨髓瘤和浆母细胞瘤等类型。

04.1293　侧支回流　branch stem refluxing

正常情况下淋巴引流取就近原则，在疾病条件下，引流通路阻断，淋巴可以通过淋巴网流向其他淋巴结的代偿性改变。

04.1294 淋巴管扩张 lymphangiectasis
由于引流阻断或其他疾病，导致的淋巴管内径异常增大的病理现象。常伴有走行异常。

04.1295 淋巴水肿 lymphedema
因淋巴引流障碍导致的组织内淋巴液积存过多，引起机体某些部位组织或器官肿胀的病理现象。

04.1296 淋巴漏 leakage of milky lymph
某些疾病造成淋巴管完整性受损，淋巴液外漏至体腔内或器官包膜下，出现淋巴外乳糜积存的病理现象。

04.1297 乳糜心包 chylopericardium
心包内部积存了淋巴(乳糜)液的病理改变。

04.1298 丝虫病 filariasis
寄生在人体淋巴系统的蠕虫病。常导致淋巴管堵塞和各种淋巴漏和乳糜疾病。

04.1299 淋巴发育不良 lymphatic dysplasia
淋巴管发育不良的现象。包括淋巴管扩张、瓣膜功能不全或淋巴干缺如等。

04.1300 特发性淋巴水肿 idiopathic lymphe-dema
又称"先天遗传性象皮肿(congenital hereditary elephantiasis)""米尔罗伊病(Milroy disease)"。由于主要淋巴干发育不良，外周淋巴管扩张、外漏致淋巴液积聚于皮肤，长时间后因营养不良和反复炎症致皮肤增厚如象皮的病理现象。好发于下肢。

04.1301 鞘膜积液 hydrocele
又称"阴囊积液"。鞘膜囊内积聚的液体增多的病理改变。可分为睾丸鞘膜积液、精索鞘膜积液、精索睾丸鞘膜积液、混合型鞘膜积液和交通性鞘膜积液等。

04.1302 肾周渗出液 perirenal extravasation
多见于肾移植术后，因淋巴管未完全吻合或损伤导致肾周淋巴液积聚的现象。

04.1303 象皮肿 elephantiasis
由于淋巴液淤积的长期刺激，致使皮肤和皮下组织增生，皮皱加深，皮肤增厚变硬粗糙，并可有棘刺和疣状突起，外观似大象皮肤的现象。

04.1304 丹毒 erysipelas
皮肤及其网状淋巴管的急性炎症。好发于下肢和面部。临床表现为起病急，局部出现界限清楚之片状红疹，颜色鲜红，或可见呈红色线状淋巴管。

04.1305 乳糜症 chylous disorder
体内不该出现的部位出现乳糜性淋巴液的异常状态。包括由淋巴瘘或淋巴渗出引起的原发性乳糜症，和由寄生虫感染、手术、外伤、肿瘤原因引起胸导管或局部淋巴管破裂造成的继发性乳糜症。

04.1306 乳糜外溢 chyloutside
淋巴系统先天性结构异常，或创伤、肿瘤、寄生虫病及炎症等继发性损伤引起的淋巴液外漏现象。淋巴显像在乳糜外溢的定位诊断上具有其他影像学无法比拟的优点。

04.1307 乳糜尿 chyluria, chylous urine
尿液中出现乳糜样淋巴液的病理现象。系多种原因引起肾淋巴管压力增高、肾盂淋巴管受损引起的淋巴外漏。

04.1308 乳糜胸 chylothorax
不同原因导致胸导管破裂或阻塞，使乳糜液

溢入胸腔的病理现象。

04.1309 乳糜腹 chyloperitoneum
腹腔内淋巴系统损伤导致的腹腔内乳糜液积聚的现象。发病原因复杂，可由先天性发育障碍引发，亦可由创伤所致。

04.1310 功能性无脾 functional asplenia
解剖学上脾组织存在，脾组织所具有的吞噬功能明显下降，以至于用放射性胶体显像时脾脏不显影的病理现象。原因是脾脏血供障碍或吞噬胶体颗粒的能力受损。

04.1311 脾破裂 splenic rupture
不同的病因造成脾脏组织完整性破坏的病理现象。根据病因分成两类：①外伤性破裂，占绝大多数，都有明确的外伤史，裂伤部位

以脾脏的外侧凸面为多，也可在内侧脾门处，主要取决于暴力作用的方向和部位；②自发性破裂，极少见。还可以按病损方式分为：破损在脾实质深部的中央型破裂、破损在脾实质周边部分的被膜下破裂、破裂部位多见于脾上极和膈面、累及被膜的真性破裂。

04.1312 脾囊肿 splenic cyst
脾脏组织的瘤样囊性病变。临床上可分为寄生虫性囊肿和非寄生虫性囊肿。小囊肿一般无明显不适，较大的囊肿对周围的组织脏器压迫会引起左上腹不适、消化不良等症状。

04.1313 脾梗死 splenic infarction
脾供血动脉阻断致供血区域组织缺血坏死的病理现象。一般呈楔形，尖角指向脾门。

04.06.03 造血淋巴系统疾病诊疗技术

04.1314 骨髓显像 bone marrow imaging
又称"骨髓闪烁显像(bone marrow scintigraphy, BMS)"。利用针对骨髓内不同靶细胞的放射性药物为显像剂，显示红骨髓总容量、分布范围及局部红骨髓功能状态的显像方法。

04.1315 红细胞生成显像 erythropoietic imaging
利用铁-52、铁-59 及与铁离子生物学活性相似的放射性核素(如铟-113 等)显示红细胞生成情况的骨髓显像方法。

04.1316 粒细胞生成显像 granulopoietic imaging
利用放射性核素标记的粒细胞抗体或白细胞显示粒细胞生成情况的骨髓显像方法。

04.1317 随机标记 random label
对从周围血液中随机取得的所有细胞成分

进行放射性核素标记的方法。标记时不排除血液样品中任何种类或成熟度的细胞。

04.1318 血浆容量测定 plasma volume determination
根据放射性核素稀释法的原理，采用标记人血清白蛋白或标记红细胞作为放射性示踪剂进行血浆容量测定的检查方法。

04.1319 红细胞容量测定 red cell volume determination
根据放射性核素稀释法的原理，采用铬-51标记红细胞作为放射性示踪剂进行红细胞容量测定的检查方法。

04.1320 红细胞比容 hematocrit, HT
曾称"红细胞压积(packed cell volume, PCV)"。血液中红细胞总体积占血液总容量的百分比。仪器法测定值：正常成年男性为0.40~0.52，女性为0.35~0.47。

04.1321 红细胞寿命测定 red blood cell survival determination

应用放射性核素在体内或体外标记红细胞，并观察这些标记红细胞的放射性消失的速率，从而求得红细胞寿命的方法。

04.1322 希林试验 Schilling test

又称"维生素 B_{12} 吸收试验(vitamin B_{12} absorption test)"。通过口服放射性核素标记的维生素 B_{12}、测定尿液中排出放射性标记物的方法。是评价维生素 B_{12} 胃肠吸收情况、诊断恶性贫血的分析方法。

04.1323 血清维生素 B_{12} 分析 serum vitamin B_{12} assay

采用超微量体外分析技术，测定血清维生素 B_{12} 含量的分析方法。

04.1324 血清叶酸分析 serum folate assay

采用超微量体外分析技术，测定血清叶酸含量的分析方法。

04.1325 血清铁蛋白分析 serum ferritin assay

采用超微量体外分析技术，测定血清铁蛋白含量的分析方法。

04.1326 骨髓穿刺 bone marrow aspiration

通过穿刺针插入骨髓腔采取骨髓液的诊断技术。其抽取标本涂片用于细胞学、原虫和细菌学检查等目的。

04.1327 骨髓活组织检查 bone marrow biopsy

用专用骨髓或组织检查针在髂后上棘或髂前上棘处穿刺并抽取活组织标本进行病理学检查的方法。检查标本量大于骨髓穿刺，诊断价值更高。

04.1328 骨髓移植 bone marrow transplantation

将有活性的骨髓组织移植到患者体内，使其生长繁殖，重建免疫和造血功能的治疗方法。分为自体骨髓移植和异体骨髓移植。

04.1329 自体骨髓移植 autologous bone marrow transplantation

用自体骨髓(造血干细胞)进行的移植。

04.1330 异体骨髓移植 allogeneic bone marrow transplantation

供体来源为非自身骨髓组织的骨髓移植。根据来源不同，可分为血缘关系骨髓(同胞兄弟姐妹)移植与非血缘关系骨髓移植(志愿捐髓者)移植。

04.1331 造血干细胞移植 hematopoietic stem cell transplantation

对一些难以治愈的血液疾病，通过放疗或化疗清除骨髓后，向体内引入造血干细胞以重建造血功能的治疗技术。根据所用细胞，分为自体干细胞移植和异体干细胞移植两大类。

04.1332 脾显像 spleen imaging

又称"脾闪烁显像(spleen scintigraphy)"。利用大颗粒放射性胶体或放射性核素标记的变性红细胞作为显像剂显示脾脏大小、形态和功能的显像方法。

04.1333 淋巴显像 lymph imaging

又称"淋巴闪烁显像(lymph scintigraphy)"。在一组淋巴结引流区域的组织间质中注射放射性胶体，显示淋巴回流途径中的淋巴管和淋巴结的显像方法。

04.07　呼吸系统核医学

04.07.01　呼吸系统解剖生理基础

04.1334　肺　lung
接受右心室输出的静脉血，进行气体交换，回输氧合动脉血到左心房的器官。以纵隔为界分为左、右两肺。由肺泡、肺内支气管、及与之伴行的血管、神经、淋巴组织构成；外表面覆以脏层胸膜。

04.1335　肺叶　pulmonary lobe
由一个肺叶支气管及其所属肺组织构成的结构。左肺由斜裂分为上、下两个肺叶；右肺除斜裂外，还有一水平裂将其分为上、中、下三个肺叶。

04.1336　肺段　lung segment
由一个肺段支气管及其所属的肺组织构成的结构。左肺分 7～8 个肺段；右肺分 10 个肺段。

04.1337　肺门　hilum of lung
肺内侧面中央的一处椭圆形的凹陷结构。是主支气管、肺动脉、肺静脉及支气管动脉、静脉、淋巴管和神经进出肺的部位。

04.1338　肺根　root of lung
出入肺门部的血管、神经、支气管淋巴管被结缔组织包裹的部分。外周覆有胸膜。

04.1339　纵隔　mediastinum
胸腔正中、两肺之间的复杂结构。由多种器官、结构和结缔组织组成。前界为胸骨，后界为脊柱胸段、两侧为纵隔胸膜，上界为胸廓上口，下界为膈；以胸骨角水平分为上、下两部分；下部以心包为界分为前、中、后三部分。

04.1340　膈[肌]　diaphragm
又称"横膈"。位于胸、腹腔之间呈穹隆形的扁薄阔肌。构成胸腔的底和腹腔的顶，包括三部分：膈肌肋间部，附着于肋骨边缘并终止于中心腱；膈肌中心腱膜；膈肌脚部，分左、右两个膈脚，起始于 2～3 上部腰椎。膈上有三个裂孔供主动脉、腔静脉和食管下行进入腹腔。

04.1341　膈脚　crus of diaphragm
后腰部位膈肌附着于上段腰椎两侧的解剖部位。

04.1342　胸壁　chest wall
由胸骨、肋骨、脊柱胸段及其间的肌肉、软组织围成的筒形结构。内壁覆盖有胸膜壁层及其下脂肪层。容纳和保护肺、心、纵隔等组织，并参与呼吸活动。

04.1343　肋脊角　costovertebra angle
第 12 肋骨与脊柱构成的夹角。其前为肾脏和输尿管上端所在的区域。是体格检查时的重要骨骼标志。

04.1344　肋间隙　intercostal space
肋骨之间的间隙。隙内有肋间肌、血管、神经和结缔组织膜等结构。肋间肌是主要呼吸肌之一。

04.1345　呼吸肌　respiratory muscle
通过舒缩扩张或缩小胸腔、完成肺通气动作所涉及的一组肌肉。主要包括膈、肋间肌。部分胸、背、颈、腹部肌肉在特殊情况下，也参与辅助呼吸动作。

04.1346　胸膜　pleura

覆盖于胸腔内壁、膈上、纵隔两侧及肺表面的浆膜。按覆盖部位分为壁层和脏层（肺胸膜）。肺胸膜被覆于肺的表面，与肺紧密结合，并伸入肺叶间裂内。壁胸膜贴附于胸壁内面、膈上面和纵隔表面。脏胸膜与壁胸膜在肺根处相互移行，并形成封闭胸膜腔。

04.1347 胸膜腔 pleural cavity
胸膜的脏壁两层在肺根处相互转折移行所形成的一个密闭的腔隙。左右各一，互不相通，腔内有少量浆液，可减少呼吸时的摩擦；腔内为负压，有利于肺的扩张。

04.1348 胸膜腔内压 intrapleural pressure
肺内压减去肺泡回缩力的负压力差。肺泡扩张后回缩与胸壁间产生的胸膜腔内负压。在吸气末或呼气末，肺内压等于大气压，胸膜腔内压等于肺泡回缩力；平静呼吸时，胸膜腔内压始终低于大气压，呈负压。

04.1349 肋膈沟 costophrenic groove
又称"哈里森沟（Harrison groove）"。胸廓下缘自胸骨剑突沿膈肌附着处形成的明显内陷形改变。

04.1350 斜裂 oblique fissure
双肺外侧由胸膜伸入肺形成的裂隙。由后上向前下延伸，将肺从外观上分成上下两叶。

04.1351 水平裂 horizontal fissure
右肺独有的结构。从斜裂上部向前水平延伸的胸膜形成的裂隙。将右肺上部分成上、中两叶。

04.1352 气道 airway
肺吸入、呼出气体经过的通道。由鼻、喉、咽、气管、支气管等连接构成。

04.1353 喉 larynx
呼吸道的组成部分和发音器官。由喉软骨（甲状软骨、环状软骨、会厌软骨和杓状软骨）和喉肌构成。位于颈前部正中，上界为会厌上缘，下界为环状软骨下缘。

04.1354 喉室 ventricle of larynx
由喉软骨、韧带、纤维膜、喉肌围成的腔室。上通口咽，下接气管，内部覆以黏膜；室内有声带及构音所需结构。

04.1355 会厌 epiglottis
舌根后方、喉室前部帽舌状的活瓣结构。由软骨做基础，被以黏膜。吞咽时随喉上提而向后返折、关闭喉室、封闭气道、防止误吸。

04.1356 气管 trachea
上端连于喉，下端至气管杈的主气道。最上端为环状软骨，其余部分由"C"形气管软骨和富有弹性纤维组织和平滑肌的后壁构成的中空管样结构。在气管杈以下分为左右主支气管。

04.1357 支气管 bronchi
由气管分出的各级分支。一级分支分为左、右主支气管，自气管隆突部分出后，斜行进入两侧肺门。之后在肺内呈树状反复分支。总共可达 23～25 级；最后一级分支称呼吸性细支气管，连于肺泡。

04.1358 终末细支气管 terminal bronchiole
支气管不断分支的终末节段。直径为0.5mm。其黏膜为单层纤毛柱状上皮或柱状上皮，杯状细胞、腺体与软骨消失，平滑肌形成完整的环形层，有调节进出肺泡内气体流量的作用。

04.1359 呼吸性细支气管 respiratory bronchiole
终末细支气管的分支。每个终末细支气管可分出两支或两支以上的呼吸性细支气管，管壁与肺泡通连；肺泡开口处，单层立方上皮移行为肺泡的单层扁平上皮。从呼吸性细支气管开始具有气体交换功能。

04.1360 肺泡 pulmonary alveolus
由单层上皮细胞构成的半球状囊泡状结构。由呼吸性细支气管末端膨大成囊，与四周很多突出的小囊泡相通构成。

04.1361 肺泡上皮细胞 pulmonary epithelial cell
覆盖于肺泡内的单层上皮细胞。包括肺泡Ⅰ型上皮细胞、肺泡Ⅱ型上皮细胞。肺泡Ⅱ型上皮细胞是一种多功能细胞，能分泌表面活性物质维持肺泡表面张力，增殖分化成肺泡Ⅰ型上皮细胞修复肺损伤和疾病，对维持肺泡的正常结构和功能有重要意义。

04.1362 纤毛上皮 ciliated epithelium
被覆于呼吸管道腔内的柱状细胞、梭形细胞和椎体形细胞。其管腔内侧有细小纤毛，可以通过纤毛的规律活动，将气道内的黏液、尘埃等从肺内清除。

04.1363 生理无效腔 physiological dead space
曾称"死腔"。气管和气管分支、肺泡内残气形成的不能参与气体交换的肺内空气容积。一般情况下不变，浅而快的呼吸无效腔占通气量的比例增大，影响气体交换的效率。

04.1364 肺泡无效腔 alveolar dead space
呼吸动作中肺泡内不能呼出和更新的残余气体所占据的部分肺泡容量。

04.1365 呼吸运动 breathing exercise
呼吸肌收缩和舒张引起的肺容积节律性扩大和缩小的运动。

04.1366 胸廓扩张 thoracic expansion
· 208 ·

吸气时，肋间外肌、膈肌收缩，胸腔上下径、左右径、前后径增大的过程。

04.1367 吸气 inspiration
由于呼吸肌收缩，膈肌下降、胸腔扩大加强胸膜腔负压，牵引肺内压下降，空气顺压力差入肺的过程与动作。

04.1368 呼气 expiration
呼吸肌松弛，或腹肌收缩、膈面上抬、胸腔肺缩小使肺内压高于大气压，气体按压力差从肺排出的过程和动作。有肌肉收缩的呼气动作称主动呼气或用力呼气。

04.1369 用力呼吸 forced breathing
吸气时吸气肌收缩活动加强、辅助吸气肌参与，呼气时吸气肌舒张、呼气肌参与的主动而有力的呼吸动作。

04.1370 平静呼吸 eupnea
机体处于安静状态时平静而有规律的呼吸动作。

04.1371 潮式呼吸 tidal respiration
又称"陈-施呼吸（Cheyne-Stokes respiration）"。呼吸逐步减弱以至停止和呼吸逐渐增强两者交替出现的呼吸方式。多见于中枢神经疾病、脑循环障碍和中毒等患者。

04.1372 胸式呼吸 thoracic breathing
以肋间外肌舒缩活动改变胸廓周径为主的呼吸动作。

04.1373 腹式呼吸 abdominal breathing
以膈肌舒缩活动改变膈面位置、调整胸腔上下径为主的呼吸运动。

04.1374 比奥呼吸 Biot respiration
有规律的呼吸几次后突然停止呼吸，间隔短时间后又开始呼吸，呼吸和呼吸暂停现象交替出现的呼吸方式。其产生机制同潮式呼吸，但比潮式呼吸更为严重，预后更为不良，常在临终前发生。

04.1375 长吸[式]呼吸 apneusis
吸气相相对较长，充分吸气后呼吸暂停 2～3 s 后才呼气的病理性呼吸方式。为脑桥上部损害所致。

04.1376 呼吸功 work of breathing
呼吸肌克服胸廓和气道弹性和非弹性阻力完成肺通气所消耗的能量。

04.1377 呼吸过缓 bradypnea
又称"呼吸缓慢"。呼吸频率低于 12 次/分的状态。见于颅内压增高、巴比妥类药物中毒等。

04.1378 喘息 gasping
生理或病理原因导致的呼吸频率增快、幅度加大的现象。可伴有呼吸困难的感觉。

04.1379 屏气 breath holding
按主观意识支配，封闭声门和口鼻，暂停呼吸的动作。分为平静呼吸时屏气、用力呼气后屏气和用力吸气后屏气。

04.1380 肺容积 pulmonary volume
不同状态下肺的容积。由潮气量、残气量、肺结构状态等因素决定。

04.1381 肺总量 total lung capacity, TLC
肺所能容纳的最大气体量。等于潮气量、补吸气量、补呼气量和残气量的总和。

04.1382 肺活量 vital lung capacity, VC
一次深吸气后所能呼出的最大气量。系潮气量、补吸气量、补呼气量的总和。

04.1383 肺通气 pulmonary ventilation

肺吸入外界空气、将肺内气体呼出至外环境的气体交换过程。

04.1384 肺通气量 pulmonary ventilation volume
每分钟肺吸入或呼出的气体总量。

04.1385 肺扩散容量 pulmonary diffusing capacity
在 1 mmHg 气体分压差作用下，每分钟通过呼吸上皮扩散的气体毫升数。

04.1386 潮气量 tidal volume
平静呼吸时每次吸入或呼出的气体量。

04.1387 补吸气量 inspiratory reserve volume, IRV
又称"补吸气容积"。平静吸气末做最大程度用力吸气时所能增加的气体量。

04.1388 深吸气量 inspiratory capacity, IC
潮气量与补吸气量之和。或肺活量减补吸气量之差。

04.1389 补呼气量 expiratory reserve volume, ERV
又称"补呼气容积"。平静呼气末用力呼气所能呼出的最大气容积。一般占肺活量的1/3，在正常人群中波动范围较大。

04.1390 用力呼气量 forced expiratory volume
最大吸气后在一定的时间用力呼气所能呼出的气体量。通常以其所占用肺活量的百分比表示。正常时，第 1 秒用力呼气量约为肺活量的 83%，第 2 秒为 96%，第 3 秒为 99%。

04.1391 第1秒用力呼气量 forced expiratory volume in one second
最大吸气后尽力呼气第 1 秒内所能呼出的气

体量。

04.1392 最大随意通气量 maximal voluntary ventilation, MVV
又称"最大自主通气量"。在单位时间内以尽快的速度和尽可能深的幅度所呼入或呼出的气量。单位为 L/min。

04.1393 肺泡通气量 alveolar ventilation volume, AVV
肺泡内能与血液进行气体交换的有效通气量。

04.1394 残气量 residual volume, RV
又称"残气容积"。用力呼气末肺内残存的气体量。是反映阻塞性通气功能障碍的常用指标。

04.1395 功能残气量 functional residual capacity
平静呼气末肺内残留的气量。

04.1396 呼吸中枢 respiratory center
中枢系统内产生呼吸冲动和调节呼吸运动的神经细胞群所在的部位。位于延髓。

04.1397 呼吸调整中枢 pneumotaxic center
抑制吸气活动的中枢结构。位于脑桥上部。

04.1398 肺牵张反射 pulmonary stretch reflex
又称"黑-伯反射(Hering-Breuer reflex)"。由肺扩张或肺萎陷引起的吸气抑制或吸气兴奋的神经反射。包括肺扩张反射和肺萎陷反射。

04.1399 肺扩张反射 pulmonary inflation reflex
肺扩张时产生的抑制吸气动作的反射活动。

04.1400 肺萎陷反射 pulmonary deflation reflex
又称"肺缩小反射"。肺容积缩小时引起吸气活动增强的反射活动。

04.1401 肌牵张反射 muscle stretch reflex
骨骼肌受到外力使其伸长时，肌梭受到牵张，可以反射性地引起其所在肌肉收缩的现象。包括呼吸肌。

04.1402 化学感受器 chemoreceptor
位于血管内感受血内相关条件(如 O_2、CO_2 和 H^+)和化学物质的一类感受器。所发出信号传入呼吸中枢，参与呼吸运动调节。根据部位可分为外周和中枢化学感受器。

04.1403 顺应性 compliance
单位跨壁压力变化所引起的肺容积变化程度，即外力作用下弹性组织的可扩张性。用来度量肺弹性阻力。

04.1404 比顺应性 specific compliance
单位肺容量的顺应性。用于比较不同大小个体肺组织的弹性阻力。

04.1405 扩散 diffusion
气体(液体)分子从压力(浓度)高处向压力(浓度)低处转移的物理过程。

04.1406 扩散速率 diffusion rate
单位时间内气体(液体)扩散的容积。

04.1407 扩散系数 diffusion coefficient
又称"弥散系数"。用单位分压差、单位时间内、通过单位面积肺泡毛细血管膜的气体量衡量气体弥散能力的物理量。

04.1408 氧饱和 oxygen saturation
血红蛋白氧含量与氧容量的百分比。

04.1409 氧分压 partial pressure of oxygen
溶解于血液中的氧所产生的张力。正常动脉血氧分压(PaO_2)约为 100 mmHg，静脉血氧分压(PvO_2)约为 40 mmHg。取决于吸入气体的氧分压、肺功能和组织内气体交换（内呼吸）等情况。

04.1410 氧含量 oxygen content
血红蛋白实际结合的氧气量。

04.1411 氧容量 oxygen capacity
血红蛋白所能结合的最大氧气量。

04.1412 氧解离曲线 oxygen dissociation curve
又称"氧合血红蛋白解离曲线(oxyhemoglobin dissociation curve)"。表征血液氧分压(PaO_2)与血红蛋白氧饱和度关系的曲线。

04.1413 波尔效应 Bohr effect
血内 pH（H^+浓度）和二氧化碳分压影响血红蛋白结合氧能力的现象。血液 pH 降低或二氧化碳分压升高，血红蛋白氧饱和度降低，氧解离曲线右移，反之，pH 升高或二氧化碳分压降低，血红蛋白氧饱和度增加，氧解离曲线左移。

04.1414 霍尔丹效应 Haldane effect
氧气与血红蛋白结合可促使二氧化碳的释放，而去氧血红蛋白则容易与二氧化碳结合的现象。

04.1415 二氧化碳解离曲线 carbon dioxide dissociation curve
表征血液中的二氧化碳含量与二氧化碳分压关系的曲线。在生理范围（二氧化碳分压 30～50 mmHg）内，血液二氧化碳含量与二氧化碳分压呈线性正相关。

04.1416 弹性阻力 elastic resistance
呼吸过程中由气道、肺和胸壁组织因自身弹性和呼吸引力相互作用下变形所造成的阻力。

04.1417 非弹性阻力 non-elastic resistance
呼吸过程中由单纯物理因素造成的呼吸阻力。包括气道阻力、惯性阻力和黏滞阻力。

04.1418 气道阻力 airway resistance
气体流经呼吸道时气体分子间、气体分子与气道壁之间摩擦产生的阻力。属于非弹性阻力的主要成分。

04.1419 惯性阻力 inertial resistance
气流启动、变速、换向时因气流和组织惯性所产生的阻止肺通气的阻力。

04.1420 黏滞阻力 viscous resistance
肺与相关组织呼吸运动时相对位移产生的摩擦所造成的阻力。

04.1421 肺上皮通透性 lung epithelial permeability
在正常肺上皮和表面活性物质的共同作用下，选择性地允许氧气和二氧化碳自由通过，而阻止另一些物质通过肺上皮的现象。用可通过肺上皮的放射性物质形成的气溶胶吸入肺内进行动态显像，其清除可反映呼吸上皮通透性和纤毛上皮功能。

04.1422 肺表面活性物质 pulmonary surfactant
肺泡 II 型上皮细胞分泌的一种复杂的脂蛋白。主要成分为二棕榈酰卵磷脂，分布于肺泡液体分子层表面，具有降低肺泡表面张力的作用。

04.1423 肺内压 intrapulmonary pressure
肺泡内的压力。正常平静状态不做呼吸或屏气动作时，肺泡内压与大气压相等。

04.1424 气管呼吸音 tracheal breath sound
空气进出声门、气管所发出的声音。粗糙、响亮且高调，呼气音较吸气音稍强且长，属正常呼吸音。

04.1425 支气管肺泡呼吸音 bronchovesicular breath sound
兼有支气管呼吸音和肺泡呼吸音特点的混合性呼吸音。其吸气音的性质与正常肺泡呼吸音相似，但音调较高且较响亮。其呼气音的性质则与支气管呼吸音相似，但强度稍弱，音调稍低，在吸气和呼气之间有极短暂的间隙。

04.1426 支气管呼吸音 bronchial breath sound
空气通过支气管时产生的呼吸音。音调较气管呼吸音细而轻，吸气音与呼气音与气管呼吸音大致相同。

04.1427 肺泡呼吸音 vesicular breath sound
空气在细支气管和肺泡内进出形成的声音。吸气时气流经支气管进入肺泡，冲击肺泡壁，肺泡壁由松弛变为紧张，呼气时肺泡壁由紧张变为松弛，肺泡弹性的变化和气流振动形成肺泡呼吸音。正常人胸部除支气管呼吸音部位及支气管肺泡呼吸音部位外均闻及肺泡呼吸音。

04.1428 啰音 rale
由于气管支气管或管腔部分阻塞等病变所致的正常呼吸音以外附加的声音。依性质不同，分为干啰音和湿啰音。

04.1429 干啰音 rhonchi
气流吸入或呼出狭窄或不完全阻塞气管、支气管或细支气管时发生湍流所致的声音。特点为音调较高、带乐性、持续时间长，吸气、呼气均可听到，但以呼气明显；啰音强弱、性质、部位易变，瞬间内数量可明显增减；

· 212 ·

如果发生于大气道，有时不用听诊器也可听到，称喘鸣。

04.1430 湿啰音 moist rale
又称"水泡音(bubble sound)"。吸气时气体通过呼吸道内稀薄分泌物所产出的声音。其特点为断续而短暂，一次吸气连续出现多个，以吸气时或吸气终末较为明显，有时也出现于呼气早期；部位较恒定，性质不易变，咳嗽后可减轻或消失。

04.1431 捻发音 crepitus
吸气时气体冲开未展开的或相互黏合的肺泡产生的极细微而均匀的破裂音。音调高低大小均匀一致，类似在耳朵边捻转一束头发时所发出的声音，于吸气末期出现。

04.1432 胸膜摩擦音 pleuritic rub
炎症或肿瘤等原因致胸膜粗糙不平，呼吸时两层胸膜互相摩擦发出的一种粗糙、断续、接近表面的声音。类似用手掌在耳孔外摩擦时所发出的声音；吸气、呼气均可听到，一般在吸气末或呼气开始时较为明显，深呼吸及听诊器体件用力加压可使其加强。

04.1433 羊鸣音 egophony
在中等量胸腔积液的上方肺受压的区域，或肺实变伴有少量胸腔积液的部位听到的颇似"羊叫声"的异常呼吸音。音强增加，性质改变，带鼻音性。

04.1434 哮鸣音 wheeze
用力呼气时气流强力通过狭窄或不完全阻塞气管、支气管时发出的高音调、略带金属声、持续时间长的干啰音。多发生于哮喘发作期。

04.1435 语音震颤 vocal fremitus
又称"触觉语颤(tactile fremitus)"。由检查者的手接触所感受到受检者发出声音沿气管、支气管及肺泡传到胸壁所引起的震动。根据震动增强或减弱的部位，可判断胸内病变性质。

04.1436 语音共振 vocal resonance
用听诊器听到的经气管、支气管和肺泡传至胸壁的喉部发音的振动。通过两侧比较，可以发现有无语音共振增强或减弱；其临床意义同语音震颤。

04.07.02 临床常见呼吸系统疾病

04.1437 流行性感冒 influenza
简称"流感"。由流感病毒引起的一种传染性强、传播速度快的急性呼吸道感染。主要通过空气中的飞沫、人与人之间的接触或与被污染物品的接触传播。

04.1438 急性上呼吸道感染 acute upper respiratory tract infection
鼻腔、咽或喉部的急性感染性炎症。常见病原体为病毒，少数是细菌。

04.1439 肺炎 pneumonia
发生于终末气道、肺泡和肺间质的炎症。可由病原体感染、免疫和化学、物理损伤所致。按炎症部位分为大叶性、小叶性和间质性。

04.1440 间质性肺炎 interstitial pneumonia
肺间质组织发生的炎症。多由支原体、衣原体、病毒、肺孢子菌等引起。主要侵犯支气管壁、肺泡壁，特别是支气管周围血管、小叶间和肺泡间隔的结缔组织，多呈坏死性病变。

04.1441 社区获得性肺炎 community acquired pneumonia
在医院外罹患的感染性肺实质（含肺泡壁和肺间质）炎症。包括入院后发病的有明确潜伏期的病原体感染性肺炎。

04.1442 医院获得性肺炎 hospital acquired pneumonia
入院时不存在，也不处于感染潜伏期，在入院 48 h 后在医院内发生的肺炎。

04.1443 特发性肺纤维化 idiopathic pulmonary fibrosis
多种原因的肺损伤经病理性修复导致的肺内广泛性结构改变。初期始于下呼吸道急性炎症。包括肺泡炎、间质性肺炎、肺泡上皮受损、成纤维细胞增生、巨噬细胞和中性粒细胞等炎性细胞浸润，继发细胞外基质代谢紊乱、肺泡和间质内沉积及纤维组织过度修复，造成肺组织慢性纤维增生，肺间质胶原沉积、肺泡结构被纤维组织取代。

04.1444 肺炎球菌 pneumococcus
又称"肺炎双球菌（diplococcus pneumoniae）"。矛头状，成双排列的球菌。细菌性肺炎的主要病原。常寄居于正常人的鼻咽腔中，一般不致病。

04.1445 支原体 mycoplasma
一类没有细胞壁的原核生物。对许多抗生素具有抗药性。机体抵抗力低下时可引发肺炎。

04.1446 衣原体 chlamydia
一种不同于细菌或病毒的细胞内寄生的原核细胞型微生物。细胞内没有形成核膜的细胞核，没有合成高能化合物 ATP、GTP 的能力。机体抵抗力低下时可引发肺炎。

04.1447 真菌 fungus
一类单细胞或多细胞异养吸收型微生物。大都有坚硬的多糖细胞壁。属于真核生物，有菌丝和/或孢子两种基本形态，机体抵抗力低下时可引发肺炎。

04.1448　结核分枝杆菌　mycobacterium tuber-culosis
一种抗酸染色阳性的杆状微生物。各种结核病的病原菌。

04.1449　肺结核病　pulmonary tuberculosis
由结核分枝杆菌侵入肺组织引起的慢性传染病。也可以侵犯多个器官。临床表现多样，多为慢性经过，也有急性发病者。以结核结节(肉芽肿)形成、干酪样坏死、易形成空洞、朗格汉斯细胞为病理特点。

04.1450　急性呼吸窘迫综合征　acute respiratory distress syndrome, ARDS
以进行性呼吸困难和难治性低氧血症为临床特征的急性呼吸衰竭综合征。通常以肺内、外严重疾病导致肺毛细血管弥漫性损伤、通透性增强为基础，以肺水肿、透明膜形成和肺不张为主要病理改变。

04.1451　支气管哮喘　bronchial asthma
由免疫细胞特别是肥大细胞、嗜酸性粒细胞和T淋巴细胞参与的慢性气道变态反应性疾病。以发作性气道痉挛、喘息性呼气困难为特点。

04.1452　肺气肿　emphysema
终末细支气管远端(呼吸细支气管、肺泡管、肺泡囊和肺泡)的气道弹性降低、过度膨胀、充气或伴有气道壁破坏的肺容积增大的病理状态。

04.1453　肺水肿　pulmonary edema
肺内含水量增加，包括肺间质和肺泡内液体聚集的状态。病因为系统性或局部原因造成的肺血管与组织间液体交换功能紊乱。可严重影响呼吸功能，甚至导致急性呼吸衰竭。

04.1454　慢性阻塞性肺部疾病　chronic ob-structive pulmonary disease, COPD
以慢性气道阻塞及其继发改变为特征的一组肺疾病。包括具有不可逆性气道阻塞的慢性支气管炎和肺气肿。

04.1455　肺心病　pneumocardial disease
因胸廓或肺慢性病变引起的肺循环阻力增高、肺动脉高压和右心室肥大，伴或不伴有右心衰竭的一类心脏病。

04.1456　结节病　sarcoidosis
一种多系统、多器官受累的肉芽肿性疾病。以肺、双侧肺门淋巴结侵犯多见，皮肤、眼、浅表淋巴结、肝、脾、肾、骨髓、神经系统、心脏等多个器官均可受累。本病有自限性，大多预后良好，有自然缓解的趋势。

04.1457　炎性假瘤　inflammatory pseudotumor
一种临床和影像学表现类似肿瘤的特发性、慢性增殖性炎性改变。

04.1458　肉芽肿　granuloma
巨噬细胞及其演化细胞局限性浸润和增生形成的境界清楚的结节状病灶。分为感染性肉芽肿和异物性肉芽肿。

04.1459　肺错构瘤　pulmonary hamartoma
正常肺组织在发育过程中出现错误的细胞组合、排列所导致的类瘤样畸形。

04.1460　肺血栓栓塞症　pulmonary thrombo-embolism
嵌塞物质进入肺动脉及其分支，阻断组织血流所引起的病理和临床状态。以肺循环和呼吸功能障碍为其主要表现。常见嵌塞物包括血栓、脱落血栓、肿瘤细胞、脂肪滴、气泡、静脉输入的药物颗粒或其他不溶性物质。

04.1461　气胸　pneumothorax
肺组织和脏层胸膜破损，空气进入胸膜腔的状态。

04.1462 肺动脉高压 pulmonary hypertension
肺动脉压力持续性超过正常值（收缩压超过 30 mmHg，舒张压超过 15 mmHg）的病理状态。肺动脉高压可引起肺内血流动力学改变和右心功能障碍。

04.1463 透明膜病 hyaline membrane disease
又称"新生儿特发性呼吸窘迫综合征（neonatal idiopathic repiratory distress syndrome, NIRDS)"。新生儿出生不久出现的进行性呼吸困难、明显三凹征、青紫和呼吸衰竭综合征。多见于早产儿，为新生儿死亡的最主要原因之一。

04.1464 肺隔离症 pulmonary sequestration
一种少见的先天性发育异常，本质上是有异常动脉供血的肺囊肿症。多见于青少年男性，左侧多于右侧；异常动脉可来自胸主动脉、腹主动脉，多数经下肺韧带进入隔离肺内；分为叶内型（肺叶之内，囊腔部分与正常支气管相通，为同一脏层胸膜所包被，血液回流入下肺静脉）和叶外型（肺叶之外，囊腔与正常的支气管不相通，不包括在同一脏层胸膜内，血液回流入半奇静脉、奇静脉或下腔静脉）。

04.1465 支气管阻塞 bronchial obstruction
因腔内肿块、异物、先天性狭窄、分泌物淤积、水肿、血块及痉挛收缩等原因，或由于外在病变如肿瘤、增大淋巴结等压迫所致的支气管内径缩小或闭塞的现象。

04.1466 窒息 asphyxia
呼吸过程受阻或发生异常，全身各器官组织缺氧，二氧化碳潴留而引起的组织细胞代谢障碍、功能失调和形态结构损伤的病理状态。严重和持续时可导致死亡。

04.1467 扁平胸 flat chest
胸廓呈扁平状，前后径不及左右径一半的胸部形状。见于瘦长体形者或患慢性消耗性疾病，如肺结核等。

04.1468 鸡胸 pigeon chest
胸廓前部向前突出类似鸡胸的胸部形状。一般认为与遗传有关，由肋骨和肋软骨过度生长、继发胸骨畸形造成的改变。

04.1469 桶状胸 barrel chest
胸廓前后径增加，相等甚或超过左右径，呈圆桶状的胸部形状。肋骨的斜度变小，其与脊柱的夹角常大于 45°，肋间隙增宽且饱满，且呼吸时运动不明显。见于严重肺气肿的患者，亦可见于老年或矮胖体形者。

04.1470 漏斗胸 funnel chest
胸骨连同肋骨向内后凹陷，呈舟状或漏斗状，胸骨体剑突交界处凹陷最深的胸部形状。与遗传有关，有家族倾向或伴有先天性心脏病。

04.07.03 呼吸系统疾病诊疗技术

04.1471 肺灌注显像 pulmonary perfusion imaging
显示局部肺血流灌注情况的显像方法。静脉注射大于肺毛细血管直径的肺灌注显像剂，随血流入肺，一过性嵌顿在肺毛细血管床，其分布与肺局部血流量成正比，可以通过多角度平面或体层肺显像加以显示。

04.1472 肺灌注显像剂 pulmonary perfusion imaging agent
大于肺毛细血管直径的放射性颗粒。如放射性核素 ^{99m}Tc 标记的巨聚人血清白蛋白（MAA）或人血清白蛋白微球（HAM）。

04.1473 氙-133-氙气肺动态显像 ^{133}Xe pulmonary dynamic imaging

使用放射性气体 ^{133}Xe 进行的肺灌注–通气动态显像。包括静脉注射 ^{133}Xe 生理盐水后动态采集肺血液灌注图像，在屏气状态下采集 ^{133}Xe 从血内弥散入肺的气体分布像，和在正常呼吸状态下观察 ^{133}Xe 从肺内清除的均匀性和速率。本方法目前已经很少应用。

04.1474　锝气体　technegas
通过高温使 ^{99m}Tc 依附在超微细碳颗粒上形成的弥散微雾气。颗粒直径细（5~2 nm）而均匀，能渗透至肺泡内，在肺内清除缓慢，无再分布，适合进行肺通气功能的多角度及体层显像。

04.1475　肺气溶胶吸入显像　aerosol inhalation lung imaging
通过雾化装置将放射性示踪剂雾化成粒径大小不一的气溶胶微粒。吸入后，依微粒直径不同分别沉降在咽喉、气管、支气管、细支气管和肺泡壁上，可以进行平面或体层气道及肺通气显像。

04.1476　肺通气显像　pulmonary ventilation imaging
评估肺局部通气功能、气道通畅及肺泡气体交换功能状况的显像方法。通过面罩或吸管吸入放射性气体或气溶胶，其分布与肺局部通气量成正比。通过平面或体层显像，可以显示双肺局部放射性分布及动态变化，并计算局部通气功能参数。

04.1477　吸入相　wash-in phase
深吸气吸入显像剂后屏气状态下完成的肺显像。反映肺各部位的气体吸入和气道畅通情况。

04.1478　平衡相　equilibrium phase
吸入相后正常呼吸混合氧气的放射性气体3~5 min，肺内与吸入装置内的放射性达到平衡

时进行的肺显像。反映局部肺组织的容量。

04.1479　清除相　wash-out phase
平衡相后，停止放射性气体吸入改为吸入空气，肺内放射性气体排出时完成的肺显像。反映肺组织的呼气功能和气道通畅情况。

04.1480　通气与血流灌注比值　ventilation perfusion ratio
单位时间内肺泡通气量与肺血流量之比。比值增大表明生理无效腔增大，肺通气利用效率不足。比值减小表明存在功能性短路，肺血流气体交换效率不足。正常人通气与血流灌注比值为 0.84，但因重力影响，肺尖通气与血流灌注比较大，肺下部比值小。

04.1481　肺通过时间　pulmonary transit time
血液通过肺循环所需的时间。

04.1482　肺减容术　lung volume reduction surgery
通过手术或经支气管镜栓堵部分支气管，切除过度充气并丧失功能的肺组织，或使相应的肺萎陷的治疗技术。用于治疗慢性阻塞性肺部疾病。

04.1483　人工呼吸　artificial respiration
自主呼吸停止时的急救方法。通过人工或机械装置使适量空气有节律地进入肺内后自然呼出，周而复始以代替自主呼吸。

04.1484　机械通气　mechanical ventilation
利用机械装置来代替、控制或改变自主呼吸运动的一种治疗手段。用于给呼吸功能不全的患者以呼吸支持。

04.1485　呼吸机　respirator
一种能代替、控制或改变人正常生理呼吸，增加肺通气量、改善呼吸功能、减轻呼吸功消耗、节约心脏储备能力的机电装置。

04.08 消化系统核医学

04.08.01 消化系统解剖生理基础

04.1486 消化管 digestive tract
人体摄入饮食、从中摄取营养并将残渣排出体外的器官。一条有血管–神经–淋巴支持的肌肉与纤维组织构成的连续性管道，内部有黏膜覆盖；包括口腔、咽、食管、胃、小肠和大肠各节段。口腔到十二指肠节段称上消化管，空肠以下的部分称下消化管。

04.1487 黏膜 mucosa
由上皮、固有层和黏膜肌层组成的消化管壁内层。消化管各段结构差异最大、功能最重要的组织成分。

04.1488 黏膜下层 submucosa
黏膜下方较致密的结缔组织。含小动脉、小静脉与淋巴管。

04.1489 黏膜肌层 muscularis mucosa
由环行、纵行两层薄层平滑肌构成的肠壁中层。位于黏膜下，负责肠道蠕动。

04.1490 平滑肌 smooth muscle
有收缩功能的非横纹肌组织。分布在动脉和静脉壁、膀胱、子宫、生殖道、消化道、呼吸道、眼睛的睫状肌和虹膜。在结构、功能、耦合机制、收缩状态等与骨骼肌和心肌不同。受自主神经支配，为不随意肌。

04.1491 浆膜 serosa
由薄层结缔组织与间皮构成的膜状结构。主要覆盖于胃、大部分小肠与大肠。

04.1492 食管 esophagus
连接咽与胃的一段消化道。内覆鳞状上皮，中层平滑肌层，外层结缔组织。上缘于第 6 颈椎体下缘平面与咽相接，下端约平第 11 胸椎高度与胃贲门相续，全长约 25 cm。以气管分杈，第 7 胸椎水平分为上、中、下三段。

04.1493 胃 stomach
膨大袋状结构的消化器官。上接食管，入口为贲门；下通十二指肠，出口为幽门。分为贲门部、胃底部、胃体部和胃窦部四个部分。内壁覆以黏膜，内含大量腺体，具有储存食物和部分消化、吸收的功能。

04.1494 贲门 cardia
胃近端与食管的连接处。该处食管内鳞状上皮逐渐过渡到胃肠道的柱状上皮。

04.1495 胃底 fundus of stomach
贲门平面以上胃向左上方膨出的部分。

04.1496 胃体 body of stomach
自胃底向下至角切迹处的中间部分。胃容积最大的部分。

04.1497 胃大弯 greater curvature of stomach
胃体下缘部分。凸向左下方。

04.1498 胃小弯 lesser curvature of stomach
胃体的短缘。凹向右上方。

04.1499 胃窦 sinuses ventriculi
胃角切迹平面至胃幽门之间的部分。

04.1500 幽门 pylorus
胃与十二指肠相接通的开口。

04.1501 小肠 small intestine

消化管中最长的一段。成人长 5～7 m；上端起于胃幽门，下端接续盲肠。分为十二指肠、空肠和回肠，进行消化和吸收的主要部位。

04.1502　十二指肠　duodenum
连接胃的一段小肠。长 20～25 cm，呈 C 形固定于上腹部腹膜后；始于十二指肠球部，在屈氏韧带处接空肠。

04.1503　十二指肠球部　duodenal ampulla
十二指肠的上端。长 4～5 cm，上接胃幽门，下止于十二指肠壶腹部。

04.1504　肝胰壶腹　hepatopancreatic ampulla
又称"法特壶腹(ampulla of Vater)"。十二指肠球部下方近胰头后部喇叭口形扩张结构。胰管和胆总管汇合开口于此部位。开口处软组织隆起部称为十二指肠乳头。

04.1505　空肠　jejunum
小肠的中段部分。上接十二指肠，下接回肠，长约 2.5 m。

04.1506　回肠　ileum
接续空肠的小肠节段。末端通过回盲瓣与盲肠相通。长 2～4 m，肠壁多褶皱，表面有许多微小的手指状的绒毛。主要功能是吸收维生素 B_{12}、胆盐和其他未被空肠消化吸收的营养物质。

04.1507　回盲瓣　ileocecal valve
位于小肠（回肠）和大肠（盲肠）交界处的括约肌。其功能是限制结肠内容的回流。

04.1508　阑尾　vermiform appendix
盲肠底部的蚓状突起。平均长度为 10 cm，直径一般为 7～8 mm；位于右下腹部，或右髂窝。

04.1509　结肠　colon

· 218 ·

消化管的下段部分。上接续小肠，下止于肛门。包括升结肠(包括盲肠)、横结肠、降结肠和乙状结肠。主要功能为提取水和盐。

04.1510　乙状结肠　sigmoid colon
结肠下段。位于左下腹髂窝内，多呈"乙"字形弯曲，向下进入盆腔与直肠相接。

04.1511　直肠　rectum
消化道最下段的管腔结构。位于盆底后部。上接乙状结肠，下为肌肉闭锁的肛门。主要功能为进一步吸收水分，并通过主观控制肛门的舒张，将固体食物残渣排出体外。

04.1512　腹膜　peritoneum
覆盖于腹、盆腔内壁(壁层)和腹、盆腔脏器表面(脏层)的浆膜。由间皮和少量结缔组织构成，呈半透明状；还构成腹腔各种系膜支持腹内脏器和淋巴、血管和神经走行。

04.1513　腹膜后　post-peritonium
腹膜与腹壁组织之间的间隙。

04.1514　网膜囊　omental bursa
又称"小腹膜腔"。小网膜和胃后方的扁窄系膜间隙。网膜囊前壁为小网膜、胃、十二指肠上部和大网膜前片；后壁为后腹膜、横结肠系膜及大网膜后片；上壁是肝尾状叶和膈腹膜；下壁为大网膜前后两片反折处；左壁为脾、胃脾韧带和脾肾韧带；右壁有网膜孔，与腹腔相通。

04.1515　小网膜　lesser omentum
从肝门下缘延伸到胃小弯和十二指肠上部的双层腹膜结构。

04.1516　大网膜　greater omentum
从胃大弯侧发起的腹膜皱襞。自横结肠垂向下方，覆盖于空、回肠的前面，其左缘与胃脾韧带相连续，最后终止于后腹壁。

04.1517　肠系膜　mesentery
起源于后腹膜的双层腹膜结构。包绕并将空肠和回肠系连固定于腹膜后壁；其中有供应肠道的血管、神经和淋巴组织。

04.1518　消化腺　digestive gland
由腺细胞组成的有分泌功能的结构。分泌物经导管排入消化管，对食物行使化学消化作用。包括实质性大消化腺（3 对大唾液腺、肝、胰腺等器官）和分布于消化管壁内的众多小消化腺。

04.1519　唾液腺　salivary gland
又称"涎腺"。位于口腔周围及口腔壁内的消化腺。主要分为腮腺、颌下腺、舌下腺，分泌浆状、黏性唾液进入口腔，具有润湿口腔黏膜、稀释食物和分解淀粉的功能。

04.1520　腮腺　parotid gland
最大的一对唾液腺。位于两侧颊部、耳前方，开口于颊黏膜。分泌物含唾液淀粉酶。

04.1521　颌下腺　submaxillary gland
位于双侧颌下的一对唾液腺。其腺开口位于舌下。

04.1522　舌　tongue
口腔内纯肌肉结构。有丰富的神经、血管和味觉器。主要功能包括辨别滋味、辅助咀嚼和发音。

04.1523　舌下腺　sublingual gland
位于舌下口底最小的一对唾液腺。开口于舌下黏膜。分泌物主要为黏液。

04.1524　肝[脏]　liver
人体内最大的消化腺。大部分位于右季肋区和腹上区，小部分位于左季肋区。有分泌胆汁、分解糖与储存糖原、解毒及吞噬、防御等重要功能。可接受肝动脉、门静脉双重血液供应；通过胆管与消化管相通；其按血管支配和胆管分布分为左、右叶和 8 个肝段。

04.1525　肝门　porta hepatis
肝脏底部中心部位的复杂结构。有肝左、右肝管，肝固有动脉左、右支，肝门静脉左、右支和肝的神经、淋巴管等出入。该部无完整腹膜覆盖，而是与上述管状结构外的腹膜融合而成。

04.1526　第二肝门　secondary porta of liver
肝脏后部，肝静脉汇入下腔静脉肝内段的解剖区域。

04.1527　肝[多角]细胞　hepatocyte
肝实质细胞。呈多面体形，占肝内细胞总数的 80%；来源于原始肠上皮，肝的生物化学功能都是由肝细胞执行，如合成、降解、转化和储存多种物质，分泌胆汁等。

04.1528　肝巨噬细胞　hepatic macrophage
又称"库普弗细胞（Kupffer cell）"。一类组织巨噬细胞。由血液单核细胞黏附于肝窦壁上分化而成；可通过吞噬作用清除血循环中异物颗粒或衰老变性红细胞。

04.1529　胆道　bile duct
将肝细胞分泌的胆汁排入十二指肠的管道。分为肝内胆道和肝外胆道两部分。

04.1530　肝内胆道　intrahepatic bile duct
肝门之内的胆道系统。包括毛细胆管、小叶间胆管、肝段、肝叶胆管及肝内部分的左右肝管。

04.1531　肝外胆道　extrahepatic biliary passage
肝门之外的胆道系统。包括胆囊、肝左管、肝右管、肝总管和胆总管。

04.1532　奥迪括约肌　Oddi sphincter
由胆总管括约肌、胰管括约肌、壶腹括约肌、中间纤维等四部分构成的结构。主要功能是调节胆汁和胰液的排出，防止胆汁进入胰管。

04.1533　胰腺　pancreas
重要的消化腺和内分泌腺器官。固定于胃后下方、十二指肠弯处、腹腔动脉下的腹膜后区；分为胰头、颈、体、尾4部分，各部分无明显界限。其外分泌功能为分泌含丰富消化酶的胰液排入小肠；其内分泌功能为特殊细胞分泌的胰高血糖素（A细胞）、胰岛素（B细胞）和生长抑素（D细胞）等激素，吸收入血液后参预全身的代谢功能调节。

04.1534　胰管　pancreatic duct
胰腺小叶导管汇成的输送胰液的管道。在胰头区十二指肠壶腹汇入胆总管，开口于十二指肠乳头。

04.08.02　临床常见消化系统疾病

04.1535　吞咽困难　dysphagia
食物从口腔至胃的运送过程中受阻而产生咽部、胸骨后或食管部位的梗阻停滞症状。可由器质性疾病所致，也可由无食管梗阻病变而仅有堵塞感主诉、无进食困难的神经官能症所致（假性吞咽困难）。

04.1536　呛［噎］　choke
因外力或异物进入气管致使窒息、哽塞、噎住，造成呼吸困难、说不出话的现象。这种现象发生于食管内称"哽［噎］"。

04.1537　呃逆　hiccup
俗称"打嗝"。横膈痉挛收缩，使肺部空气突然冲出或进入致声带发声的一种常见生理现象。

04.1538　食管扩张　esophagectasis
各种原因致食管肌张力降低所致食管内径扩大的现象。内部充以气体或液体，可伴随食管动力下降、通过缓慢。

04.1539　食管憩室　diverticulum of esophagus
食管壁局部缺陷导致的食管局限性膨出的改变。分为真性膨出性憩室和假性牵引性憩室。好发部位为咽与食管交界处、食管中段和食管下段的膈上部。

04.1540　食管-气管瘘　esophago-tracheal fistula
因发育或疾病原因，食管-气管间食管气管中隔闭锁不完全，在喉头以外的部位留下气管食管间的通口。

04.1541　胃食管反流　gastroesophageal reflux, GER
食管下端括约肌不适当弛缓或经常处于松弛状态等功能障碍，引起胃内酸性内容物反流入食管的状态。可出现烧心症状，并可导致食管炎及对咽喉、气道等造成损害。

04.1542　贲门失弛症　achalasia of cardia
又称"贲门痉挛"。食管中下段括约肌松弛障碍，或缺少有效的食管蠕动，导致食物滞留于食管内，食管逐渐扩张、肥厚，甚至发生溃疡、癌变的病理状态。

04.1543　异位胃黏膜　ectopic gastric mucosa
在胃以外的消化道内存在的胃黏膜。常见于巴雷特食管、部分梅克尔憩室、小肠重复畸形等疾病。它和正常胃黏膜一样，具有分泌胃酸和胃蛋白酶，可引起局部黏膜溃疡和出血。

04.1544　巴雷特食管　Barrett esophagus

各种原因（如慢性反流性食管炎）引起的食管下段黏膜的鳞状上皮被胃黏膜柱状上皮取代的异常状态。

04.1545　胃溃疡　gastric ulcer
胃黏膜面破溃的病理改变。常由于胃酸和胃蛋白酶对黏膜自身消化所形成，严重时可出血形成黑便或呕血；较明显的病因为幽门螺杆菌感染、服用非甾体消炎药及胃酸分泌过多；还可由遗传因素和情绪波动、过度劳累、饮食失调、吸烟、酗酒等因素引起。

04.1546　幽门螺杆菌　helicobacter pylori, HP
一种革兰氏阴性杆菌。大多数十二指肠溃疡、胃溃疡和胃窦炎与胃黏膜幽门螺杆菌感染有关。

04.1547　萎缩性胃炎　atrophic gastritis
由于胃黏膜表面反复损伤后导致的黏膜腺体萎缩、消失，黏膜肌层增厚、胃黏膜不同程度的变薄的病理状态。常伴有肠上皮化生、炎性反应和不典型增生。少数萎缩性胃炎可演变为胃癌。

04.1548　胃穿孔　gastric perforation
病理原因致胃（十二指肠）壁穿通，内容物进入腹腔的病理改变。穿孔的类型主要取决于病变的部位、发展进程与周围组织器官。常因消化液入腹引起化学性腹膜炎。

04.1549　小肠重复畸形　duplication of small intestine
小肠系膜侧出现的圆形或管状异常结构。与其毗邻的小肠有相同的组织结构和血液供应。小肠重复畸形可发生于小肠任何部位，但以回肠最为多见。常在2岁内出现症状，临床可表现为肠梗阻、消化道出血、腹部肿物及腹痛等症状。

04.1550　阑尾炎　appendicitis
阑尾部的炎性病变。多由于阑尾腔内阻塞所致化脓性感染。

04.1551　肠梗阻　intestinal obstruction
肠内容物通过受阻，不能顺利通过肠道的病理状况。表现为腹痛、腹胀，临床可闻及气过水声，影像上见肠内液气面。为常见急腹症。

04.1552　肠粘连　ankylenteron
因疾病或外科手术造成腹膜损伤，纤维组织增生形成器官间或器官与腹壁间异常固定的病理状态。影响肠道正常蠕动，严重时引发肠梗阻等并发症。

04.1553　息肉　polyp
上皮或黏膜表面长出的赘生物。是良性肿瘤的一种。一般按出现的部位和数量命名，如结肠多发息肉。

04.1554　先天性巨结肠　congenital megacolon
又称"肠无神经节细胞症""希尔施普龙病（Hirschsprung disease）"。由于远端的肠管持续痉挛，粪便淤滞使近端结肠肥厚、扩张的病理改变。多见于小儿，为常见的先天性肠道疾病。

04.1555　黑变病　melanosis
黑色素沉积在结肠黏膜下固有层所致黏膜表面呈深褐色为特点的慢性病变。属于大肠癌（结肠）癌前病变。病因可能与长期使用泻药有关。

04.1556　肝炎　hepatitis
由多种致病因素如病毒、细菌、寄生虫、化学毒物、药物和毒物、乙醇等，使肝细胞受到破坏，肝功能受到损害，而引起身体一系列不适症状，及肝功能指标异常的综合征。

04.1557　肝硬化　cirrhosis of liver
由于各种原因导致肝组织被纤维组织替换，

肝内正常结构消失代之以瘢痕组织和再生结节为特征的病理状态。

04.1558 肝再生结节 hepatic regenerative nodule
肝细胞损伤后，残存的肝细胞再生形成不规则结节状的肝细胞团。属于损伤后修复的结果，以中心瘢痕围以不正常肝小叶结构为特征。

04.1559 肝脏局灶性结节增生 hepatic focal nodular hyperplasia, hFNH
肝内由正常肝细胞、胆管、肝巨噬细胞等组成的良性占位性病变。病因不明，多见女性；病变虽无包膜，但与周围组织界限清楚，肿瘤内可见放射状纤维疤痕组织由内向外分布构成的纤维分隔，隔内含动脉、静脉及增生的胆管。

04.1560 腹水 ascites
疾病导致腹腔内游离液体聚积过多，超出正常腹腔内游离液体(少于 200 ml)的状态。按腹水内容物可分为漏出液(有形成分少)和渗出液(有形成分多)两类，反映不同腹水成因。

04.1561 黄疸 jaundice
因高胆红素血症致黄色色素沉着于皮肤、巩膜和其他黏膜的表现。胆红素浓度超过 1.5 mg/L 时出现。

04.1562 亚临床黄疸 subclinical jaundice
血清胆红素升高，但皮肤、黏膜无明显黄染的临床现象。

04.1563 肝囊肿 hepatic cyst
一种肝脏囊性结构为特征的良性疾病。可为单发或多发。病因可分为寄生虫性、非寄生虫性和先天遗传性。

04.1564 肝血管瘤 hepatic hemangioma
起源于血管的肝脏良性肿瘤。以肝海绵状血管瘤最常见。一般为单发，多发生在肝右叶。约 10% 为多发，涉及一个或多个肝叶。瘤体生长缓慢，患者一般无自觉症状。

04.1565 原发性肝癌 primary carcinoma of liver
原发于肝细胞或肝内胆管上皮细胞的恶性肿瘤。

04.1566 转移性肝癌 metastatic hepatic carcinoma
又称"继发性肝癌"。经血行或淋巴途径转移至肝脏的肿瘤。原发肿瘤多来自消化管、肺、胰腺、肾及乳腺等部位。

04.1567 肝性脑病 hepatic encephalopathy, HE
由于肝功能衰竭致有毒物质在血液中堆积导致的脑功能障碍。以代谢失调、中枢神经系统失调为基础，发生意识障碍、行为失常和昏迷等表现，严重时可能导致死亡。

04.1568 肝昏迷 hepatic coma
肝性脑病严重时造成意识丧失的状态。

04.1569 肝肾综合征 hepatorenal syndrome, HRS
又称"功能性肾衰竭(functional renal failure, FRF)"。发生在严重肝病基础上的肾衰竭现象。病理生理特点是全身血流动力学的改变、肾血管收缩，从而产生肝肾功能不全的一系列复杂变化。但肾脏本身无器质性损害。

04.1570 胆道闭锁 biliary atresia
新生儿出生时或出生后胆管部分或全部闭塞的疾病。以肝外胆道闭锁常见，占85%～90%。肝胆显像表现为肝持续显影，而胆道系统和肠道始终无放射性出现。苯巴比妥试验可明显提高鉴别诊断的灵敏度。

04.1571 先天性胆管[囊状]扩张症 congenital biliary dilatation, CBD
又称"先天性胆管囊性畸形""先天性胆总管囊肿"。胆管壁先天性发育不良伴胆管末端狭窄或闭锁，致胆道轻重不等的阻塞、胆管内压增高，扩大成囊肿的病理状态。肝胆显像见胆总管扩张部分放射性滞留，构成椭圆形或梭形浓聚影，在肝影、胆囊影消退甚至进餐后仍残存。

04.1572 胆石症 cholelithiasis
由于胆汁成分改变或胆管炎症而发生于胆囊和胆管内的固体或泥沙样沉积物。按成分可分为胆固醇结石、胆色素结石和混合性结石。

04.1573 急性胆囊炎 acute cholecystitis
胆囊的急性炎症。通常由于胆结石嵌顿和蛔虫阻塞引起胆囊管阻塞，胆汁淤积，胆囊内压力增高，压迫胆囊壁血管和淋巴管，胆囊血供障碍导致。主要表现为发热、右上腹疼痛和压痛、黄疸及外周血白细胞增高等。

04.1574 慢性胆囊炎 chronic cholecystitis
胆囊的慢性炎症。多由反复发作的急性胆囊炎迁延而来；或可没有明显的急性过程；常与胆结石并存和互为因果。表现为反复发作的右上腹部隐痛、消化不良等症状。

04.1575 胆总管梗阻 obstruction of common bile duct
由胆总管结石、肿瘤和胆总管狭窄所引起胆总管内腔阻塞、排泄不畅的病理状态。肝胆显像时肠道内不出现放射性或放射性出现延迟；常伴肝放射性清除迟缓。

04.1576 不完全性胆总管梗阻 incomplete bile duct obstruction
肝胆动态显像时，显像剂自胆道至肠道的转移延迟（大于 1 h）的特征性表现。

04.1577 胆汁漏 biliary leakage
胆汁溢出胆道进入腹腔或其他非生理引流部位的病理状态。多为肝胆术后并发症。肝胆显像显示在胆管、胆囊及肠道以外出现放射性浓集影。

04.1578 胆囊收缩素 cholecystokinin, CCK
由十二指肠和上段空肠黏膜内的 I 型细胞分泌的一种肽类激素。具有促进胰液、胆汁和小肠液分泌、促进胆囊平滑肌收缩、促进胰组织蛋白质和 RNA 的合成等多种生理作用。

04.1579 消化道出血 hemorrhage of digestive tract
因病理原因致黏膜下血管破裂，血液进入消化管的异常状态。可发生于消化道各段。临床上根据出血发生部位、量和时间特点命名。临床表现不一，如呕血、黑便、贫血和休克等。

04.08.03 消化系统疾病诊疗技术

04.1580 食管通过显像 esophageal transit imaging
吞咽显像剂后对其通过食管的全过程进行的动态显像。计算食管通过时间及通过率，从而了解食管通过功能的过程。

04.1581 食管总通过时间 total esophageal transit time
食管通过显像时，显像剂进入食管的最初放射性降低到峰值 10% 所需的时间。

04.1582 食管分段通过时间 segmental esophageal transit time
利用感兴趣区技术分别测定放射性标记的

液体或固体食物通过上、中、下段食管的时间。有助于了解食管动力学改变及其原因。

04.1583 食管通过率 esophageal transit rate
吞食含有放射性示踪剂的食物后得到一定时间内示踪剂通过食管的比率。食管通过率(%)=(食管最大计数−T 时食管计数)/食管最大计数 × 100%。临床意义同食管分段通过时间。

04.1584 胃食管反流显像 gastroesophageal reflux imaging
将不被食管和胃黏膜吸收的酸性显像剂引入胃后，在上腹部加压条件下进行的食管显像过程。根据食管下段是否出现放射性及放射性与压力的关系，判断有无胃食管反流及反流的程度。

04.1585 胃食管反流指数 gastroesophageal reflux index, GERI
胃食管反流显像中，利用感兴趣区技术计算胃和食管计数变化得到的表达胃食管反流程度指数。GERI(%)=$(E_n−EB)/G_0$ ×100%。G_0 为压力 0 时胃内放射性计数；E_n 为不同压力时食管内放射性计数；EB 为不同压力时食管周围本底计数；正常值 GERI < 4%。

04.1586 胃排空试验 gastric emptying study
将不被胃黏膜吸附和吸收、不被胃液或胃运动破坏或解离的试验餐引入胃内，连续动态观察胃区放射性分布的显像方法。经计算机处理，计算胃内放射性排空时间及某特定时间放射性残留率或排空率，以评价胃运动功能。

04.1587 试[验]餐 test meal
在胃排空显像中用放射性核素标记或加入示踪剂配制的食物。包括液体食物试餐、固体食物试餐及半固体食物试餐等。通常液体食物胃排空检查对隐匿异常的检出敏感性

不如固体食物试餐。

04.1588 胃半排空时间 gastric half-emptying time
食入试餐后，胃内容物(放射性)清除一半所需要的时间。

04.1589 胃排空率 gastric emptying rate
胃排空显像时，应用感兴趣区技术绘制出胃部时间−放射性曲线，计算特定时间胃内残存放射性与曲线峰值之比。

04.1590 尿素呼气试验 urea breath test
利用幽门螺杆菌尿素酶分解碳-13/碳-14 尿素产生标记二氧化碳通过肺排出的原理，采集并定量测出呼出气体中碳-13/碳-14 含量，诊断胃内有无幽门螺杆菌感染的检查方法。

04.1591 异位胃黏膜显像 ectopic gastric mucosa imaging
根据异位胃黏膜与正常胃黏膜的摄取和分泌功能相近的原理，以高锝酸盐为示踪剂检测异位胃黏膜异常浓聚的方法。用于诊断巴雷特食管、部分梅克尔憩室、小肠重复畸形等与异位胃黏膜有关的疾病。

04.1592 梅克尔憩室显像 Meckel's diverticulum imaging
以高锝酸盐为示踪剂显示内部覆盖有异位胃黏膜的梅克尔憩室的方法。通常表现为与胃影同步显示的胃外近腹侧的放射性浓聚灶，其位置、形态无明显变化，放射性随时间有所增强。

04.1593 小肠通过功能测定 determination of intestinal transit function
食入不被消化道黏膜吸收的放射性试餐，连续观察由胃进入小肠、排入结肠的整个过程。通过计算得出小肠通过时间和小肠残留率等参数，以了解小肠的运动功能。

04.1594 小肠通过时间 intestinal transit time
小肠动力学的功能参数。以放射性从胃排出到大肠出现放射性所需的时间。

04.1595 消化道出血显像 gastrointestinal bleeding imaging
静脉注射血池显像剂（如锝-99 m 标记红细胞）后定期进行的腹部显像，显示消化道出血灶的方法。在出血部位，显像剂从血管破裂处逸出至胃肠内呈异常放射性聚集。

04.1596 唾液腺显像 salivary gland imaging
静脉注射高锝酸盐被小叶细胞摄取并通过唾液腺导管分泌至口腔的显像过程。可获得较大唾液腺的位置、形态和功能图像。

04.1597 肝胶体显像 liver colloid imaging
利用能被肝脏单核-巨噬细胞摄取的放射性胶体为显像剂显示肝脏位置、大小、形态和功能的显像方法。

04.1598 肝血池显像 hepatic blood pool imaging
注射血池显像剂在全身血循环中达平衡后进行的肝脏多体位平面或体层显像。反映肝内血容量，用于诊断肝血管瘤。

04.1599 肝血管灌注显像 hepatic artery perfusion imaging
静脉弹丸式注射血池显像剂（如锝-99m 标记红细胞），在腹主动脉显影后的动态采集过程。由于正常肝组织的供血主要来自门静脉，动脉相肝区不显影，之后肝显影情况反映门静脉血流灌注，15 min 后为肝血池相显影期。

04.1600 无填充 no filling
在肝血池显像时，病变部位显像剂分布低于周围正常肝组织的表现。多见于肝囊肿、肝脓肿。

04.1601 缓慢填充 slow filling
肝血池显像时，放射性由周边向中心缓慢填充的现象。见于较大的肝血管瘤；血管瘤越大，所需填充的时间越长。

04.1602 填充 filling
肝血池显像时，肝占位病变与周围正常肝组织显像剂分布相似的表现。见于毛细血管瘤、再生结节、部分肝肿瘤。

04.1603 过度填充 luxury filling
肝血池显像时，病变处显像剂分布明显高于周围正常肝组织的现象。多见于肝血管瘤。

04.1604 门体分流指数 portosystemic shunt index
经直肠注入高锝酸盐后对心、肝区进行的动态显像。根据心、肝时间-放射性曲线下面积算出门脉系统血液分流到体循环中的百分比。

04.1605 门静脉高压[症] portal hypertension
门脉循环受阻或门脉血流过多导致压力高于正常门脉内压（50～200 mmHg）的病理状态。

04.1606 碳-14-氨基比林呼气试验 ^{14}C-aminopyrine breath test
通过口服 ^{14}C-氨基比林胶囊后，收集呼出气体中 ^{14}C 的放射性活度反映肝细胞的数量和肝脏储备功能的试验。原理为氨基比林在肝细胞微粒体多功能氧化酶（P-450）催化下脱甲基，氧化生成甲醛、甲酸，再脱羧形成二氧化碳呼出体外；呼出量代表 P-450 酶的数量和活性。

04.1607 肝胆动态显像 hepatobiliary dynamic imaging
静脉注射肝胆显像剂后连续观察肝胆显像过程的方法。通过显像剂被肝细胞摄取、分泌到毛细胆管，经肝胆管、胆囊和胆总管排至肠道的时间与程度，反映肝胆系统功能状态。

04.1608 环状征 rim sign

放射性摄取呈环形分布，环中放射性缺失的显像表现。急性胆囊炎时，胆囊周围肝组织受炎症影响，局部排泄迟缓致胆囊周缘的放射性环形摄取。

04.1609 胆-肠通过时间 gall bladder-intestinal transit time

肝胆显像动态显像时，自胆囊显像开始至肠道显影的时间。

04.1610 胆囊排胆分数 gall bladder ejection fraction, GBEF

肝胆动态显像过程中，进食脂肪餐后胆囊排空的程度。$GBEF = (GB_0 - GB_t)/GB_0 \times 100\%$，式中 GB_0 为胆囊收缩前计数，GB_t 为胆囊收缩后计数。

04.1611 脂肪餐试验 fat meal test

肝胆显像中，当胆囊显影充分后，口服脂肪餐促进胆囊收缩和胆汁排泌，观察胆囊收缩功能，用以鉴别功能性或机械性胆道梗阻的方法。引起缩胆囊素释放的食物因素由强至弱为：蛋白质分解产物、脂肪酸、盐酸、脂肪。

04.1612 吗啡介入试验 morphine intervention trial

肝胆显像胆囊持续 40 min 不显影时鉴别胆囊管有无完全梗阻的介入方法。在无完全梗阻的条件下，静注吗啡（0.04 mg/kg）20～30 min 后，奥迪括约肌痉挛使显像剂进入胆囊显影。

04.1613 苯巴比妥试验 phenobarbital test

肝胆显像时鉴别有无胆道梗阻的介入方法。在胆道无梗阻时，连续五天口服苯巴比妥 2.5

mg/kg，每日 2 次，增强肝胆显像剂经肝胆摄取、排出。对新生儿黄疸的鉴别诊断特别有利。

04.1614 肝胆显像剂 hepatobiliary imaging agent

能被肝细胞摄取并排泌入胆道系统的示踪剂。目前常用放射性药物包括 ^{99m}Tc 标记的亚氨基乙酰乙酸衍生物（IDAs）和吡多醛氨基酸（PAA）。

04.1615 十二指肠胃反流显像 duodenogastric reflux imaging

十二指肠内容反流入胃的异常表现。肝胆显像剂注入体内被肝细胞摄取并随胆汁进入十二指肠，正常时不进入胃内，如有反流则胃区出现放射性。

04.1616 胃肠反流指数 enterogastric reflux index, EGRI

从十二指肠反流入胃的放射性占肝排入肠道总放射性的百分比。$EGRI(\%) = $（胃内最高放射性计数/全肝最高放射性计数）$\times 100\%$。

04.1617 脾显像剂 splenic imaging agent

用于脾显像的放射性胶体颗粒和放射性标记变性红细胞的示踪剂。

04.1618 胃肠道蛋白质丢失测定 determination of gastrointestinal protein loss

利用静脉注射的放射性血浆蛋白与体内的血浆蛋白代谢途径相同为依据，通过测定大便中的放射性与注入体内的蛋白质放射性总量推算经肠道蛋白质丢失量的技术。

04.1619 急性活动性出血 acute active bleeding

出血发生突然、连续、出血量大的病理状态。宜用 ^{99m}Tc 标记的胶体为显像剂，有助于判断出血灶的部位、出血量。诊断正确率在

80% 左右。

04.1620　间歇性出血　intermittent bleeding
非持续性出血，出血量小、无明确时间规律的病理状态。宜用 ^{99m}Tc 标记的红细胞为显像剂，通过多时间点显像提高诊断阳性率。

04.09　泌尿生殖系统核医学

04.09.01　泌尿生殖系统解剖生理基础

04.1621　泌尿生殖系统　urogenital system
肾脏、输尿管、膀胱、尿道等泌尿系统及相邻组织(如肾上腺)和性腺、性器官等生殖系统的总称。泌尿与生殖系统在个体发生上有共同的起源，两个系统的疾病也会互相影响，在临床上常归为一个系统合并称呼。

04.1622　肾[脏]　kidney
人体最主要的排泄器官。位于脊柱两侧腹膜后间隙内，分为皮质和髓质。其基本功能是生成尿液，借以清除体内代谢产物及某些废物、毒物，同时经重吸收功能保留水分及其他有用物质，调节机体水、电解质平衡及维护酸碱平衡。此外还有活化维生素 D、促进红细胞生成及分泌肾素等作用。

04.1623　肾蒂　renal pedicle
出入肾门的肾血管、淋巴管、神经、肾盂和结缔组织的总称。

04.1624　肾门　renal hilum
肾脏内侧中部的凹陷部位。无肾单元，仅供肾脏的血管、淋巴管、神经和肾盂出入。

04.1625　肾皮质　renal cortex
肾脏的外层部分。由肾小球和部分肾小管组成。具有尿液形成和调节水电解质的作用。

04.1626　肾髓质　renal medulla
肾脏的内层部分。由集合管、部分近端和远端肾小管组成 10～18 个肾锥体构成，参与尿液的形成和排出。

04.1627　肾窦　renal sinus
从肾门向肾内延伸的较大腔隙。外周由肾实质包围，内有肾动、静脉分支，肾小盏，肾大盏和肾盂等组织。

04.1628　肾锥体　renal pyramid
肾髓质的重要结构。由部分髓袢、集合管和乳头管组成。呈锥体状，基底位于髓皮质连接处，朝向皮质，尖端朝向肾盏。

04.1629　肾乳头　renal papilla
突入肾盏中的肾锥体的尖部。突入肾小盏，顶端有许多乳头孔，是集合管的开口。

04.1630　肾小球　renal glomerulus
一种由毛细血管内皮细胞、基膜和球内系膜组成、具有滤过功能的蟠曲状毛细血管网。可以使血浆中的水和小分子溶质，包括少量分子量较小的血浆蛋白滤入肾小球囊形成原尿。

04.1631　肾小管　renal tubule
肾单位中始于肾小球囊直至集合管的单层上皮性弯曲小管。分为近端小管、髓袢细段和远端小管。除输送原尿外，还有重吸收、分泌调节功能，对尿的生成和浓缩起重要作用。

04.1632　肾小管上皮细胞　renal tubular epi-

thelium
组成肾小管的上皮细胞。具有重吸收和分泌功能。在尿液形成，调节水、电解质和维持酸碱平衡中发挥重要作用。

04.1633　肾单位　nephron
实现肾脏功能的基本功能单位。由肾小球、肾小球囊和肾小管组成。按肾内位置分为皮质肾单位和近髓肾单位，与集合管共同完成尿液生成。

04.1634　球旁器　juxtaglomerular apparatus
入球小动脉和远曲小管特殊分化的部分。由球旁细胞、球外系膜细胞和致密斑组成。位于肾小球的入球小动脉和出球小动脉之间的三角区；球旁细胞分泌肾素，致密斑可影响肾素的释放。

04.1635　肾素　renin
由肾小球旁细胞合成、储存和分泌的一种蛋白水解酶。是肾素–血管紧张素–醛固酮系统的重要组分，负责激活血管紧张素原（无活性）变为血管紧张素 I。

04.1636　集合系统　collecting system
肾脏内尿液生成后的排泄通道。包括肾盏、肾盂和输尿管等。

04.1637　肾盏　renal calice
肾髓质深侧呈漏斗状的膜管结构。其中包绕肾乳头的部分称"肾小盏（minor renal calice）"，数个肾小盏汇合成"肾大盏（major renal calice）"。

04.1638　肾盂　renal pelvis
由多个肾大盏集合而成的前后扁平、漏斗状囊性组织。位于肾门，收集尿液，远端约在第二腰椎上缘水平逐渐变细移行为输尿管。

04.1639　输尿管　ureter
起源于肾盂的细长管状结构，远端斜穿膀胱壁进入膀胱；分腹部、盆部和壁内部。管壁有平滑肌，呈节律性蠕动，具有输送尿液至膀胱的功能。

04.1640　膀胱　urinary bladder
位于小骨盆腔前部的锥体形囊状肌性器官。分尖、体、底和颈四部，两侧输尿管入口与尿道内口间有膀胱三角区。主要功能是接受、储存来自肾脏的尿液，并在意识支配下将尿液排出体外。

04.1641　前列腺　prostate
男性特有的性腺器官。位于膀胱下方、尿生殖膈上方，环绕于尿道起始段，呈栗形，由腺组织和肌组织构成。其分泌物是精液的主要组成部分。

04.1642　尿道　urethra
从膀胱通向体外的管道。起自膀胱尿道内口，止于尿道外口。男性尿道细长，约 18 cm，上端从前列腺内穿过；女性尿道粗短，长约 5 cm。

04.1643　腹主动脉　abdominal aorta
主动脉腹段。上端自膈肌裂孔续接胸主动脉，下端至第 4 腰椎水平分为左、右髂总动脉。

04.1644　肾动脉　renal artery
第 1 腰椎水平由腹主动脉发出，分左、右向两侧横行，在肾门处分前、后支入肾。约 25% 的每搏心输出量通过双肾动脉进入肾脏。

04.1645　肾血管床　renal vascular bed
由早期血流灌注图像显示的肾脏影像代表的肾内毛细血管分布。

04.1646　肾血流量　renal blood flow
单位时间（每分钟）内进入肾脏的血流量。通常是肾皮质血流量。安静时约 1200 ml/min，相当于心输出量的 1/5～1/4。

04.1647　自身调节　autoregulation
组织、细胞在不依赖于主观意识、外加因素或体液调节的情况下，自身对刺激发生的适应性反应过程。

04.1648　管球反馈　tubuloglomerular feedback
肾小管液流量变化影响肾血流量和肾小球滤过率的现象。其意义在于可通过肾血流量的自身调节来维持肾小球滤过率的相对恒定。

04.1649　肾血浆流量　renal plasma flow, RPF
单位时间内流经肾脏的血浆量。通过计算血浆中某种被肾小球和肾小管完全清除、而不被重吸收的物质的血浆清除率获得。

04.1650　肾有效血浆流量　effective renal plasma flow, ERPF
流经肾单位的肾血浆流量。排除了流经肾单位以外、未被肾清除、所以不能通过血浆清除率测得的部分血浆流量。反映肾功能的重要指标。

04.1651　肾滤过分数　renal filtration fraction, RFF
肾小球滤过率与肾血浆流量的比值。代表肾血流中实际经肾小球滤过部分的百分比，是衡量肾功能的重要指标之一。静息时正常值为 19%。

04.1652　肾清除率　renal clearance rate
肾脏清除血浆中所含某一物质的能力。以单位时间内（每分钟）内被完全清除该物质的血浆数（毫升）表示。

04.1653　肾小球滤过率　glomerular filtration rate, GFR
单位时间内（每分钟）两肾生成的超滤液的量。滤过量的大小取决于肾小球有效滤过压的高低和肾小球滤过膜的通透性，衡量肾功能的重要指标之一。正常值为 125 ml/min。

04.1654　血浆胶体渗透压　plasma colloid osmotic pressure
血浆内蛋白质所形成的渗透压。占血浆总渗透压的 0.5% 左右，对水分在血管内外的分布、血浆与组织液间正常物质交换等起调节作用。

04.1655　滤过平衡　filtration equilibrium
肾小球毛细血管内的血浆胶体渗透压因肾小球不断生成滤过液、血浆蛋白浓度增加而逐渐升高，有效滤过压逐渐下降到零，致滤过停止的状态。

04.1656　有效滤过压　effective filtration pressure
液体向血管外滤出力和向毛细血管内的重吸收力之差。肾小球的有效滤过压=肾小球毛细血管血压−（血浆胶体渗透压+肾小囊内压）。是肾小球滤过的动力。

04.1657　葡萄糖最大转运率　maximal rate of transport of glucose
当肾葡萄糖滤过负荷（肾小球率过滤×血糖浓度）升高到一定值时，肾小管对葡萄糖重吸收率达到饱和状态下的肾葡萄糖滤过量。

04.1658　尿素再循环　urea recirculation
因髓袢升支细段对尿素具有中等通透性，从内髓部集合管扩散到组织间液的尿素可以进入升支细段，而后流过升支粗段、远曲小管、皮质部和外髓部集合管，回到内髓部集合管处再次扩散到内髓部组织间液的过程。

04.1659　渗透性利尿　osmotic diuresis
由于肾小管液中溶质浓度的增加、渗透压升

高，妨碍肾小管对水的重吸收而引起的尿量增加的状态。

04.1660　[肾小]球–[肾小]管平衡　glomerulo-tubular balance
近端小管重吸收量始终占肾小球滤过率的65%～70%，与肾小球滤过率增加或减少无关的现象。其作用在于使尿中排出的溶质和水不致因肾小球滤过率的增减而出现大幅度的变动。

04.1661　排尿反射　micturition reflex
一种正反馈排尿机制。由于尿液增多，膀胱内压增高而刺激膀胱壁的牵张感受器，使排尿冲动分别传入初级和高级排尿中枢，从而引发一连串的正向排尿反射过程。

04.1662　膀胱残余尿量　residual bladder volume
排尿结束后膀胱内残留的尿液体积。

04.1663　生殖系统　genital system
与生殖功能密切相关的各组织器官的总称。包括内生殖系统和外生殖系统。

04.1664　性腺　gonad
产生生殖细胞和分泌性激素的器官。包括男性的睾丸和女性的卵巢。

04.1665　子宫　uterus
女性产生月经和孕育胎儿的生殖器官。位于骨盆腔中央、膀胱与直肠之间，呈前后略扁的倒置梨形，可分为底、体、颈三部；子宫壁为平滑肌组成，内部为宫腔；子宫底部与输卵管相通，下方通过宫颈与阴道相通；其大小、形态与年龄及生育有关。

04.1666　子宫内膜　endometrium
子宫腔内覆盖的黏膜。由单层柱状上皮和固有层组成。青春期后至绝经期前，受卵巢激素影响，子宫内膜会发生周期性变化。

04.1667　[子宫]附件　uterine adnexa
子宫左右两侧输卵管和卵巢的统称。

04.1668　卵巢　ovary
产生卵细胞和雌性激素的女性生殖腺器官。位于子宫底的后外侧，呈扁平椭圆形，左右各一。

04.1669　输卵管　fallopian tube
卵子和精子相遇的场所，以及向宫腔运送受精卵的管道。左右各一，细长而弯曲的管状结构，内侧与子宫角相连通，外端膨大、游离，与卵巢接近。

04.1670　宫颈　cervix
子宫下部呈圆柱状的较窄部分。上与子宫体相连，下端连于阴道。

04.1671　阴道　vagina
女性性交、月经血排出和胎儿娩出的肌性通道。位于盆底部、尿道与肛门之间；上端与宫颈相接，下端开放至阴道前庭。

04.1672　女性外生殖器　external genital organ of female
又称"外阴(vulva)"。女性生殖器官的外露部分。包括阴阜、阴蒂、大阴唇、小阴唇、阴道前庭、前庭球及前庭大腺等。位于两股内侧之间，前面为耻骨联合，后面以会阴为界。

04.1673　会阴　perineum
广义是指封闭骨盆出口的所有软组织。狭义是指阴道口与肛门之间的软组织。妊娠期该组织会变软以利分娩。

04.1674　阴茎　penis
男性外生殖器。由两个阴茎海绵体和一个尿道海绵体组成，外面包以筋膜和皮肤。

04.1675　阴茎头　glans

阴茎前端的蕈状膨大部。由尿道海绵体前端膨大而成，前端尽头有尿道口，是尿液和精液的共同出口。

04.1676 海绵体 corpora cavernosa
性器官（阴茎、阴蒂）中的勃起组织。外层包有坚厚的白膜，内部由结缔组织和平滑肌组成海绵状支架，其腔隙与血管相通；当腔隙内充满血液时，阴茎变粗变硬而勃起。

04.1677 勃起 erection

阴茎、阴蒂或乳头膨胀变硬的状态和过程。通常是用来指男性阴茎海绵体充血而将阴茎撑起，令阴茎变硬和变长的生理反应。

04.1678 睾丸 testis
男性内生殖器官。包被于阴囊内，其内的生精小管产生精子，间质细胞分泌雄激素。

04.1679 附睾 epididymis
暂时储存精子并使精子继续发育成熟的器官。呈新月形贴附于睾丸的后外侧，分头、体、尾三部，由输出小管与附睾管组成。

04.09.02 临床常见泌尿生殖系统疾病

04.1680 异位肾 ectopic kidney
单肾或双肾位于正常肾区之外的一种先天性泌尿系统异常。最常见位置为盆腔。

04.1681 重复肾双输尿管畸形 double kidney with ureteral duplication
一种先天性肾脏畸形。一侧肾脏拥有双重肾结构，各有相对独立的肾脏和输尿管，但至少一套有功能障碍。

04.1682 融合肾 fused kidney
一类先天性肾脏畸形。因原始肾组织分裂停顿导致左右两肾部分或完全融合为一体。据形状不同分为马蹄肾、盘形肾、乙状肾、块肾等，其中以马蹄肾最为常见。

04.1683 马蹄肾 horseshoe kidney
又称"蹄铁形肾"。最常见的一种融合肾畸形。两肾下极在脊柱大血管前方互相融合，形似马蹄铁状，融合处称峡部，为肾实质或结缔组织。

04.1684 先天性单肾 congenital solitary kidney
胚胎阶段输尿管芽未发育所致先天性一侧肾脏缺失。临床多无症状，但20%～40%的

病例可并发生殖系统畸形。

04.1685 肾缺如 renal agenesis
因输尿管芽和后肾胚组织缺如等先天性因素所致或手术切除等原因导致的一侧或双侧肾脏缺失状态。

04.1686 肾下垂 nephroptosis
肾脏随呼吸或体位变化所移动的位置超出正常范围的情况。直立时双侧肾脏下降超过4 cm，多发生于20～40岁女性及瘦长体型者。

04.1687 肾萎缩 renal atrophy
因长期供血不足或慢性功能损伤等原因导致肾脏体积明显缩小的现象。

04.1688 肾畸形 renal malformation
各种原因导致的先天性肾脏形态、位置或结构的异常或缺陷。

04.1689 肾移植 renal transplantation
将自体肾脏整体迁移到另一部位，或将异体肾脏迁移到受者体内某一部位，以保留或恢复肾功能的外科治疗性手术。根据肾脏供者的不同分为自体肾移植和同种异体肾移植。

04.1690 移植肾 transplanted kidney
通过移植手术移入受者体内的外源性肾脏。常用移植位置为右髂窝。

04.1691 肾囊肿 renal cyst
肾实质内异常的囊状结构。内含液体，形态不一，大小不等，可为单个或多个，可见于单侧或两侧肾脏。

04.1692 多囊肾病 polycystic kidney disease, PKD
以双侧肾脏多发性、进行性囊肿为主要特征的一种单基因遗传性疾病。主要是由于胚胎发育过程中肾小管与集合管间连接不良，分泌的尿液排出受阻，肾小管形成的潴留性囊肿。根据遗传方式不同，分为常染色体显性遗传性和常染色体隐性遗传两类。

04.1693 肾性高血压 renal hypertension
因肾脏实质性病变和肾动脉病变引起的高血压。继发性高血压中最常见的一种。主要分为肾实质性和肾血管性两类。

04.1694 肾小球肾炎 glomerulonephritis
简称"肾炎"。发生于双侧肾脏肾小球的变态反应性疾病。常见的肾脏疾病，分为急性和慢性二种。

04.1695 急性肾盂肾炎 acute pyelonephritis
由病原微生物直接引起肾盂黏膜、肾小管、肾间质和肾实质的急性感染性炎症。

04.1696 高血压肾病 hypertensive renal disease
由原发性高血压引起的肾小动脉硬化和肾功能损害。高血压病的并发症之一，常伴有相应的其他临床表现。

04.1697 慢性肾功能不全 chronic renal insufficiency
各种进展性肾病导致肾小球和肾小管不断

破坏，使机体在排泄代谢废物和调节水电解质、酸碱平衡等方面出现失调的临床综合征。

04.1698 急性肾功能不全 acute renal insufficiency
又称"急性肾功能衰竭"。因各种原因导致肾功能在短时间内（数天至数周）急剧降低，机体内环境严重紊乱的临床综合征。主要表现为少尿或无尿、氮质血症、高钾血症和代谢性酸中毒。

04.1699 慢性肾盂肾炎 chronic pyelonephritis
因细菌感染引起的肾脏慢性炎症。病变主要侵犯肾间质和肾盂、肾盏等部位。因持续和反复炎症反应，导致肾间质、肾盂和肾盏损伤，形成瘢痕，最终出现肾萎缩和肾功能不全。

04.1700 急性上尿路梗阻 acute upper urinary tract obstruction
由于突发性上尿路阻塞，肾内尿液蓄积于肾盂、输尿管部位无法排出而引发的一系列临床症状。

04.1701 肾病综合征 nephrotic syndrome
由多种病因引起、以肾小球基膜通透性增加伴肾小球滤过率降低等病变为主的一组综合征。典型表现为大量蛋白尿（>3.5 g/d）、低白蛋白血症（<30 g/L）、高度水肿、高脂血症。

04.1702 肾盂输尿管连接部狭窄 narrowed ureteropelvic junction
因各种原因致使肾盂输尿管连接部位的管腔内径缩窄、尿液排出受阻的现象。

04.1703 输尿管痉挛 uretero spasm
由于输尿管内结石或其他因素刺激导致输尿管平滑肌持续或间断发作性强力收缩

的病理现象。

04.1704 机械性尿路梗阻 mechanical obstruction of urinary tract
物理原因导致的尿路阻塞现象。因肾内产生的尿液无法正常排出而潴留于集合系统内，造成肾盂、输尿管扩张、肾功能受损和肾皮质萎缩。

04.1705 非机械性尿路扩张 non-obstructive urinary tract dilatation
没有明确的阻塞因素的肾盂、输尿管扩张现象。因局部容积增大，导致肾盂、输尿管内尿液排出不正常。

04.1706 肾[盂]积水 hydronephrosis
由于上尿路阻塞导致肾内产出的尿液潴留，造成肾盏、肾盂扩张的状态。常伴有肾实质萎缩。

04.1707 肾结石 renal calculus
发生于肾盏、肾盂及肾盂与输尿管连接部的石化异物。常引起上尿路梗阻、感染等病症，脱落至输尿管时可诱发痉挛和剧烈疼痛。

04.1708 肾衰竭 renal failure
各种因素引发肾脏功能的突然或缓慢丧失，导致体内氮质产物（如血尿素氮和肌酐）潴留的临床综合征。通常是血流动力学改变、中毒、脓毒症及肾小管阻塞或肾小球变性等许多急性或慢性肾脏疾病的临床终末表现。分为急性肾衰竭和慢性肾衰竭两种。

04.1709 肾外伤 renal trauma
外力作用引起的肾脏组织和血管损伤所引发的一系列病症。如肾破裂、出血、肾内血肿、血尿等。

04.1710 肾内占位性病变 space-occupying lesion in kidney
正常肾组织被异常组织替代形成局限性病变。如肿瘤、囊肿、畸胎瘤等。

04.1711 肾周淋巴肿 renal lymphocele
手术或其他因素导致肾脏周围淋巴管断裂或损伤，淋巴液外溢形成的肾周液性肿物。多见于肾移植术后 2～3 个月内。

04.1712 尿瘘 urinary fistula
各种因素导致肾脏或输尿管损伤或破裂而出现的尿液从集合系统外溢至体外或其他体腔或通道的现象。

04.1713 肾周尿肿 urinoma adjacent to the kidney
由于肾外伤或其他因素致肾破裂而使尿液外溢，在肾脏被膜与肾皮质之间形成液性肿物的现象。

04.1714 输尿管蠕动异常 abnormal ureteral peristalsis
因各种原因导致输尿管蠕动异常的现象。如蠕动增快、不协调等。

04.1715 膀胱输尿管反流 vesicoureteric reflux, VUR
输尿管口失去正常的瓣膜作用，膀胱内尿液反流入输尿管和肾盂的异常状态。可引起上尿路感染，肾、输尿管积水，肾萎缩及儿童发育停滞。

04.1716 无张力膀胱 atonic bladder
膀胱壁内的逼尿肌收缩功能明显减弱或丧失收缩功能的病理状态。

04.1717 充溢性尿失禁 overflow incontinence
因逼尿肌收缩功能减弱或无收缩功能，大量尿液积聚于过度膨胀的膀胱内，膀胱内压超过了最大尿道压，尿液不断地经尿道自动溢出的状态。

04.1718　子宫畸形　uterine malformation
子宫先天性发育异常。最常见的一种生殖器官畸形。可分为子宫发育不全和子宫重复性发育两类。

04.1719　双角子宫　uterus bicornis
一种因子宫底部融合不全而呈双角形的子宫发育异常。

04.1720　子宫肌瘤　hysteromyoma
女性生殖系统最常见的良性肿瘤。主要成分为增生的子宫平滑肌组织，其间有少量纤维

结缔组织。根据生长部位分为子宫体肌瘤和子宫颈肌瘤二类。

04.1721　阳痿　impotence
又称"勃起功能障碍(erectile dysfunction, ED)"。男子性功能障碍之一。表现为在有性欲要求时，阴茎不能勃起或勃起不坚，或者虽然有勃起且有一定程度的硬度，但不能保持性交的足够时间，因而妨碍性交或不能完成性交。

04.1722　精子减少症　oligospermia
又称"少精子症"。精液量减少、精子活动度降低或精子数降低(每毫升低于2000万)的一种病症。引起男性不育症。

04.09.03　泌尿生殖系统疾病诊疗技术

04.1723　泌尿系统核医学　urinary nuclear medicine
利用核医学技术(包括显像和非显像方法)对泌尿系统各组织器官的血供、形态、功能、排泄及代谢等多方面进行研究的一门学科。

04.1724　肾功能检查　renal function study
用于检测肾脏功能的各种放射性核素检查方法。包括显像和非显像两类。如肾动态显像、肾图、血标本法测定肾小球滤过率(GFR)和肾有效血浆流量(ERPF)等。

04.1725　肾显像　renal imaging, scintirenography
评价肾脏功能及相关疾病，应用放射性核素示踪技术对肾脏进行的显像方法。

04.1726　肾显像剂　renal imaging agent
肾显像时所用的放射性核素标记显像药物。

04.1727　碘-131-邻碘马尿酸钠　^{131}I-ortho-iodohippurate, ^{131}I-OIH
放射性核素^{131}I标记的邻碘马尿酸钠。该药物80%经肾小管摄取和排泄，20%由肾小球

滤过，一种反映肾小管功能的放射性示踪剂。

04.1728　锝-99m-二巯基丁二酸　^{99m}Tc-dimercaptosuccinic acid, ^{99m}Tc-DMSA
一种被有功能的肾小管上皮细胞特定摄取且清除缓慢的示踪剂。约有50%的注射剂量与肾小管上皮细胞紧密结合，用于肾皮质显像。

04.1729　锝-99m-葡庚糖酸　^{99m}Tc-glucoheptonate, ^{99m}Tc-GH
一种可被肾小管上皮细胞摄取和分泌的显像药物。约有12%的注射剂量与肾小管上皮细胞紧密结合，用于肾血流灌注和功能显像，也可用作肾皮质显像。

04.1730　锝-99m-双半胱氨酸　^{99m}Tc-ethulenedicysteine, ^{99m}Tc-EC
一种肾小管分泌型显像剂。可反映肾小管功能，也可用于定量测定有效肾血浆流量。

04.1731　锝-99m-巯乙甘肽　^{99m}Tc-mercaptoacetyltriglycine, ^{99m}Tc-MAG_3

又称"锝-99m-巯基乙酰基三甘氨酸"。一种肾小管分泌型显像剂。可用于定量测定有效肾血浆流量。

04.1732　肾图　renogram

检测肾脏功能和上尿路通畅度的一种非显像放射性核素功能检查。静脉注射由肾小球滤过或肾小管上皮细胞摄取、分泌而不被重吸收的放射性示踪剂，在体外连续记录并绘制其肾脏滤过或摄取、分泌和排泄全过程的时间–放射性计数曲线，用于测定肾和上尿路功能参数。

04.1733　利尿剂　diuretic

一类促进肾脏排尿功能、增加尿量的药物。药理作用包括影响肾小球过滤、肾小管再吸收和分泌等功能。

04.1734　利尿试验　diuresis test

通过静脉注射利尿剂(常用呋塞米)，在短时间内使肾脏产生大量尿液，对尿路产生巨大的冲刷作用，以此来鉴别梗阻性肾盂积液和单纯性肾盂扩张的试验。

04.1735　利尿肾图　diuresis renogram

联合使用利尿剂与放射性核素肾图的检查方法。主要用于上尿路机械性梗阻与非梗阻性尿路扩张的鉴别诊断。

04.1736　峰时　time to peak

肾动态显像或肾图测定过程中，注射示踪剂后双肾放射性活度达到高峰的时间。

04.1737　半排时间　time to half peak

在核素示踪技术检查中，肾脏内的放射性活度从高峰下降到峰值一半的时间。正常小于8 min。

04.1738　持续上升型肾图曲线　renogram with continuous rising slope

血管段(a 段)基本正常，聚集段(b 段)持续上升，至检查结束不见下降(无排泄段，c 段)的肾图曲线表现。单侧多见于急性上尿路梗阻；双侧多见于急性肾衰或继发下尿路梗阻所致的上尿路引流不畅。

04.1739　抛物线型肾图曲线　renogram with parabolic curve

血管段(a 段)低于正常，聚集段(b 段)上升和排泄段(c 段)下降缓慢，呈抛物线状的肾图曲线。多见于肾结石、输尿管扭曲、上尿路不畅、积水、肾缺血和肾功能受损等。

04.1740　高水平延长线型肾图曲线　renogram with high-level and continuous extension

血管段(a 段)基本正常，聚集段(b 段)上升不明显，与排泄段(c 段)界限不清，呈高水平持续延长型肾图曲线表现。多见于上尿路不完全性梗阻，或伴肾盂积水和肾功能不全(轻度受损)。

04.1741　低水平延长线型肾图曲线　renogram with low-level and continuous extension

血管段(a 段)明显降低，聚集段(b 段)无上升，与排泄段(c 段)界限不清，呈低水平延长样肾图曲线表现。常见于肾功能严重受损、急性肾前性肾衰、慢性上尿路梗阻，偶见于急性上尿路梗阻。

04.1742　低水平递降型肾图曲线　renogram with low-level and gradually descending slope

又称"无功能型肾图曲线"。血管段(a 段)低下，无聚集段(b 段)，排泄段(c 段)自然性缓慢下降的肾图曲线表现。见于肾功能衰竭或丧失、肾缺如、或严重肾萎缩无功能。

04.1743　小肾图　small renogram
形态正常，但各段幅度均小于正常的肾图曲线。见于因先天或后天因素导致的肾脏体积缩小。

04.1744　移植肾图　renogram of transplanted kidney
检测器视野对准移植肾而获得的肾图。用于评价移植肾的血流、功能和尿路通畅度；在检测肾移植后早期并发症、排异反应与肾功能长期监测方面有重要意义。

04.1745　膀胱/肾比值　bladder/kidney ratio, B/K ratio
膀胱区放射性计数与移植肾放射性计数的比值。用于评价移植肾功能。

04.1746　血管紧张素转换酶　angiotensin converting enzyme, ACE
一种含锌的二羧基肽酶。广泛存在于血管内皮细胞中，能使血管紧张素 I 转变成血管紧张素 II，以及降解缓激肽，以此维持血压和电解质平衡。

04.1747　巯甲丙脯酸试验　captopril test
又称"卡托普利试验"。通过注射巯甲丙脯酸后观测泌尿系动态影像和肾图反应的药物介入试验。用于提高单侧肾血管性高血压的诊断灵敏度和特异性。

04.1748　放射性核素肾脏显像　radionuclide renal imaging
应用放射性药物对肾脏进行显像的技术。包括肾动态显像和肾静态显像，可以获得双肾的血流灌注、肾脏功能、尿路通畅情况及肾脏形态等信息。

04.1749　肾静态显像　renal static imaging
静脉注射特定显像剂，被有功能的肾小管上皮细胞摄取，进而显示肾脏的平面或体层显像。反映双肾大小、形态、位置、分肾功能及占位性病变等相关信息。

04.1750　肾动态显像　dynamic renal imaging
选择经肾小球滤过或肾小管快速分泌型显像剂进行的肾脏连续动态显像。在肾脏血流灌注基础上，提供肾功能和尿路通畅度等更多信息。

04.1751　放射性核素肾血管造影　radionuclide renal angiography
又称"肾动脉灌注显像(renal artery perfusion imaging)"。通过静脉"弹丸"注射显像剂，连续采集和观察双肾放射性摄取的动态表现，以此判定双肾动脉血液供应和血流灌注等情况的核素显像技术。

04.1752　移植肾动态显像　dynamic imaging of transplanted kidney
针对移植肾进行的肾动态显像。用于观察和评价移植肾的血流、功能和尿路通畅状态。

04.1753　分肾功能　differential renal function
每侧单肾功能占双肾功能总和的百分比。

04.1754　平均通过时间　mean transit time
肾动态显像中，显像剂通过肾皮质的平均时间。

04.1755　二十分钟清除率　clearance rate of 20 minutes
核素肾动态显像过程中，第 20 分钟时肾脏排出的显像剂活度占肾脏最大活度的百分比。是一项较为灵敏的尿路梗阻判定指标，受肾功能状态影响较小。

04.1756　肾延迟显像　delayed renal imaging
常规显像结束后，因注射利尿剂介入或其他原因延迟一定时间进行的肾显像。常用于肾盂积水的鉴别诊断。

04.1757 放射性核素膀胱显像 radionuclide cystography
又称"膀胱输尿管反流显像(vesicoureteric reflux imaging)"。一种运用放射性核素对膀胱进行动态显像的技术。常用于膀胱输尿管反流的诊断。

04.1758 逆行膀胱显像 retrograde cystography
又称"直接法膀胱显像"。通过导尿管注入造影剂使膀胱显影的显像方法。具有膀胱显影清晰、本底低等特点。用于诊断膀胱占位、输尿管膀胱反流等疾病。

04.1759 用力排尿期 forced voiding phase
放射性核素膀胱显像过程中,受检者膀胱胀满至最大程度后用力排尿的阶段。此时间内膀胱内压力增大,对观察和诊断膀胱输尿管反流有较大帮助。

04.1760 排尿期 voiding phase
在放射性核素膀胱显像过程中,用力排尿期结束之后的自然排尿阶段。

05. 核医学治疗

05.01 外照射治疗

05.0001 放射治疗 radiotherapy
简称"放疗"。用各种放射线(包括α射线、β射线、γ射线、X射线、高能粒子射线等)的生物学效应破坏细胞、抑制其生长及造成细胞死亡的治疗方法。根据放疗方式,可分为外照射治疗、内照射治疗两大类。根据治疗目的,可以分为根治性放疗和姑息性放疗。根据与手术的关系分为术前放疗、术中放疗和术后放疗。

05.0002 外照射治疗 external radiation therapy
又称"远距离[放射]治疗(teletherapy)"。体外某一固定距离的放射源发出的射线穿过人体正常组织及邻近器官照射到人体内病变的放射治疗方式。大体上分为固定源皮距治疗技术、等中心治疗技术和旋转照射技术。

05.0003 分次立体定向放射治疗 fractional stereotaxis radiotherapy
由于辐射治疗剂量大,为防止正常组织损伤,将计划治疗剂量分次给予的放射治疗方法。一般需借助于立体定向装置和影像设备准确定出靶区的空间位置和计算机优化后方案,通过射线聚焦,使靶接受高剂量照射同时尽量减少周围组织剂量,以达到控制或根除病变的目的。

05.0004 分割放疗 fractionated radiotherapy
根据细胞周期不同时相肿瘤细胞射线敏感性不同,将放疗所需的总辐照剂量按一定间隔分次给予的放疗方案。常规方案是每天1次,1.8～2 Gy/次,5次/周,放疗6～7周,对上皮源性癌的总剂量为60～70 Gy。

05.0005 超分割放疗 hyperfractionated radiation therapy, HFRT
每次分割剂量低于常规剂量,每天2～3次,间隔6h以上,总剂量增加15%～20%,达到与常规分割方法相近时间内总放疗剂量增加的放疗方法。

05.0006 加速超分割放疗 accelerated hyperfractionated radiation therapy, AHFRT

每次剂量、每天次数与超分割放疗相同，但总疗程缩短、总剂量略低于常规分割放疗的方法。包括全程加速超分割放疗、同时加量照射放疗、后程加速超分割放疗、连续加速超分割放疗等四种方法。

05.0007　全程加速超分割放疗　continuously hyperfractionated accelerated radiation therapy, CHART

总疗程明显缩短、总剂量有所减少、从一开始就采用每天 2～3 次的分割直到治疗结束的放疗方法。

05.0008　同时加量照射放疗　concomitant boost radiation therapy, CBRT

用大照射野进行常规分割放疗的某一时期，同时加用小照射野进行加量照射的方法。

05.0009　后程加速超分割放疗　late course of accelerated hyperfractionated radiation therapy, LCAHF

常规分割放疗 4 周左右，缩野超分割放疗后约 2 周，对放疗后残留肿瘤进行的加速再增量照射的方法。

05.0010　图像引导放疗　image-guided radiation therapy, IGRT

在放疗实施过程中，通过计算机体层摄影或其他功能形态图像引导对计划治疗的肿瘤照射野准确定位，进一步提高肿瘤治疗的准确性的技术。

05.0011　调强适形放射治疗　intensity-modulated radiation therapy, IMRT

放射治疗中多野同中心照射，各野的几何形状与肿瘤在该射野内的形状一致，每个射野内的射线强度依据肿瘤生物活性按要求进行调整的放疗技术。

05.0012　生物调强适形放射治疗　biological

intensity-modulated radiation therapy, BIMRT

利用调整治疗射线发射强度和形状的方法，按靶区内不同生物学特征的区域给予不同剂量的照射、并最大限度地保护正常组织的现代放疗技术。

05.0013　二维放射治疗　2-dimensional radiation therapy

二维方向上设计规则形状或用铅模遮挡方式取得不规则形状照射野进行均匀剂量外照射的传统治疗方法。设备、技术条件要求较低，操作相对简单，多用于恶性肿瘤手术前、后放疗。但照射野与肿瘤实际三维形状不完全相符，照射野内包括的正常组织较多，对于肿瘤周围有敏感组织和要害器官的病例不太适宜。

05.0014　三维适形放射治疗　3-dimensional conformal radiation therapy, 3DCRT

利用计算机体层摄影图像重建肿瘤三维结构，使照射野在立体空间上与肿瘤形状一致的高精度放射治疗。在提高肿瘤区的照射剂量同时减少正常组织的照射，可以改善放疗疗效。

05.0015　放疗计划系统　treatment planning system, TPS

使用专用计算机，将 X 射线计算机体层摄影或磁共振成像上采集的患者身体截面图，连同放射治疗物理参数(如能量、照射野大小、照射距离、各种校正、楔形板、组织补偿等)一起输入，经处理后显示出等剂量分布曲线，然后调整物理条件，直到获得最优化的剂量分布的专用计算机系统。

05.0016　四维治疗计划　4-dimensional TPS design

在定位、治疗计划和治疗实施阶段均明确考虑解剖结构随时间变化的放疗技术。包括四维影像定位、四维计划设计和四维治疗实施等步骤。

05.0017　术中放疗　interoperative irradiation
对手术切除病灶后的瘤床、残留灶、不能切除病变、淋巴引流区等，在手术期间进行单次大剂量照射的放疗技术。以减少正常组织并发症，提高肿瘤局部控制率，消灭残存病灶及亚临床病灶。适用于肿瘤深在或与大血管、重要脏器有浸润不能彻底切除、肉眼见不到但怀疑有微小病灶残留，具有高度侵犯可能的肿瘤，或病变范围广、手术不能切除而仅为了控制肿瘤生长、缓解症状、延长生命的患者。

05.0018　放射野　radiation field
又称"照射野"。为放射治疗所设计的射线照射角度、形状、范围等的空间相关参数。应符合肿瘤灶、亚临床灶及肿瘤可能侵及范围接受所需辐射剂量，和避免非肿瘤区照射的要求。

05.0019　半影区　penumbra
放射野边缘剂量随离开中心轴距离增加而急剧变化的范围。通常用80%到20%的等剂量点之间的距离来表示。

05.0020　肿瘤区　gross target volume, GTV
一般临床手段能够明确的病变形状和范围。根据临床常规检查(包括各种影像学检查手段)确定，对应于肿瘤细胞累及的组织，包括已确定肿瘤原发病灶、周围受侵及的组织及转移淋巴结。该范围必须接受适当的剂量，以达到局部控制肿瘤的目的。

05.0021　生物学靶区　biological target volume, BTV
由一系列肿瘤生物学因素决定的治疗靶区内放射敏感性不同的区域。这些因素包括：乏氧及血供、增殖、凋亡及细胞周期调控、癌基因和抑癌基因改变、浸润及转移特性等等。既考虑肿瘤区内的敏感性差异，也应考

虑正常组织的敏感性，通常可通过先进的影像学技术进行显示。

05.0022　临床靶区　clinical target volume, CTV
按一定的时间剂量模式，临床上给实施放射治疗的实际范围。包括肿瘤、亚临床病变组织和因体位变化或其他不确定因素造成的肿瘤位置与形态的变动或移动。

05.0023　计划靶区　planning target volume, PTV
放疗计划时因考虑照射中器官运动和摆位中靶位置及靶体积的变化而扩大的照射范围。

05.0024　个体化放射治疗　individualized radiotherapy
针对每个患者具体情况制定的放射治疗计划。

05.0025　适应证　indication
根据某些处置、治疗措施或药物的作用特点和潜在风险所决定的其适合应用的疾病、症状、临床状态和人口学指标的范围。

05.0026　相对适应证　relative indication
在一定条件限制下可以扩大适应证某些指标的范围。

05.0027　禁忌证　contraindication
由于特定处置、治疗措施或药物的作用特点和潜在风险，对一些疾病、症状、机体状态和人口学指标范围内(如儿童、老年人、孕妇及哺乳期妇女、肝肾功能不全者)不适合应用，或禁止其应用的临床情况。

05.0028　肿瘤控制概率　tumor control probability, TCP
评估肿瘤治疗手段可能产生有益效果的指标。包括放射性药物内照射治疗后杀灭肿瘤

细胞的概率。与受照剂量及生物学影响因素有关，包括辐射敏感性、DNA 单链断裂修复等。

05.0029　早期反应　early reaction
一般发生在照射期间或治疗以后的几天或几周内的组织反应。反应的发生是由干细胞及正在分化的子代细胞组成的等级制约系统产生的。发生时间取决于分化了的功能细胞的寿命，反应的严重程度反映死亡与存活干细胞再生率之间的平衡。

05.0030　局部反应　local reaction
与辐射直接相关的照射野局部症状。包括局部水肿、坏死、纤维化、皮肤红斑、干反应、湿反应等；反应程度与放疗剂量、时间、射野大小及局部组织对射线的敏感性有关。皮肤放射性溃疡可能成为永久性损伤；局部反应严重时需要中断放疗，待其缓解或恢复。

05.0031　全身反应　general reaction
与辐射直接相关的一系列功能紊乱和失调等系统性症状。包括精神不振、乏力、食欲下降、恶心、呕吐、腹泻、白细胞减少等。反应程度与放疗的剂量大小、照射部位、照射野大小和机体状态、合并治疗等因素有关。

05.0032　局部剂量　local dose
对放射性能量在介质中局部沉积所进行的量化分析的指标。

05.0033　全身剂量　whole body dose
接受放射性射线照射者的全身放射性能量沉积进行量化分析的指标。

05.0034　外照射剂量计算　calculation of external dose
在用放射性核素或核射线进行外照射治疗时进行的剂量计算。

05.0035　剂量限制器官　dose-limiting organ
照射区内辐射敏感性最高、损伤后可能引起严重后果、在制定放射治疗计划时必须对其吸收剂量进行限制的组织器官。如晶状体、脊髓、肾、肺、直肠、膀胱、性腺等。

05.0036　早期副作用　early side effect
发生在照射期间或治疗以后的最初几天或几周内的非治疗预期性损伤。多发生在更新快的组织。如皮肤、黏膜等，还有放射性皮肤红斑、干性皮炎、湿性皮炎、放射性溃疡、急性放射性角膜炎、放射性中耳炎、急性放射性肺炎、放射性食管炎、放射性肠炎等；大部分可以恢复。

05.0037　晚期副作用　late side effect
发生在放疗后的数月或数年的辐射损伤。通常指实质细胞耗竭后无力再生而最终导致纤维化；晚期损伤难以修复，影响器官、组织的结构与功能。

05.0038　放射性肺炎　radiation pneumonitis
胸部放射治疗后，放射野内肺组织受到辐射损伤(短时间内均匀受照剂量达 6 Gy 以上)时表现出的急性炎性改变为特征的早期副作用。影像学显示为局限于照射范围的渗出性肺炎。病理检查可见血管壁增厚、内皮细胞肿胀，纤维形成、肺泡间隔水肿和胶原纤维肿胀；与受照射面积、剂量及分割有关，与个体差异、基础肺疾病、吸烟史和联合化疗等因素也有关系。严重放射性肺炎会导致肺纤维化等永久性损伤。

05.0039　放射性唾液腺炎　radiation sialadenitis
放疗后几个小时内表现出以暂时性的触痛、腺体肿胀、唾液的分泌量减少等唾液腺炎症为特点的早期副作用。一般疼痛等症状持续数天可自行缓解；连续放疗后，唾液的分泌量继续减少，可持续数月至数年的时间。

05.0040　放射性甲状腺炎　radiation thyroiditis
甲状腺受到 25 Gy 以上外辐射后产生的以甲状腺功能异常为特征的早期副作用。包括功能性滤泡单位数量减少、滤泡上皮的分泌功能抑制、血管异常分布及渗透性增加、免疫活性抑制等。甲状腺受到较大剂量碘-131内照射后，可出现滤泡坏死、急性血管炎、血栓形成和出血、淋巴细胞的浸润和血管外化等病理改变。最常见的临床表现是甲状腺功能低下。

05.0041　放射性胃炎　radiation gastritis
胃受到照射后出现急性早期损伤并随治疗剂量加大而加重的现象。包括胃黏膜主细胞和壁细胞的凝固性坏死，严重时出现腺体结构消失、黏膜变薄、水肿和炎性细胞浸润，胃酸分泌也受到严重的抑制，可能发生溃疡，并继发出血、穿孔。临床症状主要有厌食、恶心、呕吐和体重下降等。

05.0042　放射性肠炎　radiation enteritis
肠管受到照射后出现急性早期损伤并随治疗剂量加大而加重的现象。临床表现以恶心、呕吐、痉挛性腹疼及腹泻为主，偶有出血、小肠梗阻、穿孔或瘘管形成；吸收剂量大于 5 Gy 后，乙状结肠损伤，出现腹痛、里急后重及便血等；肛门黏膜及肛门周围皮肤出现局部渗出、糜烂及继发感染。

05.0043　骨髓抑制　bone marrow supression, myelosuppression
骨髓受到照射后出现急性早期损伤并随治疗剂量加大而加重的现象。一般放疗开始后出现淋巴细胞减少，1 周后出现粒细胞减少，2～3 周后出现血小板减少，2～3 个月后出现贫血。骨髓的改变往往在相当长时间内不

能恢复，程度取决于放射剂量的大小、照射范围和部位、照射时间，以及放疗增敏药物的应用等。

05.0044　迟发脑放射损伤　delayed radiation-induced brain injury
放疗后数周甚至数年出现的以系列中枢神经系统症状体征和病理改变为特征的晚期副作用。临床表现包括头晕、嗜睡、手足麻木、颅内压增高、脑神经受损、癫痫和脑脊液中白细胞增多等。影像表现形式包括：局限性水肿伴不同程度占位效应的脑白质低密度灶，不规则增强；白质内弥漫性低密度灶或异常信号，改变范围常超出照射野。可以发生于中枢神经系统内远离放射治疗区的部位。发病机制包括血管损伤学说、射线直接杀伤神经细胞学说和免疫学说。

05.0045　P 糖蛋白　P-glycoprotein
肿瘤多药耐药性基因（MDR1）编码的一种与被转运物结合的跨膜载体糖蛋白。高表达此类蛋白的肿瘤细胞能将进入胞内的化疗药物泵出胞外，产生耐药性的机制之一。其表达水平也可能成为临床化疗中一个预测疗效的指标。

05.0046　国际工作组标准　international working group criteria, IWC
1999 年发布的通过国际合作产生的工作标准。虽然被广泛采用，但存在一定的局限性。

05.0047　国际预后指数　international prognostic index, IPI
采用的弥漫大 B 淋巴瘤（DLBCL）的预后判断指标。参考年龄、疾病分期、乳酸脱氢酶水平、行为状态评分、结外侵犯情况等因素，决定是否适合治疗。

05.0048　年龄调整国际预后指数　age-adjusted international prognostic index,

aaIPI

国际预后指数的特殊版本。以分期乳酸脱氢酶水平、行为状态评分为基础，适用于年龄60岁以下的患者。

05.0049 国际预后评分 international prognostic score

国际预后指数评价过程中各项评价指标的计分值与标准。

05.02 内照射治疗

05.0050 内照射治疗 internal radiation therapy

将辐射治疗源引入人体，使之进入或接近肿瘤细胞实施治疗的方式。基本特征是放射源可以相对特异地接近肿瘤组织持续照射，提高肿瘤组织得到有效的杀伤剂量，而周围的正常组织受量较低。

05.0051 近距离治疗 brachytherapy

通过人体的天然腔道(如食管、气管、直肠)或经皮、经血管介入或手术方式，将密封放射源置于瘤组织内或瘤体表面进行的内照射治疗。由此可最大限度地提高肿瘤组织的有效杀伤剂量，而非置源部位没有辐射作用。

05.0052 近距离放疗计划 brachytherapy treatment planning

通过计算机程序，根据病灶结构、部位、血供、与周围组织关系等，对治疗源的分布或者后装治疗源的步进速率进行优化，设计理想的放射剂量分布使肿瘤组织达到致死剂量的同时最大程度保护正常组织的治疗前方案设计步骤。

05.0053 腔内近距离治疗 intracavity brachytherapy

把放射源引入自然体腔，以射线对该部位肿瘤或其他病变进行局部照射的治疗技术。

05.0054 后装放射治疗 after-load radiotherapy

先把不带放射性的治疗容器置于治疗部位，由电脑遥控步进电机将放射源送入容器实施放射治疗的技术。可避免放置治疗源过程中医务人员接受不必要的辐射剂量。

05.0055 放射性核素介入治疗 radionuclide interventional therapy

利用穿刺、插管、植入等手段，经血管、体腔、囊腔、组织间质或淋巴收集区，以适当的载体将高活度放射性核素制剂引入病变部位，从而直接对病变组织、细胞进行照射的内照射治疗方法。

05.0056 放射性核素受体靶向治疗 receptor-targeted radionuclide therapy

利用放射性核素标记的特异配体，通过配体与肿瘤细胞变异分化过程增高表达的某些受体的特异性结合，使大量放射性核素浓聚于肿瘤部位的内照射治疗方法。

05.0057 放射性核素基因介导治疗 gene-mediated radionuclide therapy

利用基因转染技术使肿瘤细胞表达某种抗原、受体或酶，利用放射性核素标记的相应抗体、配体或底物，进行的靶向内照射治疗。

05.0058 放射性核素反义治疗 radionuclide antisense therapy

利用放射性核素标记的反义寡聚核苷酸与肿瘤细胞特异或过度表达的 DNA 或 mRNA 中的某些序列互补结合，抑制癌基因的表达，并通过射线产生电离辐射生物效应，发挥反义阻断和内照射双重作用的治疗方法。

05.0059　放射性核素肽受体介导治疗　peptide receptor radionuclide therapy, PRRT

利用放射性核素标记相关结合肽与肿瘤细胞膜上某些高表达受体的特异结合进行的内照射治疗。肽的分子量小、免疫原性低，故有一定生物学优势。

05.0060　肿瘤坏死治疗　tumor necrosis treatment, TNT

以肿瘤细胞中心部位发生坏死时细胞核的不溶性抗原为肿瘤定位诊断及靶向治疗的方法。

05.0061　中子俘获治疗　neutron capture therapy, NCT

将无放射性的靶向化合物引入体内并聚积在肿瘤组织中，然后用中子束辐射活化其中的某一核素（靶核素）产生次级杀伤性辐射，从而达到治疗目的的内照射治疗方法。

05.0062　硼中子俘获治疗　boron neutron capture therapy, BNCT

将与癌细胞有很强的亲和力的含同位素硼-10 的化合物引入体内，迅速聚集于癌细胞内，然后用被正常组织慢化的热中子与硼-10 发生核反应，释放出 α 粒子和锂原子，从而杀死肿瘤细胞的治疗方法。

05.0063　血管内近距离治疗　intravascular brachytherapy, IVBT

将放射源（常指表面附有放射源的血管内支架）置于血管腔内病灶附近对该病灶进行局部照射的放射治疗技术。

05.0064　间质治疗　interstitial therapy

将细胞毒药物、生物制剂、治疗放射源等治疗剂直接植入肿瘤组织或其周围间质组织内，直接攻击肿瘤的治疗方法。

05.0065　免疫抑制治疗　immunosuppressive therapy

用免疫抑制药物或其他措施人工减弱或阻断机体免疫应答能力的辅助治疗方法。常用于防治器官移植排斥反应、治疗各种免疫性疾病。常用的免疫抑制剂有抗生素类（环孢素）、皮质甾类（糖皮质激素）、细胞毒类药物（烷化剂和抗代谢剂）和抗淋巴细胞抗体。

05.0066　放射性滑膜切除术　radiation synovectomy

将放射性药物注射入关节腔内，利用 β 射线的内照射，使滑膜绒毛充血消退、炎性细胞浸润减轻，去除或减轻滑膜炎症，并使滑膜硬化，达到治愈目的的方法。

05.0067　放射性粒子　radioactive seed

又称"籽源"。将放射性同位素（^{125}I、^{103}Pd）吸附在银棒上并用钛金属壳密封成直径 0.8 mm、长度为 4.5 mm 的放射性微粒源。按治疗计划将粒子植入肿瘤内，可持续有效地杀灭肿瘤细胞的近距离放射治疗，适用于中晚期或不能手术的肿瘤。

05.0068　放射性微球　radioactive microsphere

放射性核素标记的粒径 20～70 μm 的颗粒源。如钇-90-玻璃微球、碘-131-蛋白微球等，主要用于肝癌等实体瘤的动脉栓塞内照射治疗。

05.0069　放射性支架　radioactive stent

用放射性核素包被或中子辐射活化制备的带有放射性的支架。如磷-32-支架等。通过支架发出的射线，抑制血管内皮细胞的增生，避免血管再通术后再狭窄的发生。

05.0070　魔弹　magic bullet

泛指利用对器官具有亲和性的载体物质将药物或毒物带到病灶，形成疗效高但对正常组织或细胞损伤小的理想治疗剂。

05.0071 视黄酸 retinoic acid, RA
又称"维甲酸""维生素 A 酸（vitamin A acid）"。维生素 A 的中间代谢产物。影响骨的生长和上皮代谢，可能具有促进上皮细胞增生分化、角质溶解等作用。适用于寻常性痤疮、扁平苔藓、白斑、毛发红糠疹和面部单糠疹和银屑病的辅助治疗；可用于失分化甲状腺癌的辅助治疗。

05.0072 利妥昔单抗 rituximab
一种与纵贯细胞膜的 CD 20（人白细胞分化抗原）抗原特异性结合的鼠/人嵌合单克隆抗体。用于复发或化疗抵抗性 B 淋巴细胞型的非霍奇金淋巴瘤的免疫治疗。

05.0073 云克 ^{99}Tc-MDP
人工微量元素 ^{99}Tc 与亚甲基二磷酸盐（MDP）的螯合物。能抑制巨噬细胞产生白介素 -1（IL-1），具有抗炎、抗风湿、抗自由基、调节人体自身免疫和抑制前列腺素合成等作用。用于类风湿性关节炎治疗。

05.0074 肿瘤滞留指数 tumor retention index
使用肿瘤显像剂后早期肿瘤/正常组织比与延迟期肿瘤/正常组织比间的比值。反映肿瘤恶性程度，与肿瘤组织学分类和肿瘤细胞的增殖能力相关。

05.0075 累积剂量 accumulated dose
放射性物质或放射线在一定时间内沉积于介质或生物体中的累加剂量。

05.0076 滞留时间 retention time
摄入的放射性物质在特定器官、房室或全身内沉积的时间。

05.0077 治疗反应 therapeutic reaction
接受放射治疗后组织所发生的变化。

05.0078 近期疗效 short-term effect
接受治疗后 30 天内的疗效。

05.0079 远期疗效 long-term effect
接受治疗 30 天后到随访时间前的疗效。

05.0080 无效 inefficiency
接受治疗后疾病没有获得有效治疗响应的情况。一般指肿瘤体积增大不足 25%、减小不足 50 % 的中间状态。

05.0081 顿抑效应 stunning effect
接受治疗后组织失去原有能力，但仍然存活的状态。如接受小剂量碘-131 治疗后，甲状腺细胞或分化型甲癌细胞摄取和有机化碘能力下降的状态。

05.0082 放射性粒子带 radioactive seed ribbon
多个放射性粒子串联固定在一条导丝上进行血管内照射的装置。常用的放射源为铱-192。

05.0083 人抗鼠抗体反应 human anti-mouse antibody reaction, HAMA
人体针对鼠源抗体（主要是鼠源单克隆抗体的同种型）所产生的反应。可使鼠源抗体的清除加速，或引起过敏性反应。属于宿主抗移植物反应，即有免疫原性的外来物质进入体内后引起免疫系统对外来物质的排斥反应的一种。

05.0084 诱导分化 induced differentiation
恶性肿瘤在体内外诱导剂的作用下，重新向正常分化方向逆转的现象。

05.0085 潜伏期 latency
从事件发生到事件对目标系统产生影响的时间间隔。包括自病原体侵入机体到最初症状出现的时间、治疗与治疗响应或副作用出现的时间间隔等。

05.0086 复发率 relapse rate
评定期限内，疗效达到显著改善以上的患者再次出现疾病的比例。

05.0087 生存率 survival rate
接受某种治疗或患某种疾病的患者，在一定时间尚存活人数所占的比例。反映疾病对生命的危害程度，常用于评价某些病程较长疾病的远期疗效。

05.0088 缓解率 remission rate
接受某种治疗的患者中，病情缓解人数占总人数的比例。

05.0089 病死率 fatality rate
一定时期内（通常为 1 年），因患某病死亡者占该病全部患者中的比例。

05.0090 预期生存期 expected survival
又称"预期寿命（expected life span）"。根据肿瘤患者疾病状态、治疗情况和同类型疾病流行病学或其他临床证据得出的该患者可能的生存时限。治疗过程中用来确定治疗方案和评价预后的一个重要参考指标。

05.0091 甲状腺清除 thyroid gland ablation
又称"清甲"。用 ^{131}I 摧毁分化型甲状腺癌手术后残留甲状腺组织的治疗方法。是分化型甲状腺癌转移灶 ^{131}I 治疗的必要步骤。

05.0092 早发甲减 early onset of hypothy-roidism
接受分化型甲状腺癌转移灶甲亢治疗后一年内发生的甲状腺功能减低的现象。发生的原因是射线对甲状腺细胞的直接破坏，与给予的 ^{131}I 剂量、个体对射线的敏感性等因素有关。

05.0093 晚发甲减 late onset of hypothyroid-ism
接受分化型甲状腺癌转移灶甲亢治疗一年以后发生的甲状腺功能减低现象。以每年2%～3%的比例递增；发生的原因尚不明确，可能与自身免疫功能失调有关，与 ^{131}I 剂量大小无关。

05.0094 功能性[转移]病灶 functional focus
有摄取 ^{131}I 功能的分化型甲状腺癌转移灶。

05.0095 毛细血管瘤 capillary hemangioma
一种先天性皮肤毛细血管增生扩张所形成的良性肿瘤。常在出生时或出生不久发现。

05.0096 球后放疗 ophthalmopathy retro-orbital radiation
治疗浸润性突眼的一种放射治疗。适用于大剂量糖皮质激素治疗无效或有禁忌证者。

05.0097 血浆置换术 plasm permute
经血液置换机除去患者血液或血浆中有害成分后回输患者，并补充等量的置换液的治疗方法。目的是以除去或减少血浆中的病理成分，治疗疾病。

05.0098 粒细胞减少症 granulocytopenia
外周血中性粒细胞绝对计数（ANC）减少而出现的一组综合征。中性粒细胞的绝对值随年龄而异。

05.0099 药物性肝损害 medicamentous liver impairment
由药物或其代谢产物引起的肝细胞形态和胆汁分泌功能障碍。根据肝脏病理表现，分为肝细胞型、胆小管阻塞型和肝细胞胆管型三型。

05.0100 诊断性碘-131 显像 diagnostic radio-iodine-131 imaging
给予小剂量 ^{131}I（通常 3～5 mCi）24～72 h后进行的显像。目的是判断全身或局部有无

摄取 ^{131}I 的肿瘤组织。

05.0101　治疗后碘-131 显像 post-therapeutic radioiodine-131 imaging

接受 ^{131}I 治疗剂量后 5～8 天进行的显像。目的是判断甲状腺癌组织吸收 ^{131}I 的情况，为下一步治疗计划提供参考信息。

05.0102　生长抑素 somatostatin, SST

一种广泛存在于中枢神经系统、胃肠道和淋巴器官的脑肠肽。能抑制生长激素和促甲状腺素的分泌，还能抑制其他多种激素（促胃液素、促胰液素等）及消化道（胃、肠、胰等）的外分泌。用于临床多种疾病的治疗，如各种胰岛内分泌肿瘤、胰瘘、急性出血坏死性胰腺炎、消化道溃疡和食管静脉曲张破裂所致的上消化道出血。

05.0103　奥曲肽 octreotide

又称"生长抑素八肽"。一种人工合成的八肽环状化合物。具有与天然内源性生长抑素类似的作用。

05.0104　生长抑素受体 somatostatin receptor

细胞膜上能与生长抑素特异性结合的 G 蛋白偶联受体蛋白。属于 G 蛋白偶联受体家族。可与放射性核素标记的生长抑素类似物结合，用于神经内分泌肿瘤显像或治疗。

05.03　放射性核素敷贴治疗

05.0105　放射性核素敷贴治疗 radionuclide application therapy

将含有一定剂量放射性核素（一般选用 β 射线发射体）制成敷贴器，紧贴于皮肤/黏膜或角膜等病变处，利用射线所产生的电离辐射生物效应，使某些皮肤疾患或眼病得到治疗的方法。

05.0106　敷贴器 applicator

将一定剂量的放射性核素均匀吸附在滤纸或银箔上制成的敷贴治疗装置。临床常用磷-32 和锶-90 敷贴器。前者多为临时自制，具有适应病患形态、大小的灵活性；后者已有固定规格的商品供应。

05.0107　β 射线敷贴器 β-ray applicator

应用产生足够能量纯 β 射线的核素制备的一种敷贴治疗装置。常用于治疗某些皮肤疾病（如皮肤毛细血管瘤等）。

05.0108　瘢痕疙瘩 keloid

又称"蟹足肿""瘢痕增生症"。因损伤导致皮肤内结缔组织过度增生引起的高出皮面而坚实的良性皮肤肿瘤样改变。有患者体质因素，有色人种较易发病，部分患者有家族史；某些创伤或皮肤病易诱发此病，如伤口张力大、异物、烧伤、痤疮、毛囊炎及化脓性汗腺炎等。

05.0109　海绵状血管瘤 cavernous hemangioma

血管瘤的一种。出生时或出生后不久发生，好发于头面部，也可累及口腔黏膜。皮损大而不规则，位于真皮及皮下，高出皮面呈结节或分叶状，边界不甚清楚，可呈鲜红、暗红及紫蓝色，常可压缩，状如海绵。随年龄增长而扩大，至成年停止生长。

05.0110　表皮鲜红斑痣 nevus flammeus

又称"焰色痣""毛细血管扩张痣""葡萄酒样痣（port-wine stain）"。一种真皮乳头内毛细血管扩张形成的皮肤血管瘤。好发于面部、颈部及头皮，有时累及黏膜；皮损边界清楚，形状呈不规则的斑片状，红色、暗红色或青红色，不高出于皮面，压之可部分褪色或完全褪色；成年后，病变处可长出大小不等的疣状或结节状突起。

05.0111　湿疹　eczema
一种由多种内外因素引起、具有明显渗出倾向的皮肤炎症反应。属迟发型变态反应。临床表现为对称分布，多形损害，剧烈瘙痒、红痣、湿润和集簇性丘疱疹，易反复发作。

05.0112　银屑病　psoriasis
曾称"牛皮癣"。以出现大小不等的丘疹、红斑、表面覆盖银白色鳞屑为特征表现的慢性、复发性、炎症性皮肤病。病因尚不完全明确，主要有遗传学说、免疫功能失调学说、感染学说、代谢障碍学说等。

05.0113　系统性硬化　systemic scleredema
又称"进行性系统性硬化"。一种原因不明，临床上以局限性或弥漫性皮肤增厚和纤维化为特征的全身性疾病。可影响心、肺和消化道等器官。

05.0114　硬皮病　scleroderma
一种因免疫系统异常而引起的特殊慢性皮肤疾病。皮肤及因为大量的胶原蛋白沉积而变硬，甚至像石头一样。

05.0115　酒渣鼻　rosacea
俗称"红鼻头"。一种发生于面部，尤其是外鼻部的慢性皮肤炎性疾病。男性多见，多于中年期发病。局部弥漫性潮红，伴发丘疹及毛细血管扩张等损害，导致局部结构变厚、增大。目前大多数学者认为毛囊虫感染是发病的重要因素。

05.0116　神经性皮炎　neurodermatitis
又称"慢性单纯性苔藓"。以阵发性剧烈瘙痒和皮肤苔藓样变为特征表现的一种慢性皮肤病。多见于青壮年，常发生于颈项部、

骶尾、肘窝、腘窝等处；根据皮肤受累的范围大小，分为局限性和泛发性神经性皮炎两类。多年不愈，容易复发。

05.0117　溃疡性角膜炎　ulcerative keratitis
又称"角膜溃疡"。感染性或其他外来致病因子侵犯角膜上皮细胞层而发生的炎症。坏死的角膜上皮和基质脱落形成。

05.0118　翼状胬肉　pterygium
俗称"鱼肉"。由眼角或鼻侧角相邻的睑裂斑发起三角形肉样厚膜。形状像昆虫的翅膀。表面有水平走向的丰富血管，可跨球结膜向角膜生长。发病机制不明，可能与紫外线照射损伤角膜缘干细胞、气候干燥和接触风沙有关。

05.0119　磷-32　phosphorus-32, ^{32}P
元素磷的放射性同位素。由反应堆生产，纯β放射性核素，物理半衰期 14.26 天，β射线最大能量 1.709 MeV，平均能量 0.695 MeV，组织内最大射程 8.6 mm，平均射程 4 mm；常用于放射性核素内、外照射治疗，如血液病、皮肤病的治疗。

05.0120　胶体磷酸铬　colloid chromic phosphate
一种不溶解、不发生生物化学作用的惰性 ^{32}P 类放射性药物。颗粒大小为 0.5～1.0 μm；常用于腔内介入治疗癌性胸腹水，达到姑息治疗的目的。

05.0121　锶-90　strontium-90, ^{90}Sr
元素锶的放射性同位素。纯β射线发射体，最大β射线能量 0.546 MeV，物理半衰期是 28.8 年。可连续衰变，子代产物为 ^{90}Y。用于皮肤病、前列腺增生等的核素治疗。

05.0122　前列腺增生治疗器　prostatic hyperplasia applicator

一种借助内置的 ^{90}Sr 及其子体 ^{90}Y 发射的 β 射线治疗良性前列腺增生的装置。射线经尿道壁或直肠壁照射增生的前列腺组织，使腺体萎缩或产生其他退行性变，减轻对尿道的压迫和阻塞作用，缓解排尿困难，恢复尿路通畅。

06. 核医学研究

06.01 分子生物学基础

06.0001 生物膜 biomembrane
镶嵌有蛋白质和糖类的磷脂双分子层结构。具有分隔细胞和细胞器作用，也是渗透屏障、物质转运和信号转导的重要部位。

06.0002 流动镶嵌模型 fluid mosaic model
针对生物膜的结构提出的一种模型。生物膜被描述成镶嵌有蛋白质的流体脂双层，脂双层在结构和功能上都表现出不对称性。有的蛋白质"镶"在脂双层表面，有的则部分或全部嵌入其内部，有的则横跨整个膜。脂和膜蛋白可以进行横向扩散。

06.0003 细胞膜 cell membrane
又称"质膜(plasma membrane)"。细胞和细胞器表面的一层生物膜结构。用于分隔细胞内、外不同介质和组成成分的界面。由磷脂双层和相关蛋白质及胆固醇和糖脂组成。

06.0004 核被膜 nuclear envelope
细胞核与细胞质之间的一层有核孔的双层膜结构。内膜在内部与核层粘连蛋白结合，外膜在细胞质中延伸到内质网的骨架。

06.0005 细胞器 organelle
细胞质内具有某些特殊生理功能和一定化学组成和形态结构的亚细胞单位。如线粒体、溶酶体、内质网和高尔基体等。

06.0006 溶酶体 lysosome
真核细胞中为单层膜所包围的亚细胞结构。包含多种水解酶，具有细胞内消化功能。

06.0007 微粒体 microsome
与核糖体结合的碎片状内质网膜形成的直径介于 20 ～ 200 nm 的膜泡。

06.0008 高尔基体 Golgi apparatus
真核细胞胞质中近核部位主要由扁平膜囊和小泡规则堆摞而成的结构。在蛋白质糖基化和存储转运中起重要作用。

06.0009 细胞周期 cell cycle
由细胞分裂结束到下一次细胞分裂结束所经历的周期性过程。包含四个时相：G_1 期、S 期、G_2 期和 M 期。

06.0010 G_0 期 G_0 phase
又称"休止期"。细胞周期内细胞处于休眠状态、暂不分裂的时段。在一定条件下细胞又可重新进入 G_1 期并进行细胞周期的运转。

06.0011 G_1 期 G_1 phase
又称"合成前期(presynthetic phase)"。细胞周期内细胞从有丝分裂完成到其 DNA 复制之前的间隙时段。

06.0012 S 期 synthesis phase, S phase
又称"合成期"。细胞周期内细胞进行 DNA 复制的时段。

06.0013　G₂ 期　G₂ phase
又称"合成后期 (postsynthetic phase)"。细胞周期内 DNA 复制完成到有丝分裂开始之前的时段。

06.0014　M 期　mitosis phase, M phase
又称"有丝分裂期"。细胞周期内细胞开始分裂到分裂结束的时段。包含了有丝分裂过程，经过核分裂和相继进行的胞质分裂，最终被分为两个子细胞。

06.0015　周期蛋白　cyclin
在真核细胞周期中，其浓度周期性有规律升高和降低的一类蛋白质家族，通过活化周期蛋白依赖激酶调节细胞周期各时相的转换与运行。其中周期蛋白 D₁ 和周期蛋白 E 参与调控 G₁ 至 S 期，周期蛋白 A 调控 S 期至 G₂ 期，周期蛋白 B 参与 G₂ 期至 M 期调控。

06.0016　周期阻滞　cycle arrest
通过化疗药物使细胞的分裂停留在细胞周期内某个时段的效应。

06.0017　有丝分裂　mitosis
细胞核中的染色体复制，生成两个细胞核，最后分裂成两个细胞的过程。通常划分为前期、前中期、中期、后期和末期五个阶段。

06.0018　细胞增殖　cell proliferation
细胞以分裂的方式增加数量，或单细胞生物以细胞分裂方式产生新的个体的过程。是生物体的重要生命特征，生物繁殖基础、维持细胞数量平衡和机体正常功能所必需。

06.0019　主动转运　active transport
一种耗能的跨膜物质转运机制。离子或小分子物质逆浓度梯度或电化学梯度，从浓度低的一侧，向浓度高的一侧的转运，主要由腺苷三磷酸偶联水解提供能量。

06.0020　被动转运　passive transport
又称"易化扩散"。一种不需要细胞提供能量的跨细胞膜物质转运机制。物质或离子顺着浓度梯度或电位梯度，通过细胞膜从浓度高的一侧向浓度低的一侧的扩散过程。

06.0021　协同运输　co-transport
两种不同溶质的跨膜耦联转运。可以通过一个转运蛋白进行同一方向 (同向转运) 或反方向 (反向转运) 转运。

06.0022　胞吞作用　endocytosis
又称"内吞作用"。物质被质膜伸出的伪足包裹，并通过包被膜泡方式转移到细胞内部的过程。

06.0023　胞吐作用　exocytosis
细胞通过囊泡形成和与细胞膜融合将胞内物质释放到细胞外的过程。

06.0024　基因　gene
携带有遗传信息的 DNA 序列。遗传的生理及功能基本单位，一般指位于染色体上编码一个特定功能产物 (如蛋白质或 RNA 分子等) 的一段核苷酸序列。能将上一代的信息携带到下一代。

06.0025　基因组　genome
个体或细胞所含的全套基因信息的总和。单倍体细胞包含的全套染色体，全部 DNA 分子或 RNA 分子。

06.0026　基因组学　genomics
研究生物基因组的组成、组内各基因的精确结构、相互关系及表达调控的学科。包括三个不同的亚领域：结构基因组学、功能基因组学和比较基因组学。

06.0027　嵌合基因　chimeric gene
由来源、功能不同的 DNA 序列剪接重组而形成的杂合基因。

06.0028 报告基因 reporter gene
又称"报道基因"。用以反映基因表达效率的编码易于检测的蛋白质或酶的基因。以重组入载体再导入细胞中，用于指示其上游的调控序列或元件调控基因表达水平的高低。常用于与基因治疗中治疗基因共表达，以进行基因治疗部位、水平的监测。

06.0029 报告探针 report probe
可以与报告基因的表达产物(如酶、受体、转运体等)发生相互(结合)作用，从而显示报告基因表达部位及表达量的物质。通常为核素、发光物质等标记的底物或配体等。

06.0030 后基因组时代 postgenome era
在基因组全序列基础上，从整个基因组及其全套蛋白质产物的结构–功能–相互作用出发，去了解生命活动全貌的阶段。

06.0031 反义RNA antisense RNA
一种通过与细胞内RNA或微RNA(miRNA)部分序列互补结合，从而阻断蛋白质合成或其功能的分子。

06.0032 反义技术 antisense technology
根据碱基互补原理，通过人工合成或自然存在的与目标DNA或RNA互补的寡核苷酸短链分子，干扰目的基因转录、剪接、转运、翻译等过程的技术。

06.0033 反义治疗 antisense therapy
利用与DNA、RNA或miRNA碱基互补的反义分子来封闭与疾病相关基因的表达以治疗疾病的方法。

06.0034 分子克隆 molecular cloning
按照既定目的和方案在体外对DNA分子进行人工重组，将重组分子导入合适宿主，使

其在宿主中扩增和繁殖，以获得该DNA分子大量拷贝的技术。

06.0035 核酸 nucleic acid
一种核苷酸聚合而成的生物大分子。包括脱氧核糖核酸(DNA)和核糖核酸(RNA)。主要位于细胞核内充当生物体遗传信息的携带和传递功能，储存和传递遗传信息。

06.0036 核苷酸 nucleotide
一类由嘌呤碱或嘧啶碱、核糖或脱氧核糖及磷酸三种物质组成的化合物。构成DNA和RNA的基本单位。

06.0037 核苷 nucleoside
一类嘌呤或嘧啶碱通过共价键与戊糖连接组成的化合物。核糖与碱基一般由糖的异头碳与嘧啶的 N-1 或嘌呤的 N-9 之间形成的β-N-糖键连接。

06.0038 寡核苷酸 oligonucleotide
一类只有 20 个以下碱基的短链核苷酸。包括 DNA 或 RNA 内的核苷酸；寡核苷酸可以很容易地与其相应的互补对连接，常用来作为探针。

06.0039 嘌呤 purine
一种含氮的单环结构物。核苷酸的重要组成部分。有腺嘌呤鸟嘌呤两种。

06.0040 腺嘌呤 adenine, A
核酸中的一种碱基。在 DNA 中与胸腺嘧啶配对，在 RNA 中与尿嘧啶配对。

06.0041 鸟嘌呤 guanine, G
核酸中的一种碱基。由碳和氮原子组成的双环结构。

06.0042 甲基鸟嘌呤 methyl guanine
一种羟甲基无环鸟苷。核酸中嘌呤型碱基之

一。可作为获得性免疫缺陷综合征治疗药物。标记的甲基鸟嘌呤可作为报告探针用于显像。

06.0043 嘧啶 pyrimidine
一种含氮的双环结构。核苷酸的重要组成部分。分为胞嘧啶、胸腺嘧啶和尿嘧啶三种。

06.0044 胞嘧啶 cytosine, C
2-羟基-4-氨基嘧啶。核酸(DNA 和 RNA)中的主要碱基组成成分之一。

06.0045 胸腺嘧啶 thymine, T
DNA 中的碱基之一。自胸腺中分离出来的一种嘧啶碱。

06.0046 尿嘧啶 uracil, U
RNA 特有的碱基。在 DNA 的转录时取代 DNA 中的胸腺嘧啶,与腺嘌呤配对。

06.0047 碱基 base
嘌呤和嘧啶的衍生物。核酸、核苷、核苷酸的必要组成成分。在 DNA 主要有腺嘌呤、鸟嘌呤、胞嘧啶和胸腺嘧啶;RNA 主要有腺嘌呤、鸟嘌呤、胞嘧啶和尿嘧啶。

06.0048 碱基对 base pair, bp
按碱基配对互补原则形成核酸 DNA、RNA 单体及编码遗传信息的化学结构。如腺嘌呤–胸腺嘧啶对、腺嘌呤–尿嘧啶对、鸟嘌呤–胞嘧啶对、鸟嘌呤–尿嘧啶对等。

06.0049 GT-AG 法则 GT-AG rule
又称"尚邦法则(Chambon's rule)"。核基因内含子 5′端位点均为 GT,3′端均为 AG 的固定碱基排列规律。

06.0050 原癌基因 protooncogene
正常细胞具有能致癌的遗传信息、但不具有致癌作用、保持着控制细胞生长的正常生物

学功能的状态。在受到病毒感染或理化因素刺激而激活时成为癌基因。如 *c-myc* 基因等。

06.0051 操纵基因 operator gene
与一个或者一组结构基因相邻近,并且能够与一些特异的阻遏蛋白相互作用,从而控制邻近的结构基因表达的基因。

06.0052 回文序列 palindrome
具有反向重复的 DNA 序列。DNA 结合蛋白的识别部位。限制性核酸内切酶识别位点的序列特征。

06.0053 调控序列 regulatory sequence
一段控制基因表达的 DNA 片段。

06.0054 端粒 telomere
染色体末端的一段特定的 DNA 重复序列。DNA 复制时长度缩短。其作用是保持染色体的完整性和控制细胞分裂和 DNA 复制次数。

06.0055 端粒酶 telomerase
一种由 RNA 和蛋白质组成的核糖核蛋白复合体。属于逆转录酶。可以维持端粒长度及功能。

06.0056 测序 sequencing
确定 DNA 或 RNA 分子上的碱基排列的顺序,或确定蛋白质的氨基酸序列的过程和技术。

06.0057 转录 transcription
在由 RNA 聚合酶和辅助因子组成的转录复合物催化下,从 DNA 分子中拷贝生物信息生成 RNA 的过程。

06.0058 复制起点 replication origin
存在于生物体基因组的独特的 DNA 节段,DNA 复制由此开始。真核生物的染色体含

有多个起始点，而细菌的染色体和质粒则通常只有一个起始点。

06.0059　逆转录　reverse transcription
又称"反转录"。在逆转录酶催化下，以 RNA 为模板逆行合成 DNA 的过程。

06.0060　核糖体　ribosome
又称"核糖核蛋白体"。由核糖体 RNA 和蛋白质组成的颗粒结构。包括大小两个亚单位，是蛋白质合成的细胞器。

06.0061　核糖核酸　ribonucleic acid, RNA
通过 3′，5′-磷酸二酯键连接形成的特殊序列的多聚核糖核苷酸。生物细胞及部分病毒、类病毒中携带遗传指令的遗传信息载体。

06.0062　第二信使　second messenger
在细胞内传递细胞调控信号的化学物质。包括环腺苷酸(cAMP)、环鸟苷酸(cGMP)、肌醇-1，4，5-三磷酸(IP_3)、二酰甘油(DG)、钙离子(Ca^{2+})等小分子化合物。第二信使在传递信号时绝大部分通过酶促级联反应方式进行，最终通过改变细胞内有关酶的活性、开启或关闭细胞膜离子通道及细胞核内基因的转录，达到调节细胞代谢和控制细胞生长、繁殖和分化的作用。

06.0063　半保留复制　semiconservative replication
DNA 复制的一种方式。每条链都可用作合成互补链模板，合成出两个双链 DNA 分子，每个分子都是由一条亲代链和一条新合成的互补链组成。

06.0064　信使 RNA　messenger ribonucleic acid, mRNA
携带遗传信息，指导蛋白质合成的一类单链 RNA。

06.0065　互补 DNA　complementary DNA, cDNA
通过逆转录酶由信使核糖核酸(mRNA)为模板，以四种脱氧核苷三磷酸(dNTP)为底物，合成的与 RNA 互补的 DNA。

06.0066　转运 RNA　transfer RNA, tRNA
具有特殊结构的 RNA。能够同细胞质中游离的氨基酸结合并运到核糖体，按信使 RNA 的遗传信息将氨基酸装配成蛋白质。

06.0067　起始因子　initiation factor
促使核糖体与信使 RNA 正确结合的一组蛋白质。为启动蛋白质合成所必需的因素。

06.0068　引物　primer
含有一个自由 3′-羟基端的寡核苷酸序列。可与互补模板链形成碱基对，并引发聚合反应。

06.0069　启动子　promoter
一段决定 RNA 聚合酶转录起始位点的 DNA 序列。控制基因表达(转录)的起始时间和表达程度。

06.0070　遗传密码　genetic code
决定多肽特异氨基酸顺序的 DNA 信息。遗传密码为编码 20 种氨基酸和多肽链起始及终止的一套 64 个三联密码子。信使 RNA 中 3 个核苷酸形成 1 个密码子，编码 1 个氨基酸。

06.0071　密码子　codon
由三个相邻的核苷酸组成的信使 RNA 基本编码单位。有 64 种密码子，其中有 61 种指定氨基酸的密码子(包括起始密码子)及 3 个终止密码子，由它们决定多肽链的氨基酸种类和排列顺序的特异性，以及翻译的起始和终止。

06.0072 起始密码子 initiation codon
指定蛋白质合成起始位点的氨基酸密码子。最常见的起始密码子是蛋氨酸密码：AUG。

06.0073 终止密码子 termination codon
不编码氨基酸，不能被转运 RNA 分子正常识别，但可与特殊蛋白结合并引起新合成肽链释放的密码子。包括三种：UAG、UAA和 UGA。

06.0074 操纵子 operon
由一个或多个结构基因及调控其转录的启动、终止序列组成的基因表达单位。

06.0075 模板 template
生产或产生新物质的参照物。生物学指导定向合成另一互补化合物所用的分子模型，如蛋白质合成中编码氨基酸的核苷酸序列。

06.0076 模板链 template strand
与转录的 RNA 碱基互补(A-U, G-C)、可作为模板转录的 RNA 链。在转录过程中，RNA 聚合酶与模板链结合，并沿着模板链的 3′→5′方向移动，按照 5′→3′方向催化 RNA 的合成。

06.0077 编码链 coding strand
双链 DNA 中，不能进行转录的 DNA 链。其核苷酸序列与转录生成的 RNA 的序列一致（在 RNA 中以 U 取代 DNA 中的 T）。

06.0078 翻译 translation
信使 RNA 上携带的遗传信息为模板，tRNA 为氨基酸运载体，核蛋白体为装配场所，共同协调完成蛋白质合成的过程。

06.0079 突变 mutation
由于 DNA 碱基对的置换、增添或缺失等而引起的基因结构的变化。

06.0080 得失位 indel
两个匹配的 DNA 序列间有插入或缺失的位置。

06.0081 碱基变化 base change
反映 DNA 损伤的指标。分为碱基环破坏、碱基脱落丢失、碱基替代等类型。

06.0082 DNA 链断裂 DNA strand break
DNA 损伤的一种类型。常用于评价辐射导致的 DNA 损伤。

06.0083 DNA 交联 DNA crosslink
不同 DNA 链的交错连接。细胞内发生严重损伤的表现。可影响 DNA 的正常复制功能，导致突变或肿瘤。

06.0084 cDNA 文库 cDNA library
以信使 RNA 为模板，借助逆转录转录病毒获得互补 DNA 构建的基因文库。

06.0085 DNA 芯片 DNA chip
在固相支持物上原位合成寡核苷酸或者直接将大量的 DNA 探针以显微打印的方式有序固化于表面，然后与标记的样品杂交，通过对杂交信号的检测分析，获得样品的遗传信息的技术。可用于 DNA 快速测序、DNA 突变检测、药物筛选等。

06.0086 裸 DNA naked DNA
无载体或脂质体的 DNA 链。用于基因治疗。

06.0087 切口 nick
双链核酸分子中一条单链上的断裂部位（两个相邻核苷酸间缺少磷酸二酯键）。不涉及核苷酸的缺失或双链的断开。

06.0088 切口平移 nick translation
肠杆菌 DNA 聚合酶 I 能够将切口作为起点，将双链 DNA 中一条链分解并用新物质重新合成新链的过程。可用来在体外向 DNA 内引入放射性标记核苷酸。

06.0089　核酸杂交　nucleic acid hybridization

利用互补核苷酸链互相结合而形成的双链分子。可以包含两个 DNA 链、两个 RNA 链或一个 DNA 链与一个 RNA 链。用于检测特异 DNA 或 RNA 序列。

06.0090　原位杂交　*in situ* hybridization

将标记的已知顺序的特定核酸为探针与细胞或组织切片中核酸进行杂交，从而对特定核酸顺序进行精确定量、定位的技术。可以在细胞标本或组织标本上进行。

06.0091　DNA 变性　DNA denaturation

DNA 双链解链，分离成两条单链的现象。

06.0092　退火　annealing

来源相同的 DNA 单链完全恢复双链结构的过程。同源 DNA 之间、DNA 和 RNA 之间，退火后形成杂交分子。

06.0093　复性　renaturation

在一定的条件下，变性的生物大分子恢复成具有生物活性的天然构象的现象。

06.0094　蛋白质　protein

由 20 种氨基酸通过α-氨基和α-羧基形成的肽键连接而成、具有特定立体结构的、有活性的生物大分子。是生命的物质基础，机体细胞的重要组成部分和人体组织更新和修补的主要原料。

06.0095　蛋白质组学　proteomics

阐明生物体一种基因组所表达的全套蛋白质的组成及功能模式的学科。通过高通量、大规模研究蛋白质活动规律（包括蛋白质的表达水平、翻译后的修饰、蛋白与蛋白相互作用等），最终从蛋白质水平上全面认识疾病的发生、细胞代谢等过程。

06.0096　氨基酸　amino acid

含有一个碱性氨基和一个酸性羧基的有机化合物。氨基一般连在 α-碳上；20 多种氨基酸通过肽键连接而形成蛋白质，按化学结构式分为脂肪族氨基酸、芳香族氨基酸、杂环氨基酸。

06.0097　肽　peptide

两个或两个以上氨基酸通过肽键共价连接形成的聚合物。根据组成氨基酸残基数目的多少，可分为寡肽和多肽。蛋白质属于多肽。

06.0098　肽键　peptide bond

一个氨基酸的羧基与另一个氨基酸的氨基缩合，除去一分子水形成的酰氨键。

06.0099　肽单位　peptide unit

又称"肽单元""肽基（peptide group）"。由参与肽链形成的氮原子、碳原子和它们的四个取代成分：羟基氧基、酰氨氢基和两个相邻 α-碳原子组成的一个平面单位。肽键链上的重复结构。

06.0100　肽核酸　peptide nucleic acid, PNA

以多肽骨架取代糖磷酸主链的 DNA 或 RNA 类似物。主链骨架由 *N*(2-氨基乙基)-甘氨酸与核酸碱基通过亚甲基羰基连接而成。

06.0101　蛋白质一级结构　primary structure of protein

蛋白质中共价连接的氨基酸残基的排列顺序。是蛋白质最基本的结构。

06.0102　蛋白质二级结构　secondary structure of protein

蛋白质多肽链折叠和盘绕的形式。主要有α

螺旋、β片层、β转角；是通过骨架上的羟基和酰胺基团之间形成的氢键维持。

06.0103 超二级结构 super-secondary structure
蛋白质二级结构和三级结构之间的一个过渡性结构层次。在肽链折叠过程中因一些二级结构的构象单元彼此相互作用组合而成。

06.0104 蛋白质三级结构 tertiary structure of protein
处于天然折叠状态蛋白质分子的三维构象。是在二级结构进一步盘绕、折叠形成的。主要依靠氨基酸侧链之间的疏水相互作用、氢键、范德瓦耳斯力和静电作用维持。

06.0105 蛋白质四级结构 quaternary structure of protein
由多个三级结构的多肽链以非共价键聚合而成的一个蛋白质分子。

06.0106 结构域 structural domain
蛋白质的三级结构内的独立折叠单元。结构域通常是几个超二级结构单元的组合，蛋白质实现功能的关键部位。

06.0107 构型 configuration
又称"分子空间结构"。分子中各个原子特有的固定空间排列。因分子中存在不对称中心，根据异构体共价键的方向性，分 D-型和 L-型两种，有相应光学活性的变化。

06.0108 构象 conformation
不改变共价键结构，因单键旋转所表现出的多价原子的有机化合物原子或基团的空间排列改变。分子的这种立体形象改变不会改变分子的光学活性。

06.0109 别构效应 allosteric effect
又称"变构效应"。寡聚蛋白与配基结合改变蛋白质构象，导致蛋白质生物活性丧失的现象。

06.0110 组蛋白 histone
真核生物中一类保守的 DNA 结合蛋白。染色质的基本亚单位。

06.0111 球蛋白 globulin
一类不溶或微溶于水，但可溶于稀盐溶液的单纯蛋白质。典型的球蛋白含有能特异的识别其他化合物的凹陷或裂隙部位。

06.0112 绿色荧光蛋白 green fluorescent protein, GFP
在水母中发现的一种蛋白质。可以在 395 nm 波长下发出荧光；其基因常被用作报告基因进行荧光显像。

06.0113 内在膜蛋白 internal membrane protein
完全跨越脂双层的两性分子。疏水部分位于脂双层内部，亲水部分位于脂双层外部。由于存在疏水结构域，整合蛋白与膜的结合非常紧密。内在膜蛋白在多种细胞膜功能方面有重要作用。

06.0114 同源蛋白质 homologous protein
序列和功能类似但来自不同生物种类的蛋白质。如血红蛋白。

06.0115 通道蛋白 channel protein
带有中央水相通道的膜蛋白。可以使大小适合的离子或分子从膜的任一方向穿过膜。

06.0116 膜联蛋白 annexin
一种与细胞凋亡膜标志物有高亲和力的蛋白。放射性标记后可用于细胞凋亡显像。

06.0117 全酶 holoenzyme
包括所有必需的亚基、辅基和其他辅助因

子、具有催化活性的功能蛋白。

06.0118　脱辅基酶　apoenzyme
除去催化活性可能需要的有机或无机辅助因子或辅基后的酶中蛋白质部分。

06.0119　DNA 聚合酶　DNA polymerase
细胞内以 DNA 为复制模板，将 DNA 由 5′端点开始复制到 3′端的酶。主要功能是催化 DNA 的合成及其相辅的活性。

06.0120　核酸内切酶　endonucleases
又称"内切核酸酶"。能够水解核酸分子内磷酸二酯键的酶。

06.0121　核酸外切酶　exonuclease
又称"外切核酸酶"。催化从多核苷酸链的末端相继水解掉核苷酸的酶。

06.0122　RNA 聚合酶　RNA polymerase
使用 DNA 或 RNA 作为模板合成 RNA 的酶。

06.0123　限制性内切酶　restriction enzyme, restriction endonuclease
能够识别 DNA 上特定碱基序列，并在这个位点将 DNA 剪切的酶。

06.0124　限制性内切酶酶切位点　restriction enzyme cutting site
DNA 上一段碱基的特定序列。限制性内切酶能够识别这个序列并在此将 DNA 酶切成两段。

06.0125　逆转录酶　reverse transcriptase
一种催化以 RNA 为模板合成 DNA 的 DNA 聚合酶。

06.0126　拓扑异构酶　topoisomerase
通过切断 DNA 一条或两条链中磷酸二酯键，然后重新缠绕和封口以改变 DNA 连环

· 256 ·

数的酶。拓扑异构酶 I 通过切断 DNA 中的一条链减少负超螺旋，增加一个连环数。

06.0127　腺苷酸环化酶　adenylyl cyclase
催化由腺苷三磷酸生成环腺苷酸的酶。特定配体与细胞表面相应受体结合激活该酶从而使胞内的环腺苷酸升高。

06.0128　萤光素酶　luciferase
自然界中能够产生生物发光的一组酶。分为萤火虫萤光素酶和细菌萤光素酶两大类。

06.0129　激酶　kinase
能够对底物进行磷酸化(加上一个磷酸基团)的酶。蛋白质激酶的底物是其他蛋白质的氨基酸，分为酪氨酸特异性激酶及丝氨酸/苏氨酸特异性激酶两类。

06.0130　细胞因子　cytokine
由细胞产生、在细胞间传递信息、调节细胞生理过程、有生物活性的小分子多肽物质。

06.0131　趋化因子　chemokine
一组具有化学趋化作用的细胞因子。分子量小，对周围的响应细胞有很强的吸引作用。根据其 N 端所含保守半胱氨酸的数量和位置可分为 CXC(α)、CC(β)、C(γ)和CX3C(δ)四个亚家族。在维持内环境稳定和组织正常化方面有重要作用。

06.0132　白[细胞]介素　interleukin, IL
由 CD4$^+$ T 辅助淋巴细胞、单核细胞、巨噬细胞和内皮细胞分泌的一组细胞因子。参与 T 细胞、B 细胞和造血细胞的发育和分化。

06.0133　干扰素　interferon
细胞在受到某些病毒感染后分泌的具有抗病毒功能的宿主特异性蛋白质。有广谱抗病毒作用，并不直接杀伤或抑制病毒，但通过

细胞表面受体作用使细胞产生抗病毒蛋白，从而抑制病毒复制。

06.0134 克隆 cloning
生物体通过体细胞进行的无性繁殖，以及由无性繁殖形成的基因型相同的后代个体或种群。可以理解为复制、拷贝，从原型中产生出同样的复制品。

06.0135 基因工程 genetic engineering
通过分子克隆或 DNA 重组技术，人为改造基因及其表达，有目的地改变生物的遗传特性的系列操作。

06.0136 基因敲入 gene knockin
通过基因打靶或同源重组在基因组特定位置引入外源基因密码序列替换另一基因密码序列的实验技术。

06.0137 基因敲除 gene knockout
通过一定的途径使机体特定的基因失活或缺失的技术。通常是应用 DNA 同源重组原理，用设计的同源片段替代靶基因片段，从而达到去除特定基因的目的。

06.0138 基因产物 gene product
基因通过转录或翻译而产生的生物化学物质。如 RNA 或蛋白质。

06.0139 基因治疗 gene therapy
利用分子生物学方法通过基因置换、基因修正、基因修饰、基因失活、引入新基因等手段，以修正或补偿因基因缺陷和异常导致疾病的治疗方法。

06.0140 转染 transfection
通过载体将具生物功能的核酸转移或运送到细胞内并使其在细胞内维持生物功能的过程和技术。

06.0141 转化 transformation
将外源 DNA 整合到某一细胞基因组中的过程。

06.0142 载体 vector
在基因工程重组 DNA 技术中，能将 DNA 片段（目的基因）转移至受体细胞并能自我复制的 DNA 分子。最常用的是细菌质粒、噬菌体和病毒。

06.0143 克隆载体 cloning vector
用于携带 DNA 或 DNA 片段进入宿主细胞用于基因克隆的自我复制成分。通常采用从病毒、质粒或高等生物细胞中获取的 DNA 作为克隆载体。

06.0144 表达载体 expression vector
携带外源 DNA，含有启动子顺序，能有效地促使外源基因进行转录，进而翻译出该基因编码蛋白产物的载体。

06.0145 质粒 plasmid
细菌细胞内一种自我复制的环状双链 DNA 分子。能稳定地独立存在于染色体外，并传递到子代；可作为外源 DNA 的载体。

06.0146 腺病毒 adenovirus
一种无外壳的双链 DNA 病毒。可以作为载体用于基因转移和基因治疗，在核医学分子影像中常作为报告基因的载体。

06.0147 逆转录病毒 retrovirus
遗传信息存录在 RNA 上的一种病毒。此类病毒多具有逆转录聚合酶，转入宿主细胞后可整合到宿主细胞基因组内；可作为载体用于基因治疗和报告基因显像。

06.0148 非病毒载体 non-viral vector
与基因形成脂质体/DNA 复合物，靠物理方法或化学方法转移入细胞的一类载体。主要有脂质体、阳离子多聚物载体、纳米颗粒载体等，转移效率较低。

06.0149　脂质体　liposome
由双层磷脂包围水相空间形成的囊泡。常被用作基因、药物或显像剂的载体。

06.0150　噬菌体　phage
一种以细菌为宿主细胞的病毒。常用于作为DNA克隆的载体。

06.0151　杂交瘤　hybridoma
在制备单克隆抗体过程中，用骨髓瘤细胞和效应B细胞融合而成的无性繁殖细胞。

06.0152　重组抗体　recombinant antibody
通过基因工程方法制备的特定类型或功能的抗体。如单链抗体、半抗体和抗体片段等。

06.0153　DNA重组　DNA recombination
DNA分子内或分子间发生的遗传信息的重新共价组合过程。包括同源重组、特异位点重组和转座重组等类型；在细胞外将两个DNA片段重组为一个DNA分子引入宿主细胞，在适宜条件下，可在宿主细胞中大量繁殖。

06.0154　DNA重组技术　DNA recombination technology
按照预先设计，利用限制性内切酶和载体将一种生物的某种目的基因和载体DNA重组后转入另一生物细胞中进行复制、转录和表达的技术。

06.0155　双特异抗体　diabody
能与两个不同抗原决定簇特异结合的重组抗体。常被用放射性标符号为示踪剂。

06.0156　多克隆抗体　polyclonal antibody

由多种淋巴细胞克隆产生的抗体。可与若干种相关但不同的抗原发生作用。

06.0157　单克隆抗体　monoclonal antibody, McAb
由淋巴细胞杂交瘤技术产生、只针对复合抗原分子上某一抗原决定簇结合的特异性抗体。核医学常用不同的放射性核素标记单克隆抗体进行放射免疫显像和放射免疫治疗。

06.0158　单链抗体　single chain antibody, scAb
用一段重链可变区和轻链可变区连接形成的重组抗体蛋白。保留了原抗体的特异性和亲和力，但分子量只有完整抗体的1/6。

06.0159　抗原结合片段　fragment of antigen binding, Fab fragment
简称"Fab片段"。保留与特定抗原结合能力的抗体片段。一般通过酶降解制备而成。用于放射免疫显像可显著改善药代动力学性质。

06.0160　微型抗体　miniantibody
抗体免疫识别域的一组保留抗体亲和力的肽。在核医学中，利用适当的放射性核素标记后可用于肿瘤放射免疫显像和治疗。

06.0161　抗原抗体复合物　antigen antibody complex
抗原与抗体产生结合反应后形成的免疫复合物。

06.0162　抗原决定簇　antigenic determinant
又称"抗原表位"。抗原分子上与抗体结合的部分。分子表面具有特殊立体构型和细胞活性的特殊化学基团。

06.0163　生物素　biotin
参与脱羧反应的一种酶的辅助因子。有多种命名，如维生素H、维生素B_7、辅酶R等，

B 族维生素成员之一。可与抗生物素蛋白以高亲和力特异性结合。

06.0164　抗生物素蛋白　avidin
又称"亲和素"。存在于鸟类、爬行类和两栖类的卵白中的一种四聚体碱性糖蛋白。有 4 个生物素结合位点，可与生物素以高亲和力特异性结合。

06.0165　抗生物素蛋白–生物素系统　avidin-biotin system
由抗生物素蛋白和生物素组成的一种生物反应放大系统。抗生物素蛋白和生物素是亲和力很强的两种分子，其结合不可逆。常用于生物放大反应、靶分子标记及预定位显像。

06.0166　受体　receptor
能特异识别生物活性分子并与之结合，介导细胞信号转导功能触发生物学效应的特殊蛋白质。核医学常作为分子影像的靶点。

06.0167　核受体　nuclear receptor
通常位于细胞核内具有配体依赖性的一类细胞内信号蛋白。在生物体内广泛分布，识别类固醇激素、甲状腺激素、视黄酸和维生素 D_3 等疏水性小信号分子，也可与其他蛋白质发挥转录因子的功能，共同调节特定基因的表达。

06.0168　细胞表面受体　cell surface receptor
细胞表面可以识别并特异地与有生物活性的化学信号物质（配体，如激素、神经递质或药物）结合的一种分子。可以激活或启动一系列生物化学反应产生特定的生物效应。

06.0169　叶酸受体　folate receptor
在某些肿瘤细胞膜表面高度表达的糖蛋白膜受体。有 α 和 β 两种亚型。放射性核素标记的叶酸可用于显像诊断和治疗高表达叶酸受体的肿瘤。

06.0170　阿昔洛韦　acyclovir
化学名：9-(2-羟乙氧甲基)鸟嘌呤。一种合成的嘌呤核苷类似物。常用的抗病毒药。

06.0171　更昔洛韦　ganciclovir
化学名：9-(1,3-二羟基-2-丙氧甲基)-鸟嘌呤。一种抗病毒药。

06.0172　蒽环素　anthracycline
能够嵌入 DNA 分子的抗肿瘤药。作用是阻碍 DNA 和 RNA 的生物合成。

06.0173　螯合[作用]　chelation
以金属离子（如放射性核素）为中心离子，和多齿配体结合而成具有环状结构配合物的过程。

06.0174　液相杂交　solution hybridization
在溶液中进行互补核酸链反应的方式。

06.0175　解链温度　melting temperature
使双链 DNA 或 RNA 分子熔解丧失其半数双螺旋结构所需的温度。符号"T_m"。

06.0176　歧化反应　dismutation reaction
相同的离子（或分子）在一定条件下由于相互传递电子或原子团使其一部分被氧化，另一部分被还原的反应。

06.0177　突触素　synapsin
又称"突触蛋白"。一种存在于轴突终末内的与突触小泡与细胞骨架间交联相关的磷酸蛋白。在神经递质释放过程中起重要作用。

06.0178　突触结合蛋白　synaptotagmin
一类在细胞分泌过程中感受钙离子信号的蛋白质。

06.0179　质子泵抑制剂　proton pump inhibi-

tor, PPI

一类治疗消化性溃疡的药物。通过高效快速抑制胃酸分泌和清除幽门螺杆菌达到快速治愈溃疡的目的。

06.0180　上调　up regulation

又称"增量调节"。功能或结构的增量调节或正调节。如长期使用受体拮抗药时，引起受体数目增多的现象。

06.0181　下调　down regulation

又称"减量调节"。功能或结构的减量调节或负调节。如长期使用受体激动剂时，导致的受体数目减少，或阻遏物结合在操纵基因位置上阻止 RNA 聚合酶催化转录，从而使目的基因表达量减少的调节。

06.02　实验动物学基础

06.0182　临床前研究　preclinical study

一种技术或药物在推广至临床用于人体之前进行的细胞水平及动物水平的实验。以检验药物、某一诊疗技术或方法的安全性和有效性，以获取足够的科学数据。

06.0183　动物实验　animal study

用动物模型在实验过程中对所施加因素的反应、表现及发生的变化，从而获取科学数据的实验。

06.0184　比较医学　comparative medicine

探讨医学比较研究方法及其应用的一门医学科学研究的方法学。包括对不同种类的动物（包括人）之健康和疾病现象进行的类比研究。

06.0185　动物处置　animal disposal

根据动物或动物模型种类及对环境或公众可能带来的危害程度，按照相关法规对动物的运输、饲养及实验过程进行管理，对动物的尸体或标本进行无害化处理的过程。

06.0186　麻醉状态　anesthetic, narcotism

由麻醉药品或其他药物诱导产生的一种无意识、无知晓、无术后回忆，并且对手术伤害性刺激无反应的状态。

06.0187　清醒状态　consciousness, awakening

大脑皮质和整个机体处在清醒的意识状态。对伤害性刺激存在保护性反应。

06.0188　生命体征　vital sign

反映生物基本生存状态的一些机体特征。如意识状态、呼吸（次数、深度）、血压、脉搏、体温、瞳孔和角膜反射等。

06.0189　近交系　inbred strain, inbred line

利用高度近交使优秀性状的基因迅速纯合而形成的品系。

06.0190　实验动物　laboratory animal

用于科研、教学、生产、检测、鉴定及其他科学实验的动物。其人工饲育的遗传背景明确、来源清楚，并严格控制其所携带的微生物。

06.0191　啮齿动物　rodent

哺乳纲、啮齿目、啮齿类属动物的统称。种类最多、分布范围最广，占哺乳动物的40%～50%。上下颌只有一对门齿，门齿无根，能终身生长。

06.0192　小鼠　mouse

属于哺乳纲、啮齿目、鼠科、小鼠属动物。由小家鼠演变而来。广泛分布于世界各地，经长期人工饲养选择培育，已育成 1000 多近交系和独立的远交群。早在 17 世纪开始用于实验，现已成为使用量最大、研究最详尽的哺乳类实验动物。

06.0193 免疫缺陷小鼠 immunodeficient mouse
由于先天性遗传突变或人工方法造成一种或多种免疫系统组成成分缺陷的小鼠。

06.0194 基因敲除小鼠 knockout mouse
胚胎发生早期利用特定技术使指定基因功能完全缺失的实验用小鼠。主要用于制作疾病模型进行医学研究。

06.0195 转基因小鼠 transgenic mouse
将外源基因导入小鼠受精卵，产生携带外源基因的小鼠品系，并能通过生殖细胞将外源基因传递给后代的实验用小鼠。

06.0196 嵌合体动物 chimera mosaic animal, chimeric animal
只有部分组织细胞的基因组中整合有外源基因的实验动物。一般用胚胎干细胞法或逆转录病毒载体法制备第一代转基因动物。

06.0197 无菌动物 germ-free animal, GF animal
又称"GF 动物"。在体内外未能检出任何微生物和寄生虫的动物。须借助特殊方法和隔离系统进行培育和饲养。使用这种动物做实验可以克服普通实验所存在缺点，使实验结果正确可靠。

06.0198 悉生动物 gnotobiotic animal, GN animal
又称"已知菌动物""GN 动物"。对无菌动物人工投予某些已知微生物(一般为埃希大肠杆菌、葡萄球菌及乳酸杆菌等)而获得的动物。根据投入已知菌的种类，分别称为单菌、双菌、三菌或多菌动物。是实验动物按微生物学控制程度分类中的一种。

06.0199 无特定病原体动物 specific pathogen free animal, SPF animal
又称"三级动物"。机体内无特定的微生物和寄生虫存在、但不要求完全无菌饲养、无传染病的健康动物。目前使用最广泛的实验动物，与无菌动物或悉生动物相比，更容易繁殖且成本更低。

06.0200 清洁动物 clean animal, CL animal
又称"二级动物"。除普通动物应排除的病原外，不携带对动物危害大和对科学研究干扰大的病原的动物。

06.0201 普通动物 conventional animal, CV animal
又称"一级动物"。在微生物学控制上要求最低的动物。要求不携带人畜共患病和动物烈性传染病的病原。因价格低，故经常用于教学实验中。

06.0202 动物模型 animal model
生物医学研究过程中，建立起来的具有人类疾病模拟表现的动物实验对象及相关实验材料。用于研究各种因素对人体作用的原因、机制、诊断指标和治疗方法等。一般常用小鼠、大鼠、家兔、犬等制作而成。

06.0203 自发模型 spontaneous model
实验动物未经任何有意的人工处置，在自然情况下所发生的疾病模型。包括突变系的遗传疾病和近交系的肿瘤疾病模型。突变系的遗传疾病很多，可分为代谢性疾病、分子疾病和特种蛋白质合成异常性疾病。如无胸腺裸鼠、肌肉萎缩症小鼠、肥胖症小鼠、癫痫大鼠、高血压大鼠、无脾小鼠和青光眼兔等。它们为生物医学研究提供了许多有价值的动物模型。

06.0204 试验模型 experimental model
又称"诱发模型(created model)"。通过使用物理的、化学的和生物的致病因素作用于动物，造成动物组织、器官或全身一定的损害，出现某些类似人类疾病时的改变或使动物患相应疾病的模型。如用化学致癌剂、放射线、致癌病毒诱发动物的肿瘤等。具有能在短时间内复制出大量疾病模型，并能严格控制各种条件使复制出的疾病模型适合研究目的需要等特点，因而为医学研究所常用，特别是药物筛选研究工作所首选。

06.0205 接种模型 implant model
又称"移植模型"。将某种特定的活性生物组织或细胞（如肿瘤组织或细胞等）通过不同手段移植或接种至实验动物体内，使其继续生长和演变，以模拟人类疾病的模型。用于研究疾病的发病机制、药物的药理及治疗作用等。

06.0206 外科制作模型 surgical manipulation model
通过外科手术的方式制作的实验动物模型。

06.0207 原位接种 orthotopic implantation
将来源于人类某脏器的肿瘤接种在动物的

相同脏器的操作。

06.0208 自体 autologous
来自自身的组织成分作为研究的对象。

06.0209 同种异体 allogeneic
来自同一物种的不同个体或组织成分作为研究的对象。

06.0210 异种 xenogeneic
来自不同物种个体或组织成分作为研究的对象。

06.0211 麻醉 anesthesia
通过药物或其他方法使患者整体或局部暂时失去感觉，以达到无痛的目的而采取的方法。目的是创造良好的手术条件或进行诊断性检查操作，也可用于控制疼痛。

06.0212 假手术 sham surgery
对实验动物进行手术，但不导致实质性损伤的实验操作。如分离血管，但不结扎，主要作为对照使用。

06.03 核医学临床研究

06.0213 临床试验 clinical trial
在人体（包括患者及志愿受试者）身上进行的系统性研究。如药品的临床试验，目的是确定研究药物在人体的有效性和安全性。

06.0214 科研课题 research subject
根据一定的科学或临床目的，在研究中力求解决的具体问题。

06.0215 Ⅰ期临床试验 phase Ⅰ clinical trial
新药进入人体研究的第一阶段。主要目的是观察新药的安全性，了解药物在人体的药物代谢动力学。一般受试者是健康人，特殊情

况下可由患者参加；试验参加者一般为20～30名。

06.0216 Ⅱ期临床试验 phase Ⅱ clinical trial
在Ⅰ期临床试验之后进行的新药临床研究阶段。目的是初步评价药物的有效性，进一步观察药物的不良反应，评价其安全性，并推荐临床用药剂量。一般此阶段临床试验由患者参加，可在试验中安排试验新药与已上市药品的对照。

06.0217 Ⅲ期临床试验 phase Ⅲ clinical trial
在Ⅱ期临床试验后进行的新药临床研究阶

段。目的是在较大范围内进一步确认新药的疗效、适应证、不良反应及药物的相互作用。这个阶段临床研究由患者参加，试验组参加人数不能少于 300 人，另设人数基本相等的对照组。

06.0218 Ⅳ期临床试验 phase Ⅳ clinical trial
又称"上市后临床试验"。在新药上市后临床广泛使用时进行的临床研究阶段。目的是对新药的药效、适应证、不良反应、合理使用剂量与治疗方案等做扩大研究，以指导临床用药。此阶段临床试验参加多为患者，可包括特殊患者，人数没有硬性规定，但不少于前三期参试人员总和。

06.0219 申办者 sponsor
发起一项临床试验，并对该试验的启动、实施、结果、管理、财务和稽查负责的机构或组织。

06.0220 组织者 organizer
发起临床研究，负责研究具体组织的机构或组织。通常由申办者担任。

06.0221 实施者 implementer
按研究方案进行具体试验操作、观察和随访的临床工作人员。

06.0222 主要研究者 principal investigator, PI
在多中心研究中负责研究方案设计、研究报告、在研究全过程中起关键性研究协调作用的研究者。

06.0223 助理研究者 assistant investigator, AI
协助主要研究者按照试验方案和临床研究指导原则（GCP）具体实施临床试验的人员。

06.0224 协调研究者 coordinating investigator

在多中心临床试验中负责协调所有试验参加机构研究工作的研究人员。

06.0225 监查员 monitor
由申办者任命并对申办者负责的具备相关知识的人员。其任务是监查和报告试验的进行情况和核实数据。

06.0226 核查 inspection, check
临床试验过程中通过搜集证据、核对事实的方法验证试验各方是否依从试验方案、履行承担工作情况的过程。

06.0227 稽查 audit
由不直接涉及研究的人员对临床研究进行的定期或不定期的系统性检查。以评价试验实施、数据记录和分析是否与试验方案、标准操作规程及药物临床试验要求相符。

06.0228 药品临床试验管理规范 good clinical practice, GCP
规范药品临床试验全过程的标准和规定。以保证临床试验过程的规范、结果科学可靠、保护受试者和研究参与各方的权益和安全。

06.0229 临床试验方案 clinical trial protocol, CTP
临床研究设计的书面文件。包括试验背景、理论基础和研究目的、试验的设计、方法学、组织和统计学及试验执行和排除的条件。试验方案必须由有关研究者或研究机构和资助者署明日期和签字，并经有关主管部门审核批准，有法律合同的意义。

06.0230 试验设计 experiment design
以概率论和统计学为理论基础，根据临床研究目标，试验前对临床试验相关各方面进行的有效、经济、科学的安排和计划。

06.0231 研究者手册 investigator brochure

为研究人员准备的与临床研究相关资料的汇编。包括试验药品已知的所有资料(如化学和药学数据资料、动物和人体进行的毒理学、药代动力学和药效学数据)及先前临床试验的结果,以及药物的使用方法、可能的副作用、观察方法、指标和频度等。

06.0232　试验用产品　investigational product
又称"试验用药品"。临床试验中用作试验或参比的任何药品或安慰剂。

06.0233　受试对象　subject
接受试验的对象。包括健康人、患者,临床前研究时包括其他动物。

06.0234　受试者　participant
临床研究中自觉或志愿参与和接受试验的人。与临床前研究对象不同,出于其主观能动性配合完成试验,而非被动地被研究者试验,所以不能称为被试者,更不宜简称为被试。

06.0235　知情同意　informed consent
向受试者告知试验性质、试验目的、可能的受益和危险、可供选用的其他治疗方法及符合《赫尔辛基宣言》规定的受试者的权利和义务等,使受试者充分了解后确认其同意参加该临床试验的过程。

06.0236　知情同意书　informed consent form
在充分知情后受试者表示自愿参加某一试验的书面文件。由受试者本人或其授权、法律承认的代表签名、注明日期后生效。

06.0237　见证人　witness
独立于研究各方,不受涉及临床试验人员任何方式的影响,亲历知情同意过程中并给予帮助和记录,在记录上签名和署明日期的人。

06.0238　受试者权益　right of participant
受试者在临床试验过程中固有的权益。包括知情权、试验参加和退出选择权、免费获得研究过程中发生情况所需医学处理的权力和隐私保护权等。

06.0239　伦理学　ethics
研究人与人、人与社会之间行为规范和原则的一门科学。

06.0240　医学伦理委员会　medical ethic committee
为核查临床试验方案及附件是否合乎道德,确保受试者的安全、健康和权益受到保护的独立组织。由医学专业人员、法律专家及非医务人员组成;其组成和一切活动不应受临床试验组织和实施者的干扰或影响。

06.0241　赫尔辛基宣言　Helsinki declaration
又称"世界医学大会赫尔辛基宣言"。1964年6月在芬兰赫尔辛基的第18届世界医学会大会通过的国际性文件。内容更加全面、具体和完善了涉及人类的生物医学研究伦理原则和限制条件。

06.0242　保密　confidentiality
在一定范围内保留某些信息、不向无关人员公布的措施。临床试验中指保护受试者的隐私,包括其身份和病史等个人信息的措施。

06.0243　试验组　experimental group
自愿依从试验方案要求,接受试验干预和观察,提供试验需要数据和配合其他试验要求的受试者群组。

06.0244　对照　control
为确认试验组某些因素作用和影响,选择排除了这些特定因素的受试作为参照对比的措施。

06.0245　对照组　control group
作为与试验组进行参照对比的受试者群组。试验组与对照组之间，除选定的试验因素外，其他条件尽可能相同，以确定试验因素的作用。

06.0246　入选标准　inclusion criteria, standard of inclusion
确定个体能否进入临床试验的医学或人口学标准。包括年龄、性别、疾病的类型和阶段、即往疾病和治疗史，以及其他根据试验目的确定的条件。

06.0247　入组　enrollment
受试者根据入组标准进入临床试验某一组别的过程。

06.0248　排除标准　standard of exclusion, exclusion criteria
根据研究目标、受试者具体情况、伦理和社会学原因，从研究中剔除部分受试者的指标或标准。

06.0249　剔除　weed
根据临床研究目的，按预先确立的原则和客观标准，对试验研究过程中不符合要求的病例或数据从试验数据中排除的过程。

06.0250　退出　drop off
因主观原因，受试者中途离开临床试验的情况。

06.0251　脱落　drop out
由于任何原因，受试者不能继续完成试验方案，或不能完成试验所要求的最后一次随访的情况。

06.0252　失访　loss to follow-up
试验过程中，因受试者迁移、非试验原因死亡、身体不适或其他个人原因退出研究，无法获得其完整试验数据或其数据丢失的情况。

06.0253　临床终点　clinical end-point
研究方案中设定终止临床研究的一些观察指标或时间点。

06.0254　替代终点　surrogate end-point
以流行病学、病理生理学、药物治疗及其他科学证据为基础，用于替代临床终点(结局)的其他指标体系。如影像学、检验学发现等。

06.0255　主要终点　primary end-point
根据试验目标与设计决定的首要的、决定临床试验终止的指标和参数。

06.0256　描述性研究　descriptive study
又称"叙述性研究"。对常规监测记录或通过专门调查获得的临床资料进行归纳、分析并得出结论，或对某些疾病病因或新特征进行描述、总结或报告的一类研究。

06.0257　回顾性研究　retrospective study
事件发生后，通过回顾访查方法，从事件的结果反推分析和探索其发生的原因及规律的一类研究。

06.0258　病例对照研究　case-control study
比较疾病或事件相关病例组和对照组在相关因素或防治措施方面的差异，确定上述因素或措施与疾病或事件间的关联程度与发生频率的一种回顾性研究。

06.0259　队列研究　cohort study
又称"群组研究""追踪研究(follow-up study)"。将研究对象按是否暴露于某因素分组，比较特定时间内疾病(或特定事件)的发病率、治愈率或死亡率差异，以探讨这些疾病(或特定事件)与暴露因素之间关系的一类研究。

06.0260　开放设计　open study, open-blinding
又称"非盲法"。研究各方(包括研究者和受试者)均知道试验分组和处理措施,可以公开进行的临床试验设计。

06.0261　平行组设计　parallel group design
最常用的临床试验设计。试验中设置一个或多个对照组,或多个试验药物剂量组,同时进行研究。

06.0262　交叉设计　cross-over design
将同批受试随机分成两组,分别接受不同处理,试验过程中两组接受的处理相互交换的一种临床试验设计。由于所有受试和接受处理措施的机会相等,可以消除试验顺序对结果的影响,便于分析处理措施与时间先后的差别,有效利用受试,客观评价试验结果。

06.0263　配对设计　paired design
为了控制某些非处理因素对实验结果的影响,将那些因素相同或相近的受试对象配成对,使得同一对受试对象除处理因素不同外,其他因素相同或相近,同一对的两受试对象分别接受不同处理的设计方法。实验结果的差异可以简单地认为是"纯"处理因素的作用。

06.0264　随机区组设计　randomized block design
又称"配伍组设计"。将受试对象按相同和近似的条件等非实验因素配伍分组,每个配伍组中,受试对象数等于处理组数;再将配伍组内的受试对象随机分配,各处理组的对象相同、生物学特性也基本相近的设计方法。改进的完全随机设计,效率较高。

06.0265　正交设计　orthogonal design
研究多因素交互影响的一种设计方法。利用一种规格化的正交表,根据正交性从全面试验中挑选出部分有代表性的点进行试验,既

保证最小的试验次数,又保证得出全面结论的前提下,将各因素的各水平均匀搭配,使任何两个因素间的不同水平相遇的次数相同。是分式析因设计的主要方法。

06.0266　拉丁方设计　Latin square design
使研究人员在统计上控制两个不相互作用的外部变量并且操纵自变量的表格形式设计。每个外部变量或分区变量被划分为一个相等数目的区组或级别,自变量也同样被分为相同数目的级别。拉丁方表格的行和列代表两个外部变量中的区组,然后将自变量的级别分配到表中各单元。拉丁方格就是由需要排序的几个变量构成的正方形矩阵。

06.0267　序贯试验　sequential trial
在试验前不规定样本量,研究对象按先后次序随机被分配到试验组或对照组,不断增加试验对象,并及时对前面试验结果进行分析,直至出现规定的结果便终止试验的研究方法。

06.0268　备择假设　alternative hypothesis
又称"研究假设"。统计学的基本概念之一。假设检验中需要证实的事物总体分布的假设。包含总体分布的一切可能,包括使原假设不成立的可能。符号"H_a"或"H_1"。

06.0269　双侧检验　two-sided test
又称"双尾检验(two-tailed test)"。对应于双侧备择假设的检验。统计学常用的显著性检验方法。如在 t 或 u 检验时,若被比较两事物的总体均数(分别用 μ_1 与 μ_2 代表)不能确定两者偏差的趋势,就用这种检验。

06.0270　单侧检验　one-sided test
拒绝域和接受域各为一侧的显著性检验。适用于被比较两事物的总体均数(分别用 μ_1 与 μ_2 代表)两者偏差有明确倾向一侧趋势的情况。拒绝域在接受域右边的检验,称右边单

侧检验；拒绝域在接受域左边的，称左边单侧检验。

06.0271 交互作用 interaction
在统计学上一个因素不同水平间的效应差受另一因素的影响的情况。

06.0272 横向研究 cross-sectional study
又称"横断面研究"。在同一时间内对各个对象进行观察与测定，在相互比较的基础上对特定因素或各种因素间的关系进行分析与考察的研究方案。

06.0273 [追踪]纵向研究 longitudinal study
在比较长的时间内对相同对象进行有系统的定期研究，或者从时间的发展过程中考察研究对象的研究方案。

06.0274 前瞻性研究 prospective study
在临床研究方案中预设诊断或疗效标准，对非主观选定、自然顺序患者进行试验和随访，在原定计划的时间内结束研究，对结果进行客观评估的试验方法。实际评估结果独立于预期目标，能有效避免偏倚。

06.0275 随机化 randomization
利用计算机随机技术，使总体或样本中每一个体发生某事件完全按概率原则计算和分配，不与其他因素相关的科学实验设计的一个重要原则。

06.0276 随机对照试验 randomized control trial, RCT
采用随机方法，将研究对象分为实验和对照组，分别接受试验干预和对照处理，在相同的条件下和环境中，同步进行观察，并用发病率、死亡率、治愈率或其他相应的结果等客观指标对试验结果进行科学、严格的测量、比较和评价的一种常用临床试验方法。

06.0277 半随机对照试验 quasi-randomized control trial
按选定不存在内在相关性的标准，如试验对象生日、住院日或住院号等的奇偶数，将试验对象分组，接受各自试验措施的一种临床试验方法。

06.0278 自身前后对照试验 before-after study in the same patient
同一受试对象，先后在试验和对照两种不同条件下进行试验研究，最后将两次观测的结果进行比较的试验。

06.0279 匹配配对 matched pair
选择在某些因素或特征(如年龄、性别、教育程度等)上与病例基本一致的受试者作为对照，以排除两组进行比较时匹配因素干扰的试验设计。

06.0280 阳性对照 active control, positive control
与试验组在对象、试验目标和内容相似，但具体实施的干预条件不同的对照组，其结果已部分证实或可由经验预见，用于与试验结果对比的对照组。主要用于药效或等效性比较。

06.0281 阴性对照 negative control
与试验组在对象、试验目标和内容方面不同，或没有接受干预，其结果用于与试验组比较的对照组。主要用于药效或诊疗效果方面的比较。

06.0282 自身对照 own control
比较同一受试对象以自身做对照，观察不同干预措施响应或达到试验目标的研究方法。

06.0283 空白对照 blank control
与试验组同步观察，但不施加任何处理的一种临床试验方法。用于对比和衬托试验组的变化和结果。

06.0284 优效性试验 superiority trial
阳性对照试验的一种。以证实试验药的诊疗效果优于对照药(已上市或经典药物)为目标的试验。

06.0285 安慰剂 placebo
没有药理活性的物质。如乳糖、淀粉等，做成与试验药物外观相同的形状，用于临床药物治疗效果评价时的阴性对照。以确定药物疗效中药理作用和安慰剂效应的比例。

06.0286 安慰剂效应 placebo effect
研究对象依赖医药、对疗效期望而产生的一种正向心理效应。表现为某些研究对象，在使用安慰剂后表现出病情好转等治疗效果。

06.0287 安慰剂对照研究 placebo control study
对受试者随机分组分别给予安慰剂和试验药物，盲法比较两组之间治疗效果的临床试验方法。

06.0288 盲法 blind method
为避免研究者和受试主观因素的影响，在试验实施、资料收集和分析阶段使研究者或研究对象不知晓分组、干预措施和其他相关信息，以保证研究结果真实、可靠的试验设计。

06.0289 设盲 blinding, masking
用随机化方法分组受试者及其接受的干预处理，使受试者和研究者只知道相应随机数字表和处理编码，而不知道分组、干预措施和其他试验相关信息的过程。

06.0290 单盲 single blind
临床试验中只有研究者了解分组情况，研究对象不知道自己分组归属的试验设计。

06.0291 双盲 double blind
通过设盲使参加研究的患者和研究者(包括研究者及其他医护人员、检查员、统计人员等)均不了解试验分组和采用的干预措施，只由研究设计者掌握和控制全部试验相关信息的试验设计。

06.0292 三盲 triple-blind
受试者、研究者和资料分析与报告者三方均不知道受试者分组与接受干预措施，以避免资料分析阶段测量偏倚的试验设计。

06.0293 盲底 blind code
研究结束或特殊情况下通过揭盲而得知的受试者与试验相关的所有信息。

06.0294 揭盲 unblinding
盲法研究结束或特殊情况下，通过设盲时的随机数字表和处理编码揭示对应受试者所有信息的过程。

06.0295 紧急破盲 unblinding under emergency
特殊情况下(抢救、处理副反应等)通过设盲时随机数字表和处理编码揭示对应受试者的信息，特别是所用药物情况，以便医生据此对患者进行必要处理的过程。

06.0296 分层 stratify
按非被试因素中几个主要影响因素(层次，如性别、病情等)先将对象分为若干群，然后再按随机化原则把每群的对象分配到各组的研究方法。

06.0297 群组 cluster
按其是否暴露于某因素或按不同暴露水平分为组群或队列的特定的研究对象群体。用以检验该因素与某疾病联系的研究。

06.0298 分层抽样 stratified sampling

又称"分类抽样""类型抽样"。按某种特征和标志将所有观察单位划分成若干类型和层次，然后再在各个类型和层次中通过随机抽样或系统抽样抽取一个子样本，这些子样本综合为研究样本的方法。保证了所抽取样本的总体代表性。

06.0299　区组　block
又称"段"。随机化临床试验分组（分层）方法中保持试验操作条件相同或相似的各试验组的集合。

06.0300　区组长度　block size
临床试验中一个区组所包含的接受不同处理试验组的数量。

06.0301　样本含量　sample size
临床研究中受试者数（样本量）的大小。

06.0302　多中心　multicenter
为一个共同目标合作、遵守共同试验程序和规则的多个独立医疗机构或组织。

06.0303　多中心试验　multicenter trail
一个单位组织，主要研究者负责，多个单位参加，按同一试验方案进行，有明确试验目标、纳入排除标准、有第三方稽查的临床合作性研究。目前正规的临床多中心试验需要向世界卫生组织注册，重要的循证医学研究方法。

06.0304　好转　improvement, moderate response, MR
症状改善、疾病向对患者有利方向发展的临床结果。

06.0305　研究资料　research data
试验参加者的所有相关资料汇编。包括人口学信息、病史、体检发现的阳性及重要的阴性体征、实验室及某些特殊检查结果，试验实施情况、试验结果等。

06.0306　临床试验报告　clinical trial report, CTR, clinical study report
临床研究结束后提交的所有文件。包括临床研究单位，研究者姓名、职称或学位，研究日期，研究根据（文献综述概要）、目的、试验设计、受试者选择情况和数目、疾病诊断标准，临床分型分期标准，病情轻重程度分类标准，试验药物的性质、剂型、用法、用量、时间，观测指标种类、观测次数、受试者退出试验的理由和数目、识别不良反应的方法、不良反应观察结果、试验结果的统计分析、评价性的结论等，还应包括必要的解释性附件和全部原始资料。

06.0307　总结报告　final report
试验完成后提交的详尽总结。包括试验方法与材料的描述、结果的陈述、解释和评价，以及道德上、统计学和临床鉴定性的评价。

06.0308　病例报告表　case report form, CRF
临床试验必备的一种规定化文件。用于记录每一名受试者在试验过程中的原始数据，保证信息保存、保留和回收，便于核实、稽查和分析。

06.0309　药品　drug
用于预防、治疗、诊断疾病、调节生理功能，经过主管部门审批获得注册号，可以上市，有适应证、用法和用量的一类医用化学或生物物质。按现行观点，没有中国国家食品药品监督管理局批号的药物为假药，没有按此要求的药物为劣药。

06.0310　已批准药品　approved drug
通过新药审评，经国家食品药品监督管理局批准在临床应用的药品。根据《中华人民共和国药品管理法》规定，已批准的新药仍应在使用中监测五年。

06.0311 新药 new drug
未曾在境内上市销售的药品或已上市但需改变剂型、改变给药途径的所有药物。根据《中华人民共和国药品管理法》规定，任何一种新药在投入市场前均应经过新药审批。

06.0312 先导化合物 lead compound
通过优化方法选择的有一定药效、预期毒性和不良反应小，有可能成为一种新药的化合物。

06.0313 先导化合物优化 lead compound optimization
通过化学修饰改善先导化合物存在的缺陷，如活性不高、化学结构不稳定、毒性、选择性不好、药代动力学性质不合理等，使之最大程度接近理想药物的过程。

06.0314 吸收速率系数 absorption rate coefficient
引进人体的药物进入血循环的速度。单位时间内吸收入血的药物与体内总药量之间的比例，用于衡量药物吸收速度的快慢。符号是 K_a。

06.0315 新药申请 new drug application, NDA
根据《药品管理法》及《药品注册管理办法》，未曾在中国境内上市销售的药品、已上市药品改变剂型、改变给药途径、增加新适应证的药品向国家食品药品监督管理局提出进行临床试验和之后生产上市的申请。

06.0316 剂量–反应关系 dose-reaction relation
不同剂量试验药物与其关键效应发生率和程度之间的定量关系。用于生成剂量–反应曲线，协助推导取得理想反应的合适用药剂量。

06.0317 安全性评价 safety evaluation
通过不良事件发生率和不良反应发生率，评估药物可能存在的毒性及潜在危害的过程。当试验时间长、退出试验比例或死亡比例高时，需用生存分析计算累计不良事件的发生率。

06.0318 不良事件 adverse event, AE
受试者接受药品后出现的身体或其他方面的不适、病情改变等非药物预期效用的负面反应。但并不一定与药物有因果关系。

06.0319 不良反应 adverse reaction, side effect
在正常用法和用量条件下由药物产生对机体的有害和损伤作用。包括副作用、毒性反应、依赖性、特异性反应、过敏反应、致畸、致癌和致突变反应等。

06.0320 严重不良反应 serious side effect, serious adverse reaction, SAR
由于药物引起死亡、致癌、致畸、致出生缺陷、威胁生命或导致人体或器官永久性或显著损伤的反应。

06.0321 严重不良事件 serious adverse event, SAE
临床试验过程中发生的，但与试验无明确直接关系的，需住院治疗、延长住院时间、伤残、影响工作能力、危及生命或死亡、导致先天畸形等的事件。

06.0322 严重事件 serious event
与临床试验有关的死亡、需住院诊治、延长住院时间、长久或明显的伤残或功能丧失，或威胁生命的事件。

06.0323 生物等效 bioequivalence, BE
以生物利用度和生物学作用为观察指标反映试验新药（制剂）与其参比制剂的相似

程度。

06.0324 临床等效 clinical equivalence
又称"*治疗等效(therapeutic equivalence)*"。不同药物对同一组受试产生本质和程度相同的治疗效应或反应的现象。

06.0325 不劣于原则 no worse than
实验药品(疗法)等在药效、副作用等基本标准上不低于原有药物(疗法)的原则。

06.0326 转归评价 outcome assessment, outcome evaluation
以受试对象临床整体状态为主要观察指标的临床试验评价体系。

06.0327 健康经济学评价 health economic evaluation, HEV
利用与健康相关评价标准和方法，比较和评估其社会经济学价值的方法。

06.0328 合同研究组织 contract research organization, CRO
受研究申办者委托，执行临床试验中某些工作任务的学术或商业机构的组织形式。

06.0329 临床试验质量保证 quality assurance relating to trial
为保证试验的科学性和规范性而建立的系统、过程及质控方法。包括须遵循的各种规定、道德和专业行为要求、标准操作规程、报告制度、内容及专业人员的资格。

06.0330 标准误差 standard error
一种描述抽样均数变异程度的统计指标。由抽样所造成的样本统计量和相应的总体参数之差，即各测量值误差平方和均值的平方根。

06.0331 测量误差 measurement error
实际测得的放射性活度与放射性活度真值之间的差距。可由多种因素引起。分为系统误差和随机误差两大类。

06.0332 系统误差 systematic error
由某种特定原因引起的相对恒定的误差。多数情况下为一常量，可通过校正加以消除。

06.0333 随机误差 random error
在排除系统误差后，仍然存在的不可避免的误差。在放射性测量中，主要由放射性核素本身衰变的统计涨落、或其他无法控制的偶然因素引起，难以通过系统方法控制或避免。但多呈正态分布，故可用概率统计的方法处理。

06.0334 试验误差 experimental error
试验数据与真实值之差。误差产生的原因包括观测指标变异性、个体差异、试验方案依从性不良等。

06.0335 抽样误差 sampling error
由于随机抽样的偶然因素导致样本各指标结构与总体指标结构之间的差异。在抽样调查中，不论用何种抽样方法，从总体中抽取样本进行研究，都存在不同程度的误差，不会与总体结果完全一致。

06.0336 环境误差 environmental error
又称"外界误差"。由于实际环境条件不满足试验规定条件而产生的误差。环境条件包括温度、湿度、气压、振动、电磁场、光照度等及这些因素的空间不均匀性和时间不稳定性等因素。

06.0337 过失误差 gross error
又称"粗差"。在相同的测量条件下的测量值序列中，超过三倍中误差的测量误差。

06.0338　依从性　compliance
又称"顺从性"。研究对象和研究者遵循和执行临床试验方案规定、要求的行为和程度。是保证研究结果客观、可靠的重要环节。

06.0339　数据收集　data collection
根据试验设计要求的病例报告表、临床病历、检查检验结果、调查问卷和其他研究需要的内容，收集、记录、归档和保存有关数据资料的过程。

06.0340　数据分析　data analysis
选择正确的统计方法，把隐没在大批量混合数据中的特定信息集中、提取和分类的过程。以找出所研究对象的内在规律。

06.0341　数据管理　data management
申办者应根据研究方案和法规要求，完整、清晰、适时保留受试者和研究的原始观察记录、各种文件、报告等所有数据的过程。保证临床试验结果的真实、客观和可追溯性。

06.0342　数据核对　data check
临床试验过程中和结束后，对试验数据获取过程、条件、原始记录的真实性和完整性进行的检查或核实。

06.0343　数据证实　data verification
用于证明试验数据确实性的数学、统计学、生物学方法及其证实过程。

06.0344　数据脱失　data missing
因各种原因不能完整获得试验要求数据指标或某一具体观察或测量值的情况。

06.0345　标准操作规程　standard operating procedure, SOP
为有效和准确实施和完成特定试验或产品生产，对每项相关操作和过程拟定的标准，形成详细的书面文件或管理办法。

06.0346　标准操作　standard operation
严格按标准操作规程的要求实施的实验或生产操作。

06.0347　标准样品　standard sample
具有准确的标准属性、量值、均匀性、稳定性和一种或多种性能特征，经国家质量技术监督局认可的样品。用于建立标准曲线、质控样品和未知样品分析的参照。

06.0348　符合方案集　per protocol set
又称"有效样本""可评价病例样本"。由充分依从于试验方案的病例子集汇集产生的数据集。

06.0349　变量　variable
与试验或个体直接或间接有关的因素、属性或特征，在试验过程中需要随时观察的对象。

06.0350　偏差　deviation
因各种影响因素致使观察和评价结果偏离真值的现象。

06.0351　偏倚　bias
在设计试验方案、试验实施、分析评价临床试验结果时，因主、客观因素（如病例选择、观察方法等）潜在的倾向性偏差导致结果出现的系统性、非随机性误差。

06.0352　变异　variation
脱离自然常态的特殊形式和变化。生物学中常指同一起源的同种生物不同代之间或不同个体之间的性状差异。分遗传变异和非遗传变异。

06.0353　置信限　confidence limit
又称"置信区间（confidence interval, CI）"。

在给定概率水平下，通过样本均数及标准误差估计的总体均数所在的可能范围。按预先给定概率$(1-\alpha)$的 95% 或 99% 设定范围。

06.0354　描述性统计分析　descriptive statistical analysis

用于人口学资料、基线资料和安全性资料主要指标和次要指标的统计学描述。

06.0355　近似致死剂量　approximate lethal dose, ALD

根据临床前、临床试验估计的可能导致个体死亡的药物剂量。

06.0356　半数致死剂量　median lethal dose, LD_{50}

由辐射损伤或试验药物引起50%受试生物群体死亡的剂量。多通过统计学处理得出。

06.0357　最小致死剂量　minimal lethal dose, MLD

临床前研究，引起个别受试动物死亡的最小药物使用剂量。

06.0358　最大耐受剂量　maximum tolerated dose, MTD

临床前研究中动物能够耐受、不引起动物死亡的最高药物使用剂量。按 90 天毒性实验确定，此剂量应该使动物体重减轻不超过对照动物的 10%，不导致缩短寿命的中毒症状或病理损害。

06.0359　最大无毒性反应剂量　no-observed-adverse-effect level, NOAEL

又称"未观察到有害效应的水平"。临床前研究中，用灵敏的检测方法和观察指标未发现动物明确损害效应的最高药物使用剂量。

06.0360　最小毒性反应剂量　lowest-observed-adverse-effect level, LOAEL

又称"观察到有害效应的最低水平"。临床前研究中，动物出现毒性反应的最小药物使用剂量。

06.0361　受试者操作特征曲线　receiver operator characteristic curve, ROC curve

简称"ROC 曲线"。将不同分析或判断标准获得的结果以(1−特异性)为横坐标，以敏感性为纵坐标绘制成的曲线。曲线下的面积反映了试验的效能，面积越大，试验的效能越高。选择曲线最左上段(敏感性高、特异性好)可以协助试验最佳指标的确定。

06.0362　曲线下面积　area under the curve, AUC

通过连续观测获得的体内生物活动、药物动力学、医学干预、药效等时间–结果曲线下的面积。单剂量用药或单一生物指标随时间(从 $0 \rightarrow t$ 或 $0 \rightarrow \infty$)变化的积分。

英 汉 索 引

A

A 腺嘌呤 06.0040

aaIPI 年龄调整国际预后指数 05.0048

abdominal aorta 腹主动脉 04.1643

abdominal breathing 腹式呼吸 04.1373

aberrant thyroid gland 迷走甲状腺 04.0894

abnormal ureteral peristalsis 输尿管蠕动异常 04.1714

absolute bioavailability 绝对生物利用度 02.0365

absolute linearity 绝对线性 03.0445

absolute rate 绝对速率 03.0800

absolute value 绝对值 03.0784

absorbed dose 吸收剂量 02.0490

absorbed dose rate 吸收剂量率 02.0491

absorbed fraction 吸收分数 02.0479

absorption 吸收 02.0130

absorption coefficient 吸收系数 02.0131

absorption coefficient of mass ＊质量吸收系数 02.0138

absorption coefficient of ray ＊射线吸收系数 02.0138

absorption rate coefficient 吸收速率系数 06.0314

AC 衰减系数 02.0136

ACC 肾上腺皮质癌 04.1011

accelerated hyperfractionated radiation therapy 加速超分割放疗 05.0006

accelerator 加速器 03.0001

acceptance testing 验收质控 03.0406

accidental coincidence 随机符合 03.0313

accidental coincidence counting 随机符合计数 03.0314

accidental coincidence counting rate 随机符合计数率 03.0315

accident exposure 事故照射 02.0545

accumulated activity 累积活动 02.0478

accumulated dose 累积剂量 05.0075

accuracy 准确度 03.0178

accuracy in calibration 校正精度 03.0331

accuracy of measurement 测量准确度 03.0743

ACE 血管紧张素转换酶 04.1746

acetabulum 髋臼 04.1074

acetazolamide 乙酰唑胺 04.0883

acetylcholine receptor 乙酰胆碱受体 04.0758

acetylcholine receptor imaging 乙酰胆碱受体显像 04.0856

achalasia of cardia 贲门失弛症，＊贲门痉挛 04.1542

acid hydrolysis 酸性水解 02.0297

acidophilic cell carcinoma 嗜酸性细胞癌 04.0999

acid phosphatase 酸性磷酸酶 04.0338

ACP 酸性磷酸酶 04.0338

acridinium ester 吖啶酯 03.0636

acromegaly 肢端肥大症 04.1149

acropachy 杵状指 04.1130

ACTH 促肾上腺皮质激素 04.0936

actin 肌动蛋白 04.0368

action level 行动水平 02.0538

activable tracer technique 可活化示踪技术 03.0778

activation analysis 活化分析 03.0776

active carbon absorption method 活性炭吸附法 03.0710

active control 阳性对照 06.0280

active transport 主动转运 06.0019

activity meter ＊活度计 03.0174

acute active bleeding 急性活动性出血 04.1619

acute cholecystitis 急性胆囊炎 04.1573

acute coronary syndrome 急性冠脉综合征 04.0474

acute effect ＊急性效应 02.0403

acute infectious disease of bone 骨急性感染性疾病 04.1162

acute myocardial infarction 急性心肌梗死 04.0485

acute pyelonephritis 急性肾盂肾炎 04.1695

acute renal insufficiency 急性肾功能不全,＊急性肾功能衰竭 04.1698

acute respiratory distress syndrome 急性呼吸窘迫综合征 04.1450

acute suppurative thyroiditis ＊急性化脓性甲状腺炎 04.0994

acute thyroiditis 急性甲状腺炎 04.0994

acute upper respiratory tract infection 急性上呼吸道感染 04.1438

acute upper urinary tract obstruction 急性上尿路梗阻 04.1700

acyclovir 阿昔洛韦 06.0170

AD 阿尔茨海默病,＊老年性痴呆 04.0792

adamantine radical 金刚烷基团 03.0639

adaptive response 适应性反应 02.0414

addition 相加 03.0601

adenine 腺嘌呤 06.0040

adenocarcinoma 腺癌 04.0016

adenolymphoma ＊腺淋巴瘤 04.0089

adenoma of parathyroid 甲状旁腺腺瘤 04.0097

adenovirus 腺病毒 06.0146

adenylyl cyclase 腺苷酸环化酶 06.0127

adjuvant 佐剂 03.0687

adjuvant chemotherapy 辅助化疗 04.0256

adolescent goiter 青春期甲状腺肿 04.0949

adrenal adenoma 肾上腺皮质腺瘤 04.0183

adrenal cortex 肾上腺皮质 04.0928

adrenal cortical hormone 肾上腺皮质激素 04.0931

adrenal gland 肾上腺 04.0927

adrenal hemangioma 肾上腺血管瘤 04.0185

adrenaline 肾上腺素 04.0687

adrenal medulla 肾上腺髓质 04.0941

adrenal medullary hyperplasia 肾上腺髓质增生症 04.1013

adrenal medullary imaging 肾上腺髓质显像 04.1047

adrenocortical adenoma 肾上腺皮质腺瘤 04.0183

adrenocortical carcinoma 肾上腺皮质癌 04.1011

adrenocortical imaging 肾上腺皮质显像 04.1046

adrenocorticotropic hormone 促肾上腺皮质激素 04.0936

adrenocorticotropic hormone stimulating imaging 促肾上腺皮质激素兴奋显像 04.1053

adrenogenital syndrome ＊肾上腺生殖综合征 04.1012

adverse event 不良事件 06.0318

adverse reaction 不良反应 06.0319

AE 不良事件 06.0318

aerosol inhalation lung imaging 肺气溶胶吸入显像 04.1475

AF 心房颤动,＊房颤 04.0537

affine transformation 仿射变换 03.0616

affinity 亲和力 02.0233

affinity chromatography 亲和色谱法,＊亲和层析法 03.0718

affinity constant 亲和常数 02.0234

AFP 甲胎蛋白 04.0326

after-load radiotherapy 后装放射治疗 05.0054

age-adjusted international prognostic index 年龄调整国际预后指数 05.0048

aggressive 侵袭性 04.0065

agonist 激动剂 02.0363

AHFRT 加速超分割放疗 05.0006

AI 助理研究者 06.0223

air compressor 空气压缩机 03.0106

air wall ionization chamber 空气壁电离室 03.0161

airway 气道 04.1352

airway resistance 气道阻力 04.1418

AITD 自身免疫性甲状腺病 04.0989

akinesis 无运动 04.0452

ALARA principle 可合理达到的最低量原则,＊ALARA原则 02.0525

alcohol blast burner 酒精喷灯 03.0118

ALD 近似致死剂量 06.0355

aldosterone 醛固酮 04.0933

aldosterone-producing adenoma 醛固酮腺瘤 04.1017

aldosterone-producing carcinoma 醛固酮癌 04.1016

algebraic reconstruction technique 代数重建技术 03.0553

ALI 年摄入量限值 02.0517

aliasing 混叠 03.0544

alkaline hydrolysis 碱性水解 02.0298

alkaline phosphatase 碱性磷酸酶 04.0337

alkylation reaction 烷基化反应 02.0224

allogeneic 同种异体 06.0209

allogeneic bone marrow transplantation 异体骨髓移植 04.1330

allosteric effect 别构效应,＊变构效应 06.0109

ALP 碱性磷酸酶 04.0337

alpha decay　α衰变　02.0071

alpha fetal protein　甲胎蛋白　04.0326

alpha particle　α粒子　02.0073

alpha ray　α射线　02.0072

alternative hypothesis　备择假设，*研究假设　06.0268

aluminum equivalent　铝当量　02.0565

alveolar dead space　肺泡无效腔　04.1364

alveolar ventilation volume　肺泡通气量　04.1393

alveus ampullescens　乳糜池　04.1252

Alzheimer's disease　阿尔茨海默病，*老年性痴呆　04.0792

ambient dose equivalent　周围剂量当量　02.0513

AMI　急性心肌梗死　04.0485

amino acid　氨基酸　06.0096

aminophylline　氨茶碱　04.0684

Ammon's horn　*阿蒙角　04.0719

amnesia　遗忘[症]，*失忆症，*记忆缺失　04.0812

amplitude image　振幅图　04.0597

ampulla of Vater　*法特壶腹　04.1504

AMU　原子质量单位　02.0012

amygdaloid body　*杏仁体　04.0720

amygdaloid nucleus　杏仁核　04.0720

β-amyloid protein　β淀粉样蛋白　04.0794

anabolic imaging　合成代谢显像　03.0479

analog signal　模拟信号　03.0218

analog-to-digital conversion　模–数转换　03.0220

analytical balance　分析天平　03.0109

anaplasia　间变　04.0049

anaplastic thyroid carcinoma　甲状腺未分化癌　04.0998

anaplastic tumor　间变性肿瘤　04.0019

anesthesia　麻醉　06.0211

anesthetic　麻醉状态　06.0186

angina pectoris　心绞痛　04.0493

angiogenesis　血管生成　04.0069

angioplastry　血管成形术　04.0654

angiosarcoma　血管肉瘤，*恶性血管内皮瘤　04.0146

angiotensin converting enzyme　血管紧张素转换酶　04.1746

angulus venosus　静脉角　04.1254

anhydrous alcohol injection　无水乙醇注射治疗　04.0272

anhydrous ethanol injection　无水乙醇注射治疗　04.0272

animal disposal　动物处置　06.0185

animal model　动物模型　06.0202

animal study　动物实验　06.0183

ankylenteron　肠粘连　04.1552

ankylosing spondylitis　强直性脊柱炎　04.1169

annealing　退火　06.0092

annexin　膜联蛋白　06.0116

annihilation　湮灭　02.0080

annual limit on intake　年摄入量限值　02.0517

antagonist　拮抗剂　02.0362

anteposition　前位像　03.0497

anterior view　前位像　03.0497

anterior wall　前壁　04.0384

anthracycline　蒽环素　06.0172

anti-aliasing filter　抗混叠滤波器　03.0545

antibody　抗体　03.0676

antibody fragment　抗体片段　03.0679

anticancer gene　抑癌基因　04.0039

anticoincidence measurement　反符合测量　03.0156

anti-fibrillarin antibody imaging　抗纤维蛋白抗体显像　04.0613

antigen　抗原　03.0665

antigen antibody complex　抗原抗体复合物　06.0161

antigenic determinant　抗原决定簇，*抗原表位　06.0162

antigen purification　抗原纯化　03.0672

antineutrino　反中微子　02.0078

antiparticle　反粒子　02.0019

anti-radiation　抗辐射　02.0410

antisense imaging　反义显像　03.0474

antisense probe　反义探针　02.0322

antisense RNA　反义RNA　06.0031

antisense technology　反义技术　06.0032

antisense therapy　反义治疗　06.0033

antiserum　抗血清　03.0698

antithyroid drug　抗甲状腺药物　04.1054

anxiety neurosis　焦虑症，*焦虑性神经症　04.0807

aorta　主动脉　04.0414

aortic stenosis　主动脉瓣狭窄　04.0507

aortic vestibule　*主动脉前庭　04.0408

apathetic hyperthyroidism　淡漠型甲状腺功能亢进症　04.0961

APC　氩等离子体凝固　04.0273

aphasia　失语[症]　04.0811

aphonia　失音症　04.0813

aplastic anemia　再生障碍性贫血　04.1283

apneusis　长吸［式］呼吸　04.1375

apocrine carcinoma　大汗腺癌　04.0092

apoenzyme　脱辅基酶　06.0118

apoptosis　［细胞］凋亡　04.0056

apoptosis imaging agent　细胞凋亡显像剂　02.0318

appendicitis　阑尾炎　04.1550

appendicular skeleton　附肢骨　04.1069

applicator　敷贴器　05.0106

approved drug　已批准药品　06.0310

approximate lethal dose　近似致死剂量　06.0355

aprotic solvent　非质子［传递］溶剂，＊无质子溶剂　03.0092

arachnoid　蛛网膜　04.0731

arachnoid granulation　蛛网膜粒　04.0735

arachnoid mater　蛛网膜　04.0731

archipallium　原皮质，＊古皮质　04.0707

arch of aorta　主动脉弓　04.0416

ARDS　急性呼吸窘迫综合征　04.1450

ARG　放射自显影［术］　03.0770

argentaffinoma　＊嗜银细胞癌　04.0025

argon plasma coagulation　氩等离子体凝固　04.0273

arrhythmia　心律失常　04.0535

arrhythmogenic right ventricular dysplasia　心律失常性右心室发育不全　04.0553

arteriovenous fistula　动静脉瘘　04.0826

artery　动脉　04.0394

articular capsule　关节囊　04.1102

artifact　伪影　03.0396

artificial antigen　人工抗原　03.0671

artificiality　人工　01.0063

artificial radionuclide　人工放射性核素　02.0047

artificial respiration　人工呼吸　04.1483

AS　强直性脊柱炎　04.1169

ascending aorta　升主动脉　04.0415

ascending branch　升支　03.0781

ascites　腹水　04.1560

as low as reasonably achievable principle　可合理达到的最低量原则，＊ALARA原则　02.0525

asphyxia　窒息　04.1466

assay buffer　分析缓冲液　03.0741

assistant investigator　助理研究者　06.0223

association rate constant　结合速率常数　02.0236

AST　＊急性化脓性甲状腺炎　04.0994

astrocytoma　星形细胞瘤　04.0075

asymmetric energy window　非对称能窗　03.0377

AT　萎缩性甲状腺炎　04.0995

ATD　抗甲状腺药物　04.1054

atelencephalia　脑发育不良　04.0837

atherosclerosis　动脉粥样硬化　04.0470

atom　原子　02.0007

atomic mass number　原子质量数　02.0011

atomic mass unit　原子质量单位　02.0012

atomic model　原子模型　02.0008

atomic nucleus　原子核　02.0014

atomic number　原子序数　02.0009

atomic physics　原子物理［学］　02.0001

atomic weight　原子量　02.0010

atonic bladder　无张力膀胱　04.1716

atrial contraction　心房收缩　04.0445

atrial fibrillation　心房颤动，＊房颤　04.0537

atrial septal defect　房间隔缺损　04.0546

atrial septum　房间隔　04.0381

atrophic gastritis　萎缩性胃炎　04.1547

atrophic thyroiditis　萎缩性甲状腺炎　04.0995

attenuation　衰减　03.0422

attenuation coefficient　衰减系数　02.0136

attenuation correction　衰减校正　03.0518

attenuation length of crystal　晶体衰减长度　03.0296

attenuation rule　衰减规律　02.0135

audit　稽查　06.0227

Auger electron　俄歇电子　02.0088

Auger electron effect　俄歇电子效应　02.0089

autoimmune thyroid disease　自身免疫性甲状腺病　04.0989

autoimmune thyroiditis　自身免疫性甲状腺炎　04.0991

autologous　自体　06.0208

autologous bone marrow transplantation　自体骨髓移植　04.1329

automatic image registration　自动图像配准　03.0611

automatic synthesis device　自动合成装置　03.0022

automatic synthesizer　自动合成仪　03.0066

autonomic nerve　自主神经　04.0776

autoradiography　放射自显影［术］　03.0770

autoregulation　自身调节　04.1647

autorhythmicity　自［动节］律性　04.0434

avalanche effect　雪崩效应　03.0163

avalanche photodiode　雪崩光电二极管　03.0168

avascular necrosis of femoral head　股骨头缺血性坏死　04.1119

avascular osteonecrosis　缺血性骨坏死，＊无菌性骨坏死　04.1118

average binding energy　平均结合能　02.0031

average energy　平均能量　02.0104

avertable dose　可防止剂量，＊可防护剂量　02.0547

avidin　抗生物素蛋白，＊亲和素　06.0164

avidin-biotin system　抗生物素蛋白–生物素系统　06.0165

Avogadro's number　阿伏伽德罗常数　02.0113

AVV　肺泡通气量　04.1393

awakening　清醒状态　06.0187

axial field of view　轴向视野　03.0368

axial skeleton　中轴骨　04.1065

axillary node　腋窝淋巴结　04.1262

axis shortening rate　轴缩短率　04.0455

axon　轴突　04.0748

azeotropic point　共沸点　02.0301

azeotropy　共沸　02.0300

B

BAC　细支气管肺泡癌　04.0110

background　本底　02.0181，后台　03.0270

background counting rate　本底计数率　03.0201

background radiation　本底辐射　02.0448

background subtraction　背景减除法　03.0515

back scattering　反散射　02.0144

bacterial endocarditis　＊细菌性心内膜炎　04.0510

bacterial endotoxin detector　细菌内毒素测定仪　03.0067

balance point　平衡点　03.0661

Bamberge-Marie syndrome　＊马–班二氏综合征　04.1159

barrel chest　桶状胸　04.1469

Barrett esophagus　巴雷特食管　04.1544

basal cell carcinoma　基底细胞癌　04.0087

basal ganglia　基底[神经]节，＊基底神经核　04.0715

base　碱基　06.0047

base change　碱基变化　06.0081

Basedow's disease　＊巴泽多病　04.0952

base line　基线　03.0065

base-line imaging　基础显像　04.0863

basement membrane　基[底]膜　04.0400

base pair　碱基对　06.0048

basic nuclear medicine　基础核医学　01.0002

BBB　血脑屏障　04.0742

BE　生物等效　06.0323

beading sign　串珠征　04.1207

beam current　束流　03.0040

beam extraction　束流引出　03.0044

beam extraction system　束流引出系统　03.0011

beam intensity　束流强度　03.0043

beam stripping　束流剥离　03.0042

Becquerel　贝可[勒尔]　02.0109

before-after study in the same patient　自身前后对照试验　06.0278

behavioral science　行为科学　04.0693

benign tumor　良性肿瘤　04.0002

benzodiazepine receptor　苯二氮䓬受体　04.0762

benzodiazepine receptor imaging　苯二氮䓬受体显像　04.0859

beta decay　β衰变　02.0074

beta particle　β粒子，＊β⁻粒子　02.0076

beta ray　β射线　02.0075

between-batch error　批间误差　03.0748

between-batch quality control　批间质控　03.0747

bias　偏倚　06.0351

bicuspid valve　二尖瓣　04.0465

bicuspid valve prolapse　二尖瓣脱垂　04.0504

bicuspid valve regurgitation　二尖瓣反流　04.0503

bicuspid valve stenosis　二尖瓣狭窄　04.0505

bi-exponential curve　双指数曲线　03.0815

bifunctional chelator　双功能螯合剂　02.0247

bifurcation of rib　叉状肋　04.1125

bile duct　胆道　04.1529

biliary atresia　胆道闭锁　04.1570

biliary leakage　胆汁漏　04.1577

BIMRT　生物调强适形放射治疗　05.0012

binding energy　[原子核]结合能　02.0030

bioavailability　生物利用度　02.0364

biodegradation　生物降解　02.0377

biodistribution　生物分布　02.0351

bioequivalence　生物等效　06.0323

biological behavior 生物学行为 01.0018

biological effect 生物效应 02.0384

biological effect of ionizing radiation 电离辐射生物效应 02.0386

biological feature 生物学特征 01.0017

biological half life 生物半衰期 02.0352

biological intensity-modulated radiation therapy 生物调强适形放射治疗 05.0012

biological process 生物过程 01.0016

biological target volume 生物学靶区 05.0021

biology 生物学 01.0015

biomacromolecule 生物大分子 01.0019

biomembrane 生物膜 06.0001

bioprocess 生物过程 01.0016

biopsy 活体标本检查，* 活检 04.0217

bioremediation 生物修复 02.0429

biosynthesis method 生物合成法 02.0210

biotherapy 生物治疗 04.0288

biotin 生物素 06.0163

Biot respiration 比奥呼吸 04.1374

bismuth germanate 锗酸铋 03.0287

bispecific monoclonal antibody 双特异性单克隆抗体 03.0678

biting biopsy 咬取活检 04.0223

B/K ratio 膀胱/肾比值 04.1745

black beard sign 黑胡征 04.1210

bladder carcinoma 膀胱肿瘤 04.0186

bladder/kidney ratio 膀胱/肾比值 04.1745

blank control 空白对照 06.0283

blastoma 母细胞瘤 04.0011

blind code 盲底 06.0293

blinding 设盲 06.0289

blind method 盲法 06.0288

block 阻断，* 阻滞 02.0358，区组，* 段 06.0299

blocking thyroid 封闭甲状腺 04.1060

block size 区组长度 06.0300

blood brain barrier 血脑屏障 04.0742

blood brain barrier function imaging * 血脑屏障功能显像 04.0847

blood flow imaging 血流显像 03.0459

blood oxygen level-dependent functional magnetic resonance imaging * 血氧水平依赖性功能性磁共振成像 04.0873

blood pool imaging 血池显像 03.0460

blood pool phase 血池相 04.1186

blunt branch 钝圆支 04.0424

BMC 骨矿物质含量 04.1214

BMD 骨密度 04.1215

BMS * 骨髓闪烁显像 04.1314

BNCT 硼中子俘获治疗 05.0062

body of stomach 胃体 04.1496

Bohr effect 波尔效应 04.1413

BOLD-fMRI * 血氧水平依赖性功能性磁共振成像 04.0873

bolus injection 弹丸式注射，* 团注 03.0491

bombarding particle 轰击粒子 02.0157

bombardment 轰击 03.0046

bone 骨 04.1064

bone age 骨龄 04.1103

bone collagen 骨胶原 04.1094

bone cortex 骨皮质 04.1089

bone cyst 骨囊肿 04.1148

bone dynamic imaging * 骨动态显像 04.1183

bone graft viability 骨移植存活 04.1176

bone imaging agent 骨显像剂 04.1189

bone infarction 骨梗死 04.1123

bone marrow 骨髓 04.1090

bone marrow aspiration 骨髓穿刺 04.1326

bone marrow biopsy 骨髓活组织检查 04.1327

bone marrow form acute radiation sickness 骨髓型急性放射病 04.1166

bone marrow imaging 骨髓显像 04.1314

bone marrow repopulation 骨髓再生 04.1241

bone marrow reserve 骨髓储备 04.1240

bone marrow scintigraphy * 骨髓闪烁显像 04.1314

bone marrow supression 骨髓抑制 05.0043

bone marrow transplantation 骨髓移植 04.1328

bone mass 骨量 04.1213

bone matrix 骨基质 04.1091

bone metastasis 骨转移 04.1140

bone mineral content 骨矿物质含量 04.1214

bone mineral density 骨密度 04.1215

bone of cerebral cranium [脑]颅骨 04.1066

bone of facial cranium 面颅骨 04.1068

bone static imaging 骨静态显像 04.1179

bone static phase 骨静态相 04.1187

bone tomography imaging 体层骨显像，*骨断层显像 04.1182

bone turnover rate　骨转换率　04.1107

borderline tumor　交界性肿瘤　04.0004

boron neutron capture therapy　硼中子俘获治疗　05.0062

bp　碱基对　06.0048

Bq　贝可[勒尔]　02.0109

brachytherapy　近距离治疗　05.0051

brachytherapy treatment planning　近距离放疗计划　05.0052

bradycardia　心动过缓　04.0541

bradykinesia　行动迟缓，＊行动徐缓　04.0787

bradypnea　呼吸过缓，＊呼吸缓慢　04.1377

brain abscess　脑脓肿　04.0841

brain atrophy　脑萎缩　04.0839

brain death　脑死亡　04.0843

brain edema　脑水肿　04.0835

brain glial hyperplasia　脑胶质增生　04.0838

brain glucose metabolism scan　脑葡萄糖代谢显像　04.0852

brain necrosis　脑坏死　04.0842

brain perfusion scan　脑[血流]灌注显像，＊脑血流灌注体层显像　04.0849

brain stem　脑干　04.0701

branch ratio of photoelectric effect of crystal　晶体光电效应分支比　03.0295

branch stem refluxing　侧支回流　04.1293

breakdown　击穿　03.0208

breast cancer　乳腺癌　04.0157

breast fibroadenoma　乳腺纤维腺瘤　04.0158

breath holding　屏气　04.1379

breathing exercise　呼吸运动　04.1365

bremsstrahlung　轫致辐射　02.0095

bronchi　支气管　04.1357

bronchial asthma　支气管哮喘　04.1451

bronchial breath sound　支气管呼吸音　04.1426

bronchial obstruction　支气管阻塞　04.1465

bronchioloalveolar carcinoma　细支气管肺泡癌　04.0110

bronchovesicular breath sound　支气管肺泡呼吸音　04.1425

brown tumor　棕色瘤　04.1143

BTV　生物学靶区　05.0021

bubble sound　＊水泡音　04.1430

buffer solution　缓冲液　02.0255

bull's eye image　极坐标靶心图　04.0641

buret　滴定管　03.0116

burette　滴定管　03.0116

Butlerworth filter　＊巴特沃思滤波器　03.0538

Butterworth filter function　巴特沃思滤波函数，＊巴特沃思窗函数　03.0538

bypass　旁路　04.0411

bystander effect　旁观者效应　02.0415

C

C　胞嘧啶　06.0044

CA　儿茶酚胺　04.0686

CA12-5　癌抗原 12-5　04.0330

CA15-3　癌抗原 15-3　04.0329

CA19-9　糖类抗原 19-9　04.0339

CA50　糖类抗原 50　04.0340

CA72-4　糖类抗原 72-4　04.0342

CA242　糖类抗原 242　04.0341

CABG　冠状动脉搭桥术　04.0653

cachexia　恶病质　04.0320

CAH　先天性肾上腺皮质增生症　04.1012

calcitonin　降钙素　04.0926

calcium channel blocker　钙通道阻滞剂　04.0681

calculation of external dose　外照射剂量计算　05.0034

calibration　定标，＊校准　03.0191

calibration factor　定标因子，＊刻度因子　03.0566

[14]C-aminopyrine breath test　碳-14-氨基比林呼气试验　04.1606

cancer　癌症　04.0005

cancer antigen 12-5　癌抗原 12-5　04.0330

cancer antigen 15-3　癌抗原 15-3　04.0329

cancer of gallbladder　胆囊癌　04.0127

cancer pain　癌性疼痛　04.0315

cancer-related pain　癌性疼痛　04.0315

canthomeatal line　眦耳线　04.0777

capillary　毛细血管　04.0396

capillary hemangioma　毛细血管瘤　05.0095

captopril test　巯甲丙脯酸试验，＊卡托普利试验　04.1747

carbimazole 卡比马唑 04.1056

carbohydrate antigen 19-9 糖类抗原 19-9 04.0339

carbohydrate antigen 50 糖类抗原 50 04.0340

carbohydrate antigen 72-4 糖类抗原 72-4 04.0342

carbohydrate antigen 242 糖类抗原 242 04.0341

carbon dioxide dissociation curve 二氧化碳解离曲线 04.1415

carcinoembryonic antigen 癌胚抗原 04.0327

carcinogenesis 致癌[作用] 02.0420

carcinoid 类癌 04.0025

carcinoid syndrome 类癌综合征 04.0026

carcinoid tumor * 类癌瘤 04.0025

carcinoma 癌 04.0006

carcinoma in situ 原位癌，* 浸润前癌 04.0214

carcinoma of fallopian tube 输卵管癌 04.0170

carcinoma of penis 阴茎癌 04.0191

carcinoma of testis 睾丸癌 04.0189

carcinoma of tongue 舌癌 04.0084

carcinoma of vagina 阴道癌 04.0179

carcinomatous neuropathy 癌性外周神经病 04.0316

carcinosarcoma 癌肉瘤 04.0009

cardia 贲门 04.1494

cardiac apex 心尖 04.0360

cardiac base 心底 04.0361

cardiac block 心脏传导阻滞 04.0533

cardiac chamber 心腔 04.0375

cardiac conduction abnormality 心脏传导异常 04.0532

cardiac contractility 心肌收缩性 04.0371

cardiac cycle 心动周期 04.0427

cardiac inotropic effect 心脏肌力效应 04.0672

cardiac murmur 心脏杂音 04.0516

cardiac muscle fiber * 心肌纤维 04.0366

cardiac neural receptor imaging 心脏神经受体显像 04.0614

cardiac output 心输出量，* 心排血量 04.0458

cardiac pacemaker 心脏起搏器 04.0661

cardiac rhythm 心律 04.0431

cardiac stress test 心脏负荷试验 04.0618

cardiac tumor 心脏肿瘤 04.0520

cardiomegaly 心脏肥大，* 心脏增大 04.0514

cardiomyopathy 心肌病 04.0476

cardiotonic 强心药 04.0671

carotid artery stenosis 颈动脉狭窄 04.0828

carrier 载体 02.0294

carrier compound 载体化合物 03.0094

carrier-down separation 载带分离 03.0096

carrier element 载体元素 03.0093

carrier free 无载体 02.0295

carrier gas 载气 03.0095

cartilage 软骨 04.1099

CaS 冠状动脉钙化积分 04.0648

case-control study 病例对照研究 06.0258

case report form 病例报告表 06.0308

catecholamine 儿茶酚胺 04.0686

cavernous hemangioma 海绵状血管瘤 05.0109

CAVM 脑动静脉畸形 04.0825

CBD 先天性胆管[囊状]扩张症，* 先天性胆管囊性畸形，* 先天性胆总管囊肿 04.1571

CBF 脑血流量 04.0765

CBM 中心性骨髓，* 中央性骨髓 04.1226

CBRT 同时加量照射放疗 05.0008

CBV 脑血容量 04.0767

CCD 交叉性小脑失联络征 04.0867

C cell * C 细胞 04.0890

CCK 胆囊收缩素 04.1578

cDNA 互补 DNA 06.0065

cDNA library cDNA 文库 06.0084

CEA 癌胚抗原 04.0327

cell biology 细胞生物学 01.0021

cell block 细胞块 04.0205

cell colony kinetics analysis * 细胞群体动力学分析 03.0775

cell cycle 细胞周期 06.0009

cell membrane 细胞膜 06.0003

cell proliferation 细胞增殖 06.0018

cell surface receptor 细胞表面受体 06.0168

cell survival curve 细胞存活曲线 02.0424

cellular interception 细胞拦截 03.0486

cellulitis 蜂窝[组]织炎 04.1165

center of rotation 旋转中心 03.0427

center of rotation offset 旋转中心漂移 03.0428

central bone marrow 中心性骨髓，* 中央性骨髓 04.1226

central field of view 中心视野 03.0367

central lung cancer 中心型肺癌 04.0102

central nervous system 中枢神经系统 04.0695

centrifuge 离心机 03.0098

cerebellar falx　小脑镰　04.0728

cerebellum　小脑　04.0704

cerebral arterial circle　基底动脉环，*大脑动脉环　04.0736

cerebral arteriovenous malformation　脑动静脉畸形　04.0825

cerebral blood flow　脑血流量　04.0765

cerebral blood flow perfusion imaging　脑［血流］灌注显像，*脑血流灌注体层显像　04.0849

cerebral blood volume　脑血容量　04.0767

cerebral cistern　脑池　04.0733

cerebral cortex　大脑皮质，*大脑皮层　04.0706

cerebral dura mater　硬脑膜　04.0725

cerebral embolism　脑栓塞　04.0782

cerebral falx　大脑镰　04.0726

cerebral glucose metabolic imaging　脑葡萄糖代谢显像　04.0852

cerebral imaging agent　脑显像剂　04.0846

cerebral infarction　脑梗死　04.0781

cerebral metabolic imaging　脑代谢显像　04.0851

cerebral perfusion imaging　脑［血流］灌注显像，*脑血流灌注体层显像　04.0849

cerebral pia mater　软脑膜　04.0730

cerebral static imaging　脑静态显像　04.0847

cerebral thrombosis　脑血栓形成　04.0780

cerebral ventricle　脑室　04.0723

cerebrospinal fluid　脑脊液　04.0734

cerebrospinal fluid leakage　脑脊液漏　04.0830

cerebrovascular disease　脑血管疾病　04.0778

cerebrovascular malformation　脑血管畸形　04.0824

cerebrovascular reserve capacity　脑血管储备功能，*脑血流储备功能　04.0768

cerebrum　大脑　04.0698

Cerenkov radiation　切连科夫辐射　02.0096

cerium doped gadolinium oxyorthosilicate　掺铈氧化正硅酸钆，*硅酸钆，*掺铈含氧正硅酸钆　03.0288

cerium doped lutetium oxyorthosilicate　掺铈氧化正硅酸镥，*硅酸镥，*掺铈含氧正硅酸镥　03.0289

cerium doped lutetium yttrium oxyorthosilicate　掺铈硅酸钇镥，*正硅酸钇镥　03.0290

cervical cancer　宫颈癌　04.0172

cervix　宫颈　04.1670

chain reaction　链式反应　02.0166

Chambon's rule　*尚邦法则　06.0049

channel　通道　03.0794

channel protein　通道蛋白　06.0115

characteristic X-ray　特征 X 射线　02.0094

characterization　特征化　01.0028

charged particle equilibrium　带电粒子平衡　02.0475

charged particle nuclear reaction　带电粒子核反应　02.0155

CHART　全程加速超分割放疗　05.0007

CHD　冠心病　04.0472

check　核查　06.0226

cheilocarcinoma　唇癌　04.0083

chelating agent　螯合剂　02.0246

chelation　螯合［作用］　06.0173

chelator　螯合剂　02.0246

chemical adsorption　化学吸附　02.0225

chemical dosimeter　化学剂量计　03.0085

chemical purity　化学纯度　02.0286

chemical shift　化学位移　03.0077

chemical synthesis method　化学合成法　02.0209

chemiluminescence enzyme immunoassay　化学发光酶免疫分析　03.0638

chemiluminescence immunoassay　化学发光免疫分析　03.0635

chemokine　趋化因子　06.0131

chemoreceptor　化学感受器　04.1402

chemotherapy　化［学治］疗　04.0254

chemsorption　化学吸附　02.0225

chest wall　胸壁　04.1342

Cheyne-Stokes respiration　*陈–施呼吸　04.1371

chimera mosaic animal　嵌合体动物　06.0196

chimeric animal　嵌合体动物　06.0196

chimeric gene　嵌合基因　06.0027

chirality　手性　02.0232

chlamydia　衣原体　04.1446

chloramine T labeling method　氯胺 T 标记法　02.0204

choke　呛［噎］，*哽［噎］　04.1536

cholangiocellular carcinoma　胆管细胞癌　04.0126

cholecystokinin　胆囊收缩素　04.1578

cholelithiasis　胆石症　04.1572

chondral calcification　软骨钙化　04.1112

chondroma　软骨瘤　04.0138

chondrosarcoma　软骨肉瘤　04.0139

chordoma　脊索瘤　04.0197

choristoma　迷离瘤，*迷芽瘤　04.0010

chromaffin cell　嗜铬细胞　04.0942

chromatographic peak　色谱峰　03.0069

chromatogram　色谱图　03.0068

chromatography　色谱法，*层析法　02.0268

chromosomal aberration　染色体畸变　02.0416

chronic cholecystitis　慢性胆囊炎　04.1574

chronic lymphocytic thyroiditis　*慢性淋巴细胞性甲状腺炎　04.0991

chronic megaloblastic anaemia　慢性巨幼红细胞贫血　04.1291

chronic myeloblastic anaemia　慢性成髓细胞贫血　04.1290

chronic obstructive pulmonary disease　慢性阻塞性肺部疾病　04.1454

chronic pyelonephritis　慢性肾盂肾炎　04.1699

chronic renal insufficiency　慢性肾功能不全　04.1697

chylooutside　乳糜外溢　04.1306

chylopericardium　乳糜心包　04.1297

chyloperitoneum　乳糜腹　04.1309

chylothorax　乳糜胸　04.1308

chylous disorder　乳糜症　04.1305

chylous urine　乳糜尿　04.1307

chyluria　乳糜尿　04.1307

CI　*置信区间　06.0353

ciliated epithelium　纤毛上皮　04.1362

circulating tumor cell　循环肿瘤细胞　04.0070

circulation path imaging　循环通路显像　03.0481

circumferential profile analysis　圆周剖面分析　04.0642

cirrhosis of liver　肝硬化　04.1557

cisterna chyli　乳糜池　04.1252

^{11}C labeled compound　碳-11 标记物　02.0324

^{14}C labeled compound　碳-14 标记物　02.0325

CL animal　清洁动物，*二级动物　06.0200

classification　分类　04.0207

clastogenic effect　致染色体断裂效应　02.0422

clean animal　清洁动物，*二级动物　06.0200

clearance　清除　02.0356，解控　02.0528

clearance level　清洁解控水平　02.0573

clearance rate of 20 minutes　二十分钟清除率　04.1755

clear cell adenocarcinoma　透明细胞腺癌　04.0018

click chemistry　点击化学，*链接化学　02.0212

clinical decision　临床决策　01.0041

clinical end-point　临床终点　06.0253

clinical equivalence　临床等效　06.0324

clinical impact　临床影响　01.0042

clinical laboratory　临床实验室　03.0753

clinical management　临床处置　01.0043

clinical nuclear medicine　临床核医学　01.0003

clinical response　临床缓解　04.0292

clinical staging　临床分期，*治疗前分期　04.0210

clinical study report　临床试验报告　06.0306

clinical target volume　临床靶区　05.0022

clinical trial　临床试验　06.0213

clinical trial protocol　临床试验方案　06.0229

clinical trial report　临床试验报告　06.0306

cloning　克隆　06.0134

cloning vector　克隆载体　06.0143

closed cerebral injury　闭合性脑外伤　04.0844

closed compartment　闭合型房室　03.0796

CLT　*慢性淋巴细胞性甲状腺炎　04.0991

cluster　群组　06.0297

coded-aperture collimator　编码板准直器　03.0253

coding strand　编码链　06.0077

codon　密码子　06.0071

coefficient of variation　变异系数　03.0745

cognition　认知　04.0769

cognitive disorder　认知障碍　04.0790

cognitive potential　*认知电位　04.0880

cohort study　队列研究，*群组研究　06.0259

coincidence circuit SPECT　符合电路单光子发射计算机体层仪　03.0230

coincidence detection　符合探测　03.0308

coincidence event　符合事件　03.0306

coincidence line　符合线　03.0309

coincident time window　符合时间窗　03.0305

cold insert　冷插件　03.0419

cold labeling　冷标记　02.0192

cold nodule　冷结节　04.1028

cold spot　冷区　04.1199

cold spot imaging　*冷区显像　03.0471

collecting system　集合系统　04.1636

collective dose　集体剂量　02.0522

collective effective dose　集体有效剂量　02.0523

collimation　准直　03.0241

collimator　准直器　03.0242

collision tumor　碰撞瘤　04.0014

colloid　胶体　02.0258

colloid chromic phosphate　胶体磷酸铬　05.0120

colon　结肠　04.1509

colon cancer　结肠癌　04.0122

colonoscopy　结肠镜检查　04.0230

colony stimulating factor　集落刺激因子　04.0345

color coding　彩色编码　03.0596

colorimetric tube　比色管　03.0117

color index　*色彩指数　03.0597

color scale　色阶　03.0597

colposcopy　阴道镜检查　04.0228

column chromatography　柱色谱法　02.0269

combined chemotherapy　联合化疗　04.0263

commissura anterior　前连合　04.0738

commissura posterior　后连合　04.0739

committed absorbed dose　待积吸收剂量　02.0499

committed dose　待积剂量　02.0496

committed effective dose　待积有效剂量　02.0498

committed equivalent dose　待积当量剂量　02.0497

communicating hydrocephalus　交通性脑积水　04.0832

community acquired pneumonia　社区获得性肺炎　04.1441

compact bone　密质骨　04.1087

comparative medicine　比较医学　06.0184

compartment　房室　03.0789

compartment model　房室模型　03.0790

compensatory goiter　代偿性甲状腺肿　04.0950

competition　竞争　02.0357

competitive displacement reaction　竞争性取代反应　03.0662

competitive inhibition curve　竞争抑制曲线　03.0663

competitive inhibition of double site　双位点竞争抑制　03.0664

competitive protein binding assay　竞争蛋白结合分析　03.0648

competitive radioactive binding assay　放射性竞争结合分析　03.0629

complementary DNA　互补 DNA　06.0065

complete adjuvant　完全佐剂　03.0688

complete antigen　完全抗原　03.0667

complete radiation equilibrium　完全辐射平衡　02.0474

complete response　完全缓解　04.0294

complex　络合物　02.0248

complexing method　络合法　02.0211

compliance　顺应性　04.1403，依从性，*顺从性　06.0338

compound iodine solution　复方碘溶液　04.1061

compression fracture　压缩性骨折　04.1134

Compton effect　康普顿效应　02.0146

Compton electron　康普顿电子　02.0147

Compton scattering　康普顿散射　02.0145

computed tomography attenuation correction map　计算机体层摄影衰减校正图　03.0349

computed tomography dose index　计算机体层摄影剂量指数　03.0348

computed tomography homogeneity　计算机体层摄影均匀性　03.0352

computed tomography perfusion　计算机体层灌注　04.0237

computed tomography value　计算机体层值，*CT 值　03.0350

computed tomography value linearity　计算机体层值线性　03.0351

concentration　浓聚　03.0221

concentration of standard preparation　标准品浓度　03.0739

concomitant boost radiation therapy　同时加量照射放疗　05.0008

condenser pipe　冷凝管　03.0113

conduction system of heart　心传导系统　04.0428

conductivity　传导性　04.0373

condylomatous squamous cell carcinoma　疣性癌，*湿疣样鳞状细胞癌　04.0177

confidence interval　*置信区间　06.0353

confidence limit　置信限　06.0353

confidentiality　保密　06.0242

configuration　构型，*分子空间结构　06.0107

conformation　构象　06.0108

congenital　先天性　04.0544

congenital adrenal hyperplasia　先天性肾上腺皮质增生症　04.1012

congenital biliary dilatation　先天性胆管[囊状]扩张症，*先天性胆管囊性畸形，*先天性胆总管囊肿　04.1571

congenital heart disease　先天性心脏病　04.0545

congenital hereditary elephantiasis　*先天遗传性象皮

肿 04.1300

congenital megacolon 先天性巨结肠，* 肠无神经节细胞症 04.1554

congenital pure red cell anemia 先天性纯红细胞发育不良 04.1287

congenital solitary kidney 先天性单肾 04.1684

congestive heart failure 充血性心力衰竭 04.0511

connecting labeling method 连接标记法 02.0193

Conn syndrome * 康恩综合征 04.1018

consciousness 意识 04.0773，清醒状态 06.0187

conservative surgery * 保守性手术 04.0250

console 控制台 03.0269

constant 常数 03.0788

constant incubator 恒温培养箱 03.0102

continuously hyperfractionated accelerated radiation therapy 全程加速超分割放疗 05.0007

contour tracking 躯体轮廓跟踪 03.0387

contract research organization 合同研究组织 06.0328

contraindication 禁忌证 05.0027

contrast 对比度 03.0449

contrast CT 计算机体层增强扫描 04.0235

contrast resolution 对比度分辨率 03.0450

control 对照 06.0244

control group 对照组 06.0245

controlled area 控制区 02.0554

control system 控制系统 03.0018

conus arteriosus * 动脉圆锥 04.0408

conventional animal 普通动物，* 一级动物 06.0201

converging hole collimator 汇聚孔型准直器 03.0244

convulsion 惊厥 04.0821

cooling system 冷却系统 03.0017

coordinate 坐标 03.0588

coordinating group 配位基团 02.0188

coordinating investigator 协调研究者 06.0224

COPD 慢性阻塞性肺部疾病 04.1454

core needle biopsy 针穿活检 04.0219

coronal section 冠状断面 03.0504

coronal tomography 冠状体层 03.0524

coronary angiography 冠状动脉造影 04.0646

coronary artery 冠状动脉 04.0419

coronary artery bypass graft 冠状动脉搭桥术 04.0653

coronary artery heart disease 冠心病 04.0472

coronary artery steal 冠状动脉窃血，* 盗血 04.0473

coronary calcium score 冠状动脉钙化积分 04.0648

coronary circulation 冠状循环 04.0393

coronary flow reserve 冠状动脉[血流]储备 04.0426

coronary stenting 冠脉支架植入 04.0656

coronary sulcus 冠状沟 04.0418

corpora cavernosa 海绵体 04.1676

corpus callosum 胼胝体 04.0737

corpus striatum 纹状体 04.0718

correction 校正 03.0330

cortical bone * 皮质骨 04.1087

corticosteroid 皮质类固醇 04.0938

corticotropin releasing hormone 促肾上腺皮质激素释放激素 04.0937

cosmic ray 宇宙射线 02.0183

costophrenic groove 肋膈沟 04.1349

costovertebra angle 肋脊角 04.1343

co-transport 协同运输 06.0021

count 计数 03.0197

counting rate 计数率 02.0177，03.0198

counting rate characteristic curve 计数率特征曲线 03.0200

count loss 计数丢失 03.0202

count rate performance 计数率特性 03.0447

coupled reaction 偶联反应 02.0227

coupling constant 耦合常数 03.0078

cow * 母牛 03.0055

^{11}C-palmitic acid 碳-11-棕榈酸 04.0571

CR 完全缓解 04.0294

created model * 诱发模型 06.0204

crepitus 捻发音 04.1431

cretinism 呆小病，* 克汀病 04.0986

CRF 病例报告表 06.0308

CRH 促肾上腺皮质激素释放激素 04.0937

critical group 关键人群组 02.0524

CRO 合同研究组织 06.0328

crossed cerebellar diaschisis 交叉性小脑失联络征 04.0867

cross-over design 交叉设计 06.0262

cross reaction 交叉反应 03.0700

cross-sectional study 横向研究，* 横断面研究 06.0272

crus of diaphragm 膈脚 04.1341

cryotherapy 冷冻治疗，* 冷冻疗法 04.0274

CSF 集落刺激因子 04.0345，脑脊液 04.0734

CSFL 脑脊液漏 04.0830

CTA 计算机体层血管成像 04.0238

CT-AC 计算机体层摄影衰减校正图 03.0349

CT angiography 计算机体层血管成像 04.0238

CTC 循环肿瘤细胞 04.0070

CT coronary angiography CT 冠脉造影 04.0647

CTDI 计算机体层摄影剂量指数 03.0348

cTNM staging 临床分期，* 治疗前分期 04.0210

CTP 计算机体层灌注 04.0237，临床试验方案 06.0229

CTR 临床试验报告 06.0306

CT scout view 计算机体层摄影定位像 03.0340

CTV 临床靶区 05.0022

CT value 计算机体层值，* CT 值 03.0350

^{64}Cu labeled compound 铜-64 标记物 02.0330

Curie 居里 02.0110

curve fitting 曲线拟合 03.0811

curve peeling 剥谱法 03.0816

Cushing's syndrome * 库欣综合征 04.1014

Cushing disease 库欣病 04.1015

Cusun plotting 库桑作图 03.0737

cut-off frequency 截止频率 03.0536

cutting-needle biopsy * 针切活检 04.0219

CV animal 普通动物，* 一级动物 06.0201

CVD 脑血管疾病 04.0778

CVRC 脑血管储备功能，* 脑血流储备功能 04.0768

cyberknife robotic radiosurgery system 机器人放射外科手术系统，* 射波刀 04.0267

cycle arrest 周期阻滞 06.0016

cyclin 周期蛋白 06.0015

cyclotron 回旋加速器 03.0003

CYFRA21-1 细胞角质蛋白 19 片段抗原 21-1 04.0335

cyst 囊肿 04.0030

cystadenocarcinoma 囊腺癌 04.0028

cystadenolymphoma * 淋巴囊腺瘤 04.0089

cytobiology 细胞生物学 01.0021

cytokeratin 19 fragment antigen 21-1 细胞角质蛋白 19 片段抗原 21-1 04.0335

cytokine 细胞因子 06.0130

cytokinetics 细胞动力学 01.0023

cytokinetics analysis 细胞动力学分析 03.0775

cytology 细胞学 01.0022

cytophagic imaging 细胞吞噬显像 03.0480

cytoreductive surgery 减瘤术 04.0248

cytosine 胞嘧啶 06.0044

D

DA 多巴胺 04.0689

daily testing 日质控 03.0408

DAT 多巴胺转运蛋白 04.0757

data analysis 数据分析 06.0340

data check 数据核对 06.0342

data collection 数据收集 06.0339

data management 数据管理 06.0341

data missing 数据脱失 06.0344

data verification 数据证实 06.0343

DAT imaging 多巴胺转运蛋白显像 04.0860

daughter nuclide 子体核素 02.0064

daughter nuclide of the first generation 第一代子核 02.0066

daughter nuclide of the second generation 第二代子核 02.0067

3DCRT 三维适形放射治疗 05.0014

dead time 死时间 03.0205

dead time correction 死时间校正 03.0517

debulking operation 减积手术 04.0247

decay chain * 衰变链 02.0043

decay constant 衰变常数 02.0059

decay correction 衰变校正 03.0519

decay energy 衰变能 02.0062

decay equation 衰变公式 02.0061

decay law 衰变定律，* 衰变规律 02.0057

decay probability 衰变概率，* 衰变几率 02.0058

decay rate * 衰变率 02.0108

decay scheme 衰变纲图 02.0060

decontamination 去污染 02.0572

dedifferentiation 去分化，* 脱分化 04.0062

deduction 扣除 03.0602

Dee D 盒，* D 电极 03.0026

deep venous onestep imaging 深静脉一步显像法 04.0586

deep venous thrombosis 深静脉血栓形成 04.0566

deexcitation 退激 02.0120

defense in depth 纵深防御 02.0552

defibrillation 除颤 04.0668

degenerative osteoarthritis ＊退行性关节炎 04.1168

dehalogenation 脱卤[素] 02.0200

delayed coincidence window 延迟符合窗法 03.0516

delayed imaging 延迟显像 03.0391

delayed radiation-induced brain injury 迟发脑放射损伤 05.0044

delayed renal imaging 肾延迟显像 04.1756

3-demensional acquisition 三维采集，＊3D 采集 03.0300

dementia 痴呆 04.0789

dementia with Lewy body 路易体痴呆 04.0797

dendrite 树突 04.0749

density resolution ＊密度分辨力 03.0362

deposition 沉积 02.0469

depression 抑郁症 04.0808

deprotection 脱保护 02.0253

descending branch 降支 03.0783

descriptive statistical analysis 描述性统计分析 06.0354

descriptive study 描述性研究，＊叙述性研究 06.0256

destruction of bone 骨质破坏 04.1116

detection 检测 01.0031

detection efficiency 探测效率 02.0179

detector 探测器 03.0145，探头 03.0237

detector block 探头组块 03.0285

detector efficiency 探测器效率 03.0451

detector head 探头 03.0237

detector ring 探测器环 03.0286

determination of gastrointestinal protein loss 胃肠道蛋白质丢失测定 04.1618

determination of intestinal transit function 小肠通过功能测定 04.1593

deterministic effect 确定性效应，＊非随机性效应 02.0388

detuning 失谐 03.0050

developing agent 展开剂 02.0283

deviation 偏差 06.0350

DEXA 双能 X 射线吸收法 04.1220

dexamethasone suppression test 地塞米松抑制试验 04.1062

dextroisomer 右旋异构体 02.0231

DFI 无病生存期 04.0302

diabody 双特异抗体 06.0155

diagnosis 诊断 01.0056

diagnostic metrix 诊断决策矩阵 01.0044

diagnostic radioiodine-131 imaging 诊断性碘-131 显像 05.0100

diagnostic system 诊断系统 03.0020

diagonal branch 对角支 04.0423

diagonal tomography 斜向体层 03.0526

diamox 乙酰唑胺 04.0883

diaphragm 膈[肌]，＊横膈 04.1340

diaphragma sellae 鞍膈 04.0729

diaphragmatic lymph node 膈淋巴结 04.1268

diaschisis 失联络现象，＊神经功能联系不能，＊交叉性神经功能联系失调，＊远隔功能抑制 04.0866

diastasis 舒张末期 04.0444

diastolic period 舒张期 04.0441

DICOM 医学数字成像和通信[标准]，＊医学数字影像通信协议 03.0620

diencephalon 间脑 04.0700

difference image analysis 差分图分析法 03.0577

differential diagnosis 鉴别诊断 01.0057

differential linearity 微分线性 03.0446

differential renal function 分肾功能 04.1753

differential uniformity 微分均匀性 03.0442

differentiated thyroid carcinoma 分化型甲状腺癌 04.0997

differentiation 分化 04.0057

diffuse goiter 弥漫性甲状腺肿 04.0955

diffusion 扩散 04.1405

diffusion coefficient 扩散系数，＊弥散系数 04.1407

diffusion rate 扩散速率 04.1406

diffusion-weighted imaging 弥散加权成像 04.0874

digestive gland 消化腺 04.1518

digestive tract 消化管 04.1486

Digital Imaging and Communications in Medicine 医学数字成像和通信[标准]，＊医学数字影像通信协议 03.0620

digital signal 数字信号 03.0219

diiodothyronine 二碘酪氨酸 04.0900

dilated cardiomyopathy 扩张型心肌病 04.0478

dilution curve 稀释曲线 04.0588

dimension 维度 03.0570

2-dimensional acquisition 二维采集，＊2D 采集

03.0299

3-dimensional conformal radiation therapy　三维适形放射治疗　05.0014

2-dimensional radiation therapy　二维放射治疗　05.0013

4-dimentional TPS design　四维治疗计划　05.0016

diplococcus pneumoniae　*肺炎双球菌　04.1444

dipyridamole stress test　潘生丁负荷试验　04.0621

direct action　直接作用　02.0395

direct dilution method　正稀释法，*直接稀释法，*简单稀释法　03.0762

direct effect　直接作用　02.0395

directional dose equivalent　定向剂量当量　02.0512

direct ionization　直接电离　02.0124

direct labeling method　直接标记法　02.0194

discharge rate　释放率　04.1040

discrimination threshold　甄别阈　03.0262

discriminator　甄别器　03.0261

disease-free interval　无病生存期　04.0302

disgnosia　认知障碍　04.0790

dismutation reaction　歧化反应　06.0176

display　显示　01.0032

display window　显示窗　03.0591

disposal rate　排除速率　03.0805

dissecting aortic aneurysm　主动脉夹层动脉瘤　04.0558

dissociation constant　解离常数　02.0237

dissociation method　解离法　03.0656

dissociation rate constant　解离速率常数　03.0657

distance protection　距离防护　02.0563

distant metastasis　远隔转移　04.0215

DIT　二碘酪氨酸　04.0900

diuresis renogram　利尿肾图　04.1735

diuresis test　利尿试验　04.1734

diuretic　利尿剂　04.1733

diverging hole collimator　发散孔型准直器　03.0247

diverticulum of esophagus　食管憩室　04.1539

DLB　路易体痴呆　04.0797

DNA chip　DNA 芯片　06.0085

DNA crosslink　DNA 交联　06.0083

DNA denaturation　DNA 变性　06.0091

DNA polymerase　DNA 聚合酶　06.0119

DNA recombination　DNA 重组　06.0153

DNA recombination technology　DNA 重组技术　06.0154

DNA strand break　DNA 链断裂　06.0082

dobutamine stress test　多巴酚丁胺负荷试验　04.0620

dopamine　多巴胺　04.0689

dopamine receptor　多巴胺受体　04.0756

dopamine receptor imaging　多巴胺受体显像　04.0855

dopamine transporter　多巴胺转运蛋白　04.0757

dopamine transporter imaging　多巴胺转运蛋白显像　04.0860

dorsal position　仰卧位　03.0277

dose constraint　剂量约束　02.0518

dose equivalent　剂量当量　02.0510

dose equivalent rate　剂量当量率　02.0511

dose limit　剂量限值　02.0436

dose-limiting organ　剂量限制器官　05.0035

dose point kernel　剂量点核［函数］　02.0482

dose rate　剂量率　02.0509

dose-rate effect　剂量率效应　02.0412

dose-reaction relation　剂量–反应关系　06.0316

double antibody deposition method　双抗体沉淀法　03.0658

double antibody sandwich method　双抗体夹心法　03.0660

double blind　双盲　06.0291

double kidney with ureteral duplication　重复肾双输尿管畸形　04.1681

double labeling　双标记　02.0191

double nuclide dilution　核素双稀释法　03.0764

double strand break　双链断裂　02.0423

double track sign　双轨征　04.1208

doubling time of tumor volume　肿瘤体积倍增时间　04.0055

doughnut sign　炸面圈征　04.1212

down regulation　下调，*减量调节　06.0181

DPA　双光子 γ 射线吸收法　04.1219

draining lymph node　引流淋巴结　04.1258

drift　漂移　03.0213

drill biopsy　*钻取活检　04.0219

drop off　退出　06.0250

drop out　脱落　06.0251

drug　药品　06.0309

drug abuse　药物滥用　02.0379

drug addiction　药物成瘾　02.0381

drug dependence　药物依赖　02.0380

drug interventional test　药物介入试验　04.0882

drug stress 药物负荷 03.0494

DST 地塞米松抑制试验 04.1062

DTC 分化型甲状腺癌 04.0997

dual energy X-ray absorptiometry 双能 X 射线吸收法 04.1220

dual modality imaging 双模式显像 03.0468

dual nuclide tracer technique 双标记核素示踪技术 03.0760

dual photon absorptiometry 双光子 γ 射线吸收法 04.1219

dual radionuclide subtraction scintigraphy 双放射性核素减影法 04.1033

ductus arteriosus 动脉导管 04.0417

Dukes's staging 杜克分期 04.0124

duodenal ampulla 十二指肠球部 04.1503

duodenogastric reflux imaging 十二指肠胃反流显像 04.1615

duodenoscopy 十二指肠镜检查 04.0227

duodenum 十二指肠 04.1502

duplication of small intestine 小肠重复畸形 04.1549

DWI 弥散加权成像 04.0874

DXA 双能 X 射线吸收法 04.1220

dynamic combinatorial chemistry *动态组合化学 02.0212

dynamic imaging 动态显像 03.0464

dynamic imaging of transplanted kidney 移植肾动态显像 04.1752

dynamic renal imaging 肾动态显像 04.1750

dyskinesis 反向运动 04.0453

dysphagia 吞咽困难 04.1535

dysplasia 异型增生，*不典型增生 04.0054

E

early imaging 早期显像 03.0461

early onset of hypothyroidism 早发甲减 05.0092

early reaction 早期反应 05.0029

early response tissue 早期反应组织 02.0397

early side effect 早期副作用 05.0036

EBUS-TBNA 经气管镜超声引导针吸活检 04.0224

ECG 心电图 04.0643

ECG exercise test 心电图运动试验 04.0644

echocardiography 超声心动图 04.0651

ECT 发射体层仪 03.0228

ectopic adrenocorticotropic hormone syndrome 异位促肾上腺皮质激素综合征 04.1020

ectopic gastric mucosa 异位胃黏膜 04.1543

ectopic gastric mucosa imaging 异位胃黏膜显像 04.1591

ectopic kidney 异位肾 04.1680

ectopic thyroid gland 异位甲状腺 04.0893

eczema 湿疹 05.0111

ED *勃起功能障碍 04.1721

edge-based segmentation 边界分割 03.0604

edge effect 边缘效应 03.0394

EEG 脑电图 04.0879

effective dose 有效剂量 02.0493

effective dose equivalent *有效剂量当量 02.0493

effective dose rate 有效剂量率 02.0494

effective field of view 有效视野 03.0366

effective filtration pressure 有效滤过压 04.1656

effective half life 有效半衰期 02.0353

effective rate 有效率 04.0306

effective renal plasma flow 肾有效血浆流量 04.1650

EGF 表皮生长因子 04.0346

EGO 甲状腺功能正常性格雷夫斯眼病 04.0982

egophony 羊鸣音 04.1433

EGRI 胃肠反流指数 04.1616

EHDP 乙烯羟基二磷酸盐 04.1191

EIA 酶免疫分析 03.0633

Einstein mass-energy equation 爱因斯坦质能方程 02.0114

1/3 ejection fraction 1/3 射血分数 04.0599

1/3 ejection rate 1/3 射血率 04.0600

elastic resistance 弹性阻力 04.1416

elastic scattering 弹性散射 02.0142

electrocardiogram 心电图 04.0643

electrocardiogram exercise test 心电图运动试验 04.0644

electrochemical reaction 电化学反应 02.0222

electrochemiluminescence immunoassay 电化学发光免疫分析 03.0641

electroencephalogram 脑电图 04.0879

electromagnetic wave 电磁波 02.0098

electron 电子 02.0020

electron capture decay 电子俘获衰变 02.0087

electronic collimation 电子准直 03.0254

electron microscopic autoradiography 电镜自显影[术] 03.0773

electron orbit 电子轨道 02.0021

electron pair production 电子对生成 02.0148

electron volt 电子伏特 02.0487

electrophilic reaction 亲电反应 02.0214

electrophilic reagent 亲电试剂 02.0216

electrophilic substitution reaction 亲电取代反应 02.0215

electrophoresis 电泳 03.0120

electrophoresis apparatus 电泳仪 03.0121

element 元素 02.0004

elephantiasis 象皮肿 04.1303

elimination 排出 02.0560

elimination enhancement 促排 02.0570

elimination reaction 消除反应, * 脱去反应, * 消去反应 02.0221

ELISA 酶联免疫吸附分析 03.0634

eluent 淋洗液 03.0059

elution 淋洗, * 洗脱 03.0058

elution curve 淋洗曲线 03.0060

elution liquid 淋洗液 03.0059

elution profile * 色谱流出曲线 03.0068

EM 最大期望值法 03.0554

emergency 应急 02.0550

emergency plan 应急计划 02.0551

emission 发射 03.0214

emission computed tomograph 发射体层仪 03.0228

emission scan 发射扫描 03.0215

emission spectrum 发射光谱 03.0079

emission spectrum of crystal 晶体发射光谱 03.0294

emissivity 发射率 02.0116

emittance 发射度 03.0041

emphysema 肺气肿 04.1452

encephalic angioma 脑血管瘤 04.0827

encephalitis 脑炎 04.0840

encephalocoele 脑室 04.0723

encephalomalacia 脑软化 04.0836

encephalon 脑 04.0697

end-diastolic count 舒张末期计数 04.0602

end-diastolic volume 舒张末期容积 04.0449

endemic goiter 地方性甲状腺肿 04.0945

endobronchial ultrasound-guided transbronchial needle aspiration 经气管镜超声引导针吸活检 04.0224

endocardium 心内膜 04.0362

endocrine exophthalmos * 内分泌性突眼 04.0976

endocytosis 胞吞作用, * 内吞作用 06.0022

end of bombardment yield 校正合成效率 02.0293

end of diastole 舒张末期 04.0444

end of synthesis yield 不校正合成效率, * 合成后产率 02.0292

end of systole 收缩末期 04.0440

endogenous antigen 内源性抗原 03.0668

endogenous damage 内源性损伤 02.0399

endometrial carcinoma 子宫内膜癌, * 子宫体癌 04.0171

endometrioid cervical adenocarcinoma 宫颈内膜样腺癌 04.0174

endometrium 子宫内膜 04.1666

endonuclease 核酸内切酶, * 内切核酸酶 06.0120

endoscope 内[窥]镜 04.0225

endothelium 内皮 04.0365

end-systolic volume 收缩末期容积 04.0454

energy 能量 03.0036

energy curve 能量曲线 03.0379

energy-deposited 沉积能 02.0470

energy deposition event 能量沉积事件 02.0471

energy discriminator 能量甄别器 03.0263

energy-imparted 授予能 02.0472

energy level 能级 02.0033

energy peak 能峰 03.0373

energy spectrum 能谱 02.0034

energy spectrum curve * 能谱曲线 03.0379

energy spread 能[量]散度 03.0038

energy threshold 能量阈值 03.0378

energy window 能窗 03.0374

energy window lower limit 能窗下限 03.0376

energy window upper limit 能窗上限 03.0375

enhanced CT 计算机体层增强扫描 04.0235

enrollment 入组 06.0247

enterogastric reflux index 胃肠反流指数 04.1616

entrance channel 入射道 02.0161

environmental error 环境误差, * 外界误差 06.0336

environmental impact assessment 环境影响评价 02.0526

environmental radiation monitor 环境辐射监测仪 03.0190

enzyme immunoassay 酶免疫分析 03.0633

enzyme-linked immunosorbent assay 酶联免疫吸附分析 03.0634

EOB 校正合成效率 02.0293

EOS 不校正合成效率，＊合成后产率 02.0292

ependymocytoma 室管膜[肿]瘤 04.0077

epicardium 心外膜 04.0363

epidemiology 流行病学 01.0037

epidermal cancer 皮肤癌 04.0195

epidermal growth factor 表皮生长因子 04.0346

epididymis 附睾 04.1679

epiglottis 会厌 04.1355

epilepsy 癫痫 04.0814

epilepsy grand mal 癫痫大发作，＊全身性强直−阵挛发作 04.0818

epiphysis 骺 04.1083

epithelioma 上皮瘤 04.0012

epsilon decay ＊ε衰变 02.0087

equilibrium association constant ＊平衡结合常数 02.0234

equilibrium constant 平衡常数 02.0235

equilibrium phase 平衡相 04.1478

equivalent annual usage amount 等效年用量 02.0484

equivalent daily handling amount 等效日操作量 02.0485

equivalent dose 当量剂量 02.0495

erectile dysfunction ＊勃起功能障碍 04.1721

erection 勃起 04.1677

ERP 事件相关电位 04.0880

ERPF 肾有效血浆流量 04.1650

ERV 补呼气量，＊补呼气容积 04.1389

erysipelas 丹毒 04.1304

erythroblast 成红细胞 04.1231

erythropoietic imaging 红细胞生成显像 04.1315

esophageal cancer 食管癌 04.0120

esophageal transit imaging 食管通过显像 04.1580

esophageal transit rate 食管通过率 04.1583

esophagectasis 食管扩张 04.1538

esophago-tracheal fistula 食管−气管瘘 04.1540

esophagus 食管 04.1492

ethics 伦理学 06.0239

ethylene hydroxydiphosphonate 乙烯羟基二磷酸盐 04.1191

eupnea 平静呼吸 04.1370

europium 铕 03.0645

euthyroid Graves ophthalmopathy 甲状腺功能正常性格雷夫斯眼病 04.0982

evaluation 评估 04.0289

event 事件 02.0178

event-related potential 事件相关电位 04.0880

Ewin's sarcoma 尤因肉瘤 04.0137

examination couch 检查床 03.0273

excisional biopsy 切除活检 04.0221

excitability 兴奋性 04.0433

excitation 激发 02.0118

excitation value 兴奋值 04.1039

excited state 激发态 02.0119

exclusion criteria 排除标准 06.0248

exemption 豁免，＊免除 02.0529

exercise stress 运动负荷 03.0496

exercise stress test 运动负荷试验 04.0619

exit channel 出射道 02.0162

exocytosis 胞吐作用 06.0023

exogenous antigen 外源性抗原 03.0669

exonuclease 核酸外切酶，＊外切核酸酶 06.0121

expectation maximization 最大期望值法 03.0554

expected life span ＊预期寿命 05.0090

expected survival 预期生存期 05.0090

experimental error 试验误差 06.0334

experimental group 试验组 06.0243

experimental model 试验模型 06.0204

experimental nuclear medicine 实验核医学 01.0004

experiment design 试验设计 06.0230

expiration 呼气 04.1368

expiratory reserve volume 补呼气量，＊补呼气容积 04.1389

exploratory operation 探查术 04.0251

exponential curve 指数曲线 03.0814

exponential graph 指数图 03.0578

exposure 照射 02.0449，照射量 02.0452

exposure pathway 照射途径 02.0455

exposure rate 照射量率 02.0453

exposure rate constant 照射量率常数，＊γ常数 02.0454

expression vector 表达载体 06.0144

extensional resection 广泛切除术 04.0243

external capsule 外囊 04.0741

external exposure 外照射 02.0451

external genital organ of female 女性外生殖器 04.1672

external landmark matching 外标记匹配 03.0610

external quality assessment 室间质评 03.0756

external radiation therapy 外照射治疗 05.0002

extraction 萃取 03.0087

extractor 萃取器 03.0088

extrahepatic biliary passage 肝外胆道 04.1531

extramedullary hemotopoiesis 髓外造血 04.1243

extra systole 期前收缩 04.0536

F

Fab fragment 抗原结合片段，*Fab 片段 06.0159

fail-safe 故障安全 02.0556

fallopian tube 输卵管 04.1669

false negative 假阴性 01.0048

false positive 假阳性 01.0047

familial disease 家族性疾病 04.0043

fanbeam hole collimator 扇孔型准直器 03.0245

fatality rate 病死率 05.0089

fat meal test 脂肪餐试验 04.1611

FBP 滤波反投影 03.0514

fibrinogen 血纤蛋白原 04.0677

fibroelastics 弹力纤维 04.0402

fibrosarcoma 纤维肉瘤 04.0020

fibrous dysplasia of bone 纤维性骨结构不良，*骨纤维性结构不良 04.1146

field of view 视野 03.0365

FIGO' staging 国际妇产科联盟分期 04.0178

filariasis 丝虫病 04.1298

filling 填充 04.1602

1/3 filling fraction 1/3 充盈分数 04.0605

1/3 filling rate 1/3 充盈率 04.0606

filter 滤波器 03.0533

filtered back projection 滤波反投影 03.0514

filter function 滤波函数 03.0530

filtering 滤波 03.0527

filter order 滤波阶数 03.0531

filtration equilibrium 滤过平衡 04.1655

final report 总结报告 06.0307

fine-needle aspiration 细针吸取 04.0220

first-pass method 首次通过法 04.0587

fission-^{99}Mo-^{99m}Tc generator 裂变型钼–锝发生器，*干柱 03.0056

^{18}F labeled compound 氟-18 标记物 02.0328

flare phenomenon 闪烁现象 04.1205

flat bone 扁骨 04.1080

flat chest 扁平胸 04.1467

flickering image 闪烁图像 03.0454

flip-flop phenomenon 反转现象 04.0868

flood source 面源 03.0415

fluid mosaic model 流动镶嵌模型 06.0002

fluorescence cystoscopy 荧光膀胱镜检查 04.0229

fluorescence immunoassay 荧光免疫分析 03.0640

fluorescence polarization immunoassay 荧光偏振免疫分析 03.0647

fluoroenzyme immunoassay 荧光酶免疫分析 03.0646

fluorosis of bone 氟骨症 04.1157

fMRI 功能性磁共振成像 04.0873

folate receptor 叶酸受体 06.0169

follicular carcinoma of thyroid 甲状腺滤泡状癌 04.0094

follow-up 随访 01.0055

follow-up study *追踪研究 06.0259

forced breathing 用力呼吸 04.1369

forced expiratory volume 用力呼气量 04.1390

forced expiratory volume in one second 第 1 秒用力呼气量 04.1391

forced voiding phase 用力排尿期 04.1759

foreground *前台 03.0269

four-dimensional image 四维影像，*动态立体影像 03.0489

Fourier reconfiguration 傅里叶重组 03.0329

Fourier space 傅里叶空间 03.0575

Fourier transform 傅里叶变换 03.0549

Fourier transformation interpolation 傅里叶插值法 03.0337

four-phase bone imaging 四时相骨显像 04.1184

FOV 视野 03.0365

FPIA 荧光偏振免疫分析 03.0647

fractional stereotaxis radiotherapy 分次立体定向放射治疗 05.0003

fractionated radiotherapy　分割放疗　05.0004

fracture threshold value　骨折危险阈　04.1217

fragility fracture　脆性骨折　04.1135

fragment of antigen binding　抗原结合片段，* Fab 片段　06.0159

frame　帧　03.0490

frame mode image acquisition　帧模式[图像]采集　03.0302

Framingham risk score　弗雷明汉风险评分　04.0660

free antibody　游离抗体　03.0675

free antigen　游离抗原　03.0674

free electron　自由电子　02.0092

free thyroxine　游离 T_4　04.0904

free triiodothyronine　游离 T_3　04.0903

freeze drying　冷冻干燥　02.0373

frequency domain　频域　03.0401

FRF　* 功能性肾衰竭　04.1569

frontal plane　* 额状面　03.0504

FT_3　游离 T_3　04.0903

FT_4　游离 T_4　04.0904

full width at half maximum　半高宽　03.0423

full width at one tenth maximum　1/10 高宽　03.0424

fully shielded laminar flow hood　全屏蔽层流通风橱　03.0133

functional asplenia　功能性无脾　04.1310

functional focus　功能性[转移]病灶　05.0094

functional imaging　功能显像　03.0455

functional magnetic resonance imaging　功能性磁共振成像　04.0873

functional parameter mapping　功能参数图　03.0586

functional renal failure　* 功能性肾衰竭　04.1569

functional residual capacity　功能残气量　04.1395

function graph　函数图　03.0579

functioning marrow　功能性骨髓　04.1225

functioning nodule　功能性结节　04.1029

fundus of stomach　胃底　04.1495

fungus　真菌　04.1447

funnel chest　漏斗胸　04.1470

fused image　融合图像　03.0487

fused kidney　融合肾　04.1682

fusion imaging　融合显像　03.0488

fusion of rib　肋骨融合　04.1126

FWHM　半高宽　03.0423

FWTM　1/10 高宽　03.0424

G

G　鸟嘌呤　06.0041

gain　增益　03.0194

^{67}Ga labeled compound　镓-67 标记物　02.0331

^{68}Ga labeled compound　镓-68 标记物　02.0332

gall bladder ejection fraction　胆囊排胆分数　04.1610

gall bladder-intestinal transit time　胆–肠通过时间　04.1609

gamma camera　γ照相机　03.0224

gamma counter　γ计数器　03.0171

gamma decay　γ衰变　02.0084

gamma particle　γ粒子，* γ光子　02.0086

gamma ray　γ射线　02.0085

gamma scintillation camera　γ闪烁照相机　03.0223

ganciclovir　更昔洛韦　06.0171

gantry　机架　03.0271

gantry aperture　机架孔径　03.0272

gas chromatograph　气相色谱仪　03.0070

gas leak detector　气体检漏仪　03.0125

gas phase chromatography　气相色谱法　02.0273

gasping　喘息　04.1378

gas target　气体靶　03.0030

gastric cancer　胃癌　04.0118

gastric emptying rate　胃排空率　04.1589

gastric emptying study　胃排空试验　04.1586

gastric half-emptying time　胃半排空时间　04.1588

gastric perforation　胃穿孔　04.1548

gastric ulcer　胃溃疡　04.1545

gastrinoma　胃泌素瘤　04.0133

gastroesophageal reflux　胃食管反流　04.1541

gastroesophageal reflux imaging　胃食管反流显像　04.1584

gastroesophageal reflux index　胃食管反流指数　04.1585

gastrointestinal bleeding imaging　消化道出血显像　04.1595

gastrointestinal stroma tumor　胃肠道间质瘤　04.0121

gastroscopy　胃镜检查　04.0226

gate circuit　门电路　03.0492

gated acquisition 门控采集 03.0386

gated cardiac blood pool imaging ＊门控心血池显像 04.0589

gated myocardial tomography 门控心肌体层显像 04.0609

Gaussian filter function 高斯滤波函数 03.0542

GBEF 胆囊排胆分数 04.1610

GC 气相色谱仪 03.0070

GCP 药品临床试验管理规范 06.0228

GD ＊格雷夫斯病 04.0952

Geiger-Müller counter 盖革–米勒计数器，＊G-M 计数管 03.0165

gel chromatography 凝胶色谱法 02.0276

gel filtration 凝胶过滤 03.0659

gel-^{99}Mo-^{99m}Tc generator 凝胶型钼–锝发生器，＊湿柱 03.0057

gene 基因 06.0024

gene expression 基因表达 04.0042

gene imaging 基因显像 03.0475

gene knockin 基因敲入 06.0136

gene knockout 基因敲除 06.0137

gene-mediated radionuclide therapy 放射性核素基因介导治疗 05.0057

gene product 基因产物 06.0138

general reaction 全身反应 05.0031

gene therapy 基因治疗 06.0139

genetic code 遗传密码 06.0070

genetic effect 遗传效应 02.0389

genetic engineering 基因工程 06.0135

genital system 生殖系统 04.1663

genome 基因组 06.0025

genomics 基因组学 06.0026

genotype 基因型 04.0040

geometric arc correction 弓形几何校正 03.0333

GER 胃食管反流 04.1541

GERI 胃食管反流指数 04.1585

germ cell tumor 生殖细胞肿瘤 04.0190

germ-free animal 无菌动物，＊GF 动物 06.0197

GF animal 无菌动物，＊GF 动物 06.0197

GFP 绿色荧光蛋白 06.0112

GFR 肾小球滤过率 04.1653

giant cell tumor of bone 骨巨细胞瘤 04.1144

GIST 胃肠道间质瘤 04.0121

glandular duct carcinoma 腺管样癌 04.0017

glans 阴茎头 04.1675

glial cell ＊胶质细胞 04.0744

glioma 胶质瘤 04.0073

globin 珠蛋白 04.1238

globulin 球蛋白 06.0111

glomerular filtration rate 肾小球滤过率 04.1653

glomerulonephritis ［肾小球］肾炎 04.1694

glomerulotubular balance ［肾小］球-［肾小］管平衡 04.1660

glove box 手套箱 03.0137

glucagonoma 胰高血糖素瘤 04.0132

glucocorticoid 糖皮质激素 04.0934

glycolysis 糖酵解 04.0068

GMP 药品生产管理规范 02.0303

GN animal 悉生动物，＊已知菌动物，＊GN 动物 06.0198

gnotobiotic animal 悉生动物，＊已知菌动物，＊GN 动物 06.0198

GO 格雷夫斯眼病 04.0981

goiter 甲状腺肿 04.0895

Golgi apparatus 高尔基体 06.0008

gonad 性腺 04.1664

good clinical practice 药品临床试验管理规范 06.0228

good manufacturing practice 药品生产管理规范 02.0303

G$_0$ phase G$_0$ 期，＊休止期 06.0010

G$_1$ phase G$_1$ 期 06.0011

G$_2$ phase G$_2$ 期 06.0013

grading 分级 04.0206

graduated pipette 刻度吸管 03.0115

gram-radium equivalent 克镭当量 02.0508

granuloblast 成粒细胞 04.1232

granulocytopenia 粒细胞减少症 05.0098

granuloma 肉芽肿 04.1458

granulopoietic imaging 粒细胞生成显像 04.1316

Graves' disease ＊格雷夫斯病 04.0952

Graves' ophthalmopathy 格雷夫斯眼病 04.0981

gray 戈瑞 02.0506

gray matter 灰质 04.0712

gray scale resolution ＊灰度分辨率 03.0597

greater circulation ＊大循环 04.0391

greater curvature of stomach 胃大弯 04.1497

greater omentum 大网膜 04.1516

green fluorescent protein 绿色荧光蛋白 06.0112

Grignard reagent 格氏试剂 02.0257

gross error 过失误差, * 粗差 06.0337

gross examination 大体检查, * 巨检 04.0216

gross target volume 肿瘤区 05.0020

ground state 基态 02.0117

group 分组 01.0035

GSO 掺铈氧化正硅酸钆, * 硅酸钆, * 掺铈含氧正硅
酸钆 03.0288

GT-AG rule GT-AG 法则 06.0049

GTV 肿瘤区 05.0020

guanine 鸟嘌呤 06.0041

guidance level 指导水平 02.0533

guidance level for medical exposure 医疗照射指导水
平 02.0534

Gy 戈瑞 02.0506

gynecologic tumor 妇科肿瘤 04.0164

gyrus 脑回 04.0711

H

HA 透明质酸 04.0343

Haldane effect 霍尔丹效应 04.1414

half pass time of inferior vena cava 下腔静脉示踪剂半
通过时间 04.0567

half thickness 半厚度 02.0139

half turnover time 半更新时间 03.0809

half-value layer 半值层 02.0140

halogen 卤素 02.0199

HAMA 人抗鼠抗体反应 05.0083

hamartoma 错构瘤 04.0032

Hamming filter * 汉明滤波器 03.0539

Hamming filter function 汉明滤波函数, * 汉明窗函数
03.0539

Hanning filter * 汉宁滤波器 03.0540

Hanning filter function 汉宁滤波函数, * 汉宁窗函数
03.0540

hapten 半抗原 03.0666

hardness of X-ray X 射线硬度 03.0342

Harrison groove * 哈里森沟 04.1349

Hashimoto thyroiditis * 桥本甲状腺炎 04.0991

Haversian canal 哈弗斯管 04.1092

Hb 血红蛋白 04.1237

HCC 肝细胞肝癌 04.0125

HD * 霍奇金病 04.0154, 亨廷顿病, * 亨廷顿舞蹈
症 04.0801

HE 肝性脑病 04.1567

head and neck lymph node 头颈淋巴结 04.1272

head and neck tumor 头颈部肿瘤 04.0081

health economic evaluation 健康经济学评价
06.0327

health surveillance 健康监护 02.0557

heart 心[脏] 04.0358

heart assist device 心脏辅助装置 04.0665

heart atrium pacing 心房起搏 04.0662

heart contusion 心脏挫伤 04.0524

heart failure 心力衰竭 04.0531

heart incident 心脏事件 04.0515

heart muscle fiber membrane potential 心肌纤维膜电
位 04.0372

heart muscle fibrosis 心肌纤维化 04.0491

heart muscle necrosis 心肌坏死 04.0490

heart myxoma 心脏黏液瘤 04.0519

heart pool 心血池 04.0463

heart rate 心率 04.0430

heart transplantation 心脏移植 04.0667

heart valve prosthesis 心瓣膜修复术 04.0663

heart wall motion 心室壁运动 04.0459

heat capacity of tube 球管热容量 03.0357

heat shock protein 热激蛋白, * 热休克蛋白 04.0351

heavy chain 重链 03.0695

heavy ion 重离子 03.0005

heavy ion accelerator 重离子加速器 03.0006

helicobacter pylori 幽门螺杆菌 04.1546

Helsinki declaration 赫尔辛基宣言, * 世界医学大会
赫尔辛基宣言 06.0241

hemangioma 血管瘤 04.0145

hematocrit 红细胞比容 04.1320

hematopathy 血液病 04.1275

hematopoiesis 造血 04.1222

hematopoietic stem cell transplantation 造血干细胞移
植 04.1331

hematopoietic supporting cell 造血支持细胞 04.1234

hematoxylin and eosin staining 苏木精–伊红染色,
* HE 染色 04.0199

hemoglobin 血红蛋白 04.1237

hemolytic anemia 溶血性贫血 04.1278

hemopoiesis 造血 04.1222

hemorrhage of digestive tract 消化道出血 04.1579

hepatic artery perfusion imaging 肝血管灌注显像 04.1599

hepatic blood pool imaging 肝血池显像 04.1598

hepatic coma 肝昏迷 04.1568

hepatic cyst 肝囊肿 04.1563

hepatic encephalopathy 肝性脑病 04.1567

hepatic focal nodular hyperplasia 肝脏局灶性结节增生 04.1559

hepatic hemangioma 肝血管瘤 04.1564

hepatic macrophage 肝巨噬细胞 04.1528

hepatic regenerative nodule 肝再生结节 04.1558

hepatitis 肝炎 04.1556

hepatobiliary dynamic imaging 肝胆动态显像 04.1607

hepatobiliary imaging agent 肝胆显像剂 04.1614

hepatocellular carcinoma 肝细胞肝癌 04.0125

hepatocyte 肝[多角]细胞 04.1527

hepatopancreatic ampulla 肝胰壶腹 04.1504

hepatorenal syndrome 肝肾综合征 04.1569

hereditary spherocytosis 遗传性球形红细胞增多症 04.1282

Hering-Breuer reflex * 黑–伯反射 04.1398

HE staining 苏木精–伊红染色，* HE 染色 04.0199

heterogeneity of sensitivity 灵敏度不均匀性 03.0334

heterologous regulation 异系调节 03.0706

heterotopic calcification 异位钙化 04.1113

heterotopic ossification 异位骨化 04.1114

HEV 健康经济学评价 06.0327

hexokinase 己糖激酶 04.0344

hFNH 肝脏局灶性结节增生 04.1559

HFR 高通量反应堆 02.0168

HFRT 超分割放疗 05.0005

hibernating myocardium 冬眠心肌 04.0627

hiccup 呃逆，* 打嗝 04.1537

HIFU therapy 高强度聚集超声治疗，* 海扶刀 04.0269

high contrast resolution 高对比度分辨力 03.0361

high energy all-purpose collimator 高能通用准直器 03.0251

high energy nuclear reaction 高能核反应 02.0152

high flux reactor 高通量反应堆 02.0168

high intensity focused ultrasound therapy 高强度聚集超声治疗，* 海扶刀 04.0269

high-pass filter 高通滤波器 03.0535

high-pass filtering 高通滤波 03.0528

high performance liquid chromatography 高效液相色谱法 02.0275

high pressure liquid chromatography * 高压液相色谱法 02.0275

high voltage generator 高压发生器 03.0353

Hill coefficient 希尔系数 03.0702

Hill function 希尔函数 03.0701

hilum of lung 肺门 04.1337

hip bone 髋骨 04.1073

hippocampus 海马 04.0719

Hirschsprung disease * 希尔施普龙病 04.1554

histology 组织学 01.0025

histone 组蛋白 06.0110

HMDP 羟基亚甲基二磷酸盐 04.1192

Hodgkin's disease * 霍奇金病 04.0154

Hodgkin's lymphoma 霍奇金淋巴瘤 04.0154

holoenzyme 全酶 06.0117

homologous protein 同源蛋白质 06.0114

homologous regulation 同系调节 03.0705

hood 通风柜 03.0136

horizontal axis 横轴 03.0500

horizontal fissure 水平裂 04.1351

horizontal long axis 水平长轴 04.0389

hormesis 兴奋效应 02.0411

hormone replacement therapy 激素替代治疗 04.1063

horseshoe kidney 马蹄肾，* 蹄铁形肾 04.1683

hospital acquired pneumonia 医院获得性肺炎 04.1442

hot cell 热室 03.0035

hot insert 热插件 03.0418

hot nodule 热结节 04.1026

hot patella 热髌骨症 04.1202

hot spot 热区 04.1198

hot spot imaging * 热区显像 03.0469

HP 幽门螺杆菌 04.1546

HPAA 下丘脑–脑垂体–肾上腺皮质轴 04.0929

HPLC 高效液相色谱法 02.0275

HPO 肥大性肺性骨关节病 04.1159

HPV 人乳头状瘤病毒 04.0173

HRS 肝肾综合征 04.1569

HRT 激素替代治疗 04.1063

HSP 热激蛋白，* 热休克蛋白 04.0351

HT * 桥本甲状腺炎 04.0991，红细胞比容 04.1320

human anti-mouse antibody reaction 人抗鼠抗体反应 05.0083

human papilloma virus 人乳头状瘤病毒 04.0173

human phantom 人体模型 02.0391

hunger curve 饥饿曲线 04.1043

Huntington's disease 亨廷顿病，* 亨廷顿舞蹈症 04.0801

hyaline membrane disease 透明膜病 04.1463

hyaluronic acid 透明质酸 04.0343

hybride image fusion 同机融合 03.0381

hybridoma 杂交瘤 06.0151

hydrocele 鞘膜积液，* 阴囊积液 04.1301

hydrocephalus 脑积水 04.0831

hydrogen exponent * 氢离子浓度指数 02.0256

hydronephrosis 肾[盂]积水 04.1706

hydrothorax 胸腔积液，* 胸水 04.0318

hydroxyapatite 羟基磷灰石 04.1093

17-hydroxy corticosteroid in urine 尿17-羟皮质类固醇 04.0939

hydroxymethylene diphosphonate 羟基亚甲基二磷酸盐 04.1192

hyperactivity disorder 多动症 04.0810

hypercalcemia 高钙血症 04.1003

hypercortisolism 皮质醇增多症 04.1014

hyperfractionated radiation therapy 超分割放疗 05.0005

hyperlipemia 高脂血症 04.0530

hyperlipoproteinemia 高脂蛋白血症 04.0529

hypernatremia 高钠血症 04.0528

hyperostosis osteosclerosis 骨质增生硬化 04.1108

hyperparathyroidism 甲状旁腺功能亢进症，* 甲旁亢 04.1004

hyperperfusion 过度灌注 04.0865

hyperplasia 增生，* 过度增生 04.0052

hyperplastic osteoarthritis * 增生性关节炎 04.1168

hypertensive renal disease 高血压肾病 04.1696

hyperthyroid hepatopathy 甲亢性肝病 04.0966

hyperthyroidism 甲状腺功能亢进症，* 甲亢 04.0958

hyperthyroidism and thyrotoxicosis in pregnancy 妊娠期甲状腺功能亢进症 04.0960

hyperthyroidism crisis * 甲亢危象 04.0969

hyperthyroid myopathy 甲亢性肌病 04.0965

hypertriglyceridemia 高甘油三酯血症 04.0527

hypertrophic cardiomyopathy 肥厚型心肌病 04.0479

hypertrophic pulmonary osteoarthropathy 肥大性肺性骨关节病 04.1159

hypervitaminosis 维生素过多症 04.1161

hypofunctioning nodule 低功能结节 04.0984

hypokinesis 低动力 04.0451

hypoparathyroidism 甲状旁腺功能减退症，* 甲旁减 04.1008

hypoperfusion 灌注不足 04.0864

hypotension 低血压 04.0525

hypothalamic hypothyroidism * 下丘脑性甲状腺功能减退症 04.0973

hypothalamic-pituitary-adrenal cortex axis 下丘脑–脑垂体–肾上腺皮质轴 04.0929

hypothalamic-pituitary-thyroid axis 下丘脑–垂体–甲状腺轴 04.0887

hypothyroidism 甲状腺功能减退症，* 甲减 04.0970

hypoxia imaging agent 乏氧显像剂 02.0317

hypoxic cell 乏氧细胞 04.0630

hysteromyoma 子宫肌瘤 04.1720

I

IC 深吸气量 04.1388

ICH 脑出血，* 脑溢血 04.0785

^{131}I-6-cholesterol 碘-131-6-碘代胆固醇 04.1049

^{131}I-19-cholesterol 碘-131-19-碘代胆固醇 04.1048

ictal 发作期 04.0816

ictal imaging 发作期显像 04.0871

idiopathic hyperaldosteronism 特发性醛固酮增多症 04.1019

idiopathic hypoparathyroidism 特发性甲状旁腺功能减退症 04.1009

idiopathic hypoplastic anemia 特发性再生不良性贫血 04.1288

idiopathic lymphedema 特发性淋巴水肿 04.1300

idiopathic osteoporosis 特发性骨质疏松症 04.1154

idiopathic pulmonary fibrosis 特发性肺纤维化 04.1443

IEG 离子交换色谱法 02.0277

^{123}I-fatty acid 碘-123-脂肪酸 04.0572

^{125}I-fibrinogen uptake test 碘-125-纤维蛋白原摄取试验 04.0573

IGRT 图像引导放疗 05.0010

IHA 特发性醛固酮增多症 04.1019

IHC 免疫组织化学染色 04.0201

IIH 碘致甲状腺功能亢进症 04.0962

IL 白[细胞]介素 06.0132

^{123}I labeled compound 碘-123 标记物 02.0339

^{124}I labeled compound 碘-124 标记物 02.0340

^{125}I labeled compound 碘-125 标记物 02.0341

^{131}I labeled compound 碘-131 标记物 02.0342

ileocecal valve 回盲瓣 04.1507

ileum 回肠 04.1506

iliac lymph node 髂淋巴结 04.1265

image 影像 01.0006

image acquisition 图像采集 03.0364

image file 图像文件 03.0569

image flip 图像翻转 03.0606

image format conversion 图像格式转换 03.0568

image fusion 图像融合 03.0380

image-guided radiation therapy 图像引导放疗 05.0010

image mirror conversion 图像镜像变换 03.0607

image operation 图像运算 03.0605

image processing 图像处理 03.0398

image projection transformation 图像投影变换 03.0614

image quality 图像质量 03.0438

image reconstruction 图像重建 03.0399

image registration 图像配准 03.0609

image segmentation 图像分割 03.0603

image transformation 图像变换 03.0397

imaging 成像 01.0007，显像 03.0452

imaging agent 显像剂 02.0313

^{131}I-metaiodobenzylguanidine 碘-131-间位碘代苄胍 04.1050

^{131}I-MIBG 碘-131-间位碘代苄胍 04.1050

immune animal 免疫动物 03.0697

immune complex 免疫复合物 03.0680

immunoadsorption 免疫吸附 03.0721

immunocompetent 免疫活性 03.0691

immunocompetent cell 免疫活性细胞 03.0692

immunodeficient mouse 免疫缺陷小鼠 06.0193

immunodiffusion 免疫扩散 03.0719

immunoelectrophoresis 免疫电泳 03.0720

immunogen 免疫原 03.0685

immunogenicity 免疫原性 03.0686

immunoglobulin 免疫球蛋白 03.0693

immunohistochemistry staining 免疫组织化学染色 04.0201

immunological reaction 免疫反应 03.0690

immunoradiometric assay 免疫放射分析 03.0625

immunosuppressive therapy 免疫抑制治疗 05.0065

immunotherapy 免疫治疗 04.0281

implant model 接种模型，* 移植模型 06.0205

implementer 实施者 06.0221

impotence 阳痿 04.1721

improvement 好转 06.0304

impurity 杂质 02.0368

IMRT 调强适形放射治疗 05.0011

inbred line 近交系 06.0189

inbred strain 近交系 06.0189

incidence 发病率 01.0039

incisional biopsy 切取活检 04.0222

inclusion criteria 入选标准 06.0246

incoming channel 入射道 02.0161

incomplete adjuvant 不完全佐剂 03.0689

incomplete antigen * 不完全抗原 03.0666

incomplete bile duct obstruction 不完全性胆总管梗阻 04.1576

incorporation rate 参入率 03.0819

incorporation test 参入试验，* 掺入试验 03.0818

increasing curve 增长曲线 03.0061

indel 得失位 06.0080

inderal * 心得安 04.0683

indication 适应证 05.0025

indirect action 间接作用 02.0396

indirect effect 间接作用 02.0396

indirect labeling method 间接标记法 02.0195

individualized radiotherapy 个体化放射治疗 05.0024

induced differentiation 诱导分化 05.0084

induction 诱发 04.0048

inefficiency 无效 05.0080

inelastic scattering 非弹性散射 02.0143

inertial resistance 惯性阻力 04.1419

infarction focus imaging　亲梗死灶显像　04.0611

inferior vena cava　下腔静脉　04.0406

inferior vena caval obstructive syndrome　下腔静脉阻塞综合征　04.0568

inferior wall　下壁　04.0387

infiltrating ductal carcinoma　浸润性导管癌　04.0159

infiltrating lobular carcinoma　浸润性小叶癌　04.0160

infiltration　浸润　04.0064

infiltrative exophthalmos　浸润性突眼　04.0976

inflammatory pseudotumor　炎性假瘤　04.1457

influenza　流行性感冒，＊流感　04.1437

informed consent　知情同意　06.0235

informed consent form　知情同意书　06.0236

infrared spectrometer　红外光谱仪　03.0082

infrared spectroscopy　红外光谱　02.0282

infrared spectrum　红外光谱　02.0282

inguinal lymph node　腹股沟淋巴结　04.1264

initiation codon　起始密码子　06.0072

initiation factor　起始因子　06.0067

injection protective screen　注射防护屏　03.0134

injector protective cover　注射器屏蔽罩　03.0132

^{111}In labeled compound　铟-111 标记物　02.0338

inorganic compound　无机化合物　02.0186

input rate　输入速率　03.0802

in situ hybridization　原位杂交　06.0090

inspection　核查　06.0226

inspiration　吸气　04.1367

inspiratory capacity　深吸气量　04.1388

inspiratory reserve volume　补吸气量，＊补吸气容积　04.1387

install target　装靶　03.0032

instant radiopharmaceutical　即时放射性药物　02.0307

instrumental analysis　仪器分析[法]　03.0081

insulinoma　胰岛素瘤　04.0131

intake　摄入　02.0558

integral uniformity　积分均匀性　03.0441

intelligence　智能，＊智力　04.0775

intensity-modulated radiation therapy　调强适形放射治疗　05.0011

intensity of X-ray　X 射线强度　03.0341

interaction　交互作用　06.0271

interactive registration　交互式图像配准　03.0612

interatrial septum　房间隔　04.0381

intercostal space　肋间隙　04.1344

interferon　干扰素　06.0133

interictal imaging　发作间期显像　04.0870

interictal phase　发作间期　04.0815

interleukin　白[细胞]介素　06.0132

intermediate energy nuclear reaction　中能核反应　02.0153

intermediate tumor　交界性肿瘤　04.0004

intermittent bleeding　间歇性出血　04.1620

internal capsule　内囊　04.0740

internal carotid artery occlusion　颈内动脉闭塞　04.0560

internal conversion　内转换　02.0090

internal conversion electron　内转换电子　02.0091

internal exposure　内照射　02.0450

internal mammary node　＊内乳淋巴结　04.1261

internal membrane protein　内在膜蛋白　06.0113

internal quality control　[室]内质控　03.0755

internal radiation therapy　内照射治疗　05.0050

internal standard method　内标[准源]法　03.0155

International Federation of Gynecology and Obstetrics staging　国际妇产科联盟分期　04.0178

international prognostic index　国际预后指数　05.0047

international prognostic score　国际预后评分　05.0049

international working group criteria　国际工作组标准　05.0046

interoperative irradiation　术中放疗　05.0017

interstitial pneumonia　间质性肺炎　04.1440

interstitial therapy　间质治疗　05.0064

intervening organization　干预组织　02.0543

intervention　干预　02.0542

interventional imaging　＊介入显像　03.0472

interventional test　介入试验　04.0881

interventional test of cerebral perfusion imaging　脑血流灌注显像介入试验　04.0850

interventional therapy　介入治疗　04.0253

intervention level　干预水平　02.0539

interventricular septum　室间隔　04.0382

intestinal obstruction　肠梗阻　04.1551

intestinal transit time　小肠通过时间　04.1594

intima　内膜　04.0399

intracavity brachytherapy　腔内近距离治疗　05.0053

intracerebral hemorrhage　脑出血，＊脑溢血　04.0785

intracranial hypertension　高颅压，＊颅内高压　04.0834

intracranial tumor　颅内肿瘤　04.0072

intraductal carcinoma　导管内癌　04.0162

intraductal papillary tumor　导管内乳头状瘤　04.0163

intraepithelial carcinoma　＊上皮内癌　04.0214

intrahepatic bile duct　肝内胆道　04.1530

intraoperative frozen section analysis　术中冰冻切片分析　04.0218

intraoperative gamma prober　术中γ探测器　03.0183

intrapleural pressure　胸膜腔内压　04.1348

intrapulmonary pressure　肺内压　04.1423

intratumoral injection　瘤内注射　04.0352

intravascular brachytherapy　血管内近距离治疗　05.0063

intravascular ultrasound imaging　血管内超声成像　04.0652

intraventricular wall　间壁　04.0385

intrinsic characteristic　固有性能　03.0420

intrinsic energy resolution　固有能量分辨率　03.0436

intrinsic flood field uniformity　固有泛源均匀性　03.0440

intrinsic radiosensitivity　内在辐射敏感性　02.0406

intrinsic spatial linearity　固有空间线性　03.0444

intrinsic spatial resolution　固有空间分辨率　03.0432

invasion　浸润　04.0064

invasive　侵袭性　04.0065

invasive ductal carcinoma　浸润性导管癌　04.0159

invasive lobular carcinoma　浸润性小叶癌　04.0160

inverse isotope dilution analysis　同位素反稀释分析　03.0766

investigational chemotherapy　研究性化疗　04.0258

investigational product　试验用产品，＊试验用药品　06.0232

investigation level　调查水平　02.0540

investigator brochure　研究者手册　06.0231

in vitro radioassay　放射体外分析　03.0622

in vitro stability　体外稳定性　02.0376

in vitro tracer technique　离体示踪技术　03.0758

in vivo activation analysis　体内活化分析　03.0777

in vivo stability　体内稳定性　02.0375

in vivo tracer technique　体内示踪技术　03.0759

iodide goiter　高碘性甲状腺肿　04.0948

iodine deficiency disorder　碘缺乏病　04.0985

iodine-induced hyperthyroidism　碘致甲状腺功能亢进症　04.0962

iodotyrosine deiodinase　碘化酪氨酸脱碘酶　04.0913

131I-OIH　碘-131-邻碘马尿酸钠　04.1727

ion cyclotron frequency　离子回旋频率　03.0051

ion exchange　离子交换　02.0226

ion-exchange chromatography　离子交换色谱法　02.0277

ionization　电离　02.0121

ionization chamber　电离室　03.0160

ionization density　电离密度　02.0122

ionization detector　电离探测器　03.0162

ionizing effect　电离效应，＊电离作用　02.0123

ionizing radiation　电离辐射　02.0127

ion pair　离子对　02.0028

ion source　离子源　03.0024

ion source system　离子源系统　03.0008

131I-orthoiodohippurate　碘-131-邻碘马尿酸钠　04.1727

IP　缺血预适应　04.0629

IPI　国际预后指数　05.0047

IRMA　免疫放射分析　03.0625

iron deficiency anemia　缺铁性贫血　04.1284

irregular bone　不规则骨　04.1081

irreversibility　不可逆性　04.0635

irritability　应激性　04.0435

IRS　红外光谱　02.0282

IRV　补吸气量，＊补吸气容积　04.1387

ischemic cardiomyopathy　缺血性心肌病　04.0477

ischemic penumbra　＊缺血半暗带　04.0869

ischemic precondition　缺血预适应　04.0629

ischemic stroke　缺血性发作　04.0521

isobar　同量异位素　02.0039

isochronism　等时性　03.0048

isochronous cyclotron　等时性回旋加速器　03.0004

isoluminol　异鲁米那　03.0637

isomer　同质异能素，＊同核异能素　02.0040，同分异构体　02.0228

isomeric transition　同质异能跃迁　02.0041

isoprenaline　异丙肾上腺素　04.0690

isotone　同中子[异位]素　02.0038

isotope　同位素　02.0037

isotope dilution analysis　同位素稀释分析　03.0765

isotope effect　同位素效应　02.0238

isotope exchange method　同位素交换法　02.0207

isotopic exchange reaction 同位素交换反应 02.0213

isovolumic contraction period 等容收缩期 04.0438

isovolumic relaxation period 等容舒张期 04.0442

isthmus of thyroid gland 甲状腺峡 04.0891

IT 同质异能跃迁 02.0041

iteration ordinal number 迭代次数 03.0552

iterative method 迭代法 03.0550

iterative reconstruction 迭代重建 03.0551

IVBT 血管内近距离治疗 05.0063

IWC 国际工作组标准 05.0046

J

jaundice 黄疸 04.1561

jejunum 空肠 04.1505

Joffroy's sign 若弗鲁瓦征 04.0977

joint 关节 04.1098

joint imaging 关节显像 04.1188

justification 正当性 02.0434

justification of a practice *实践正当性 02.0434

juxtaglomerular apparatus 球旁器 04.1634

K

kallikrein 激肽释放酶 04.0675

Kanofsky performance score 卡诺夫斯凯计分 04.0312

kaon κ介子 02.0025

keloid 瘢痕疙瘩, *蟹足肿, *瘢痕增生症 05.0108

kerma 比释动能 02.0500

kerma rate 比释动能率 02.0501

kidney 肾[脏] 04.1622

kinase 激酶 06.0129

kinetic energy released in material 比释动能 02.0500

kininase 激肽酶 04.0680

kit 药盒 02.0372

knockout mouse 基因敲除小鼠 06.0194

K orbital electron capture *K轨道电子俘获 02.0087

KPS 卡诺夫斯凯计分 04.0312

Kupffer cell *库普弗细胞 04.1528

L

label 标记 02.0189

labeled compound 标记化合物 02.0196

labeled probe 标记探针 02.0197

labeling antibody 标记抗体 03.0725

labeling antigen 标记抗原 03.0724

labeling immunoassay 标记免疫分析 03.0628

labeling ligand 标记配体 03.0726

labeling yield 标记率 02.0290

laboratory animal 实验动物 06.0190

laboratory capability 实验室能力 03.0754

laminated scintillating crystal 叠层闪烁晶体 03.0291

large cell lung cancer 大细胞肺癌 04.0106

laryngeal cancer 喉癌 04.0091

laryngocarcinoma 喉癌 04.0091

larynx 喉 04.1353

laser vaporization 激光气化治疗 04.0270

late course of accelerated hyperfractionated radiation

therapy 后程加速超分割放疗 05.0009

latency 潜伏期 05.0085

late onset of hypothyroidism 晚发甲减 05.0093

late radiation effect 远期辐射效应 02.0404

lateral position 侧卧位 03.0278

lateral view 侧位像 03.0499

lateral wall 外侧壁 04.0386

late response tissue 晚反应组织 02.0398

late side effect 晚期副作用 05.0037

Latin square design 拉丁方设计 06.0266

LCAHF 后程加速超分割放疗 05.0009

LCLC 大细胞肺癌 04.0106

LC/MS 液相色谱-质谱法, *液质联用 02.0279

LCPD *莱格-卡尔夫-佩尔特斯病 04.1121

LD 致死性损伤 02.0425

LD_{50} 半数致死剂量 06.0356

LDCT 低剂量计算机体层摄影 04.0236

lead brick　铅砖　03.0142

lead compound　先导化合物　06.0312

lead compound optimization　先导化合物优化
　06.0313

lead equivalent　铅当量　02.0564

lead-lined transport container　铅罐　03.0141

leakage of milky lymph　淋巴漏　04.1296

left anterior descending branch　左前降支　04.0421

left anterior oblique　左前斜位　03.0280

left atrium　左心房　04.0378

left auricle　左心耳　04.0379

left circumflex　左旋支　04.0422

left heart circulation　* 左心循环　04.0391

left main coronary artery　冠状动脉左主干　04.0420

left posterior oblique　左后斜位　03.0281

left to right shunt　左向右分流　04.0548

left ventricle　左心室　04.0380

left ventricle ejection fraction　左[心]室射血分数
　04.0448

left ventricular ejection time　* 左[心]室射血时间
　04.0447

left ventricular emptying time　左[心]室排空时间
　04.0447

left ventricular filling pressure　左[心]室充盈压
　04.0446

Legg-Calve-Perthes disease　* 莱格–卡尔夫–佩尔特斯
　病　04.1121

leiomyosarcoma　平滑肌肉瘤　04.0144

lesser circulation　* 小循环　04.0392

lesser curvature of stomach　胃小弯　04.1498

lesser omentum　小网膜　04.1515

LET　传能线密度　02.0129

lethal damage　致死性损伤　02.0425

lethal dose　致死剂量　02.0549

leukemia　白血病　04.0150

levogram　电轴左偏心电图　04.0542

levoisomer　左旋异构体　02.0230

licensee　许可证持有者　02.0531

licensing　许可　02.0530

ligament　韧带　04.1100

ligand　配体　04.0764

ligand exchange method　配体交换法　02.0206

light chain　轻链　03.0694

light guide　光导　03.0255

light microscopic autoradiography　光镜自显影[术]
　03.0772

light quantum　* 光量子　02.0099

likelihood function　似然函数　03.0564

limbic system　边缘系统　04.0722

limit　限值　02.0515

linac　直线加速器　03.0002

linear　线性　02.0394

linear accelerator　直线加速器　03.0002

linear attenuation coefficient　线[性]衰减系数
　02.0137

linear energy　线能　02.0476

linear energy transfer　传能线密度　02.0129

line of coincidence　符合线　03.0309

line of response　* 响应线　03.0309

line source　线源　03.0413

line spread function　线扩展函数　03.0548

lip cancer　唇癌　04.0083

lipo-hydro partition coefficient　脂水分配系数
　03.0119

liposarcoma　脂肪肉瘤　04.0141

liposome　脂质体　06.0149

liquid-based cytology　液基细胞学　04.0203

liquid chromatography　液相色谱法　02.0274

liquid chromatography /mass spectrometry　液相色谱–
　质谱法，* 液质联用　02.0279

liquid-liquid extraction　液液萃取，* 溶剂萃取，* 溶
　剂抽提　03.0089

liquid scintillation counter　液体闪烁计数器　03.0124

liquid scintillation detection　液体闪烁探测　03.0153

liquid target　液体靶　03.0029

list mode image acquisition　表模式[图像]采集
　03.0301

lisuride　麦角乙脲　04.0885

liver　肝[脏]　04.1524

liver colloid imaging　肝胶体显像　04.1597

liver metastasis　肝转移癌，* 转移性肝癌　04.0129

LOAEL　最小毒性反应剂量，* 观察到有害效应的最
　低水平　06.0360

lobular carinoma *in situ*　小叶原位癌　04.0161

local dose　局部剂量　05.0032

localized myxedema　* 局限性黏液性水肿　04.0988

local reaction　局部反应　05.0030

local recurrence　局部复发　04.0296

Iodogen labeling method　氯甘脲标记法　02.0203

logarithmic graph　对数图　03.0581

logit-log model　逻辑斯谛–对数模型　03.0727

long bone　长骨　04.1078

longitudinal study　纵向[追踪]研究　06.0273

long-term effect　远期疗效　05.0079

looser zone　假骨折线　04.1138

LOR　* 响应线　03.0309

loss to follow-up　失访　06.0252

low contrast resolution　低对比度分辨力　03.0362

low-dose computed tomography　低剂量计算机体层摄影　04.0236

low energy all-purpose collimator　低能通用准直器　03.0249

low energy gamma ray　低能γ射线　02.0486

low energy high resolution collimator　低能高分辨准直器　03.0248

low energy nuclear reaction　低能核反应　02.0154

lower limb girdle　下肢带骨，* 髋带骨　04.1071

lower limit　下限　03.0594

lowest-observed-adverse-effect level　最小毒性反应剂量，* 观察到有害效应的最低水平　06.0360

low-pass filter　低通滤波器　03.0534

low-pass filtering　低通滤波　03.0529

low T$_3$ syndrome　低 T$_3$ 综合征　04.0983

LSO　掺铈氧化正硅酸镥，* 硅酸镥，* 掺铈含氧正硅酸镥　03.0289

luciferase　萤光素酶　06.0128

Lugol's solution　* 鲁氏碘液　04.1061

lumbarization　骶椎腰化　04.1129

lumbar sacralization　腰椎骶化　04.1128

luminescence efficiency of crystal　晶体发光效率　03.0293

lung　肺　04.1334

lung adenocarcinoma　肺腺癌　04.0109

lung cancer　肺癌　04.0098

lung carcinoid　肺类癌　04.0113

lung epithelial permeability　肺上皮通透性　04.1421

lung metastasis　肺转移癌　04.0114

lung segment　肺段　04.1336

lung volume reduction surgery　肺减容术　04.1482

luxury filling　过度填充　04.1603

luxury perfusion　过度灌注　04.0865

lymphadenectomy　淋巴结清扫术　04.0245

lymphangiectasis　淋巴管扩张　04.1294

lymphangioma　淋巴管瘤　04.0151

lymphangiosarcoma　淋巴管肉瘤　04.0152

lymphatic capillary　毛细淋巴管　04.1250

lymphatic drainage　淋巴引流　04.1247

lymphatic dysplasia　淋巴发育不良　04.1299

lymphatic organ　淋巴器官　04.1246

lymphatic system　淋巴系统　04.1245

lymphatic trunk　淋巴干　04.1251

lymphatic vessel　淋巴管　04.1249

lymph chain　淋巴结链　04.1257

lymphedema　淋巴水肿　04.1295

lymph fluid　淋巴液，* 乳糜液　04.1248

lymph imaging　淋巴显像　04.1333

lymph node　淋巴结　04.1255

lymph node dissection　淋巴结清扫术　04.0245

lymph node of neck　颈部淋巴结　04.1263

lymphoepithelioma-like carcinoma　淋巴上皮癌　04.0156

lymphoma　淋巴瘤　04.0153

lymph scintigraphy　* 淋巴闪烁显像　04.1333

lymph sinus　淋巴窦　04.1256

LYSO　掺铈硅酸钇镥，* 正硅酸钇镥　03.0290

lysosome　溶酶体　06.0006

M

MACHR　毒蕈碱型[乙酰胆碱]受体　04.0759

macroscopic autoradiography　宏观自显影[术]　03.0771

magic bullet　魔弹　05.0070

magnet　磁体　03.0052

magnetic field system　磁场系统　03.0009

magnetic resonance imaging　磁共振成像　04.0240

magnetic resonance spectroscopy　磁共振波谱　04.0876

magnetic rigidity　磁刚度　03.0053

magnetoencephalography　脑磁图　04.0878

maimed myocardium　伤残心肌，* 重伤心肌　04.0628

main amplifier　主放大器　03.0268

major renal calice　* 肾大盏　04.1637

malignant ascites ＊恶性腹水 04.0319

malignant exophthalmos ＊恶性突眼 04.0976

malignant fibrous histiocytoma 恶性纤维组织细胞瘤 04.0148

malignant giant cell tumor of bone 恶性骨巨细胞瘤 04.0136

malignant hydrothorax 恶性胸腔积液 04.0319

malignant mesothelioma 恶性间皮瘤 04.0117

malignant neurilemmoma 恶性神经鞘瘤，＊神经纤维肉瘤 04.0147

malignant tumor 恶性肿瘤 04.0003

μ map ＊衰减校正系数图 03.0349

Marfan's syndrome 马方综合征，＊蜘蛛指综合征，＊蜘蛛趾综合征 04.0543

masking 设盲 06.0289

mass action law 质量作用定律 03.0722

mass attenuation coefficient 质量衰减系数 02.0138

mass defect 质量亏损 02.0175

mass number ＊质量数 02.0011

mass spectrometer 质谱仪 03.0072

mass spectrometry 质谱法 02.0278

match 匹配 04.0638

matched defect 固定缺损 04.0634

matched pair 匹配配对 06.0279

mater 脑膜 04.0724

maximal rate of transport of glucose 葡萄糖最大转运率 04.1657

maximal voluntary ventilation 最大随意通气量，＊最大自主通气量 04.1392

maximum binding capacity 最大结合容量 03.0732

maximum counting rate 最大计数率 03.0199

maximum energy 最大能量 02.0105

maximum likelihood estimation method 最大似然估计法 03.0555

maximum likelihood expectation maximization 最大似然最大期望值法 03.0556

maximum standard uptake value 最大标准摄取值 03.0511

maximum tolerated dose 最大耐受剂量 06.0358

MCA 黏蛋白样癌相关抗原 04.0333

McAb 单克隆抗体 06.0157

MCI 轻度认知功能损害 04.0791

MCT 微波凝固治疗 04.0271

MDP 亚甲基二磷酸盐 04.1190

MDR 多药耐药 04.0317

mean arterial pressure 平均动脉压 04.0467

mean circulation time 平均循环时间 04.0468

mean energy-imparted 平均授予能 02.0473

mean lifetime 平均寿命 02.0107

mean residence time 平均停留时间 04.0469

mean standard uptake value 平均标准摄取值 03.0512

mean transit time 平均通过时间 04.1754

measure 测量 01.0029

measurement error 测量误差 06.0331

measurement of whole body energy expenditure by dual labeled water 双标记水测定全身能量消耗率 03.0767

measurement of whole body water by deuterium water 氘水测定全身水量 03.0768

mechanical hand 机械手 03.0138

mechanical obstruction of urinary tract 机械性尿路梗阻 04.1704

mechanical ventilation 机械通气 04.1484

Meckel's diverticulum imaging 梅克尔憩室显像 04.1592

medial tibial stress syndrome 胫骨中部应力综合征 04.1139

median lethal dose 半数致死剂量 06.0356

median survival time 中位生存期 04.0301

mediastinal lymph node 纵隔淋巴结 04.1270

mediastinal tumor 纵隔肿瘤 04.0115

mediastinum 纵隔 04.1339

medical ethic committee 医学伦理委员会 06.0240

medical exposure 医疗照射 02.0456

medical internal radiation dose 医学内照射剂量，＊内照射剂量估算法 02.0464

medical radioactive waste 医用放射性废物 02.0568

medicamentous liver impairment 药物性肝损害 05.0099

medium energy all-purpose collimator 中能通用准直器 03.0250

medulla oblongata 延髓，＊延脑 04.0703

medullary carcinoma of thyroid 甲状腺髓样癌 04.0096

medulla spinalis 脊髓 04.0705

MEG 脑磁图 04.0878

megakaryocyte 巨核细胞 04.1233

megnetism granule method 磁性颗粒法 03.0723

melanoma 黑色素瘤 04.0196

melanosis 黑变病 04.1555

melting temperature 解链温度 06.0175

member of the public 公众成员 02.0521

memory 记忆 04.0770

MEN 多发性内分泌[腺]瘤病，＊多发性内分泌肿瘤 04.1023

meninge 脑膜 04.0724

meningioma 脑膜瘤 04.0080

mesencephalon 中脑 04.0699

mesenchymoma 间叶瘤 04.0021

mesentery 肠系膜 04.1517

meson 介子 02.0023

mesonephric adenocarcinoma 中肾管腺癌 04.0176

mesotron 介子 02.0023

messenger ribonucleic acid 信使 RNA 06.0064

metabolic bone disease 代谢性骨病 04.1150

metabolic imaging 代谢显像 03.0456

metabolic imaging agent 代谢显像剂 02.0315

metabolic pool ＊代谢库 03.0789

metabolite 代谢产物 02.0367

metalloimmunoassay 金属免疫分析 03.0649

metaphysis 干骺端 04.1084

metaplasia 化生 04.0050

meta position 间位 02.0239

metastasis 转移 04.0071

metastatic carcinoma ＊转移癌 04.0034

metastatic hepatic carcinoma 转移性肝癌，＊继发性肝癌 04.1566

metastatic tumor of bone 转移性骨肿瘤，＊继发性骨肿瘤，＊骨转移瘤 04.1141

methimazole 甲巯咪唑 04.1055

methylation reaction 甲基化反应 02.0223

methylene diphosphonate 亚甲基二磷酸盐 04.1190

methyl guanine 甲基鸟嘌呤 06.0042

Metz filter ＊梅斯滤波器 03.0541

Metz filter function 梅斯滤波函数，＊梅斯窗函数 03.0541

mickey mouse sign 米老鼠征，＊鼠面征 04.1209

micro-CT 小动物计算机体层显像仪 03.0235

microdosimetry 微剂量学 02.0463

microendoscope 内[窥]镜 04.0225

micro-MRI 小动物磁共振成像仪 03.0236

micronucleus formation 微核形成 02.0417

micro-PET 小动物正电子发射体层仪 03.0234

microporous membrane filtration 微孔滤膜过滤法 03.0711

microscope 显微镜 03.0104

microsome 微粒体 06.0007

micro-SPECT 小动物单光子发射计算机体层仪 03.0231

microwave coagulation therapy 微波凝固治疗 04.0271

micturition reflex 排尿反射 04.1661

MID 多发性脑梗死性痴呆 04.0800

middle layer 中层 04.0401

mild cognitive impairment 轻度认知功能损害 04.0791

millipore filter 微孔滤膜 03.0712

Milroy disease ＊米尔罗伊病 04.1300

mineralocorticoid 盐皮质激素 04.0932

miniantibody 微型抗体 06.0160

minimal lethal dose 最小致死剂量 06.0357

mini mental status examination 简易精神状态检查 04.0877

minor renal calice ＊肾小盏 04.1637

MIRD 医学内照射剂量，＊内照射剂量估算法 02.0464

missing counting ＊漏计 03.0202

MIT 一碘酪氨酸 04.0899

mitosis 有丝分裂 06.0017

mitosis phase M 期，＊有丝分裂期 06.0014

mitral incompetence 二尖瓣关闭不全 04.0501

mixed carcinoma of thyroid 混合型甲状腺癌 04.1000

mixed defect 混合性缺损 04.0636

mixed tumor 混合瘤 04.0008

mixed tumor of parotid 腮腺混合瘤，＊多形性腺瘤 04.0088

mixed type 混合型 04.1200

MLD 最小致死剂量 06.0357

MLEM 最大似然最大期望值法 03.0556

MM 多发骨髓瘤 04.0149

MMSE 简易精神状态检查 04.0877

Mobius' sign 默比乌斯征 04.0979

modality 模式 01.0033

moderate differentiation 中分化 04.0060

moderate response 好转 06.0304

modification 修饰 02.0249

modified radical surgery 改良根治术 04.0242

modulation transfer function 调制传递函数 03.0360

moist rale 湿啰音 04.1430

mole 摩尔 02.0254

molecular biology 分子生物学 01.0020

molecular cloning 分子克隆 06.0034

molecular imaging 分子成像 01.0008

molecular nuclear medicine 分子核医学 01.0005

molecular probe 分子探针 01.0013

molecular sieve chromatography *分子筛色谱法 03.0659

molecule 分子 02.0006

monitor 监视器 03.0274，监查员 06.0225

monoclonal antibody 单克隆抗体 06.0157

monoiodotyrosine 一碘酪氨酸 04.0899

monolayer reconfiguration 单层重组 03.0327

mononuclear cell 单核细胞 04.1236

mononuclear phagocytic system 单核吞噬细胞系统 04.1239

Monte-Carlo fitting 蒙特卡罗拟合 02.0488

Monte-Carlo method *蒙特卡罗法 02.0488

monthly testing 月质控 03.0410

morphine intervention trial 吗啡介入试验 04.1612

motion 运动 04.0771

mouse 小鼠 06.0192

M phase M 期，*有丝分裂期 06.0014

MPS 单核吞噬细胞系统 04.1239

MR 好转 06.0304

M-receptor *M 受体 04.0759

MRI 磁共振成像 04.0240

mRNA 信使 RNA 06.0064

MRS 磁共振波谱 04.0876

MST 中位生存期 04.0301

MTD 最大耐受剂量 06.0358

mucinous carcinoma 黏液癌 04.0169

mucinous cystadenoma 黏液性囊腺瘤 04.0168

mucinous-like carcinoma-associated antigen 黏蛋白样癌相关抗原 04.0333

mucosa 黏膜 04.1487

mucous adenocarcinoma of lung 肺黏液型腺癌 04.0108

multicenter 多中心 06.0302

multicenter trail 多中心试验 06.0303

multichannel analyzer 多道分析器 03.0264

multicrystal scanning gamma camera 多晶体 γ 照相机 03.0225

multidetector 多探头 03.0238

multidetector computed tomography 多排计算机体层摄影 03.0346

multienergy window acquisition 多能窗采集 03.0384

multigated equilibrium radionuclide cardioangiography 多门电路平衡法放射性核素心血管显像 04.0589

multi-infarct dementia 多发性脑梗死性痴呆 04.0800

multi-isotope imaging 多核素显像 03.0458

multilayer reconfiguration 多层重组 03.0328

multimodality image fusion 多模式融合，*多模态融合，*交互融合 03.0383

multiphase acquisition 多时相采集 03.0385

multiphase imaging 多相显像 03.0465

multiple channel pulse height analyzer 多道脉冲高度分析器 03.0260

multiple drug resistance 多药耐药 04.0317

multiple endocrine neoplasia 多发性内分泌[腺]瘤病，*多发性内分泌肿瘤 04.1023

multiple event 多事件 03.0307

multiple labeling measurement 多标记测量 03.0157

multiple lesion 多发 04.0047

multiple myeloma 多发骨髓瘤 04.0149

multiple original disease 多源性疾病 04.0045

multiple Takayasu arteritis 多发大动脉炎，*缩窄性大动脉炎，*无脉病 04.0561

multiple window spatial registration 多窗空间配准度，*多窗空间重合性 03.0426

multislice computed tomography 多层计算机体层摄影 03.0347

mu-meson μ介子 02.0026

mural thrombosis 附壁血栓 04.0563

muscarinic acetylcholine receptor 毒蕈碱型[乙酰胆碱]受体 04.0759

muscle rigidity 肌强直 04.0788

muscle stretch reflex 肌牵张反射 04.1401

muscularis mucosa 黏膜肌层 04.1489

muscular layer 肌层 04.0403

mutation 突变 06.0079

mutation spectrum 突变谱 02.0418

MVV 最大随意通气量，*最大自主通气量 04.1392

mycobacterium tuberculosis 结核分枝杆菌 04.1448

mycoplasma 支原体 04.1445

myelofibrosis 骨髓纤维化 04.1277

myeloid metaplasia 髓样化生 04.1244

myeloma ＊骨髓瘤 04.0149

myelosuppression 骨髓抑制 05.0043

myocardial blood flow 心肌血流量 04.0623

myocardial cell 心肌细胞 04.0366

myocardial clearance 心肌清除 04.0370

myocardial infarction 心肌梗死 04.0484

myocardial ischemia 心肌缺血 04.0482

myocardial metabolism 心肌代谢 04.0369

myocardial metabolism imaging 心肌代谢显像 04.0610

myocardial perfusion imaging 心肌灌注显像 04.0607

myocardial perfusion imaging agent 心肌灌注显像剂 02.0319

myocardial scar 心肌瘢痕 04.0475

myocarditis 心肌炎 04.0481

myocardium 心肌 04.0364

myosin 肌球蛋白 04.0367

myotonia 肌强直 04.0788

myxedema 黏液性水肿 04.0987

N

NAC 伏隔核 04.0721

Na^{18}F 氟-18-氟化钠 04.1196

Na/I symporter 钠碘同向转运体 04.0923

naked DNA 裸 DNA 06.0086

narcotism 麻醉状态 06.0186

narrowed ureteropelvic junction 肾盂输尿管连接部狭窄 04.1702

nasopharyngeal carcinoma 鼻咽癌 04.0082

native antigen 天然抗原 03.0670

natural background 天然本底，＊自然本底 02.0182

natural radionuclide 天然放射性核素 02.0046

natural source 天然源 02.0445

nature 天然 01.0062

NC 无变化 04.0298

NCT 中子俘获治疗 05.0061

NDA 新药申请 06.0315

NEC 噪声等效计数 03.0322

negative control 阴性对照 06.0281

negative cooperation 负协同 03.0704

negative imaging 阴性显像 03.0471

negative inotropic effect 负性肌力效应 04.0674

negative predictive value 阴性预测值，＊阴性预测率 01.0052

neoadjuvant chemotherapy 新辅助化疗 04.0257

neocortex 新皮质 04.0709

neointima 新生内膜 04.0658

neonatal idiopathic repiratory distress syndrome ＊新生儿特发性呼吸窘迫综合征 04.1463

neoplasia 瘤形成 04.0051

nephrocalcinosis 肾钙盐沉着症 04.1010

nephron 肾单位 04.1633

nephroptosis 肾下垂 04.1686

nephrotic syndrome 肾病综合征 04.1701

nerve cell ＊神经细胞 04.0743

nerve fiber 神经纤维 04.0745

nervous system 神经系统 04.0694

neurilemma 神经膜 04.0746

neurilemmal cell ＊神经膜细胞 04.0747

neurilemmoma 神经鞘瘤 04.0181

neuroblastoma 神经母细胞瘤 04.0193

neurodermatitis 神经性皮炎，＊慢性单纯性苔藓 05.0116

neuroendocrine tumor 神经内分泌肿瘤 04.0024

neurofibrillary tangle 神经原纤维缠结 04.0795

neuroglia cell 神经胶质细胞 04.0744

neurogliocyte 神经胶质细胞 04.0744

neuron 神经元 04.0743

neuron specific enolase 神经元特异性烯醇化酶 04.0336

neuroreceptor 神经受体 04.0755

neuroreceptor imaging 神经受体显像 04.0854

neurotransmitter 神经递质 04.0754

neurotransmitter imaging 神经递质显像 04.0853

neutrino 中微子 02.0077

neutron 中子 02.0016

neutron activation analysis 中子活化分析 03.0654

neutron capture 中子俘获 02.0164

neutron capture therapy 中子俘获治疗 05.0061

neutron deficient nuclide 贫中子核素，＊缺中子核素 02.0049

neutron-induced fission reaction　中子裂变反应　02.0165

neutron rich nuclide　富中子核素，＊丰中子核素　02.0051

neutron source　中子源　03.0025

nevus flammeus　表皮鲜红斑痣，＊焰色痣，＊毛细血管扩张痣　05.0110

new drug　新药　06.0311

new drug application　新药申请　06.0315

NFT　神经原纤维缠结　04.0795

NHL　非霍奇金淋巴瘤　04.0155

nick　切口　06.0087

nick translation　切口平移　06.0088

nicotine receptor　烟碱型受体，＊N 受体　04.0760

nifedipine　硝苯地平，＊心痛定　04.0682

NIRDS　＊新生儿特发性呼吸窘迫综合征　04.1463

NIS　钠碘同向转运体　04.0923

nitroglycerin　硝酸甘油，＊三硝酸甘油酯　04.0685

nitroglycerine intervention test　硝酸甘油介入试验　04.0622

^{13}N labeled compound　氮-13 标记物　02.0326

^{13}N-NH$_3$　氮-13-氨水　04.0574

NOAEL　最大无毒性反应剂量　06.0359

no change　无变化　04.0298

nodular goiter　结节性甲状腺肿，＊腺瘤样甲状腺肿　04.0947

no filling　无填充　04.1600

noise　噪声　03.0321

noise equivalent counting　噪声等效计数　03.0322

noise equivalent count rate　噪声等效计数率　03.0323

noise level　噪声水平　03.0324

noncommunicating hydrocephalus　非交通性脑积水　04.0833

non-compartmental model　非房室模型　03.0795

non-competitive radioactive binding assay　放射性非竞争结合分析　03.0630

non-contrast CT　计算机体层平扫　04.0233

non-elastic resistance　非弹性阻力　04.1417

non-Hodgkin lymphoma　非霍奇金淋巴瘤　04.0155

non-infiltrative exophthalmos　非浸润性突眼　04.0975

non-ionizing radiation　非电离辐射　02.0128

non-isotope exchange method　非同位素交换法　02.0208

non-linear transformation　非线性变换　03.0617

non-obstructive urinary tract dilatation　非机械性尿路扩张　04.1705

non-paralyzed count loss　非瘫痪型计数丢失　03.0204

non-small cell lung cancer　非小细胞肺癌　04.0105

non-specific active immunotherapy　非特异性主动免疫治疗　04.0284

non-specific binding　非特异性结合　02.0360

non-specific binding rate　非特异性结合率　03.0684

non-specific indirect immunotherapy　非特异性被动免疫治疗　04.0285

non-steady state system　非稳态系统　03.0799

non-ST segment elevation myocardial infarction　非 ST 段抬高心肌梗死　04.0487

non-threshold model　非阈模型　02.0393

non-toxic goiter　＊非毒性甲状腺肿　04.0944

non-viral vector　非病毒载体　06.0148

no-observed-adverse-effect level　最大无毒性反应剂量，＊未观察到有害效应的水平　06.0359

norepinephrine　去甲肾上腺素　04.0688

normal chromatography　正相色谱法　02.0270

normal exposure　正常照射　02.0459

normalization of detection efficiency　探测效率归一化　03.0332

notochordoma　脊索瘤　04.0197

no worse than　不劣于原则　06.0325

NPV　阴性预测值，＊阴性预测率　01.0052

N-receptor　烟碱型受体，＊N 受体　04.0760

NSCLC　非小细胞肺癌　04.0105

NSE　神经元特异性烯醇化酶　04.0336

NSTEMI　非 ST 段抬高心肌梗死　04.0487

nuclear cardiology　核心脏病学　04.0357

nuclear decay　核衰变　02.0056

nuclear emulsion　核乳胶　03.0769

nuclear energy state　核能态　02.0032

nuclear envelope　核被膜　06.0004

nuclear fission　核裂变　02.0163

nuclear force　核力　02.0029

nuclear fusion　核聚变　02.0169

nuclear magnetic resonance　核磁共振　03.0075

nuclear magnetic resonance spectroscopy　核磁共振波谱法　03.0076

nuclear medicine　核医学　01.0001

nuclear neurology　神经核医学　04.0691

nuclear pharmacy　核药学　02.0302，核药房　02.0304

nuclear physics　核物理［学］　02.0002

nuclear radiation　核辐射　02.0070

nuclear reaction　核反应　02.0151

nuclear reaction cross section　核反应截面　02.0172

nuclear reaction energy　核反应能　02.0173

nuclear reaction equation　核反应式　02.0174

nuclear reaction yield　核反应产额　02.0171

nuclear receptor　核受体　06.0167

nuclear stethoscope　核听诊器　03.0184

nuclear transmutation　核嬗变　02.0170

nuclear vest device　核背心装置　03.0170

nucleic acid　核酸　06.0035

nucleic acid hybridization　核酸杂交　06.0089

nucleon　核子　02.0017

nucleophilicity　亲核性　02.0217

nucleophilic reaction　亲核反应　02.0218

nucleophilic reagent　亲核试剂　02.0220

nucleophilic substitution　亲核取代反应　02.0219

nucleoside　核苷　06.0037

nucleotide　核苷酸　06.0036

nucleus　神经核［团］　04.0714

nucleus accumbens　伏隔核　04.0721

nuclide　核素　02.0036

nuclide chart　核素图　02.0054

nuclide derivative method　核素衍生物法　02.0266

Nyquist frequency　奈奎斯特频率　03.0543

O

OA　骨关节炎　04.1168

obesity　肥胖症　04.0526

oblique fissure　斜裂　04.1350

obstruction of common bile duct　胆总管梗阻　04.1575

obstructive hydrocephalus　＊梗阻性脑积水　04.0833

obturator lymph node　闭孔淋巴结　04.1267

occult fracture　隐匿性骨折　04.1133

occupational exposure　职业照射　02.0458

octreotide　奥曲肽，＊生长抑素八肽　05.0103

Oddi sphincter　奥迪括约肌　04.1532

^{15}O-H$_2$O　氧-15-水　04.0575

^{15}O labeled compound　氧-15 标记物　02.0327

old fracture　陈旧性骨折　04.1136

old myocardial infarction　陈旧性心肌梗死　04.0488

oligodendroglioma　少突胶质瘤　04.0074

oligonucleotide　寡核苷酸　06.0038

oligospermia　精子减少症，＊少精子症　04.1722

omental bursa　网膜囊，＊小腹膜腔　04.1514

oncogene　癌基因　04.0038

one compartment model　一房室模型，＊单室模型　03.0791

one-sided test　单侧检验　06.0270

OP　骨质疏松症　04.1151

open-blinding　开放设计，＊非盲法　06.0260

open compartment　开放型房室　03.0797

opening snap　二尖瓣开瓣音　04.0518

open study　开放设计，＊非盲法　06.0260

operating voltage　工作电压　03.0193

operator gene　操纵基因　06.0051

operon　操纵子　06.0074

ophthalmopathy retroorbital radiation　球后放疗　05.0096

opioid receptor　阿片受体　04.0763

opioid receptor imaging　阿片受体显像　04.0858

optical coupling　光耦合　03.0256

optical isomer　旋光异构体　02.0229

optimization　优化　01.0065

optimization of protection and safety　防护与安全最优化　02.0435

optimization of radiation protection　＊放射防护最优化　02.0435

oral squamous carcinoma　口腔鳞状细胞癌　04.0085

ordered subset　有序子集　03.0560

ordered subset expectation maximization　有序子集最大期望值法　03.0557

organ　器官　01.0026

organ dose　器官剂量　02.0492

organelle　细胞器　06.0005

organic compound　有机化合物　02.0185

organic heart murmur　器质性心脏杂音　04.0517

organizer　组织者　06.0220

origin point　原点　02.0284

oropharyngeal carcinoma　口咽癌　04.0086

orthogonal design　正交设计　06.0265

ortho position 邻位 02.0240

orthotopic implantation 原位接种 06.0207

OS 有序子集 03.0560，总生存时间 04.0305，二尖瓣开瓣音 04.0518

OSEM 有序子集最大期望值法 03.0557

osmotic diuresis 渗透性利尿 04.1659

osseous substance 骨质 04.1085

ossification center 骨化中心 04.1104

osteitis pubis 耻骨炎 04.1164

osteoarthritis 骨关节炎 04.1168

osteoblast 成骨细胞 04.1096

osteoblastic reaction 成骨性反应 04.1111

osteoblastic sarcoma 成骨肉瘤 04.0135

osteochondroma 骨软骨瘤，* 骨软骨性外生骨疣 04.1147

osteochondrosis 骨软骨病 04.1155

osteochondrosis of capitular epiphysis of femur 股骨头骨骺骨软骨病，* 扁平髋 04.1121

osteoclast 破骨细胞 04.1097

osteocyte 骨细胞 04.1095

osteoid osteoma 骨样骨瘤 04.1145

osteolysis 溶骨性反应，* 骨质溶解 04.1110

osteomalacia 骨质软化 04.1115

osteomyelitis 骨髓炎 04.1163

osteonecrosis 骨坏死 04.1117

osteopetrosis 石骨症，* 大理石骨，* 原发性脆性骨硬化，* 硬化性增生性骨病 04.1156

osteoporosis 骨质疏松症 04.1151

osteosarcoma 骨肉瘤 04.0134

outcome assessment 转归评价 06.0326

outcome evaluation 转归评价 06.0326

outflow duct 流出道 04.0408

outgoing channel 出射道 02.0162

outlier 异常值 03.0746

output rate 输出速率 03.0803

ovarian cancer 卵巢癌 04.0166

ovary 卵巢 04.1668

overall survival 总生存时间 04.0305

overflow 溢出 03.0211

overflow incontinence 充溢性尿失禁 04.1717

overload 过载 03.0207

own control 自身对照 06.0282

oxidatant 氧化剂 02.0245

oxidation 氧化 02.0244

oxygen capacity 氧容量 04.1411

oxygen consumption 氧耗量 04.0374

oxygen content 氧含量 04.1410

oxygen dissociation curve 氧解离曲线 04.1412

oxygen effect 氧效应 02.0401

oxygen saturation 氧饱和 04.1408

oxyhemoglobin dissociation curve * 氧合血红蛋白解离曲线 04.1412

P

³²P 磷-32 05.0119

PA 原发性醛固酮增多症，* 原醛症 04.1018

packed cell volume * 红细胞压积 04.1320

PACS 影像存储与传输系统，* 图像档案与通信系统，* 图像存档及通信系统 03.0621

Paget's disease 佩吉特病 04.1160

paired design 配对设计 06.0263

paleopallium 旧皮质 04.0708

palindrome 回文序列 06.0052

palliation operation 减状手术 04.0246

palliation therapy 姑息性治疗，* 舒缓性治疗 04.0249

palliative chemotherapy 姑息性化疗 04.0262

palliative surgery 姑息性手术 04.0250

palpitation 心悸 04.0522

pancarditis 全心炎 04.0512

pancreas 胰腺 04.1533

pancreatic cancer 胰腺癌 04.0130

pancreatic duct 胰管 04.1534

pancreatic oncofetal antigen 胰癌抗原 04.0334

papillary carcinoma of thyroid 甲状腺乳头状癌 04.0095

papilloma 乳头状瘤 04.0013

para-aortic lymph node 主动脉旁淋巴结 04.1266

parafollicular cell 滤泡旁细胞 04.0890

paraganglioma 副神经节瘤 04.0180

parallel group design 平行组设计 06.0261

parallel hole collimator 平行孔型准直器 03.0243

paralyzed count loss 瘫痪型计数丢失 03.0203

parameter 参数 03.0787

4-parameter logistic model　四参数逻辑斯谛模型　03.0728

paraneoplastic syndrome　肿瘤伴随综合征，＊副肿瘤综合征　04.0314

para position　对位　02.0241

parasternal lymph node　胸骨旁淋巴结　04.1261

parathyroid carcinoma　甲状旁腺癌　04.1002

parathyroid gland　甲状旁腺　04.0924

parathyroid hormone　甲状旁腺激素　04.0925

parathyroid hyperplasia　甲状旁腺增生　04.1001

parathyroid imaging　甲状旁腺显像　04.1045

parent nuclide　母体核素　02.0063

Parkinson's disease　帕金森病，＊震颤麻痹　04.0803

Parkinsonism　帕金森综合征　04.0804

Parkinson syndrome　帕金森综合征　04.0804

parotid gland　腮腺　04.1520

partial pressure of oxygen　氧分压　04.1409

partial resection　部分切除　04.0244

partial response　部分缓解　04.0293

partial seizure　部分性发作，＊局灶性癫痫发作　04.0819

partial volume effect　部分容积效应　03.0392

participant　受试者　06.0234

particle　粒子　02.0018

particle beam　粒子束［流］　03.0007

particle energy　粒子能量　03.0037

passive transport　被动转运，＊易化扩散　06.0020

patent ductus arteriosus　动脉导管未闭　04.0551

pathological calcification　＊病理性钙化　04.1113

pathological fracture　病理性骨折　04.1132

pathological staging　病理分期　04.0208

pathologic complete response　病理学完全缓解　04.0295

pathologic diagnosis　病理诊断　04.0198

pattern　模式　01.0033

PBM　峰值骨量　04.1216，外周性骨髓　04.1227

pCR　病理学完全缓解　04.0295

PCV　＊红细胞压积　04.1320

PD　帕金森病，＊震颤麻痹　04.0803

peak bone mass　峰值骨量　04.1216

peak ejection fraction　高峰射血分数　04.0598

peak filling rate　高峰充盈率　04.0603

peak forward　高峰前移　04.1035

peak value　峰值　03.0782

pediatric solid tumor　儿童实体瘤　04.0192

pelvis　骨盆　04.1072

penetrating power　穿透力　02.0133

penetrating radiation　贯穿辐射　02.0097

penis　阴茎　04.1674

penumbra　半暗区　04.0869，半影区　05.0019

peptide　肽　06.0097

peptide bond　肽键　06.0098

peptide group　＊肽基　06.0099

peptide nucleic acid　肽核酸　06.0100

peptide radiopharmaceutical　多肽放射性药物　02.0312

peptide receptor radionuclide therapy　放射性核素肽受体介导治疗　05.0059

peptide unit　肽单位，＊肽单元　06.0099

percentage of labeled mitosis　标记有丝分裂百分数　02.0262

perchlorate discharge test　过氯酸盐释放试验　04.1042

percutaneous radiofrequency ablation　经皮射频消融治疗　04.0239

percutaneous transluminal coronary angioplasty　经皮冠状动脉腔内成形术　04.0655

perforation　穿孔　04.0509

perfusion defect　灌注缺损　04.0632

perfusion-metabolism match　灌注–代谢匹配　04.0640

perfusion-metabolism mismatch　灌注–代谢不匹配　04.0639

perfusion phase　血流相　04.1185

perfusion weighted imaging　灌注加权成像　04.0875

pericarditis　心包炎　04.0555

pericardium　心包　04.0554

perineum　会阴　04.1673

periodic table of elements　元素周期表　02.0005

period of rapid ejection　快速收缩期，＊快速射血期　04.0439

period of rapid filling　快速充盈期　04.0443

periosteal reaction　骨膜反应，＊骨膜增生　04.1109

periosteum　骨膜　04.1088

peripheral bone marrow　外周性骨髓　04.1227

peripheral bone marrow extension　外周性骨髓扩张　04.1242

peripheral lung cancer　周围型肺癌　04.0103

peripheral nervous system　周围神经系统　04.0696

peripheral vascular disease　周围血管疾病　04.0557

peripheral vessel　末梢血管，＊外周血管　04.0556

perirenal extravasation　肾周渗出液　04.1302

peritoneum　腹膜　04.1512

peritumoral injection　瘤周注射　04.0353

peri-vascular　血管外　04.0404

permeation and diffusion　通透弥散　03.0485

pernicious anemia　恶性贫血　04.1285

per protocol set　符合方案集，＊有效样本，＊可评价病
　例样本　06.0348

personal dose equivalent　个人剂量当量　02.0514

personal dosimeter　个人剂量仪　03.0187

pertechnetate　高锝酸盐　02.0336

Perthes disease　＊佩尔特斯病　04.1121

PET　正电子发射体层仪　03.0232

PET/CT　正电子发射计算机体层显像仪　03.0233

PFTC　输卵管癌　04.0170

P-glycoprotein　P 糖蛋白　05.0045

pH　酸碱值，＊pH 值　02.0256

PHA　脉冲高度分析器　03.0258

phage　噬菌体　06.0150

phantom　体模　03.0416

pharmacodynamics　药效［动力］学　02.0349

pharmacokinetics　药代动力学　02.0350

pharmacological action　药理作用　02.0348

phase Ⅰ clinical trial　Ⅰ 期临床试验　06.0215

phase Ⅱ clinical trial　Ⅱ 期临床试验　06.0216

phase Ⅲ clinical trial　Ⅲ 期临床试验　06.0217

phase Ⅳ clinical trial　Ⅳ 期临床试验，＊上市后临床试
　验　06.0218

phase analysis　相位分析　04.0591

phase histogram　时相直方图　04.0593

phase image　时相图　04.0592

phase movie　时相电影　04.0596

phase peak width　相角程　04.0594

phenobarbital test　苯巴比妥试验　04.1613

phenotype　表型　04.0041

pheochromocytoma　嗜铬细胞瘤　04.0184

phlebeurysma　静脉曲张　04.0569

phlebitis　静脉炎　04.0570

phlebothrombosis　静脉血栓形成　04.0565

pH meter　酸度计，＊pH 计　03.0099

phobia　恐惧症，＊恐怖症　04.0809

phosphor imaging　磷屏成像　03.0774

phosphorus-32　磷-32　05.0119

photocathode　光阴极　03.0167

photoelectric effect　光电效应　02.0149

photoelectron　光电子　02.0150

photomultiplier　光电倍增管　03.0166

photomultiplier tube　光电倍增管　03.0166

photon　光子　02.0099

photonuclear reaction　光核反应　02.0156

PHPT　原发性甲状旁腺功能亢进症　04.1005

pH test paper　pH 试纸　03.0108

physical half-life　物理半衰期　02.0106

physical stress　物理负荷　03.0495

physiological dead space　生理无效腔，＊死腔
　04.1363

physiologic curvature　生理性弯曲　04.1124

PI　主要研究者　06.0222

Pick's disease　皮克病　04.0798

picture archiving and communication system　影像存储
　与传输系统，＊图像档案与通信系统，＊图像存档及
　通信系统　03.0621

picture noise　图像噪声　03.0325

pigeon chest　鸡胸　04.1468

pi-meson　π 介子　02.0027

pineal body tumor　松果体肿瘤　04.0078

pinhole collimator　针孔型准直器　03.0246

pipet　移液管　03.0114

pipette　移液管　03.0114

pitch　螺距　03.0359

pituitary adenoma　垂体腺瘤　04.0079

pixel　像素　03.0520

PKD　多囊肾病　04.1692

^{32}P labeled compound　磷-32 标记物　02.0329

placebo　安慰剂　06.0285

placebo control study　安慰剂对照研究　06.0287

placebo effect　安慰剂效应　06.0286

plain CT scan　计算机体层平扫　04.0233

planar imaging　平面显像　03.0466

planar myocardial perfusion imaging　平面心肌灌注显
　像　04.0608

Planck constant　普朗克常数　02.0115

planning target volume　计划靶区　05.0023

plaque　血管斑块　04.0471

plasma clearance rate　血浆清除率　03.0806

plasma colloid osmotic pressure　血浆胶体渗透压
　　04.1654

plasmacytoma　浆细胞瘤　04.1292

plasma membrane　＊质膜　06.0003

plasma volume determination　血浆容量测定　04.1318

plasmid　质粒　06.0145

plasm permute　血浆置换术　05.0097

PLD　潜在致死性损伤　02.0427

PLDR　潜在致死损伤修复　02.0431

pleura　胸膜　04.1346

pleural cavity　胸膜腔　04.1347

pleuritic rub　胸膜摩擦音　04.1432

plug-in unit　插件　03.0417

Plummer hyperthyroidism　普卢默甲亢　04.0963

PMT　光电倍增管　03.0166

PNA　肽核酸　06.0100

pneumocardial disease　肺心病　04.1455

pneumococcus　肺炎球菌　04.1444

pneumonia　肺炎　04.1439

pneumotaxic center　呼吸调整中枢　04.1397

pneumothorax　气胸　04.1461

POA　胰癌抗原　04.0334

pocket dosimeter　便携式剂量仪　03.0188

point source　点源　03.0412

point source dose distribution　＊点源剂量分布
　　02.0482

point spread function　点扩展函数，＊点扩散函数
　　03.0547

polarimeter　旋光计，＊偏振计　03.0084

polar map　极坐标靶心图　04.0641

polluted air monitor　空气污染监测仪　03.0127

polyclonal antibody　多克隆抗体　06.0156

polycystic kidney disease　多囊肾病　04.1692

polycythemia vera　真性红细胞增多症　04.1276

polydextran gel　葡聚糖凝胶　03.0713

poly(ethylene glycol)deposition method　聚乙二醇沉
　　淀法　03.0714

polyp　息肉　04.1553

polypeptide　多肽　04.0350

polyphosphate　多磷酸盐　04.1194

pondus hydrogenii　酸碱值，＊pH 值　02.0256

pons　脑桥，＊桥脑　04.0702

poorly differentiation　低分化　04.0059

population　群体　01.0036

portable gamma camera　便携式γ照相机　03.0226

porta hepatis　肝门　04.1525

portal hypertension　门静脉高压[症]　04.1605

portal vein-branch embolization　肝内门脉支栓塞
　　04.0128

portosystemic shunt index　门体分流指数　04.1604

port-wine stain　＊葡萄酒样痣　05.0110

position circuit　位置电路　03.0257

positioning　摆位　03.0275

position sensitive photomultiplier tube　位置敏感型光
　　电倍增管　03.0297

positive control　阳性对照　06.0280

positive cooperation　正协同　03.0703

positive imaging　阳性显像　03.0469

positive inotropic effect　正性肌力效应　04.0673

positive predictive value　阳性预测值，＊阳性预测率
　　01.0051

positron　正电子，＊β⁺粒子　02.0079

positron emission tomography　正电子发射体层仪
　　03.0232

positron emission tomography and computed tomography
　　正电子发射计算机体层显像仪　03.0233

positron radiopharmaceutical　正电子放射性药物
　　02.0309

positron range　正电子射程　02.0083

posterior view　后位像　03.0498

postgenome era　后基因组时代　06.0030

post-peritonium　腹膜后　04.1513

postsynaptic membrane　突触后膜　04.0753

postsynthetic phase　＊合成后期　06.0013

posttherapeutic radioiodine-131 imaging　治疗后碘-131 显
　　像　05.0101

posture　体位　03.0276

potential exposure　潜在照射　02.0460

potentially lethal damage　潜在致死性损伤　02.0427

potentially lethal damage repair　潜在致死损伤修复
　　02.0431

power　功率　03.0039

power of high voltage generator　高压发生器功率
　　03.0354

PPI　多磷酸盐　04.1194，质子泵抑制剂　06.0179

PPV　阳性预测值，＊阳性预测率　01.0051

PR　部分缓解　04.0293

preamplifier　前置放大器　03.0267

precancerous disease　癌前疾病　04.0037

precancerous lesion　癌前病变　04.0036

precipitation method　沉淀法　03.0715

precision　精密度　03.0175

preclinical study　临床前研究　06.0182

precordial region　心前区　04.0359

precursor　前兆　04.0817

precursor cell　前体细胞　04.1230

prediction　预测　01.0053

preexcitation syndrome　预激综合征　04.0534

premature systole　期前收缩　04.0536

present radiation effect　即时辐射效应　02.0403

presynaptic membrane　突触前膜　04.0751

presynthetic phase　*合成前期　06.0011

pretargeting　预定位　02.0361

pretibial myxedema　胫前黏液性水肿　04.0988

prevalence　患病率　01.0040

PRFA　经皮射频消融治疗　04.0239

primary aldosteronism　原发性醛固酮增多症，*原醛症　04.1018

primary bone tumor　原发性骨肿瘤　04.1142

primary carcinoma of liver　原发性肝癌　04.1565

primary end-point　主要终点　06.0255

primary fallopian tube cancer　输卵管癌　04.0170

primary hyperparathyroidism　原发性甲状旁腺功能亢进症　04.1005

primary hypothyroidism　原发性甲状腺功能减退症　04.0971

primary ionization　*初级电离　02.0124

primary osteoporosis　原发性骨质疏松症　04.1152

primary prevention of cancer　癌症一级预防　04.0309

primary structure of protein　蛋白质一级结构　06.0101

primary thrombocytosis　原发性血小板增多症　04.1281

primary tumor　原发性肿瘤　04.0033

primer　引物　06.0068

principal investigator　主要研究者　06.0222

probe　探针　01.0012

probe shield　探头屏蔽　03.0284

production of radionuclide　放射性核素生产　02.0264

production rate　产生速率　03.0804

profibrinolysin　纤维蛋白溶酶原　04.0679

profile　剖面图　03.0584

progenitor cell　祖细胞　04.1229

prognosis　预后　01.0054

progress free survive　无进展生存　04.0304

progressive disease　疾病进展　04.0290

progressive supranuclear palsy　进行性核上性麻痹　04.0802

projected dose　预期剂量　02.0548

projected image　投影图像　03.0389

projection　投影　03.0388

proliferation　增殖　04.0053

prolonged exposure　持续照射　02.0461

promoter　启动子　06.0069

prone position　俯卧位　03.0279

proportional counter　正比计数器　03.0164

propranolol　普萘洛尔　04.0683

propylthiouracil　丙基硫氧嘧啶　04.1057

prospective study　前瞻性研究　06.0274

prostate　前列腺　04.1641

prostate cancer　前列腺癌　04.0188

prostate specific antigen　前列腺特异性抗原　04.0332

prostatic hyperplasia applicator　前列腺增生治疗器　05.0122

prosthesis infection　假体感染　04.1175

prosthesis loosening　假体松动　04.1174

protection and safety　防护与安全　02.0439

protective action　防护行动　02.0442

protective clothing　防护衣　03.0135

protective countermeasure　防护对策　02.0441

protective group　保护基　02.0252

protein　蛋白质　06.0094

proteomics　蛋白质组学　06.0095

proton　质子　02.0015

proton deficient nuclide　贫质子核素，*缺质子核素　02.0048

protonic solvent　质子[性]溶剂　03.0091

proton pump inhibitor　质子泵抑制剂　06.0179

proton rich nuclide　富质子核素，*丰质子核素　02.0050

protooncogene　原癌基因　06.0050

PRRT　放射性核素肽受体介导治疗　05.0059

PSA　前列腺特异性抗原　04.0332

pseudo-color　伪彩[色]　03.0595

pseudocyst　假性囊肿　04.0031

pseudohyperparathyroidism　假性甲状旁腺功能亢进症，*异源性甲状旁腺素增多症，*异位甲状旁腺素

增多症　04.1007

PSF　点扩展函数，＊点扩散函数　03.0547

psoriasis　银屑病，＊牛皮癣　05.0112

PSP　进行性核上性麻痹　04.0802

psychiatry　精神病学　04.0692

PT　原发性血小板增多症　04.1281

PTC　甲状旁腺癌　04.1002

PTCA　经皮冠状动脉腔内成形术　04.0655

pterygium　翼状胬肉，＊鱼肉　05.0118

PTH　甲状旁腺激素　04.0925

PTU　丙基硫氧嘧啶　04.1057

PTV　计划靶区　05.0023

public exposure　公众照射　02.0457

pulmonary alveolus　肺泡　04.1360

pulmonary artery　肺动脉　04.0413

pulmonary artery idiopathic dilatation　肺动脉特发性扩张　04.0559

pulmonary circulation　肺循环　04.0392

pulmonary deflation reflex　肺萎陷反射，＊肺缩小反射　04.1400

pulmonary diffusing capacity　肺扩散容量　04.1385

pulmonary edema　肺水肿　04.1453

pulmonary epithelial cell　肺泡上皮细胞　04.1361

pulmonary hamartoma　肺错构瘤　04.1459

pulmonary hypertension　肺动脉高压　04.1462

pulmonary inflation reflex　肺扩张反射　04.1399

pulmonary lobe　肺叶　04.1335

pulmonary mass　肺肿块　04.0101

pulmonary nodule　肺结节　04.0099

pulmonary perfusion imaging　肺灌注显像　04.1471

pulmonary perfusion imaging agent　肺灌注显像剂　04.1472

pulmonary sequestration　肺隔离症　04.1464

pulmonary stenosis　肺动脉瓣狭窄　04.0508

pulmonary stretch reflex　肺牵张反射　04.1398

pulmonary sulcus tumor　肺[上]沟瘤　04.0112

pulmonary surfactant　肺表面活性物质　04.1422

pulmonary thromboembolism　肺血栓栓塞症　04.1460

pulmonary transit time　肺通过时间　04.1481

pulmonary trunk　肺动脉干　04.0412

pulmonary tuberculosis　肺结核病　04.1449

pulmonary ventilation　肺通气　04.1383

pulmonary ventilation imaging　肺通气显像　04.1476

pulmonary ventilation volume　肺通气量　04.1384

pulmonary volume　肺容积　04.1380

pulse　脉冲　03.0195

pulse height analyzer　脉冲高度分析器　03.0258

pulse superposition　脉冲叠加　03.0196

pumping function　泵功能　04.0436

purification　纯化　03.0064

purine　嘌呤　06.0039

PVE　肝内门脉支栓塞　04.0128

PWI　灌注加权成像　04.0875

pylorus　幽门　04.1500

pyogenic arthritis　化脓性关节炎　04.1171

PYP　焦磷酸盐　04.1193

pyramidal lobe　锥状叶　04.0892

pyrimidine　嘧啶　06.0043

pyrogen　热原　02.0370

pyrophosphate　焦磷酸盐　04.1193

Q

QA　质量保证　03.0407

QC　质量控制　03.0403

quadrant　象限　03.0589

qualitative analysis　定性分析　01.0059

quality assurance　质量保证　03.0407

quality assurance relating to trial　临床试验质量保证　06.0329

quality control　质量控制　03.0403

quality control sample　质量控制样品　03.0752

quantitative analysis　定量分析　01.0060

quantitative ultrasound　定量超声　04.1221

quark　夸克　02.0024

quarterly testing　季质控　03.0411

quasi-randomized control trial　半随机对照试验　06.0277

quaternary structure of protein　蛋白质四级结构　06.0105

quench　猝灭　03.0210

quench correction　猝灭校正　03.0821

QUS　定量超声　04.1221

R

RA 类风湿性关节炎 04.1170，视黄酸，* 维甲酸 05.0071

RAAS 肾素–血管紧张素–醛固酮系统 04.0935

rad 拉德 02.0504

radiance 辐射亮度 03.0063

radiation accident 放射性事故，* 辐射事故 02.0544

radiational osteomyelitis 辐射性骨髓炎 04.1167

radiation damage 辐射损伤 02.0382

radiation decomposition 辐射分解 02.0296

radiation detection 放射性探测 03.0143

radiation detector 辐射探测器 03.0146

radiation dose 辐射剂量 02.0489

radiation dosimetry 放射剂量学 02.0462

radiation enteritis 放射性肠炎 05.0042

radiation field 放射野，* 照射野 05.0018

radiation gastritis 放射性胃炎 05.0041

radiation hazard 辐射危害 02.0385

radiation measurement instrument 放射测量设备 03.0144

radiation monitoring 辐射监测 02.0535

radiation pneumonitis 放射性肺炎 05.0038

radiation protection 放射防护 02.0432

radiation protection agent 辐射防护剂 02.0409

radiation protection officer 辐射防护负责人 02.0532

radiation self-decomposition 辐射自分解 02.0378

radiation sialadenitis 放射性唾液腺炎 05.0039

radiation source 辐射源，* 放射源 02.0444

radiation synovectomy 放射性滑膜切除术 05.0066

radiation thyroiditis 放射性甲状腺炎 05.0040

radiation waste container 放射废物储存桶 03.0140

radiation weighting factor 辐射权重因数 02.0520

radical chemotherapy 根治性化疗 04.0255

radical resection 根治性手术 04.0241

radical surgery 根治性手术 04.0241

radioactive concentration 放射性浓度 02.0112

radioactive contamination 放射性污染 02.0571

radioactive decay 放射性衰变 02.0055

radioactive decay series * 放射性衰变系 02.0043

radioactive discharge * 放射性排出物 02.0566

radioactive effluence 放射性流出物 02.0566

radioactive enzyme assay 放射性酶分析 03.0650

radioactive iodine 放射性碘 02.0201

radioactive microsphere 放射性微球 05.0068

radioactive pollution source 放射性污染源 03.0126

radioactive probe 放射性探针 01.0014

radioactive purity * 放射性纯度 02.0288

radioactive seed 放射性粒子，* 籽源 05.0067

radioactive seed ribbon 放射性粒子带 05.0082

radioactive series 放射系 02.0043

radioactive stent 放射性支架 05.0069

radioactive tracer 放射性示踪剂 02.0314

radioactive waste 放射性废物 02.0567

radioactivity 放射性 02.0042，放射性活度 02.0108

radioactivity measurement 放射性活度测量 03.0173

radioactivity meter 放射性活度测量仪 03.0174

radioassay 放射分析 Q3.0623

radio autolysis 辐射自分解 02.0378

radiobiodistribution 放射性生物分布 02.0205

radiobiology 放射生物学 02.0383

radiochemical purity 放射化学纯度，* 放化纯度 02.0287

radiochemistry 放射化学 02.0184

radiochromatography 放射色谱法，* 放射层析法 03.0632

radioelectrophoresis 放射电泳 03.0631

radiofrequency 射频 03.0047

radiofrequency system 射频系统 03.0010

radioimmunoassay 放射免疫分析 03.0624

radioimmunoelectrophoresis 放射免疫电泳 03.0626

radioimmunoguided surgery 放射免疫导向手术 04.0286

radioimmunoimaging 放射免疫显像 03.0477

radioimmunoimaging agent 放射免疫显像剂 02.0321

radioimmunotherapy 放射免疫治疗 04.0287

radio impurity 放射性杂质 02.0289

radio iodination 放射性碘标记 02.0202

radioiodine therapy 放射性碘治疗 04.1059

radio-labeled compound 放射性标记化合物 02.0198

radio-labeling 放射性标记 02.0190

radioligand assay 放射配体分析 03.0652

radioligand binding assay of receptor 受体放射性配体结合分析 03.0651

radiologic physics 放射物理［学］ 02.0003

radionuclide 放射性核素，＊不稳定核素 02.0044

radionuclide artery angiography 放射性核素动脉造影 04.0617

radionuclide angiocardiography 放射性核素心血管造影 04.0615

radionuclide antisense therapy 放射性核素反义治疗 05.0058

radionuclide aorta-imaging 放射性核素主动脉显像 04.0584

radionuclide application therapy 放射性核素敷贴治疗 05.0105

radionuclide applicator 放射性核素敷贴器 03.0129

radionuclide bone imaging ［放射性］核素骨显像 04.1178

radionuclide cerebral angiography 放射性核素脑血管造影 04.0848

radionuclide cisternography 放射性核素脑池显像，＊脑池显像 04.0861

radionuclide cystography 放射性核素膀胱显像 04.1757

radionuclide dilution method 放射性核素稀释法 03.0761

radionuclide generator 放射性核素发生器 03.0055

radionuclide imaging 放射性核素显像 03.0457

radionuclide interventional therapy 放射性核素介入治疗 05.0055

radionuclide labeled substance 放射性核素标记物 02.0265

radionuclide phlebo-imaging 放射性核素静脉显像 04.0585

radionuclide purity 放射性核素纯度 02.0288

radionuclide renal angiography 放射性核素肾血管造影 04.1751

radionuclide renal imaging 放射性核素肾脏显像 04.1748

radionuclide thyroid imaging 放射性核素甲状腺显像 04.1024

radionuclide tracer technique 放射性核素示踪技术 03.0757

radionuclide venography 放射性核素静脉造影 04.0616

radionuclide ventriculography 放射性核素脑室显像，＊脑室显像 04.0862

radiopharmaceutical 放射性药物 02.0305

radiopharmaceutical preparation 放射性药物制备 02.0306

radiophysics 放射物理［学］ 02.0003

radioprotection monitoring device 放射防护监测仪 02.0437

radioprotection shield 放射防护屏 02.0438

radioprotector 辐射防护剂 02.0409

radioreceptor assay 放射受体分析 03.0653

radioreceptor imaging 放射受体显像 03.0478

radioscope 放射探测仪 03.0086

radiosensitivity 辐射敏感性，＊放射敏感性 02.0405

radiosensitizer 辐射增敏剂 02.0408

radiotherapeutic drug 放射性治疗药物 02.0311

radiotherapy 放射治疗，＊放疗 05.0001

radio-TLC imaging scanner 薄层放射性扫描仪 03.0071

rale 啰音 04.1428

ramp filter ＊斜坡滤波器 03.0537

ramp filter function 斜坡滤波函数 03.0537

ramp function 斜坡函数 03.0546

random error 随机误差 06.0333

randomization 随机化 06.0275

randomized block design 随机区组设计，＊配伍组设计 06.0264

randomized control trial 随机对照试验 06.0276

random label 随机标记 04.1317

range 射程 02.0132，量程 03.0176

rapid filling period 快速充盈期 04.0443

rate constant 速率常数 03.0807

rate of convergence 收敛速度 03.0565

ratio 比［率］ 03.0786

raw image data 原始图像数据 03.0567

β-ray applicator β射线敷贴器 05.0107

ray energy 射线能量 02.0103

^{82}Rb labeled compound 铷-82 标记物 02.0333

rCBF 局部脑血流量 04.0766

RCT 随机对照试验 06.0276

reaction channel 反应道 02.0160

reactive oxyradical 活性氧自由基 02.0402

reactor 反应堆 02.0167

real coincidence counting 真符合计数 03.0311

real coincidence counting rate 真符合计数率 03.0312

receiver operator characteristic curve 受试者操作特征

曲线，* ROC 曲线　06.0361

receptor　受体　06.0166

receptor desensitization　受体脱敏　03.0707

receptor imaging agent　受体显像剂　02.0316

receptor radioassay　* 受体放射分析　03.0651

receptor-targeted radionuclide therapy　放射性核素受
体靶向治疗　05.0056

RECIST　实体瘤临床疗效评价标准　04.0213

recoil electron　* 反冲电子　02.0147

recombinant antibody　重组抗体　06.0152

recording level　记录水平　02.0541

recovery　回收率　03.0750

recovery device　回收装置　03.0021

rectal cancer　直肠癌　04.0123

rectilinear scanner　直线扫描仪　03.0222

rectum　直肠　04.1511

recurrence　复发　04.0291

red blood cell survival determination　红细胞寿命测定
04.1321

red bone marrow　红骨髓　04.1223

red cell volume determination　红细胞容量测定
04.1319

redifferentiation　再分化　04.0063

reductant　还原剂　02.0243

reduction　还原　02.0242

reference air kerma rate　参考空气比释动能率
02.0502

reference image　参照图　03.0585

reference level　参考水平　02.0537

reference man　参考人　02.0536

reference radioactive source　参考放射源　03.0180

reference testing　参考质控，* 参考测试　03.0404

reflex sympathetic dystrophy syndrome　反射性交感神
经营养不良综合征，* 肩–手综合征　04.1177

refractory period　不应期　03.0206

refractory solid tumor　难治性实体瘤　04.0212

regional blood flow　局部血流量　04.0624

regional bone imaging　局部骨显像　04.1181

regional cerebral blood flow　局部脑血流量　04.0766

regional ejection fraction　局部射血分数　04.0601

regional imaging　局部显像　03.0462

region of interest　感兴趣区　03.0513

registration　配准　03.0402

regulatory authority　审管部门　02.0527

regulatory sequence　调控序列　06.0053

regurgitation　反流　04.0409

^{186}Re labeled compound　铼-186 标记物　02.0344

^{188}Re labeled compound　铼-188 标记物　02.0345

relapse　复发　04.0291

relapse free survive　无复发生存　04.0303

relapse rate　复发率　05.0086

relative atomic mass　* 相对原子质量　02.0010

relative bioavailability　相对生物利用度　02.0366

relative biological effectiveness　相对生物效应
02.0400

relative indication　相对适应证　05.0026

relative measurement　相对测量　03.0159

relative polycythemia　相对红细胞增多　04.1279

relative specific activity　相对比活度　03.0820

relative value　相对值　03.0785

rem　雷姆　02.0505

remedial action　补救行动　02.0546

remission rate　缓解率　05.0088

remodeling　[骨]重塑　04.1106

remove target　卸靶　03.0033

renal agenesis　肾缺如　04.1685

renal artery　肾动脉　04.1644

renal artery perfusion imaging　* 肾动脉灌注显像
04.1751

renal atrophy　肾萎缩　04.1687

renal blood flow　肾血流量　04.1646

renal calcification　* 肾钙化　04.1010

renal calculus　肾结石　04.1707

renal calice　肾盏　04.1637

renal clearance rate　肾清除率　04.1652

renal cortex　肾皮质　04.1625

renal cyst　肾囊肿　04.1691

renal failure　肾衰竭　04.1708

renal filtration fraction　肾滤过分数　04.1651

renal function measuring device　肾功能测定仪
03.0182

renal function study　肾功能检查　04.1724

renal glomerulus　肾小球　04.1630

renal hilum　肾门　04.1624

renal hypertension　肾性高血压　04.1693

renal imaging　肾显像　04.1725

renal imaging agent　肾显像剂　04.1726

renal lymphocele　肾周淋巴肿　04.1711

renal malformation 肾畸形 04.1688

renal medulla 肾髓质 04.1626

renal osteodystrophy 肾性骨营养不良，＊肾性骨病 04.1158

renal papilla 肾乳头 04.1629

renal pedicle 肾蒂 04.1623

renal pelvis 肾盂 04.1638

renal plasma flow 肾血浆流量 04.1649

renal pyramid 肾锥体 04.1628

renal sinus 肾窦 04.1627

renal static imaging 肾静态显像 04.1749

renal transplantation 肾移植 04.1689

renal trauma 肾外伤 04.1709

renal tubular epithelium 肾小管上皮细胞 04.1632

renal tubule 肾小管 04.1631

renal tumor 肾肿瘤 04.0182

renal vascular bed 肾血管床 04.1645

renaturation 复性 06.0093

renewal ［骨］更新 04.1105

renin 肾素 04.1635

renin-angiotensin-aldosterone system 肾素–血管紧张素–醛固酮系统 04.0935

renogram 肾图 04.1732

renogram of transplanted kidney 移植肾图 04.1744

renogram with continuous rising slope 持续上升型肾图曲线 04.1738

renogram with high-level and continuous extension 高水平延长线型肾图曲线 04.1740

renogram with low-level and continuous extension 低水平延长线型肾图曲线 04.1741

renogram with low-level and gradually descending slope 低水平递降型肾图曲线，＊无功能型肾图曲线 04.1742

renogram with parabolic curve 抛物线型肾图曲线 04.1739

repeatability 重复性 03.0177

repeatability condition 重复性条件 03.0751

replication origin 复制起点 06.0058

repopulation 再群体化 02.0428

reporter gene 报告基因，＊报道基因 06.0028

reporter gene imaging 报告基因显像 03.0476

report probe 报告探针 06.0029

RES ＊网状内皮系统 04.1239

research data 研究资料 06.0305

research subject 科研课题 06.0214

residual 残差 03.0744

residual bladder volume 膀胱残余尿量 04.1662

residual method 残数法 03.0817

residual nucleus 剩余核 02.0176

residual volume 残气量，＊残气容积 04.1394

re-slicing 再体层 03.0576

resolving time 分辨时间 03.0154

resonant condition 谐振条件 03.0049

respirator 呼吸机 04.1485

respiratory bronchiole 呼吸性细支气管 04.1359

respiratory center 呼吸中枢 04.1396

respiratory gating 呼吸门控 03.0493

respiratory muscle 呼吸肌 04.1345

response evaluation criteria in solid tumor 实体瘤临床疗效评价标准 04.0213

re-staging 再分期 04.0211

restenosis 再狭窄 04.0657

rest mass 静质量 02.0013

restriction endonuclease 限制性内切酶 06.0123

restriction enzyme 限制性内切酶 06.0123

restriction enzyme cutting site 限制性内切酶酶切位点 06.0124

restrictive cardiomyopathy 限制型心肌病 04.0480

resuscitation 复苏 04.0666

retention 滞留 02.0559

retention factor 保留因子，＊比移值 02.0285

retention time 滞留时间 05.0076

reticulocyte 网织红细胞 04.1235

reticuloendothelial system ＊网状内皮系统 04.1239

retinoblastoma 视网膜母细胞瘤 04.0194

retinoic acid 视黄酸，＊维甲酸 05.0071

retrograde cystography 逆行膀胱显像，＊直接法膀胱显像 04.1758

retroperitoneal lymph node 腹膜后淋巴结 04.1260

retroposition 后位像 03.0498

retrospective study 回顾性研究 06.0257

retrovirus 逆转录病毒 06.0147

reverse chromatography 反相色谱法 02.0271

reverse dilution method 反稀释法 03.0763

reverse dose-rate effect 反剂量率效应 02.0413

reverse redistribution 反向再分布 04.0637

reverse transcriptase 逆转录酶 06.0125

reverse transcription 逆转录，＊反转录 06.0059

reverse triiodothyronine 反式三碘甲状腺原氨酸，
  * 反-T_3 04.1058
reversible defect 可逆性缺损 04.0633
reversible ischemic neurologic deficit 可逆性缺血性脑
  疾病，* 可逆性缺血性神经功能障碍 04.0784
RFF 肾滤过分数 04.1651
RFS 无复发生存 04.0303
rhabdomyosarcoma 横纹肌肉瘤 04.0143
rheumatic heart disease 风湿性心脏病，* 风心病
  04.0498
rheumatic valvular heart disease * 风湿性心瓣膜病
  04.0498
rheumatoid arthritis 类风湿性关节炎 04.1170
rhonchi 干啰音 04.1429
RIA 放射免疫分析 03.0624
ribonucleic acid 核糖核酸 06.0061
ribosome 核糖体，* 核糖核蛋白体 06.0060
right anterior oblique 右前斜位 03.0282
right atrium 右心房 04.0376
right coronary artery 右冠状动脉 04.0425
right heart circulation * 右心循环 04.0392
right of participant 受试者权益 06.0238
right posterior oblique 右后斜位 03.0283
right to left shunt 右向左分流 04.0549
right ventricle 右心室 04.0377
right ventricular hypertrophy 右心室肥大 04.0497
right ventricular infarction 右心室梗死 04.0489

rigid transformation 刚体变换 03.0615
RIGS 放射免疫导向手术 04.0286
RII 放射免疫显像 03.0477
rim sign 环状征 04.1608
RIND 可逆性缺血性脑疾病，* 可逆性缺血性神经功
  能障碍 04.0784
risk stratification 危险分层 04.0659
RIT 放射免疫治疗 04.0287
rituximab 利妥昔单抗 05.0072
RNA 核糖核酸 06.0061
RNA polymerase RNA 聚合酶 06.0122
ROC curve 受试者操作特征曲线，* ROC 曲线
  06.0361
rodent 啮齿动物 06.0191
rod source 棒源 03.0414
roentgen 伦琴 02.0503
roentgen ray * 伦琴射线 02.0093
ROI 感兴趣区 03.0513
root of lung 肺根 04.1338
rosacea 酒渣鼻，* 红鼻头 05.0115
routine testing 常规质控 03.0405
RPF 肾血浆流量 04.1649
RRA 放射受体分析 03.0653
RSDS 反射性交感神经营养不良综合征，* 肩-手综
  合征 04.1177
rT$_3$ 反式三碘甲状腺原氨酸，* 反-T_3 04.1058
RV 残气量，* 残气容积 04.1394

S

sacroiliac H-shape fracture 骶骨 H 形骨折 04.1137
SAE 严重不良事件 06.0321
safety assessment 安全评价 02.0440
safety culture 安全文化 02.0443
safety evaluation 安全性评价 06.0317
sagittal section 矢状断面 03.0505
sagittal sinus thrombosis 矢状窦血栓 04.0829
sagittal tomography 矢状体层 03.0525
SAH 蛛网膜下腔出血 04.0845
salivary adenocarcinoma 唾[液]腺癌 04.0090
salivary gland 唾液腺，* 涎腺 04.1519
salivary gland imaging 唾液腺显像 04.1596
salt precipitation 盐析法 03.0716
sample size 样本含量 06.0301

sampling error 抽样误差 06.0335
SAP 稳定型心绞痛 04.0495
SAR 比吸收率 04.0279，严重不良反应 06.0320
sarcoidosis 结节病 04.1456
sarcoma 肉瘤 04.0007
saturability 可饱和性 03.0729
saturate 饱和 03.0209
saturated image 饱和图 03.0582
saturation assay 饱和分析法 03.0731
saturation curve 饱和曲线 03.0730
scAb 单链抗体 06.0158
scaled dose point kernel 刻度剂量点核 02.0483
scaler 定标器，* 脉冲计数器 03.0192
scaling factor 定标因子，* 刻度因子 03.0566

scan field of view　扫描视野　03.0371

scanning proton microprobe　扫描质子微探针　03.0655

scanning speed　扫描速度　03.0372

scan range　扫描范围　03.0370

Scatchard plotting　斯卡查德作图　03.0733

Scatchard plotting of double site system　双位点系统斯卡查德作图　03.0735

Scatchard plotting of single site system　单位点系统斯卡查德作图　03.0734

scatter coincidence　散射符合　03.0316

scatter coincidence counting　散射符合计数　03.0317

scatter coincidence counting rate　散射符合计数率　03.0318

scatter correction　散射校正　03.0338

scatter fraction　散射分数　03.0339

scattering　散射　02.0141

SCC　鳞癌相关抗原　04.0328

schematic diagram　示意图　03.0583

Schilling test　希林试验　04.1322

schizophrenia　精神分裂症　04.0806

Schwann cell　施万细胞　04.0747

Schwannoma　*施万瘤　04.0181

scintigram　闪烁图像　03.0454

scintigraphy　闪烁显像　03.0453

scintillating material　闪烁物质　03.0122

scintillation　闪烁　03.0148

scintillation counter　*闪烁计数器　03.0171

scintillation crystal　闪烁晶体　03.0150

scintillation decay time　闪烁衰减时间　03.0292

scintillation detector　闪烁探测器　03.0151

scintillator　闪烁体　03.0149

scintillator liquid　闪烁液　03.0123

scintirenography　肾显像　04.1725

SCLC　小细胞肺癌　04.0104

scleroderma　硬皮病　05.0114

screening　筛查　01.0058

screw pitch　*螺距指数　03.0359

SD　疾病稳定　04.0297

sealed source　密封源　02.0446

second antibody　第二抗体　03.0677

secondary electron　次级电子　02.0126

secondary exploration　二次探查术　04.0252

secondary hyperparathyroidism　继发性甲状旁腺功能亢进症　04.1006

secondary hypothyroidism　继发性甲状腺功能减退症　04.0972

secondary ionization　次级电离　02.0125

secondary limit　次级限值　02.0516

secondary osteoporosis　继发性骨质疏松症　04.1153

secondary polycythemia　继发性红细胞增多　04.1280

secondary porta of liver　第二肝门　04.1526

secondary prevention of cancer　癌症二级预防　04.0310

secondary self-decomposition　次级自分解　02.0267

secondary structure of protein　蛋白质二级结构　06.0102

secondary tumor　继发[性肿]瘤　04.0034

second look operation　二次探查术　04.0252

second messenger　第二信使　06.0062

second-order graph　二阶图　03.0580

second primary tumor　第二原发性肿瘤　04.0035

secular equilibrium　长期平衡　02.0068

segmental esophageal transit time　食管分段通过时间　04.1582

selective excretion　选择性排泄　03.0484

selective uptake　选择性摄取　03.0483

self-absorption　自吸收　02.0081

self-absorption of beta radiation　β源自吸收　02.0082

self-shielding　自屏蔽　03.0130

self-shielding equipment　自屏蔽装置　03.0023

sella region tumor　蝶鞍区肿瘤　04.0076

semiconductor detector　半导体探测器　03.0169

semiconservative replication　半保留复制　06.0063

semiquantitative analysis　半定量分析　01.0061

senile plaque　老年斑　04.0793

sense　感觉　04.0772

sensitivity　*灵敏度　01.0049，灵敏度　03.0437

sensitization　增敏　04.0356

sentinel lymph node　前哨淋巴结　04.1259

sentinel lymph node imaging　前哨淋巴结显像　03.0482

separating funnel　分液漏斗　03.0110

septa　隔栅　03.0298

sequencing　测序　06.0056

sequential trial　序贯试验　06.0267

serious adverse event　严重不良事件　06.0321

serious adverse reaction　严重不良反应　06.0320

serious event 严重事件 06.0322

serious side effect 严重不良反应 06.0320

serosa 浆膜 04.1491

5-serotonin receptor 5-羟色胺受体 04.0761

5-serotonin receptor imaging 5-羟色胺受体显像 04.0857

serous cystadenocarcinoma 浆液性囊腺癌 04.0167

serum ferritin assay 血清铁蛋白分析 04.1325

serum folate assay 血清叶酸分析 04.1324

serum myocardial enzyme 血清心肌酶 04.0676

serum vitamin B_{12} assay 血清维生素 B_{12} 分析 04.1323

sesamoid bone 籽骨 04.1082

sham surgery 假手术 06.0212

shell structure 壳层结构 02.0022

Shewhart plotting 休哈特作图 03.0736

shielding protection 屏蔽防护 02.0562

shielding wall 外屏蔽，*防护墙 03.0131

short axis 短轴 04.0390

short bone 短骨 04.1079

short half-life nuclide 短半衰期核素 02.0052

short pant sign 短裤征 04.1211

short-term effect 近期疗效 05.0078

shoulder girdle 上肢带骨，*肩带骨 04.1070

shunt 分流 04.0410

sick euthyroid syndrome *甲状腺功能正常性病变综合征 04.0983

sickle cell anaemia 镰状细胞贫血 04.1289

side effect 不良反应 06.0319

side reaction 副反应 02.0251

sievert 希[沃特]，*西弗 02.0507

sigmoid colon 乙状结肠 04.1510

signal to noise ratio 信号噪声比，*信噪比 03.0326

signet ring cell carcinoma 印戒细胞癌 04.0119

silent 静默 04.0299

silent myocardial ischemia *隐匿性心肌缺血 04.0496

simple goiter 单纯性甲状腺肿 04.0944

simplex exophthalmos *单纯性突眼 04.0975

simulator 模拟定位机 04.0264

single blind 单盲 06.0290

single chain antibody 单链抗体 06.0158

single channel pulse height analyzer 单道脉冲高度分析器 03.0259

single counting rate 单计数率 03.0304

single lesion 单发 04.0046

single-modality image fusion 单模式融合，*单模态融合 03.0382

single photon absorptiometry 单光子 γ 射线吸收法 04.1218

single photon emission computed tomography 单光子发射计算机体层[显像]仪 03.0229

single photon radiopharmaceutical 单光子放射性药物 02.0308

single ventricle 单心室 04.0552

sinogram 正弦图 03.0303

sinuatrial node 窦房结 04.0429

sinuses ventriculi 胃窦 04.1499

SLD 亚致死性损伤 02.0426

SLDR 亚致死损伤修复 02.0430

slice thickness 层厚 03.0522

sliding ring 滑环，*旋转电气接口，*电气旋转关节 03.0358

slow filling 缓慢填充 04.1601

small animal CT 小动物计算机体层显像仪 03.0235

small animal MRI 小动物磁共振成像仪 03.0236

small animal PET 小动物正电子发射体层仪 03.0234

small animal SPECT 小动物单光子发射计算机体层仪 03.0231

small cell lung cancer 小细胞肺癌 04.0104

small intestine 小肠 04.1501

small renogram 小肾图 04.1743

smear examination 涂片检查 04.0202

SMI *隐匿性心肌缺血 04.0496

^{153}Sm labeled compound 钐-153 标记物 02.0343

smooth muscle 平滑肌 04.1490

SND 纹状体黑质变性 04.0805

SNR 信号噪声比，*信噪比 03.0326

soft tissue sarcoma 软组织肉瘤 04.0140

solid hydrolysis 固相水解 02.0299

solid phase extraction 固相萃取 02.0280

solid phase extraction column 固相萃取柱 03.0090

solid phase method 固相法 03.0708

solid phase radioimmunoassay 固相放射免疫分析 03.0627

solid phase separation method 固相分离法 03.0709

solid scintillation detector 固体闪烁探测器 03.0152

solid-state scintillation measurement 固体闪烁测量 03.0158

solid target 固体靶 03.0028

solid tumor 实体瘤 04.0027

solitary 单发 04.0046

solitary pulmonary nodule 孤立性肺结节 04.0100

solution hybridization 液相杂交 06.0174

solvent filter 溶剂过滤器 03.0128

somatic effect 躯体效应 02.0390

somatostatin 生长抑素 05.0102

somatostatin receptor 生长抑素受体 05.0104

SOP 标准操作规程 06.0345

source organ 源器官 02.0467

source storage chest 贮源箱 03.0139

source tissue 源组织 02.0468

SP 老年斑 04.0793

SPA 单光子γ射线吸收法 04.1218

space-occupying lesion in kidney 肾内占位性病变 04.1710

space resolution of whole body scan 全身扫描空间分辨率 03.0435

SPA deposition method 葡萄球菌蛋白A沉淀法 03.0717

span 量程 03.0176

spasm 痉挛 04.0822

spatial distortion 空间畸变 03.0395

spatial linearity 空间线性 03.0443

spatial resolution 空间分辨率 03.0430

SPE 固相萃取 02.0280

special staining 特殊染色 04.0200

special toxicity 特殊毒性 02.0371

specific absorbed fraction 比吸收分数 02.0480

specific absorption rate 比吸收率 04.0279

specific active immunotherapy 特异性主动免疫治疗 04.0282

specific activity 比活度 02.0111

specific binding 特异性结合 02.0359

specific binding agent 特异性结合试剂 03.0683

specific binding rate 特异性结合率 03.0681

specific compliance 比顺应性 04.1404

specific energy 比能 02.0477

specific indirect immunotherapy 特异性被动免疫治疗 04.0283

specificity *特异度 01.0050

specific labeling 定位标记 02.0261

specific pathogen free animal 无特定病原体动物,*三级动物 06.0199

specimen 标本 03.0742

SPECT 单光子发射计算机体层[显像]仪 03.0229

β-spectrometer β谱仪 03.0073

γ-spectrometer γ谱仪 03.0074

spectrophotometer 分光光度计 03.0062

spectroscopic analysis 光谱分析[法] 03.0080

spectrum 光[学频]谱 02.0102

speed of image reconstruction 图像重建速度 03.0400

SPF animal 无特定病原体动物,*三级动物 06.0199

S phase S期,*合成期 06.0012

spill-over effect 溅出效应 03.0393

spina bifida 脊柱裂 04.1127

spiperone 螺环哌啶酮 04.0884

spiral computed tomography 螺旋计算机体层摄影 03.0345

spleen imaging 脾显像 04.1332

spleen scintigraphy *脾闪烁显像 04.1332

splenic cyst 脾囊肿 04.1312

splenic imaging agent 脾显像剂 04.1617

splenic infarction 脾梗死 04.1313

splenic rupture 脾破裂 04.1311

SPM 统计参数图 03.0587

SPN 孤立性肺结节 04.0100

spongy bone 松质骨 04.1086

sponsor 申办者 06.0219

spontaneous model 自发模型 06.0203

spontaneous necrosis of bone 自发性骨坏死 04.1122

sporadic disease 散发性疾病 04.0044

sporadic goiter 散发性甲状腺肿 04.0946

squamotransitional cell carcinoma 鳞状移行细胞癌 04.0187

squamous adenocarcinoma of lung 肺腺鳞癌 04.0111

squamous cancinoma-associated antigen 鳞癌相关抗原 04.0328

squamous cell carcinoma 鳞状细胞癌,*鳞癌 04.0015

squamous cell lung cancer 肺鳞状细胞癌 04.0107

^{90}Sr 锶-90 05.0121

^{89}SrCl$_2$ 锶-89-氯化锶 04.1195

^{89}Sr labeled compound 锶-89标记物 02.0335

SRS　立体定向放射外科　04.0265

SRT　立体定向放射治疗　04.0266

SST　生长抑素　05.0102

stability　稳定性　02.0250

stable angina pectoris　稳定型心绞痛　04.0495

stable disease　疾病稳定　04.0297

stable nuclide　稳定核素　02.0045

standard antigen　标准抗原　03.0673

standard curve　标准曲线　03.0740

standard dosimetry laboratory　剂量标准实验室　02.0553

standard error　标准误差　06.0330

standard of exclusion　排除标准　06.0248

standard of inclusion　入选标准　06.0246

standard operating procedure　标准操作规程　06.0345

standard operation　标准操作　06.0346

standard radioactive source　标准放射源　03.0179

standard sample　标准样品　06.0347

standard substance　标准品　03.0738

standard uptake value　标准摄取值　03.0510

staphylococcal protein A deposition method　葡萄球菌蛋白 A 沉淀法　03.0717

static imaging　静态显像　03.0463

static tremor　静止性震颤　04.0786

statistical error　统计误差　02.0180

statistical flunctuation　统计涨落　03.0212

statistical parameter mapping　统计参数图　03.0587

statistics　统计学　01.0038

status epilepticus　癫痫持续状态　04.0820

steady state system　稳态系统　03.0798

Steele-Richardson-Olszewski syndrome　* 斯蒂尔–理查森–奥尔谢夫斯基综合征　04.0802

Stellwag's sign　施特尔瓦格征　04.0980

stem cell　干细胞　04.1228

STEMI　ST 段抬高心肌梗死　04.0486

stereotactic radiosurgery　立体定向放射外科　04.0265

stereotactic radiotherapy　立体定向放射治疗　04.0266

steroid hormone　类固醇激素，* 甾体激素　04.0930

steroid-induced osteonecrosis　类固醇激素所致骨坏死　04.1120

stippling rib　彩点肋　04.1201

stochastic effect　随机性效应　02.0387

stochastic model　* 随机模型　03.0795

stomach　胃　04.1493

stopping power　阻止本领　02.0134

storage life　贮存期　02.0374

stratification　评估　04.0289

stratified sampling　分层抽样，* 分类抽样，* 类型抽样　06.0298

stratify　分层　06.0296

stress fracture　应力性骨折，* 疲劳骨折　04.1131

stress imaging　负荷显像　03.0472

striatonigral degeneration　纹状体黑质变性　04.0805

stroke　脑卒中　04.0779

stroke volume　每搏输出量　04.0457

stroma　基质　04.0066

stromal tumor　间质肿瘤　04.0022

strontium-90　锶-90　05.0121

structural domain　结构域　06.0106

ST segment elevation myocardial infarction　ST 段抬高心肌梗死　04.0486

stunned myocardium　顿抑心肌　04.0626

stunning effect　顿抑效应　05.0081

subacute bacterial endocarditis　亚急性细菌性心内膜炎　04.0513

subacute lymphocytic thyroiditis　亚急性淋巴细胞性甲状腺炎，* 无痛性甲状腺炎　04.0993

subacute thyroiditis　亚急性甲状腺炎　04.0992

subarachnoid cistern　* 蛛网膜下池　04.0733

subarachnoid hemorrhage　蛛网膜下腔出血　04.0845

subarachnoid imaging　* 蛛网膜下腔显像　04.0861

subarachnoid space　蛛网膜下腔，* 蛛网膜下隙　04.0732

subclinical hyperthyroidism　亚临床甲状腺功能亢进症　04.0959

subclinical jaundice　亚临床黄疸　04.1562

subconsciousness　潜意识　04.0774

subcutaneous injection　皮下注射　04.0354

sub-iteration　子迭代　03.0558

subject　对象　01.0034，受试对象　06.0233

sublethal damage　亚致死性损伤　02.0426

sublethal damage repair　亚致死损伤修复　02.0430

sublingual gland　舌下腺　04.1523

submaxillary gland　颌下腺　04.1521

submucosa　黏膜下层　04.1488

subset　子集　03.0559

subset balance　子集平衡　03.0563

subset order　子集排序　03.0562

subset partition　子集划分　03.0561

substantia nigra 黑质 04.0717

substrate 底物 02.0187

subtraction 相减 03.0600

subtype of receptor 受体亚型 03.0699

successive decay 递次衰变 02.0065

sudden death 猝死 04.0523

Sudeck's atrophy *祖德克萎缩 04.1177

sulcus 脑沟 04.0710

sunburst reaction 爆炸反应 04.1203

super bone scan 超级骨显像 04.1204

super clean bench 超净工作台 03.0100

superficial lymph node 表浅淋巴结 04.1273

super-high energy all-purpose collimator 超高能高分辨准直器 03.0252

superiority trial 优效性试验 06.0284

superior vena cava 上腔静脉 04.0405

super-secondary structure 超二级结构 06.0103

supervised area 监督区 02.0555

supine position 仰卧位 03.0277

suppression ratio 抑制率 04.1041

supraventricular tachycardia 室上性心动过速 04.0540

surface contamination detector 表面沾污检测仪 03.0189

surface matching 表面匹配 03.0613

surface reconstruction 曲面重建 03.0363

surface shading rendering 表面阴影重建 03.0618

surgical manipulation model 外科制作模型 06.0206

surrogate end-point 替代终点 06.0254

survival rate 生存率 05.0087

survival time 生存期 04.0300

susceptibility 易感性 02.0407

SUV 标准摄取值 03.0510

SUV_{max} 最大标准摄取值 03.0511

SUV_{mean} 平均标准摄取值 03.0512

Sv 希[沃特]，*西弗 02.0507

S value S值 02.0481

sympathetic ganglioneuroma 交感神经节细胞瘤 04.1021

sympatheticoadrenomedullary system 交感-肾上腺髓质系统 04.0943

sympathoblastoma 交感神经母细胞瘤 04.1022

symptomatic treatment 对症治疗 04.0307

symptomless myocardial ischemia 无症状性心肌缺血，*无痛性心肌缺血 04.0496

synapse 突触 04.0750

synapsin 突触素，*突触蛋白 06.0177

synaptic cleft 突触间隙 04.0752

synaptotagmin 突触结合蛋白 06.0178

synovial membrane 滑膜 04.1101

synovial sarcoma 滑膜肉瘤 04.0142

synthesis phase S期，*合成期 06.0012

synthesis yield 合成效率 02.0291

system 系统 01.0027

systematic error 系统误差 06.0332

systemic circulation 体循环 04.0391

systemic scleredema 系统性硬化，*进行性系统性硬化 05.0113

system performance 系统性能 03.0421

system planar sensitivity 系统平面灵敏度 03.0448

system spatial resolution 系统空间分辨率 03.0431

systemtic volumetric sensitivity 系统容积灵敏度 03.0425

systolic phase 收缩期 04.0437

systolic pressure 收缩压 04.0456

T

T 胸腺嘧啶 06.0045

T_3 三碘甲状腺原氨酸 04.0901

T_4 *四碘甲状腺原氨酸 04.0902

TAC 时间-活度曲线，*时间-放射性曲线 03.0812

TACE 经导管动脉栓塞化疗 04.0260

tachycardia 心动过速 04.0539

tactile fremitus *触觉语颤 04.1435

TAI chemotherapy 经导管动脉灌注化疗 04.0259

tail on detector 耻骨下位 04.1197

Talairach coordinate 塔莱拉什坐标 03.0590

TAO *甲状腺相关性眼病 04.0981

target 靶 02.0347

target body 靶体 03.0027

target chamber 靶室 03.0013

targeted imaging 靶向显像 03.0473

targeted therapy 靶向治疗 04.0280

target foil 靶膜 03.0014

targeting drug 靶向药物 02.0310

target material　靶材料　03.0015

target matter　靶物质　03.0016

target nucleus　靶核　02.0158

target organ　靶器官　02.0465

target processing　靶处理　03.0031

target system　靶系统　03.0012

target tissue　靶组织　02.0466

target to background ratio　靶本底比值　03.0507

target to nontarget ratio　靶非靶比值　03.0508

tau protein　τ 蛋白　04.0796

T/B　靶本底比值　03.0507

TBG　甲状腺结合球蛋白　04.0917

TBPA　甲状腺素结合前白蛋白　04.0921

^{99m}Tc-diethylene triamine pentaacetic acid　锝-99m-二乙撑三胺五乙酸　04.0579

^{99m}Tc-dimercaptosuccinic acid　锝-99m-二巯基丁二酸　04.1728

^{99m}Tc-DMSA　锝-99m-二巯基丁二酸　04.1728

^{99m}Tc-DTPA　锝-99m-二乙撑三胺五乙酸　04.0579

^{99m}Tc-EC　锝-99m-双半胱氨酸　04.1730

^{99m}Tc-ethulenedicysteine　锝-99m-双半胱氨酸　04.1730

^{99m}Tc-GH　锝-99m-葡庚糖酸　04.1729

^{99m}Tc-GLA　锝-99m-葡萄糖二酸　04.0583

^{99m}Tc-glucaric acid　锝-99m-葡萄糖二酸　04.0583

^{99m}Tc-glucoheptonate　锝-99m-葡庚糖酸　04.1729

^{99m}Tc labeled compound　锝-99m 标记物　02.0337

^{99m}Tc-MAG$_3$　锝-99m-巯乙甘肽，* 锝-99m-巯基乙酰基三甘氨酸　04.1731

^{99m}Tc-mercaptoacetyltriglycine　锝-99m-巯乙甘肽，* 锝 -99m-巯基乙酰基三甘氨酸　04.1731

^{99m}Tc-methoxyisobutylisonitrile　锝-99m-甲氧基异丁基异腈　04.0581

^{99m}Tc-methoxyisobutylisonitrile double phase scintigraphy　锝-99m-甲氧基异丁基异腈双时相法　04.1052

^{99m}Tc-MIBI　锝-99m-甲氧基异丁基异腈　04.0581

^{99m}Tc-PYP　锝-99m-焦磷酸盐　04.0582

^{99m}Tc-pyrophosphate　锝-99m-焦磷酸盐　04.0582

^{99m}Tc-red cell　锝-99m-红细胞　04.0580

^{99m}Tc（V）-dimercaptosuccinic acid　五价锝-99m 标记二巯基丁二酸　04.1051

^{99m}Tc（V）-DSMA　五价锝-99m 标记二巯基丁二酸　04.1051

^{99}Tc-MDP　云克　05.0073

TCP　肿瘤控制概率　05.0028

TCTP　翻译控制肿瘤蛋白　02.0419

technegas　锝气体　04.1474

teletherapy　* 远距离［放射］治疗　05.0002

telomerase　端粒酶　06.0055

telomere　端粒　06.0054

template　模板　06.0075

template fusion　模板融合　03.0608

template strand　模板链　06.0076

temporal resolution　时间分辨率　03.0335

temporary equilibrium　短期平衡　02.0069

temporomandibular joint disorder syndrome　颞下颌关节紊乱综合征　04.1173

tentorium of cerebellum　小脑幕　04.0727

teratogenesis　致畸［作用］　02.0421

teratoma　畸胎瘤　04.0023

terminal bronchiole　终末细支气管　04.1358

termination codon　终止密码子　06.0073

tertiary hypothyroidism　三发性甲状腺功能减退症　04.0973

tertiary prevention of cancer　癌症三级预防　04.0311

tertiary structure of protein　蛋白质三级结构　06.0104

test　测试　01.0030

testis　睾丸　04.1678

test meal　试［验］餐　04.1587

tetraiodothyronine　* 四碘甲状腺原氨酸　04.0902

tetralogy of Fallot　法洛四联症　04.0550

Tg　甲状腺球蛋白　04.0916

TgAb　甲状腺球蛋白抗体　04.0918

TGI　甲状腺生长免疫球蛋白　04.0920

TH　甲状腺激素　04.0898

thalamus　丘脑　04.0716

thalassemia　地中海贫血　04.1286

thallium-doped sodium iodide crystal　掺铊碘化钠晶体　03.0240

therapeutic equivalence　* 治疗等效　06.0324

therapeutic reaction　治疗反应　05.0077

thermal therapy　热疗　04.0275

thermoluminescence　热释光，* 热致发光　03.0185

thermoluminescent dosimeter　热释光剂量仪　03.0186

thermostatic drying chamber　恒温干燥箱　03.0101

thermostatic water bath cauldron　恒温水浴锅　03.0103

thermotolerance　热耐受　04.0277

thermotolerance ratio 热耐受比值 04.0278

thin layer chromatography 薄层色谱法，＊薄层层析 02.0272

thin-section CT 薄层计算机体层扫描 04.0234

thin target 薄靶 02.0159

THIS ＊甲状腺激素不敏感综合征 04.0974

thoracic breathing 胸式呼吸 04.1372

thoracic duct 胸导管 04.1253

thoracic expansion 胸廓扩张 04.1366

thoracic lymph node 胸部淋巴结 04.1269

three compartment model 三房室模型 03.0793

three dimension 三维 03.0572

three-phase bone imaging 三时相骨显像 04.1183

three principles of radiation protection 放射防护三原则 02.0433

three-step analgesic ladder 癌症三阶梯止痛 04.0308

threshold 阈值 03.0592

threshold model 阈值模型 02.0392

thromb imaging 血栓显像 04.0612

thrombolytic therapy 溶栓疗法，＊血栓溶解疗法 04.0664

thrombosis 血栓形成 04.0564

thrombus 血栓 04.0562

thymidine kinase 胸腺嘧啶核苷激酶 04.0347

thymine 胸腺嘧啶 06.0045

thymus 胸腺 04.1274

thymus cancer 胸腺癌 04.0116

thyroglobulin 甲状腺球蛋白 04.0916

thyroglobulin antibody 甲状腺球蛋白抗体 04.0918

thyroid acinus ＊甲状腺腺泡 04.0888

thyroid adenoma 甲状腺腺瘤 04.0897

thyroid angiogramphy 甲状腺血流灌注显像，＊甲状腺动态显像 04.1031

thyroid-associated ophthalmopathy ＊甲状腺相关性眼病 04.0981

thyroid autoantibody 甲状腺自身抗体 04.0914

thyroid-binding globulin 甲状腺结合球蛋白 04.0917

thyroid blood flow perfusion imaging 甲状腺血流灌注显像，＊甲状腺动态显像 04.1031

thyroid carcinoma 甲状腺癌 04.0996

thyroid crisis 甲状腺危象 04.0969

thyroid follicle 甲状腺滤泡 04.0888

thyroid follicle epithelial cell 甲状腺滤泡上皮细胞 04.0889

thyroid function tester 甲状腺功能测定仪 03.0181

thyroid gland 甲状腺 04.0886

thyroid gland ablation 甲状腺清除，＊清甲 05.0091

thyroid growth immunoglobulin 甲状腺生长免疫球蛋白 04.0920

thyroid hormone 甲状腺激素 04.0898

thyroid hormone insensitivity syndrome ＊甲状腺激素不敏感综合征 04.0974

thyroid hormone resistance syndrome 甲状腺激素抵抗综合征，＊甲状腺激素不应症 04.0974

thyroid hormone response element 甲状腺[激]素应答元件 04.0922

thyroid hormone suppression imaging 甲状腺激素抑制显像 04.1032

thyroid hormone suppression test 甲状腺激素抑制试验 04.1037

thyroiditis 甲状腺炎 04.0990

thyroid ^{131}I uptake test 甲状腺摄碘-131 试验 04.1034

thyroid microsome antibody 甲状腺微粒体抗体 04.0919

thyroid nodule 甲状腺结节 04.0896

thyroid peroxidase 甲状腺过氧化酶 04.0905

thyroid peroxidase antibody 甲状腺过氧化物酶抗体 04.0915

thyroid positive imaging 甲状腺肿瘤阳性显像 04.1044

thyroid static imaging 甲状腺静态显像 04.1025

thyroid stimulating hormone 促甲状腺[激]素 04.0906

thyroid stimulating hormone receptor antibody 促甲状腺激素受体抗体 04.0909

thyroid stimulating hormone receptor-stimulating antibody 促甲状腺激素受体刺激性抗体 04.0911

thyroid stimulating hormone releasing hormone 促甲状腺激素释放激素 04.0907

thyroid stimulating hormone-stimulation blocking antibody 促甲状腺激素刺激阻断性抗体 04.0910

thyroid stimulation imaging 甲状腺刺激显像 04.1030

thyroid stimulus immunoglobulin ＊甲状腺刺激性免疫球蛋白 04.0911

thyroid storm 甲状腺危象 04.0969

thyroid tumor 甲状腺[肿]瘤 04.0093

thyrotoxic heart disease 甲状腺功能亢进性心脏病，* 甲状腺毒性心脏病 04.0964

thyrotoxicosis-associated with myasthenia gravis 甲亢伴重症肌无力 04.0968

thyrotoxicosis-associated with periodic paralysis 甲亢伴周期性麻痹 04.0967

thyrotropin receptor 促甲状腺激素受体 04.0908

thyrotropin-releasing hormone stimulating test 促甲状腺激素释放激素兴奋试验 04.1038

thyroxine 甲状腺素 04.0902

thyroxine-binding prealbumin 甲状腺素结合前白蛋白 04.0921

TIA 短暂性脑缺血发作 04.0783

tic 抽搐 04.0823

tidal respiration 潮式呼吸 04.1371

tidal volume 潮气量 04.1386

tie sign 领带征 04.1206

time-activity curve 时间–活度曲线，* 时间–放射性曲线 03.0812

time course of specific activity 比活度时相曲线 03.0813

time of flight 飞行时间 03.0336

time protection 时间防护 02.0561

time-resolved fluoroimmunoassay 时间分辨荧光免疫分析 03.0644

time to half peak 半排时间 04.1737

time to peak 峰时 04.1736

time to peak filling 高峰充盈时间 04.0604

tissue 组织 01.0024

tissue peptide antigen 组织多肽抗原 04.0331

tissue uptake rate 组织摄取率 02.0355

tissue weighting factor 组织权重因数 02.0519

TK 胸腺嘧啶核苷激酶 04.0347

TLC 薄层色谱法，* 薄层层析 02.0272，肺总量 04.1381

^{201}Tl-chloride 铊-201-氯化铊 04.0576

^{201}Tl labeled compound 铊-201 标记物 02.0346

^{201}Tl redistribution 铊-201 再分布 04.0577

^{201}Tl reinject imaging 铊-201 再注射显像 04.0578

TmAb 甲状腺微粒体抗体 04.0919

T/N 肿瘤本底比值 03.0509

TNM staging system TNM 分期系统，* 手术后分期系统 04.0209

T/NT 靶非靶比值 03.0508

TNT 肿瘤坏死治疗 05.0060

TOD 耻骨下位 04.1197

TOF 飞行时间 03.0336

tomographic imaging 体层显像 03.0467

tomographic imaging device 体层显像仪 03.0227

tomographic spatial resolution 体层空间分辨率 03.0434

tomographic uniformity 体层均匀性 03.0429

tomography resolution homogeneity 体层分辨率均匀性 03.0433

tongue 舌 04.1522

topoisomerase 拓扑异构酶 06.0126

total binding rate 总结合率 03.0682

total coincidence counting 总符合计数 03.0319

total coincidence counting rate 总符合计数率 03.0320

total esophageal transit time 食管总通过时间 04.1581

total lung capacity 肺总量 04.1381

touch imprint cytology 印片细胞学 04.0204

toxic diffuse goiter 毒性弥漫性甲状腺肿 04.0952

toxic goiter 毒性甲状腺肿 04.0951

toxicity 毒性 02.0369

toxic nodular goiter 毒性结节性甲状腺肿 04.0954

toxic thyroid adenoma 毒性甲状腺腺瘤 04.0953

TPA 组织多肽抗原 04.0331

TPO 甲状腺过氧化酶 04.0905

TPO-Ab 甲状腺过氧化物酶抗体 04.0915

TPS 放疗计划系统 05.0015

TRAb 促甲状腺激素受体抗体 04.0909

tracer 示踪剂 01.0010

tracer experiment 示踪实验 01.0011

tracer kinetic analysis 示踪动力学分析 03.0780

tracer kinetics 示踪动力学 03.0779

trachea 气管 04.1356

tracheal breath sound 气管呼吸音 04.1424

tracheobranchial lymph node 气管支气管淋巴结 04.1271

tracing 示踪 01.0009

transcatheter arterial chemoembolization 经导管动脉栓塞化疗 04.0260

transcatheter arterial infusion chemotherapy 经导管动脉灌注化疗 04.0259

transcription 转录 06.0057

transcutaneous intratumoral administration　经皮穿刺肿瘤内注药　04.0261

transfection　转染　06.0140

transferrin　运铁蛋白　04.0325

transfer RNA　转运RNA　06.0066

transformation　转化　06.0141

transgenic mouse　转基因小鼠　06.0195

transient influx of tracer in a single dose　单次瞬时注入示踪剂　03.0810

transient ischemic attack　短暂性脑缺血发作　04.0783

transition　跃迁　02.0035，转换　03.0147

translation　翻译　06.0078

translationally controlled tumor protein　翻译控制肿瘤蛋白　02.0419

translation medicine　转化医学　01.0064

transmission　透射　03.0216

transmission scan　透射扫描　03.0217

transplanted kidney　移植肾　04.1690

transverse field of view　横断视野　03.0369

transverse section　水平断面，＊横断面　03.0503

transverse tomography　横体层　03.0523

TRE　甲状腺［激］素应答元件　04.0922

treatment of radioactive waste　放射性废物处理　02.0569

treatment planning system　放疗计划系统　05.0015

TRH　促甲状腺激素释放激素　04.0907

TRH stimulating test　促甲状腺激素释放激素兴奋试验　04.1038

tricuspid valve　三尖瓣　04.0466

tricuspid valve stenosis　三尖瓣狭窄　04.0506

triiodothyronine　三碘甲状腺原氨酸　04.0901

triple-blind　三盲　06.0292

tripropylamine　三丙胺　03.0643

tris-2-2′-bipyridyl ruthenium　三联吡啶钌　03.0642

tritiated thymidine　氚标记胸腺嘧啶核苷　02.0260

tritium　氚　02.0259

tritium labeled compound　氚标记物　02.0323

tRNA　转运RNA　06.0066

trophoblastic tumor　滋养细胞肿瘤　04.0165

trophoblast tumor　滋养细胞肿瘤　04.0165

true coincidence　真符合　03.0310

true negative　真阴性　01.0046

true negative rate　真阴性率　01.0050

true positive　真阳性　01.0045

true positive rate　真阳性率　01.0049

truncal skeleton　躯干骨　04.1067

TSAb　促甲状腺激素受体刺激性抗体　04.0911

TSBAb　促甲状腺激素刺激阻断性抗体　04.0910

TSH　促甲状腺［激］素　04.0906

TSH stimulating test　促甲状腺激素兴奋试验　04.1036

TSI　＊甲状腺刺激性免疫球蛋白　04.0911

T_3 thyrotoxicosis　三碘甲腺原氨酸型甲状腺毒症，＊T_3型甲状腺毒症　04.0956

T_4 thyrotoxicosis　甲状腺素型甲状腺毒症，＊T_4型甲状腺毒症　04.0957

TTR　热耐受比值　04.0278

tube current　管电流　03.0355

tuberculosis of joint　关节结核　04.1172

tube voltage　管电压　03.0356

tubuloglomerular feedback　管球反馈　04.1648

tumor　肿瘤　04.0001

tumor ablation　肿瘤消融治疗　04.0268

tumor adoptive immunotherapy　＊肿瘤过继免疫治疗　04.0285

tumor antigen　肿瘤抗原　04.0321

tumor-associated antigen　肿瘤相关抗原　04.0323

tumor-avid imaging　亲肿瘤显像　03.0470

tumor control probability　肿瘤控制概率　05.0028

tumor imaging agent　肿瘤显像剂　02.0320

tumor-like lesion　瘤样病变　04.0029

tumor marker　肿瘤标志物　04.0324

tumor necrosis treatment　肿瘤坏死治疗　05.0060

tumor of bladder　膀胱肿瘤　04.0186

tumor retention index　肿瘤滞留指数　05.0074

tumor specific antigen　肿瘤特异性抗原　04.0322

tumor to normal tissue ratio　肿瘤本底比值　03.0509

tumor vessel　肿瘤血管　04.0067

turnover rate　更新速率　03.0801

turnover time　更新时间　03.0808

two beams　双束流　03.0045

two compartment model　二房室模型　03.0792

two dimension　二维　03.0571

two-sided test　双侧检验　06.0269

two-tailed test　＊双尾检验　06.0269

U

U 尿嘧啶 06.0046

UAP 不稳定型心绞痛 04.0494

UFC 尿游离皮质醇 04.0940

UICC 国际抗癌联盟 04.0355

ulcerative keratitis 溃疡性角膜炎，*角膜溃疡 05.0117

ultra-short half-life nuclide 超短半衰期核素 02.0053

ultrasonic cleaner 超声波清洗仪 03.0097

ultrasonocardiography 超声心动图 04.0651

ultrasonography 超声检查 04.0231

ultrasound contract 超声造影 04.0232

ultraviolet spectroscopy 紫外光谱 02.0281

ultraviolet spectrum 紫外光谱 02.0281

ultravioletvisible spectrophotometer 紫外–可见分光光度计 03.0083

unblinding 揭盲 06.0294

unblinding under emergency 紧急破盲 06.0295

undifferentiation 未分化 04.0061

uniformity 均匀性 03.0439

uniform labeling 均匀标记 02.0263

Union for International Cancer Control 国际抗癌联盟 04.0355

unsealed source 非密封源 02.0447

unstable angina pectoris 不稳定型心绞痛 04.0494

ununiformity 不均匀性 04.0631

update speed 更新速率 03.0801

upper limit 上限 03.0593

up regulation 上调，*增量调节 06.0180

uptake 摄取 02.0354

uracil 尿嘧啶 06.0046

urea breath test 尿素呼气试验 04.1590

urea recirculation 尿素再循环 04.1658

ureter 输尿管 04.1639

uretero spasm 输尿管痉挛 04.1703

urethra 尿道 04.1642

urinary bladder 膀胱 04.1640

urinary fistula 尿瘘 04.1712

urinary free cortisol 尿游离皮质醇 04.0940

urinary nuclear medicine 泌尿系统核医学 04.1723

urinoma adjacent to the kidney 肾周尿肿 04.1713

urogenital system 泌尿生殖系统 04.1621

uterine adnexa [子宫]附件 04.1667

uterine malformation 子宫畸形 04.1718

uterus 子宫 04.1665

uterus bicornis 双角子宫 04.1719

UVS 紫外光谱 02.0281

V

vacuum cavity 真空腔 03.0034

vacuum degree 真空度 03.0054

vacuum pump 真空泵 03.0107

vacuum system 真空系统 03.0019

vagina 阴道 04.1671

valve 瓣膜 04.0464

valvular heart disease 瓣膜性心脏病，*心脏瓣膜疾病 04.0499

valvular incompetence 瓣膜关闭不全 04.0500

valvular regurgitation 瓣膜反流 04.0502

valvulitis 心瓣膜炎 04.0510

variable 变量 06.0349

variable angle 可变角 03.0239

variable region 可变区 03.0696

variation 变异 06.0352

varicosis 静脉曲张 04.0569

vascular anastomosis 血管吻合 04.0397

vascular dementia 血管性痴呆 04.0799

vascular endothelial growth factor 血管内皮生长因子 04.0349

vasoactive intestinal polypeptide 血管活性肠肽 04.0348

vasoconstrictor 血管收缩药 04.0669

vasodilator 血管扩张药 04.0670

vasospasm 血管痉挛 04.0483

vasovagal reflex 血管迷走神经反射 04.0432

VC 肺活量 04.1382

VD 血管性痴呆 04.0799

vector 载体 06.0142

VEGF 血管内皮生长因子 04.0349

vein 静脉 04.0395

venous sinus　静脉窦　04.0407

ventilation perfusion ratio　通气与血流灌注比值　04.1480

ventricle fibrillation　心室颤动，*室颤　04.0538

ventricle of larynx　喉室　04.1354

ventricle-volume curve　心室容积曲线　04.0590

ventricle wall　室壁　04.0383

ventricular aneurysm　心室壁瘤　04.0492

ventricular aneurysm peak　心室壁瘤峰　04.0595

ventricular ejection fraction　心室射血分数　04.0461

ventricular function　心室功能　04.0460

ventricular remodeling　心室重塑　04.0462

ventricular septal defect　室间隔缺损　04.0547

ventricular septum　室间隔　04.0382

ventricular wall motion　室壁运动　04.0450

ventriculography　心室造影术　04.0649

vermiform appendix　阑尾　04.1508

vertebra　椎骨　04.1075

vertebral arch　椎弓，*椎体附件　04.1077

vertebral body　椎体　04.1076

vertical axis　纵轴　03.0501

vertical long axis　垂直长轴　04.0388

vesicoureteric reflux　膀胱输尿管反流　04.1715

vesicoureteric reflux imaging　*膀胱输尿管反流显像　04.1757

vesicular breath sound　肺泡呼吸音　04.1427

vessel wall　血管壁　04.0398

VF　心室颤动，*室颤　04.0538

viable myocardium　存活心肌　04.0625

villoglandular adenocarcinoma　绒毛膜型腺癌　04.0175

VIP　血管活性肠肽　04.0348

virtual　虚拟　03.0573

virtual space　虚拟空间　03.0574

viscous resistance　黏滞阻力　04.1420

visual analysis　视觉分析　03.0506

vital lung capacity　肺活量　04.1382

vital sign　生命体征　06.0188

vitamin A acid　*维生素 A 酸　05.0071

vitamin B_{12} absorption test　*维生素 B_{12} 吸收试验　04.1322

vocal fremitus　语音震颤　04.1435

vocal resonance　语音共振　04.1436

voiding phase　排尿期　04.1760

volume reconstruction　容积重建　03.0619

volumetric flask　容量瓶　03.0111

von Graefe's sign　冯·格雷费征，*眼睑迟落征　04.0978

vortex oscillating mixer　旋涡振荡混合器　03.0105

voxel　体素　03.0521

vulva　*外阴　04.1672

VUR　膀胱输尿管反流　04.1715

W

warm nodule　温结节　04.1027

Warthin tumor　沃辛瘤　04.0089

Warty squamous cell carcinoma　疣性癌，*湿疣样鳞状细胞癌　04.0177

wash-in phase　吸入相　04.1477

wash-out phase　清除相　04.1479

wavelength　波长　02.0101

wave-particle duality　波粒二象性　02.0100

WBH　全身热疗　04.0276

weed　剔除　06.0249

weekly testing　周质控　03.0409

weighing bottle　称[量]瓶　03.0112

weighting　加权，*计权　03.0266

weighting factor　权重因数，*权重因子，*加权因子　03.0265

well differentiation　高分化　04.0058

well-type gamma counter　井型γ计数器　03.0172

wheeze　哮鸣音　04.1434

white matter　白质　04.0713

whole body bone imaging　全身骨显像　04.1180

whole body dose　全身剂量　05.0033

whole body hyperthermia　全身热疗　04.0276

whole body imaging　全身显像　03.0390

Willis' artery circle　基底动脉环，*大脑动脉环　04.0736

window function　窗函数　03.0532

within-batch error　批内误差　03.0749

witness　见证人　06.0237

Wolff-Chaikoff effect　沃尔夫-契可夫效应　04.0912

Wolff-Parkinson-White syndrome　*WPW 综合征

04.0534

X axis　*X 轴　03.0500
xenogeneic　异种　06.0210
^{133}Xe pulmonary dynamic imaging　氙-133-氙气肺动态
　显像　04.1473
X-ray　X[射]线　02.0093
X-ray arteriography　X 射线动脉造影　04.0645

work of breathing　呼吸功　04.1376

X-ray cerebral angiography　X 射线脑血管造影
　04.0872
X-ray computed tomography　X 射线计算机体层摄影
　03.0344
X-ray phlebography　X 射线静脉造影　04.0650
X-ray tube　X 射线管　03.0343

Y axis　*Y 轴　03.0501
yellow bone marrow　黄骨髓　04.1224

^{90}Y labeled compound　钇-90 标记物　02.0334

Z axis　*Z* 轴　03.0502
zoom in　放大　03.0598
zoom out　缩小　03.0599

ZPS　ZPS 评分　04.0313
Zubrod performance status　ZPS 评分　04.0313
zymogen　酶原　04.0678

汉 英 索 引

A

吖啶酯 acridinium ester 03.0636
阿尔茨海默病 Alzheimer's disease, AD 04.0792
阿伏伽德罗常数 Avogadro's number 02.0113
*阿蒙角 Ammon's horn 04.0719
阿片受体 opioid receptor 04.0763
阿片受体显像 opioid receptor imaging 04.0858
阿昔洛韦 acyclovir 06.0170
癌 carcinoma 04.0006
癌基因 oncogene 04.0038
癌抗原 12-5 cancer antigen 12-5, CA12-5 04.0330
癌抗原 15-3 cancer antigen 15-3, CA15-3 04.0329
癌胚抗原 carcinoembryonic antigen, CEA 04.0327
癌前病变 precancerous lesion 04.0036
癌前疾病 precancerous disease 04.0037
癌肉瘤 carcinosarcoma 04.0009
癌性疼痛 cancer pain, cancer-related pain 04.0315
癌性外周神经病 carcinomatous neuropathy 04.0316
癌症 cancer 04.0005
癌症二级预防 secondary prevention of cancer 04.0310
癌症三级预防 tertiary prevention of cancer 04.0311
癌症三阶梯止痛 three-step analgesic ladder 04.0308
癌症一级预防 primary prevention of cancer 04.0309
爱因斯坦质能方程 Einstein mass-energy equation 02.0114
安全评价 safety assessment 02.0440
安全文化 safety culture 02.0443
安全性评价 safety evaluation 06.0317
安慰剂 placebo 06.0285
安慰剂对照研究 placebo control study 06.0287
安慰剂效应 placebo effect 06.0286
氨茶碱 aminophylline 04.0684
氨基酸 amino acid 06.0096
鞍膈 diaphragma sellae 04.0729
螯合剂 chelating agent, chelator 02.0246
螯合[作用] chelation 06.0173
奥迪括约肌 Oddi sphincter 04.1532
奥曲肽 octreotide 05.0103

B

巴雷特食管 Barrett esophagus 04.1544
*巴特沃思窗函数 Butterworth filter function 03.0538
巴特沃思滤波函数 Butterworth filter function 03.0538
*巴特沃思滤波器 Butterworth filter 03.0538
*巴泽多病 Basedow's disease 04.0952
靶 target 02.0347
靶本底比值 target to background ratio, T/B 03.0507
靶材料 target material 03.0015
靶处理 target processing 03.0031
靶非靶比值 target to nontarget ratio, T/NT 03.0508
靶核 target nucleus 02.0158
靶膜 target foil 03.0014
靶器官 target organ 02.0465
靶室 target chamber 03.0013
靶体 target body 03.0027
靶物质 target matter 03.0016
靶系统 target system 03.0012
靶向显像 targeted imaging 03.0473
靶向药物 targeting drug 02.0310
靶向治疗 targeted therapy 04.0280
靶组织 target tissue 02.0466
白[细胞]介素 interleukin, IL 06.0132

白血病　leukemia　04.0150

白质　white matter　04.0713

摆位　positioning　03.0275

瘢痕疙瘩　keloid　05.0108

* 瘢痕增生症　keloid　05.0108

半暗区　penumbra　04.0869

半保留复制　semiconservative replication　06.0063

半导体探测器　semiconductor detector　03.0169

半定量分析　semiquantitative analysis　01.0061

半高宽　full width at half maximum, FWHM　03.0423

半更新时间　half turnover time　03.0809

半厚度　half thickness　02.0139

半抗原　hapten　03.0666

半排时间　time to half peak　04.1737

半数致死剂量　median lethal dose, LD_{50}　06.0356

半随机对照试验　quasi-randomized control trial　06.0277

半影区　penumbra　05.0019

半值层　half-value layer　02.0140

瓣膜　valve　04.0464

瓣膜反流　valvular regurgitation　04.0502

瓣膜关闭不全　valvular incompetence　04.0500

瓣膜性心脏病　valvular heart disease　04.0499

棒源　rod source　03.0414

胞嘧啶　cytosine, C　06.0044

胞吐作用　exocytosis　06.0023

胞吞作用　endocytosis　06.0022

薄靶　thin target　02.0159

* 薄层层析　thin layer chromatography, TLC　02.0272

薄层放射性扫描仪　radio-TLC imaging scanner　03.0071

薄层计算机体层扫描　thin-section CT　04.0234

薄层色谱法　thin layer chromatography, TLC　02.0272

饱和　saturate　03.0209

饱和分析法　saturation assay　03.0731

饱和曲线　saturation curve　03.0730

饱和图　saturated image　03.0582

保护基　protective group　02.0252

保留因子　retention factor　02.0285

保密　confidentiality　06.0242

* 保守性手术　conservative surgery　04.0250

* 报道基因　reporter gene　06.0028

报告基因　reporter gene　06.0028

报告基因显像　reporter gene imaging　03.0476

报告探针　report probe　06.0029

爆炸反应　sunburst reaction　04.1203

贝可［勒尔］　Becquerel, Bq　02.0109

备择假设　alternative hypothesis　06.0268

背景减除法　background subtraction　03.0515

被动转运　passive transport　06.0020

贲门　cardia　04.1494

* 贲门痉挛　achalasia of cardia　04.1542

贲门失弛症　achalasia of cardia　04.1542

本底　background　02.0181

本底辐射　background radiation　02.0448

本底计数率　background counting rate　03.0201

苯巴比妥试验　phenobarbital test　04.1613

苯二氮䓬受体　benzodiazepine receptor　04.0762

苯二氮䓬受体显像　benzodiazepine receptor imaging　04.0859

泵功能　pumping function　04.0436

鼻咽癌　nasopharyngeal carcinoma　04.0082

比奥呼吸　Biot respiration　04.1374

比活度　specific activity　02.0111

比活度时相曲线　time course of specific activity　03.0813

比较医学　comparative medicine　06.0184

比［率］　ratio　03.0786

比能　specific energy　02.0477

比色管　colorimetric tube　03.0117

比释动能　kinetic energy released in material, kerma　02.0500

比释动能率　kerma rate　02.0501

比顺应性　specific compliance　04.1404

比吸收分数　specific absorbed fraction　02.0480

比吸收率　specific absorption rate, SAR　04.0279

* 比移值　retention factor　02.0285

闭合型房室　closed compartment　03.0796

闭合性脑外伤　closed cerebral injury　04.0844

闭孔淋巴结　obturator lymph node　04.1267

边界分割　edge-based segmentation　03.0604

边缘系统　limbic system　04.0722

边缘效应　edge effect　03.0394

编码板准直器　coded-aperture collimator　03.0253

编码链　coding strand　06.0077

扁骨　flat bone　04.1080

* 扁平髋　osteochondrosis of capitular epiphysis of femur　04.1121

扁平胸　flat chest　04.1467

* 变构效应　allosteric effect　06.0109

变量　variable　06.0349

DNA 变性　DNA denaturation　06.0091

变异　variation　06.0352

变异系数　coefficient of variation　03.0745

便携式剂量仪　pocket dosimeter　03.0188

便携式γ照相机　portable gamma camera　03.0226

标本　specimen　03.0742

标记　label　02.0189

标记化合物　labeled compound　02.0196

标记抗体　labeling antibody　03.0725

标记抗原　labeling antigen　03.0724

标记率　labeling yield　02.0290

标记免疫分析　labeling immunoassay　03.0628

标记配体　labeling ligand　03.0726

标记探针　labeled probe　02.0197

标记有丝分裂百分数　percentage of labeled mitosis
02.0262

标准操作　standard operation　06.0346

标准操作规程　standard operating procedure, SOP
06.0345

标准放射源　standard radioactive source　03.0179

标准抗原　standard antigen　03.0673

标准品　standard substance　03.0738

标准品浓度　concentration of standard preparation
03.0739

标准曲线　standard curve　03.0740

标准摄取值　standard uptake value, SUV　03.0510

标准误差　standard error　06.0330

标准样品　standard sample　06.0347

表达载体　expression vector　06.0144

表面匹配　surface matching　03.0613

表面阴影重建　surface shading rendering　03.0618

表面沾污检测仪　surface contamination detector
03.0189

表模式[图像]采集　list mode image acquisition
03.0301

表皮生长因子　epidermal growth factor, EGF
04.0346

表皮鲜红斑痣　nevus flammeus　05.0110

表浅淋巴结　superficial lymph node　04.1273

表型　phenotype　04.0041

别构效应　allosteric effect　06.0109

丙基硫氧嘧啶　propylthiouracil, PTU　04.1057

屏气　breath holding　04.1379

病理分期　pathological staging　04.0208

* 病理性钙化　pathological calcification　04.1113

病理性骨折　pathological fracture　04.1132

病理学完全缓解　pathologic complete response, pCR
04.0295

病理诊断　pathologic diagnosis　04.0198

病例报告表　case report form, CRF　06.0308

病例对照研究　case-control study　06.0258

病死率　fatality rate　05.0089

波长　wavelength　02.0101

波尔效应　Bohr effect　04.1413

波粒二象性　wave-particle duality　02.0100

剥谱法　curve peeling　03.0816

勃起　erection　04.1677

* 勃起功能障碍　erectile dysfunction, ED　04.1721

补呼气量　expiratory reserve volume, ERV　04.1389

* 补呼气容积　expiratory reserve volume, ERV
04.1389

补救行动　remedial action　02.0546

补吸气量　inspiratory reserve volume, IRV　04.1387

* 补吸气容积　inspiratory reserve volume, IRV
04.1387

* 不典型增生　dysplasia　04.0054

不规则骨　irregular bone　04.1081

不校正合成效率　end of synthesis yield, EOS
02.0292

不均匀性　ununiformity　04.0631

不可逆性　irreversibility　04.0635

不良反应　adverse reaction, side effect　06.0319

不良事件　adverse event, AE　06.0318

不劣于原则　no worse than　06.0325

* 不完全抗原　incomplete antigen　03.0666

不完全性胆总管梗阻　incomplete bile duct obstruction
04.1576

不完全佐剂　incomplete adjuvant　03.0689

* 不稳定核素　radionuclide　02.0044

不稳定型心绞痛　unstable angina pectoris, UAP　04.0494

不应期　refractory period　03.0206

部分缓解　partial response, PR　04.0293

部分切除　partial resection　04.0244

部分容积效应　partial volume effect　03.0392

部分性发作　partial seizure　04.0819

C

* 2D 采集　2-dimensional acquisition　03.0299
* 3D 采集　3-demensional acquisition　03.0300
彩点肋　stippling rib　04.1201
彩色编码　color coding　03.0596
* 参考测试　reference testing　03.0404
参考放射源　reference radioactive source　03.0180
参考空气比释动能率　reference air kerma rate　02.0502
参考人　reference man　02.0536
参考水平　reference level　02.0537
参考质控　reference testing　03.0404
参入率　incorporation rate　03.0819
参入试验　incorporation test　03.0818
参数　parameter　03.0787
参照图　reference image　03.0585
残差　residual　03.0744
残气量　residual volume, RV　04.1394
* 残气容积　residual volume, RV　04.1394
残数法　residual method　03.0817
操纵基因　operator gene　06.0051
操纵子　operon　06.0074
侧位像　lateral view　03.0499
侧卧位　lateral position　03.0278
侧支回流　branch stem refluxing　04.1293
测量　measure　01.0029
测量误差　measurement error　06.0331
测量准确度　accuracy of measurement　03.0743
测试　test　01.0030
测序　sequencing　06.0056
层厚　slice thickness　03.0522
* 层析法　chromatography　02.0268
叉状肋　bifurcation of rib　04.1125
插件　plug-in unit　03.0417
差分图分析法　difference image analysis　03.0577
* 掺入试验　incorporation test　03.0818
掺铈硅酸钇镥　cerium doped lutetium yttrium oxyorthosilicate, LYSO　03.0290
* 掺铈含氧正硅酸钆　cerium doped gadolinium oxyorthosilicate, GSO　03.0288
* 掺铈含氧正硅酸镥　cerium doped lutetium oxyorthosilicate, LSO　03.0289
掺铈氧化正硅酸钆　cerium doped gadolinium oxyorthosilicate, GSO　03.0288
掺铈氧化正硅酸镥　cerium doped lutetium oxyorthosilicate, LSO　03.0289
掺铊碘化钠晶体　thallium-doped sodium iodide crystal　03.0240
产生速率　production rate　03.0804
肠梗阻　intestinal obstruction　04.1551
* 肠无神经节细胞症　congenital megacolon　04.1554
肠系膜　mesentery　04.1517
肠粘连　ankylenteron　04.1552
常规质控　routine testing　03.0405
常数　constant　03.0788
* γ 常数　exposure rate constant　02.0454
长骨　long bone　04.1078
长期平衡　secular equilibrium　02.0068
长吸 [式] 呼吸　apneusis　04.1375
超短半衰期核素　ultra-short half-life nuclide　02.0053
超二级结构　super-secondary structure　06.0103
超分割放疗　hyperfractionated radiation therapy, HFRT　05.0005
超高能高分辨准直器　super-high energy all-purpose collimator　03.0252
超级骨显像　super bone scan　04.1204
超净工作台　super clean bench　03.0100
超声波清洗仪　ultrasonic cleaner　03.0097
超声检查　ultrasonography　04.0231
超声心动图　ultrasonocardiography, echocardiography　04.0651
超声造影　ultrasound contrast　04.0232
潮气量　tidal volume　04.1386
潮式呼吸　tidal respiration　04.1371
沉淀法　precipitation method　03.0715
沉积　deposition　02.0469
沉积能　energy-deposited　02.0470
陈旧性骨折　old fracture　04.1136
陈旧性心肌梗死　old myocardial infarction　04.0488
* 陈-施呼吸　Cheyne-Stokes respiration　04.1371
称 [量] 瓶　weighing bottle　03.0112
成骨肉瘤　osteoblastic sarcoma　04.0135
成骨细胞　osteoblast　04.1096

成骨性反应　osteoblastic reaction　04.1111
成红细胞　erythroblast　04.1231
成粒细胞　granuloblast　04.1232
成像　imaging　01.0007
痴呆　dementia　04.0789
迟发脑放射损伤　delayed radiation-induced brain injury　05.0044
持续上升型肾图曲线　renogram with continuous rising slope　04.1738
持续照射　prolonged exposure　02.0461
耻骨下位　tail on detector, TOD　04.1197
耻骨炎　osteitis pubis　04.1164
充血性心力衰竭　congestive heart failure　04.0511
充溢性尿失禁　overflow incontinence　04.1717
1/3 充盈分数　1/3 filling fraction　04.0605
1/3 充盈率　1/3 filling rate　04.0606
重复肾双输尿管畸形　double kidney with ureteral duplication　04.1681
重复性　repeatability　03.0177
重复性条件　repeatability condition　03.0751
DNA 重组　DNA recombination　06.0153
DNA 重组技术　DNA recombination technology　06.0154
重组抗体　recombinant antibody　06.0152
抽搐　tic　04.0823
抽样误差　sampling error　06.0335
出射道　exit channel, outgoing channel　02.0162
* 初级电离　primary ionization"　02.0124
除颤　defibrillation　04.0668
杵状指　acropachy　04.1130
* 触觉语颤　tactile fremitus　04.1435
氚　tritium　02.0259
氚标记物　tritium labeled compound　02.0323
氚标记胸腺嘧啶核苷　tritiated thymidine　02.0260
穿孔　perforation　04.0509
穿透力　penetrating power　02.0133
传导性　conductivity　04.0373
传能线密度　linear energy transfer, LET　02.0129
喘息　gasping　04.1378
串珠征　beading sign　04.1207
窗函数　window function　03.0532
垂体腺瘤　pituitary adenoma　04.0079
垂直长轴　vertical long axis　04.0388
纯化　purification　03.0064

唇癌　lip cancer, cheilocarcinoma　04.0083
磁场系统　magnetic field system　03.0009
磁刚度　magnetic rigidity　03.0053
磁共振波谱　magnetic resonance spectroscopy, MRS　04.0876
磁共振成像　magnetic resonance imaging, MRI　04.0240
磁体　magnet　03.0052
磁性颗粒法　megnetism granule method　03.0723
次级电离　secondary ionization　02.0125
次级电子　secondary electron　02.0126
次级限值　secondary limit　02.0516
次级自分解　secondary self-decomposition　02.0267
* 粗差　gross error　06.0337
促甲状腺[激]素　thyroid stimulating hormone, TSH　04.0906
促甲状腺激素刺激阻断性抗体　thyroid stimulating hormone-stimulation blocking antibody, TSBAb　04.0910
促甲状腺激素释放激素　thyroid stimulating hormone releasing hormone, TRH　04.0907
促甲状腺激素释放激素兴奋试验　thyrotropin-releasing hormone stimulating test, TRH stimulating test　04.1038
促甲状腺激素受体　thyrotropin receptor　04.0908
促甲状腺激素受体刺激性抗体　thyroid stimulating hormone receptor-stimulating antibody, TSAb　04.0911
促甲状腺激素受体抗体　thyroid stimulating hormone receptor antibody, TRAb　04.0909
促甲状腺激素兴奋试验　TSH stimulating test　04.1036
促排　elimination enhancement　02.0570
促肾上腺皮质激素　adrenocorticotropic hormone, ACTH　04.0936
促肾上腺皮质激素释放激素　corticotropin releasing hormone, CRH　04.0937
促肾上腺皮质激素兴奋显像　adrenocorticotropic hormone stimulating imaging　04.1053
猝灭　quench　03.0210
猝灭校正　quench correction　03.0821
猝死　sudden death　04.0523
脆性骨折　fragility fracture　04.1135
萃取　extraction　03.0087
萃取器　extractor　03.0088

存活心肌　viable myocardium　04.0625

错构瘤　hamartoma　04.0032

D

* 打嗝　hiccup　04.1537

大汗腺癌　apocrine carcinoma　04.0092

* 大理石骨　osteopetrosis　04.1156

大脑　cerebrum　04.0698

* 大脑动脉环　cerebral arterial circle, Willis' artery circle　04.0736

大脑镰　cerebral falx　04.0726

* 大脑皮层　cerebral cortex　04.0706

大脑皮质　cerebral cortex　04.0706

大体检查　gross examination　04.0216

大网膜　greater omentum　04.1516

大细胞肺癌　large cell lung cancer, LCLC　04.0106

* 大循环　greater circulation　04.0391

呆小病　cretinism　04.0986

代偿性甲状腺肿　compensatory goiter　04.0950

代数重建技术　algebraic reconstruction technique　03.0553

代谢产物　metabolite　02.0367

* 代谢库　metabolic pool　03.0789

代谢显像　metabolic imaging　03.0456

代谢显像剂　metabolic imaging agent　02.0315

代谢性骨病　metabolic bone disease　04.1150

带电粒子核反应　charged particle nuclear reaction　02.0155

带电粒子平衡　charged particle equilibrium　02.0475

待积当量剂量　committed equivalent dose　02.0497

待积剂量　committed dose　02.0496

待积吸收剂量　committed absorbed dose　02.0499

待积有效剂量　committed effective dose　02.0498

丹毒　erysipelas　04.1304

单侧检验　one-sided test　06.0270

单层重组　monolayer reconfiguration　03.0327

单纯性甲状腺肿　simple goiter　04.0944

* 单纯性突眼　simplex exophthalmos　04.0975

单次瞬时注入示踪剂　transient influx of tracer in a single dose　03.0810

单道脉冲高度分析器　single channel pulse height analyzer　03.0259

单发　solitary, single lesion　04.0046

单光子γ射线吸收法　single photon absorptiometry, SPA　04.1218

单光子发射计算机体层[显像]仪 single photon emission computed tomography, SPECT　03.0229

单光子放射性药物　single photon radiopharmaceutical　02.0308

单核吞噬细胞系统　mononuclear phagocytic system, MPS　04.1239

单核细胞　mononuclear cell　04.1236

单计数率　single counting rate　03.0304

单克隆抗体　monoclonal antibody, McAb　06.0157

单链抗体　single chain antibody, scAb　06.0158

单盲　single blind　06.0290

单模式融合　single-modality image fusion　03.0382

* 单模态融合　single-modality image fusion　03.0382

* 单室模型　one compartment model　03.0791

单位点系统斯卡查德作图　Scatchard plotting of single site system　03.0734

单心室　single ventricle　04.0552

胆–肠通过时间　gall bladder-intestinal transit time　04.1609

胆道　bile duct　04.1529

胆道闭锁　biliary atresia　04.1570

胆管细胞癌　cholangiocellular carcinoma　04.0126

胆囊癌　cancer of gallbladder　04.0127

胆囊排胆分数　gall bladder ejection fraction, GBEF　04.1610

胆囊收缩素　cholecystokinin, CCK　04.1578

胆石症　cholelithiasis　04.1572

胆汁漏　biliary leakage　04.1577

胆总管梗阻　obstruction of common bile duct　04.1575

淡漠型甲状腺功能亢进症　apathetic hyperthyroidism　04.0961

弹丸式注射　bolus injection　03.0491

τ蛋白　tau protein　04.0796

蛋白质　protein　06.0094

蛋白质二级结构　secondary structure of protein　06.0102

蛋白质三级结构　tertiary structure of protein　06.0104

· 340 ·

蛋白质四级结构　quaternary structure of protein　06.0105

蛋白质一级结构　primary structure of protein　06.0101

蛋白质组学　proteomics　06.0095

氮-13-氨水　^{13}N-NH$_3$　04.0574

氮-13 标记物　^{13}N labeled compound　02.0326

当量剂量　equivalent dose　02.0495

氘水测定全身水量　measurement of whole body water by deuterium water　03.0768

导管内癌　intraductal carcinoma　04.0162

导管内乳头状瘤　intraductal papillary tumor　04.0163

* 盗血　coronary artery steal　04.0473

得失位　indel　06.0080

锝-99m 标记物　^{99m}Tc labeled compound　02.0337

锝-99m-二巯基丁二酸　^{99m}Tc-dimercaptosuccinic acid, ^{99m}Tc-DMSA　04.1728

锝-99m-二乙撑三胺五乙酸　^{99m}Tc-diethylene triamine pentaacetic acid, ^{99m}Tc-DTPA　04.0579

锝-99m-红细胞　^{99m}Tc-red cell　04.0580

锝-99m-甲氧基异丁基异腈　^{99m}Tc-methoxyisobuty-lisonitrile, ^{99m}Tc-MIBI　04.0581

锝-99m-甲氧基异丁基异腈双时相法　^{99m}Tc-methoxyi-sobutylisonitrile double phase scintigraphy　04.1052

锝-99m-焦磷酸盐　^{99m}Tc-pyrophosphate, ^{99m}Tc-PYP　04.0582

锝-99m-葡庚糖酸　^{99m}Tc-glucoheptonate, ^{99m}Tc-GH　04.1729

锝-99m-葡萄糖二酸　^{99m}Tc-glucaric acid, ^{99m}Tc-GLA　04.0583

锝气体　technegas　04.1474

* 锝-99m-巯基乙酰基三甘氨酸　^{99m}Tc-mercaptoacetyl-triglycine, ^{99m}Tc-MAG$_3$　04.1731

锝-99m-巯乙甘肽　^{99m}Tc-mercaptoacetyltriglycine, ^{99m}Tc-MAG$_3$　04.1731

锝-99m-双半胱氨酸　^{99m}Tc-ethulenedicysteine, ^{99m}Tc-EC　04.1730

等容收缩期　isovolumic contraction period　04.0438

等容舒张期　isovolumic relaxation period　04.0442

等时性　isochronism　03.0048

等时性回旋加速器　isochronous cyclotron　03.0004

等效年用量　equivalent annual usage amount　02.0484

等效日操作量　equivalent daily handling amount　02.0485

低动力　hypokinesis　04.0451

低对比度分辨力　low contrast resolution　03.0362

低分化　poorly differentiation　04.0059

低功能结节　hypofunctioning nodule　04.0984

低剂量计算机体层摄影　low-dose computed tomography, LDCT　04.0236

低能高分辨准直器　low energy high resolution collimator　03.0248

低能核反应　low energy nuclear reaction　02.0154

低能γ射线　low energy gamma ray　02.0486

低能通用准直器　low energy all-purpose collimator　03.0249

低水平递降型肾图曲线　renogram with low-level and gradually descending slope　04.1742

低水平延长线型肾图曲线　renogram with low-level and continuous extension　04.1741

低通滤波　low-pass filtering　03.0529

低通滤波器　low-pass filter　03.0534

低血压　hypotension　04.0525

低 T$_3$ 综合征　low T$_3$ syndrome　04.0983

滴定管　burette, buret　03.0116

底物　substrate　02.0187

骶骨 H 形骨折　sacroiliac H-shape fracture　04.1137

骶椎腰化　lumbarization　04.1129

地方性甲状腺肿　endemic goiter　04.0945

地塞米松抑制试验　dexamethasone suppression test, DST　04.1062

地中海贫血　thalassemia　04.1286

递次衰变　successive decay　02.0065

第二代子核　daughter nuclide of the second generation　02.0067

第二肝门　secondary porta of liver　04.1526

第二抗体　second antibody　03.0677

第二信使　second messenger　06.0062

第二原发性肿瘤　second primary tumor　04.0035

第 1 秒用力呼气量　forced expiratory volume in one second　04.1391

第一代子核　daughter nuclide of the first generation　02.0066

癫痫　epilepsy　04.0814

癫痫持续状态　status epilepticus　04.0820

癫痫大发作　epilepsy grand mal　04.0818

点击化学　click chemistry　02.0212

* 点扩散函数　point spread function, PSF　03.0547

点扩展函数　point spread function, PSF　03.0547

点源　point source　03.0412

* 点源剂量分布　point source dose distribution　02.0482

碘-123 标记物　^{123}I labeled compound　02.0339

碘-124 标记物　^{124}I labeled compound　02.0340

碘-125 标记物　^{125}I labeled compound　02.0341

碘-131 标记物　^{131}I labeled compound　02.0342

碘-131-6-碘代胆固醇　^{131}I-6-cholesterol　04.1049

碘-131-19-碘代胆固醇　^{131}I-19-cholesterol　04.1048

碘化酪氨酸脱碘酶　iodotyrosine deiodinase　04.0913

碘-131-间位碘代苄胍　^{131}I-metaiodobenzylguanidine, ^{131}I-MIBG　04.1050

碘-131-邻碘马尿酸钠　^{131}I-orthoiodohippurate, ^{131}I-OIH　04.1727

碘缺乏病　iodine deficiency disorder　04.0985

碘-125-纤维蛋白原摄取试验　^{125}I-fibrinogen uptake test　04.0573

碘-123-脂肪酸　^{123}I-fatty acid　04.0572

碘致甲状腺功能亢进症　iodine-induced hyperthyroidism, IIH　04.0962

电磁波　electromagnetic wave　02.0098

电化学发光免疫分析　electrochemiluminescence immunoassay　03.0641

电化学反应　electrochemical reaction　02.0222

* D 电极　Dee　03.0026

电镜自显影[术]　electron microscopic autoradiography　03.0773

电离　ionization　02.0121

电离辐射　ionizing radiation　02.0127

电离辐射生物效应　biological effect of ionizing radiation　02.0386

电离密度　ionization density　02.0122

电离室　ionization chamber　03.0160

电离探测器　ionization detector　03.0162

电离效应　ionizing effect　02.0123

* 电离作用　ionizing effect　02.0123

* 电气旋转关节　sliding ring　03.0358

电泳　electrophoresis　03.0120

电泳仪　electrophoresis apparatus　03.0121

电轴左偏心电图　levogram　04.0542

电子　electron　02.0020

电子对生成　electron pair production　02.0148

电子伏特　electron volt　02.0487

电子俘获衰变　electron capture decay　02.0087

电子轨道　electron orbit　02.0021

电子准直　electronic collimation　03.0254

β淀粉样蛋白　β-amyloid protein　04.0794

调查水平　investigation level　02.0540

迭代重建　iterative reconstruction　03.0551

迭代次数　iteration ordinal number　03.0552

迭代法　iterative method　03.0550

叠层闪烁晶体　laminated scintillating crystal　03.0291

蝶鞍区肿瘤　sella region tumor　04.0076

定标　calibration　03.0191

定标器　scaler　03.0192

定标因子　calibration factor, scaling factor　03.0566

定量超声　quantitative ultrasound, QUS　04.1221

定量分析　quantitative analysis　01.0060

定位标记　specific labeling　02.0261

定向剂量当量　directional dose equivalent　02.0512

定性分析　qualitative analysis　01.0059

冬眠心肌　hibernating myocardium　04.0627

动静脉瘘　arteriovenous fistula　04.0826

动脉　artery　04.0394

动脉导管　ductus arteriosus　04.0417

动脉导管未闭　patent ductus arteriosus　04.0551

* 动脉圆锥　conus arteriosus　04.0408

动脉粥样硬化　atherosclerosis　04.0470

* 动态立体影像　four-dimensional image　03.0489

动态显像　dynamic imaging　03.0464

* 动态组合化学　dynamic combinatorial chemistry　02.0212

* GF 动物　germ-free animal, GF animal　06.0197

* GN 动物　gnotobiotic animal, GN animal　06.0198

动物处置　animal disposal　06.0185

动物模型　animal model　06.0202

动物实验　animal study　06.0183

窦房结　sinuatrial node　04.0429

毒性　toxicity　02.0369

毒性甲状腺腺瘤　toxic thyroid adenoma　04.0953

毒性甲状腺肿　toxic goiter　04.0951

毒性结节性甲状腺肿　toxic nodular goiter　04.0954

毒性弥漫性甲状腺肿　toxic diffuse goiter　04.0952

毒蕈碱型[乙酰胆碱]受体　muscarinic acetylcholine receptor, MACHR　04.0759

杜克分期　Dukes's staging　04.0124

端粒　telomere　06.0054

端粒酶　telomerase　06.0055

短半衰期核素　short half-life nuclide　02.0052

短骨　short bone　04.1079

短裤征　short pant sign　04.1211

短期平衡　temporary equilibrium　02.0069

短暂性脑缺血发作　transient ischemic attack, TIA　04.0783

短轴　short axis　04.0390

* 段　block　06.0299

ST 段抬高心肌梗死　ST segment elevation myocardial infarction, STEMI　04.0486

队列研究　cohort study　06.0259

对比度　contrast　03.0449

对比度分辨率　contrast resolution　03.0450

对角支　diagonal branch　04.0423

对数图　logarithmic graph　03.0581

对位　para position　02.0241

对象　subject　01.0034

对照　control　06.0244

对照组　control group　06.0245

对症治疗　symptomatic treatment　04.0307

钝圆支　blunt branch　04.0424

顿抑效应　stunning effect　05.0081

顿抑心肌　stunned myocardium　04.0626

多巴胺　dopamine, DA　04.0689

多巴胺受体　dopamine receptor　04.0756

多巴胺受体显像　dopamine receptor imaging　04.0855

多巴胺转运蛋白　dopamine transporter, DAT　04.0757

多巴胺转运蛋白显像　dopamine transporter imaging, DAT imaging　04.0860

多巴酚丁胺负荷试验　dobutamine stress test　04.0620

多标记测量　multiple labeling measurement　03.0157

多层重组　multilayer reconfiguration　03.0328

多层计算机体层摄影　multislice computed tomography　03.0347

* 多窗空间重合性　multiple window spatial registration　03.0426

多窗空间配准度　multiple window spatial registration　03.0426

多道分析器　multichannel analyzer　03.0264

多道脉冲高度分析器　multiple channel pulse height analyzer　03.0260

多动症　hyperactivity disorder　04.0810

多发　multiple lesion　04.0047

多发大动脉炎　multiple Takayasu arteritis　04.0561

多发骨髓瘤　multiple myeloma, MM　04.0149

多发性脑梗死性痴呆　multi-infarct dementia, MID　04.0800

多发性内分泌[腺]瘤病　multiple endocrine neoplasia, MEN　04.1023

* 多发性内分泌肿瘤　multiple endocrine neoplasia, MEN　04.1023

多核素显像　multi-isotope imaging　03.0458

多晶体 γ 照相机　multicrystal scanning gamma camera　03.0225

多克隆抗体　polyclonal antibody　06.0156

多磷酸盐　polyphosphate, PPI　04.1194

多门电路平衡法放射性核素心血管显像　multigated equilibrium radionuclide cardioangiography　04.0589

多模式融合　multimodality image fusion　03.0383

* 多模态融合　multimodality image fusion　03.0383

多囊肾病　polycystic kidney disease, PKD　04.1692

多能窗采集　multienergy window acquisition　03.0384

多排计算机体层摄影　multidetector computed tomography　03.0346

多时相采集　multiphase acquisition　03.0385

多事件　multiple event　03.0307

多肽　polypeptide　04.0350

多肽放射性药物　peptide radiopharmaceutical　02.0312

多探头　multidetector　03.0238

多相显像　multiphase imaging　03.0465

* 多形性腺瘤　mixed tumor of parotid　04.0088

多药耐药　multiple drug resistance, MDR　04.0317

多源性疾病　multiple original disease　04.0045

多中心　multicenter　06.0302

多中心试验　multicenter trail　06.0303

E

俄歇电子　Auger electron　02.0088

俄歇电子效应　Auger electron effect　02.0089

* 额状面　frontal plane　03.0504

呃逆　hiccup　04.1537

恶病质　cachexia　04.0320

* 恶性腹水　malignant ascites　04.0319

恶性骨巨细胞瘤　malignant giant cell tumor of bone　04.0136

恶性间皮瘤　malignant mesothelioma　04.0117

恶性贫血　pernicious anemia　04.1285

恶性神经鞘瘤　malignant neurilemmoma　04.0147

* 恶性突眼　malignant exophthalmos　04.0976

恶性纤维组织细胞瘤　malignant fibrous histiocytoma　04.0148

恶性胸腔积液　malignant hydrothorax　04.0319

* 恶性血管内皮瘤　angiosarcoma　04.0146

恶性肿瘤　malignant tumor　04.0003

蒽环素　anthracycline　06.0172

儿茶酚胺　catecholamine, CA　04.0686

儿童实体瘤　pediatric solid tumor　04.0192

二次探查术　second look operation, secondary explora-tion　04.0252

二碘酪氨酸　diiodothyronine, DIT　04.0900

二房室模型　two compartment model　03.0792

* 二级动物　clean animal, CL animal　06.0200

二尖瓣　bicuspid valve　04.0465

二尖瓣反流　bicuspid valve regurgitation　04.0503

二尖瓣关闭不全　mitral incompetence　04.0501

二尖瓣开瓣音　opening snap, OS　04.0518

二尖瓣脱垂　bicuspid valve prolapse　04.0504

二尖瓣狭窄　bicuspid valve stenosis　04.0505

二阶图　second-order graph　03.0580

二十分钟清除率　clearance rate of 20 minutes　04.1755

二维　two dimension　03.0571

二维采集　2-dimensional acquisition　03.0299

二维放射治疗　2-dimensional radiation therapy　05.0013

二氧化碳解离曲线　carbon dioxide dissociation curve　04.1415

F

发病率　incidence　01.0039

发散孔型准直器　diverging hole collimator　03.0247

发射　emission　03.0214

发射度　emittance　03.0041

发射光谱　emission spectrum　03.0079

发射率　emissivity　02.0116

发射扫描　emission scan　03.0215

发射体层仪　emission computed tomograph, ECT　03.0228

发作间期　interictal phase　04.0815

发作间期显像　interictal imaging　04.0870

发作期　ictal　04.0816

发作期显像　ictal imaging　04.0871

乏氧细胞　hypoxic cell　04.0630

乏氧显像剂　hypoxia imaging agent　02.0317

法洛四联症　tetralogy of Fallot　04.0550

* 法特壶腹　ampulla of Vater　04.1504

GT-AG 法则　GT-AG rule　06.0049

翻译　translation　06.0078

翻译控制肿瘤蛋白　translationally controlled tumor protein, TCTP　02.0419

* 反-T_3　reverse triiodothyronine, rT_3　04.1058

* 反冲电子　recoil electron　02.0147

反符合测量　anticoincidence measurement　03.0156

反剂量率效应　reverse dose-rate effect　02.0413

反粒子　antiparticle　02.0019

反流　regurgitation　04.0409

反散射　back scattering　02.0144

反射性交感神经营养不良综合征　reflex sympathetic dystrophy syndrome, RSDS　04.1177

反式三碘甲状腺原氨酸　reverse triiodothyronine, rT_3　04.1058

反稀释法　reverse dilution method　03.0763

反相色谱法　reverse chromatography　02.0271

反向运动　dyskinesis　04.0453

反向再分布　reverse redistribution　04.0637

反义 RNA　antisense RNA　06.0031

反义技术　antisense technology　06.0032

反义探针　antisense probe　02.0322

反义显像　antisense imaging　03.0474

反义治疗　antisense therapy　06.0033

反应道　reaction channel　02.0160

反应堆　reactor　02.0167

反中微子　antineutrino　02.0078

* 反转录　reverse transcription　06.0059
反转现象　flip-flop phenomenon　04.0868
防护对策　protective countermeasure　02.0441
防护行动　protective action　02.0442
* 防护墙　shielding wall　03.0131
防护衣　protective clothing　03.0135
防护与安全　protection and safety　02.0439
防护与安全最优化　optimization of protection and safety　02.0435
* 房颤　atrial fibrillation, AF　04.0537
房间隔　interatrial septum, atrial septum　04.0381
房间隔缺损　atrial septal defect　04.0546
房室　compartment　03.0789
房室模型　compartment model　03.0790
仿射变换　affine transformation　03.0616
放大　zoom in　03.0598
* 放化纯度　radiochemical purity　02.0287
* 放疗　radiotherapy　05.0001
放疗计划系统　treatment planning system, TPS　05.0015
放射测量设备　radiation measurement instrument　03.0144
* 放射层析　radiochromatography　03.0632
放射电泳　radioelectrophoresis　03.0631
放射防护　radiation protection　02.0432
放射防护监测仪　radioprotection monitoring device　02.0437
放射防护屏　radioprotection shield　02.0438
放射防护三原则　three principles of radiation protection　02.0433
* 放射防护最优化　optimization of radiation protection　02.0435
放射废物储存桶　radiation waste container　03.0140
放射分析　radioassay　03.0623
放射化学　radiochemistry　02.0184
放射化学纯度　radiochemical purity　02.0287
放射剂量学　radiation dosimetry　02.0462
放射免疫导向手术　radioimmunoguided surgery, RIGS　04.0286
放射免疫电泳　radioimmunoelectrophoresis　03.0626
放射免疫分析　radioimmunoassay, RIA　03.0624
放射免疫显像　radioimmunoimaging, RII　03.0477
放射免疫显像剂　radioimmunoimaging agent　02.0321

放射免疫治疗　radioimmunotherapy, RIT　04.0287
* 放射敏感性　radiosensitivity　02.0405
放射配体分析　radioligand assay　03.0652
放射色谱法　radiochromatography　03.0632
放射生物学　radiobiology　02.0383
放射受体分析　radioreceptor assay, RRA　03.0653
放射受体显像　radioreceptor imaging　03.0478
放射探测仪　radioscope　03.0086
放射体外分析　*in vitro* radioassay　03.0622
放射物理［学］　radiologic physics, radiophysics　02.0003
放射系　radioactive series　02.0043
放射性　radioactivity　02.0042
放射性标记　radio-labeling　02.0190
放射性标记化合物　radio-labeled compound　02.0198
放射性肠炎　radiation enteritis　05.0042
* 放射性纯度　radioactive purity　02.0288
放射性碘　radioactive iodine　02.0201
放射性碘标记　radio iodination　02.0202
放射性碘治疗　radioiodine therapy　04.1059
放射性非竞争结合分析　non-competitive radioactive binding assay　03.0630
放射性肺炎　radiation pneumonitis　05.0038
放射性废物　radioactive waste　02.0567
放射性废物处理　treatment of radioactive waste　02.0569
放射性核素　radionuclide　02.0044
放射性核素标记物　radionuclide labeled substance　02.0265
放射性核素纯度　radionuclide purity　02.0288
放射性核素动脉造影　radionuclide artery angiography　04.0617
放射性核素发生器　radionuclide generator　03.0055
放射性核素反义治疗　radionuclide antisense therapy　05.0058
放射性核素敷贴器　radionuclide applicator　03.0129
放射性核素敷贴治疗　radionuclide application therapy　05.0105
［放射性］核素骨显像　radionuclide bone imaging　04.1178
放射性核素基因介导治疗　gene-mediated radionuclide therapy　05.0057
放射性核素甲状腺显像　radionuclide thyroid imaging　04.1024

放射性核素介入治疗　radionuclide interventional therapy　05.0055

放射性核素静脉显像　radionuclide phlebo-imaging　04.0585

放射性核素静脉造影　radionuclide venography　04.0616

放射性核素脑池显像　radionuclide cisternography　04.0861

放射性核素脑室显像　radionuclide ventriculography　04.0862

放射性核素脑血管造影　radionuclide cerebral angiography　04.0848

放射性核素膀胱显像　radionuclide cystography　04.1757

放射性核素肾血管造影　radionuclide renal angiography　04.1751

放射性核素肾脏显像　radionuclide renal imaging　04.1748

放射性核素生产　production of radionuclide　02.0264

放射性核素示踪技术　radionuclide tracer technique　03.0757

放射性核素受体靶向治疗　receptor-targeted radionuclide therapy　05.0056

放射性核素肽受体介导治疗　peptide receptor radionuclide therapy, PRRT　05.0059

放射性核素稀释法　radionuclide dilution method　03.0761

放射性核素显像　radionuclide imaging　03.0457

放射性核素心血管造影　radionuclide angiocardiography　04.0615

放射性核素主动脉显像　radionuclide aorta-imaging　04.0584

放射性滑膜切除术　radiation synovectomy　05.0066

放射性活度　radioactivity　02.0108

放射性活度测量　radioactivity measurement　03.0173

放射性活度测量仪　radioactivity meter　03.0174

放射性甲状腺炎　radiation thyroiditis　05.0040

放射性竞争结合分析　competitive radioactive binding assay　03.0629

放射性粒子　radioactive seed　05.0067

放射性粒子带　radioactive seed ribbon　05.0082

放射性流出物　radioactive effluence　02.0566

放射性酶分析　radioactive enzyme assay　03.0650

放射性浓度　radioactive concentration　02.0112

* 放射性排出物　radioactive discharge　02.0566

放射性生物分布　radiobiodistribution　02.0205

放射性示踪剂　radioactive tracer　02.0314

放射性事故　radiation accident　02.0544

放射性衰变　radioactive decay　02.0055

* 放射性衰变系　radioactive decay series　02.0043

放射性探测　radiation detection　03.0143

放射性探针　radioactive probe　01.0014

放射性唾液腺炎　radiation sialadenitis　05.0039

放射性微球　radioactive microsphere　05.0068

放射性胃炎　radiation gastritis　05.0041

放射性污染　radioactive contamination　02.0571

放射性污染源　radioactive pollution source　03.0126

放射性药物　radiopharmaceutical　02.0305

放射性药物制备　radiopharmaceutical preparation　02.0306

放射性杂质　radio impurity　02.0289

放射性支架　radioactive stent　05.0069

放射性治疗药物　radiotherapeutic drug　02.0311

放射野　radiation field　05.0018

* 放射源　radiation source　02.0444

放射治疗　radiotherapy　05.0001

放射自显影[术]　autoradiography, ARG　03.0770

飞行时间　time of flight, TOF　03.0336

非病毒载体　non-viral vector　06.0148

非电离辐射　non-ionizing radiation　02.0128

* 非毒性甲状腺肿　non-toxic goiter　04.0944

非 ST 段抬高心肌梗死　non-ST segment elevation myocardial infarction, NSTEMI　04.0487

非对称能窗　asymmetric energy window　03.0377

非房室模型　non-compartmental model　03.0795

非霍奇金淋巴瘤　non-Hodgkin lymphoma, NHL　04.0155

非机械性尿路扩张　non-obstructive urinary tract dilatation　04.1705

非交通性脑积水　noncommunicating hydrocephalus　04.0833

非浸润性突眼　non-infiltrative exophthalmos　04.0975

* 非盲法　open study, open-blinding　06.0260

非密封源　unsealed source　02.0447

* 非随机性效应　deterministic effect　02.0388

非瘫痪型计数丢失　non-paralyzed count loss　03.0204

非弹性散射　inelastic scattering　02.0143

非弹性阻力　non-elastic resistance　04.1417

非特异性被动免疫治疗　non-specific indirect immunotherapy　04.0285

非特异性结合　non-specific binding　02.0360

非特异性结合率　non-specific binding rate　03.0684

非特异性主动免疫治疗　non-specific active immunotherapy　04.0284

非同位素交换法　non-isotope exchange method　02.0208

非稳态系统　non-steady state system　03.0799

非线性变换　non-linear transformation　03.0617

非小细胞肺癌　non-small cell lung cancer, NSCLC　04.0105

非阈模型　non-threshold model　02.0393

非质子[传递]溶剂　aprotic solvent　03.0092

肥大性肺性骨关节病　hypertrophic pulmonary osteoarthropathy, HPO　04.1159

肥厚型心肌病　hypertrophic cardiomyopathy　04.0479

肥胖症　obesity　04.0526

肺　lung　04.1334

肺癌　lung cancer　04.0098

肺表面活性物质　pulmonary surfactant　04.1422

肺错构瘤　pulmonary hamartoma　04.1459

肺动脉　pulmonary artery　04.0413

肺动脉瓣狭窄　pulmonary stenosis　04.0508

肺动脉干　pulmonary trunk　04.0412

肺动脉高压　pulmonary hypertension　04.1462

肺动脉特发性扩张　pulmonary artery idiopathic dilatation　04.0559

肺段　lung segment　04.1336

肺隔离症　pulmonary sequestration　04.1464

肺根　root of lung　04.1338

肺灌注显像　pulmonary perfusion imaging　04.1471

肺灌注显像剂　pulmonary perfusion imaging agent　04.1472

肺活量　vital lung capacity, VC　04.1382

肺减容术　lung volume reduction surgery　04.1482

肺结核病　pulmonary tuberculosis　04.1449

肺结节　pulmonary nodule　04.0099

肺扩散容量　pulmonary diffusing capacity　04.1385

肺扩张反射　pulmonary inflation reflex　04.1399

肺类癌　lung carcinoid　04.0113

肺鳞状细胞癌　squamous cell lung cancer　04.0107

肺门　hilum of lung　04.1337

肺内压　intrapulmonary pressure　04.1423

肺黏液型腺癌　mucous adenocarcinoma of lung　04.0108

肺泡　pulmonary alveolus　04.1360

肺泡呼吸音　vesicular breath sound　04.1427

肺泡上皮细胞　pulmonary epithelial cell　04.1361

肺泡通气量　alveolar ventilation volume, AVV　04.1393

肺泡无效腔　alveolar dead space　04.1364

肺气溶胶吸入显像　aerosol inhalation lung imaging　04.1475

肺气肿　emphysema　04.1452

肺牵张反射　pulmonary stretch reflex　04.1398

肺容积　pulmonary volume　04.1380

肺[上]沟瘤　pulmonary sulcus tumor　04.0112

肺上皮通透性　lung epithelial permeability　04.1421

肺水肿　pulmonary edema　04.1453

*肺缩小反射　pulmonary deflation reflex　04.1400

肺通过时间　pulmonary transit time　04.1481

肺通气　pulmonary ventilation　04.1383

肺通气量　pulmonary ventilation volume　04.1384

肺通气显像　pulmonary ventilation imaging　04.1476

肺萎陷反射　pulmonary deflation reflex　04.1400

肺腺癌　lung adenocarcinoma　04.0109

肺腺鳞癌　squamous adenocarcinoma of lung　04.0111

肺心病　pneumocardial disease　04.1455

肺血栓栓塞症　pulmonary thromboembolism　04.1460

肺循环　pulmonary circulation　04.0392

肺炎　pneumonia　04.1439

肺炎球菌　pneumococcus　04.1444

*肺炎双球菌　diplococcus pneumoniae　04.1444

肺叶　pulmonary lobe　04.1335

肺肿块　pulmonary mass　04.0101

肺转移癌　lung metastasis　04.0114

肺总量　total lung capacity, TLC　04.1381

分辨时间　resolving time　03.0154

分层　stratify　06.0296

分层抽样　stratified sampling　06.0298

分次立体定向放射治疗　fractional stereotaxis radiotherapy　05.0003

分割放疗　fractionated radiotherapy　05.0004

分光光度计　spectrophotometer　03.0062

分化　differentiation　04.0057

分化型甲状腺癌　differentiated thyroid carcinoma,

DTC 04.0997

分级 grading 04.0206

分类 classification 04.0207

* 分类抽样 stratified sampling 06.0298

分流 shunt 04.0410

TNM 分期系统 TNM staging system 04.0209

分肾功能 differential renal function 04.1753

分析缓冲液 assay buffer 03.0741

分析天平 analytical balance 03.0109

分液漏斗 separating funnel 03.0110

分子 molecule 02.0006

分子成像 molecular imaging 01.0008

分子核医学 molecular nuclear medicine 01.0005

分子克隆 molecular cloning 06.0034

* 分子空间结构 configuration 06.0107

* 分子筛色谱法 molecular sieve chromatography 03.0659

分子生物学 molecular biology 01.0020

分子探针 molecular probe 01.0013

分组 group 01.0035

* 丰质子核素 proton rich nuclide 02.0050

* 丰中子核素 neutron rich nuclide 02.0051

* 风湿性心瓣膜病 rheumatic valvular heart disease 04.0498

风湿性心脏病 rheumatic heart disease 04.0498

* 风心病 rheumatic heart disease 04.0498

封闭甲状腺 blocking thyroid 04.1060

峰时 time to peak 04.1736

峰值 peak value 03.0782

峰值骨量 peak bone mass, PBM 04.1216

蜂窝[组]织炎 cellulitis 04.1165

冯·格雷费征 von Graefe's sign 04.0978

敷贴器 applicator 05.0106

弗雷明汉风险评分 Framingham risk score 04.0660

伏隔核 nucleus accumbens, NAC 04.0721

氟-18 标记物 ^{18}F labeled compound 02.0328

氟-18-氟化钠 Na^{18}F 04.1196

氟骨症 fluorosis of bone 04.1157

符合电路单光子发射计算机体层仪 coincidence circuit SPECT 03.0230

符合方案集 per protocol set 06.0348

符合时间窗 coincident time window 03.0305

符合事件 coincidence event 03.0306

符合探测 coincidence detection 03.0308

符合线 coincidence line, line of coincidence 03.0309

辐射防护负责人 radiation protection officer 02.0532

辐射防护剂 radiation protection agent, radioprotector 02.0409

辐射分解 radiation decomposition 02.0296

辐射剂量 radiation dose 02.0489

辐射监测 radiation monitoring 02.0535

辐射亮度 radiance 03.0063

辐射敏感性 radiosensitivity 02.0405

辐射权重因数 radiation weighting factor 02.0520

* 辐射事故 radiation accident 02.0544

辐射损伤 radiation damage 02.0382

辐射探测器 radiation detector 03.0146

辐射危害 radiation hazard 02.0385

辐射性骨髓炎 radiational osteomyelitis 04.1167

辐射源 radiation source 02.0444

辐射增敏剂 radiosensitizer 02.0408

辐射自分解 radiation self-decomposition, radio autolysis 02.0378

俯卧位 prone position 03.0279

辅助化疗 adjuvant chemotherapy 04.0256

负荷显像 stress imaging 03.0472

负协同 negative cooperation 03.0704

负性肌力效应 negative inotropic effect 04.0674

妇科肿瘤 gynecologic tumor 04.0164

附壁血栓 mural thrombosis 04.0563

附睾 epididymis 04.1679

附肢骨 appendicular skeleton 04.1069

复发 relapse, recurrence 04.0291

复发率 relapse rate 05.0086

复方碘溶液 compound iodine solution 04.1061

复苏 resuscitation 04.0666

复性 renaturation 06.0093

复制起点 replication origin 06.0058

副反应 side reaction 02.0251

副神经节瘤 paraganglioma 04.0180

* 副肿瘤综合征 paraneoplastic syndrome 04.0314

傅里叶变换 Fourier transform 03.0549

傅里叶插值法 Fourier transformation interpolation 03.0337

傅里叶重组 Fourier reconfiguration 03.0329

傅里叶空间 Fourier space 03.0575

富质子核素 proton rich nuclide 02.0050

富中子核素 neutron rich nuclide 02.0051

腹股沟淋巴结　inguinal lymph node　04.1264

腹膜　peritoneum　04.1512

腹膜后　post-peritonium　04.1513

腹膜后淋巴结　retroperitoneal lymph node　04.1260

腹式呼吸　abdominal breathing　04.1373

腹水　ascites　04.1560

腹主动脉　abdominal aorta　04.1643

G

改良根治术　modified radical surgery　04.0242

钙通道阻滞剂　calcium channel blocker　04.0681

盖革–米勒计数器　Geiger-Müller counter　03.0165

干骺端　metaphysis　04.1084

干啰音　rhonchi　04.1429

干扰素　interferon　06.0133

干预　intervention　02.0542

干预水平　intervention level　02.0539

干预组织　intervening organization　02.0543

* 干柱　fission-^{99}Mo-^{99m}Tc generator　03.0056

肝胆动态显像　hepatobiliary dynamic imaging
04.1607

肝胆显像剂　hepatobiliary imaging agent　04.1614

肝[多角]细胞　hepatocyte　04.1527

肝昏迷　hepatic coma　04.1568

肝胶体显像　liver colloid imaging　04.1597

肝巨噬细胞　hepatic macrophage　04.1528

肝门　porta hepatis　04.1525

肝囊肿　hepatic cyst　04.1563

肝内胆道　intrahepatic bile duct　04.1530

肝内门脉支栓塞　portal vein-branch embolization, PVE
04.0128

肝肾综合征　hepatorenal syndrome, HRS　04.1569

肝外胆道　extrahepatic biliary passage　04.1531

肝细胞肝癌　hepatocellular carcinoma, HCC　04.0125

肝性脑病　hepatic encephalopathy, HE　04.1567

肝血池显像　hepatic blood pool imaging　04.1598

肝血管灌注显像　hepatic artery perfusion imaging
04.1599

肝血管瘤　hepatic hemangioma　04.1564

肝炎　hepatitis　04.1556

肝胰壶腹　hepatopancreatic ampulla　04.1504

肝硬化　cirrhosis of liver　04.1557

肝再生结节　hepatic regenerative nodule　04.1558

肝[脏]　liver　04.1524

肝脏局灶性结节增生　hepatic focal nodular hyperplas-
ia, hFNH　04.1559

肝转移癌　liver metastasis　04.0129

感觉　sense　04.0772

感兴趣区　region of interest, ROI　03.0513

干细胞　stem cell　04.1228

刚体变换　rigid transformation　03.0615

高锝酸盐　pertechnetate　02.0336

高碘性甲状腺肿　iodide goiter　04.0948

高对比度分辨力　high contrast resolution　03.0361

高尔基体　Golgi apparatus　06.0008

高分化　well differentiation　04.0058

高峰充盈率　peak filling rate　04.0603

高峰充盈时间　time to peak filling　04.0604

高峰前移　peak forward　04.1035

高峰射血分数　peak ejection fraction　04.0598

高钙血症　hypercalcemia　04.1003

高甘油三酯血症　hypertriglyceridemia　04.0527

1/10 高宽　full width at one tenth maximum, FWTM
03.0424

高颅压　intracranial hypertension　04.0834

高钠血症　hypernatremia　04.0528

高能核反应　high energy nuclear reaction　02.0152

高能通用准直器　high energy all-purpose collimator
03.0251

高强度聚集超声治疗　high intensity focused ultra-
sound therapy, HIFU therapy　04.0269

高水平延长线型肾图曲线　renogram with high-level
and continuous extension　04.1740

高斯滤波函数　Gaussian filter function　03.0542

高通量反应堆　high flux reactor, HFR　02.0168

高通滤波　high-pass filtering　03.0528

高通滤波器　high-pass filter　03.0535

高效液相色谱法　high performance liquid chromato-
graphy, HPLC　02.0275

高血压肾病　hypertensive renal disease　04.1696

高压发生器　high voltage generator　03.0353

高压发生器功率　power of high voltage generator
03.0354

高脂蛋白血症　hyperlipoproteinemia　04.0529

高脂血症　hyperlipemia　04.0530

睾丸　testis　04.1678

睾丸癌　carcinoma of testis　04.0189

戈瑞　gray, Gy　02.0506

* 格雷夫斯病　Graves' disease, GD　04.0952

格雷夫斯眼病　Graves' ophthalmopathy, GO　04.0981

格氏试剂　Grignard reagent　02.0257

隔栅　septa　03.0298

膈[肌]　diaphragm　04.1340

膈脚　crus of diaphragm　04.1341

膈淋巴结　diaphragmatic lymph node　04.1268

个人剂量当量　personal dose equivalent　02.0514

个人剂量仪　personal dosimeter　03.0187

个体化放射治疗　individualized radiotherapy　05.0024

根治性化疗　radical chemotherapy　04.0255

根治性手术　radical resection, radical surgery　04.0241

更昔洛韦　ganciclovir　06.0171

更新时间　turnover time　03.0808

更新速率　turnover rate, update speed　03.0801

* 哽[噎]　choke　04.1536

* 梗阻性脑积水　obstructive hydrocephalus　04.0833

工作电压　operating voltage　03.0193

弓形几何校正　geometric arc correction　03.0333

公众成员　member of the public　02.0521

公众照射　public exposure　02.0457

功率　power　03.0039

功能参数图　functional parameter mapping　03.0586

功能残气量　functional residual capacity　04.1395

功能显像　functional imaging　03.0455

功能性磁共振成像　functional magnetic resonance imaging, fMRI　04.0873

功能性骨髓　functioning marrow　04.1225

功能性结节　functioning nodule　04.1029

* 功能性肾衰竭　functional renal failure, FRF　04.1569

功能性无脾　functional asplenia　04.1310

功能性[转移]病灶　functional focus　05.0094

宫颈　cervix　04.1670

宫颈癌　cervical cancer　04.0172

宫颈内膜样腺癌　endometrioid cervical adenocarcinoma　04.0174

共沸　azeotropy　02.0300

共沸点　azeotropic point　02.0301

构象　conformation　06.0108

构型　configuration　06.0107

孤立性肺结节　solitary pulmonary nodule, SPN　04.0100

姑息性化疗　palliative chemotherapy　04.0262

姑息性手术　palliative surgery　04.0250

姑息性治疗　palliation therapy　04.0249

* 古皮质　archipallium　04.0707

股骨头骨骺骨软骨病　osteochondrosis of capitular epiphysis of femur　04.1121

股骨头缺血性坏死　avascular necrosis of femoral head　04.1119

骨　bone　04.1064

[骨]重塑　remodeling　04.1106

* 骨动态显像　bone dynamic imaging　04.1183

* 骨断层显像　bone tomography imaging　04.1182

[骨]更新　renewal　04.1105

骨梗死　bone infarction　04.1123

骨关节炎　osteoarthritis, OA　04.1168

骨化中心　ossification center　04.1104

骨坏死　osteonecrosis　04.1117

骨基质　bone matrix　04.1091

骨急性感染性疾病　acute infectious disease of bone　04.1162

骨胶原　bone collagen　04.1094

骨静态显像　bone static imaging　04.1179

骨静态相　bone static phase　04.1187

骨巨细胞瘤　giant cell tumor of bone　04.1144

骨矿物质含量　bone mineral content, BMC　04.1214

骨量　bone mass　04.1213

骨龄　bone age　04.1103

骨密度　bone mineral density, BMD　04.1215

骨膜　periosteum　04.1088

骨膜反应　periosteal reaction　04.1109

* 骨膜增生　periosteal reaction　04.1109

骨囊肿　bone cyst　04.1148

骨盆　pelvis　04.1072

骨皮质　bone cortex　04.1089

骨肉瘤　osteosarcoma　04.0134

骨软骨病　osteochondrosis　04.1155

骨软骨瘤　osteochondroma　04.1147

* 骨软骨性外生骨疣　osteochondroma　04.1147

骨髓　bone marrow　04.1090

骨髓储备　bone marrow reserve　04.1240

骨髓穿刺　bone marrow aspiration　04.1326

骨髓活组织检查　bone marrow biopsy　04.1327

* 骨髓瘤　myeloma　04.0149

* 骨髓闪烁显像　bone marrow scintigraphy, BMS
04.1314

骨髓纤维化　myelofibrosis　04.1277

骨髓显像　bone marrow imaging　04.1314

骨髓型急性放射病　bone marrow form acute radiation
sickness　04.1166

骨髓炎　osteomyelitis　04.1163

骨髓移植　bone marrow transplantation　04.1328

骨髓抑制　bone marrow supression, myelosuppression
05.0043

骨髓再生　bone marrow repopulation　04.1241

骨细胞　osteocyte　04.1095

* 骨纤维性结构不良　fibrous dysplasia of bone
04.1146

骨显像剂　bone imaging agent　04.1189

骨样骨瘤　osteoid osteoma　04.1145

骨移植存活　bone graft viability　04.1176

骨折危险阈　fracture threshold value　04.1217

骨质　osseous substance　04.1085

骨质破坏　destruction of bone　04.1116

* 骨质溶解　osteolysis　04.1110

骨质软化　osteomalacia　04.1115

骨质疏松症　osteoporosis, OP　04.1151

骨质增生硬化　hyperostosis osteosclerosis　04.1108

骨转换率　bone turnover rate　04.1107

骨转移　bone metastasis　04.1140

* 骨转移瘤　metastatic tumor of bone　04.1141

固定缺损　matched defect　04.0634

固体靶　solid target　03.0028

固体闪烁测量　solid-state scintillation measurement
03.0158

固体闪烁探测器　solid scintillation detector　03.0152

固相萃取　solid phase extraction, SPE　02.0280

固相萃取柱　solid phase extraction column　03.0090

固相法　solid phase method　03.0708

固相放射免疫分析　solid phase radioimmunoassay
03.0627

固相分离法　solid phase separation method　03.0709

固相水解　solid hydrolysis　02.0299

固有泛源均匀性　intrinsic flood field uniformity　03.0440

固有空间分辨率　intrinsic spatial resolution　03.0432

固有空间线性　intrinsic spatial linearity　03.0444

固有能量分辨率　intrinsic energy resolution　03.0436

固有性能　intrinsic characteristic　03.0420

故障安全　fail-safe　02.0556

寡核苷酸　oligonucleotide　06.0038

关键人群组　critical group　02.0524

关节　joint　04.1098

关节结核　tuberculosis of joint　04.1172

关节囊　articular capsule　04.1102

关节显像　joint imaging　04.1188

* 观察到有害效应的最低水平　lowest-observed-adverse-
effect level, LOAEL　06.0360

CT 冠脉造影　CT coronary angiography　04.0647

冠脉支架植入　coronary stenting　04.0656

冠心病　coronary artery heart disease, CHD　04.0472

冠状动脉　coronary artery　04.0419

冠状动脉搭桥术　coronary artery bypass graft, CABG
04.0653

冠状动脉钙化积分　coronary calcium score, CaS
04.0648

冠状动脉窃血　coronary artery steal　04.0473

冠状动脉[血流]储备　coronary flow reserve　04.0426

冠状动脉造影　coronary angiography　04.0646

冠状动脉左主干　left main coronary artery　04.0420

冠状断面　coronal section　03.0504

冠状沟　coronary sulcus　04.0418

冠状体层　coronal tomography　03.0524

冠状循环　coronary circulation　04.0393

管电流　tube current　03.0355

管电压　tube voltage　03.0356

管球反馈　tubuloglomerular feedback　04.1648

贯穿辐射　penetrating radiation　02.0097

惯性阻力　inertial resistance　04.1419

灌注不足　hypoperfusion　04.0864

灌注–代谢不匹配　perfusion-metabolism mismatch
04.0639

灌注–代谢匹配　perfusion-metabolism match
04.0640

灌注加权成像　perfusion weighted imaging, PWI
04.0875

灌注缺损　perfusion defect　04.0632

光导　light guide　03.0255

光电倍增管　photomultiplier, photomultiplier tube, PMT　03.0166

光电效应　photoelectric effect　02.0149

光电子　photoelectron　02.0150

光核反应　photonuclear reaction　02.0156

光镜自显影[术]　light microscopic autoradiography　03.0772

* 光量子　light quantum　02.0099

光耦合　optical coupling　03.0256

光谱分析[法]　spectroscopic analysis　03.0080

光[学频]谱　spectrum　02.0102

光阴极　photocathode　03.0167

光子　photon　02.0099

* γ光子　gamma particle　02.0086

广泛切除术　extensional resection　04.0243

* 硅酸钆　cerium doped gadolinium oxyorthosilicate, GSO　03.0288

* 硅酸镥　cerium doped lutetium oxyorthosilicate, LSO　03.0289

* K 轨道电子俘获　K orbital electron capture　02.0087

国际妇产科联盟分期　International Federation of Gynecology and Obstetrics staging, FIGO' staging　04.0178

国际工作组标准　international working group criteria, IWC　05.0046

国际抗癌联盟　Union for International Cancer Control, UICC　04.0355

国际预后评分　international prognostic score　05.0049

国际预后指数　international prognostic index, IPI　05.0047

过度灌注　hyperperfusion, luxury perfusion　04.0865

过度填充　luxury filling　04.1603

* 过度增生　hyperplasia　04.0052

过氯酸盐释放试验　perchlorate discharge test　04.1042

过失误差　gross error　06.0337

过载　overload　03.0207

H

哈弗斯管　Haversian canal　04.1092

* 哈里森沟　Harrison groove　04.1349

* 海扶刀　high intensity focused ultrasound therapy, HIFU therapy　04.0269

海马　hippocampus　04.0719

海绵体　corpora cavernosa　04.1676

海绵状血管瘤　cavernous hemangioma　05.0109

函数图　function graph　03.0579

* 汉明窗函数　Hamming filter function　03.0539

汉明滤波函数　Hamming filter function　03.0539

* 汉明滤波器　Hamming filter　03.0539

* 汉宁窗函数　Hanning filter function　03.0540

汉宁滤波函数　Hanning filter function　03.0540

* 汉宁滤波器　Hanning filter　03.0540

好转　improvement, moderate response, MR　06.0304

合成代谢显像　anabolic imaging　03.0479

* 合成后产率　end of synthesis yield, EOS　02.0292

* 合成后期　postsynthetic phase　06.0013

* 合成期　synthesis phase , S phase　06.0012

* 合成前期　presynthetic phase　06.0011

合成效率　synthesis yield　02.0291

合同研究组织　contract research organization, CRO　06.0328

核背心装置　nuclear vest device　03.0170

核被膜　nuclear envelope　06.0004

核查　inspection, check　06.0226

核磁共振　nuclear magnetic resonance　03.0075

核磁共振波谱法　nuclear magnetic resonance spectroscopy　03.0076

核反应　nuclear reaction　02.0151

核反应产额　nuclear reaction yield　02.0171

核反应截面　nuclear reaction cross section　02.0172

核反应能　nuclear reaction energy　02.0173

核反应式　nuclear reaction equation　02.0174

核辐射　nuclear radiation　02.0070

核苷　nucleoside　06.0037

核苷酸　nucleotide　06.0036

核聚变　nuclear fusion　02.0169

核力　nuclear force　02.0029

核裂变　nuclear fission　02.0163

核能态　nuclear energy state　02.0032

核乳胶　nuclear emulsion　03.0769

核嬗变　nuclear transmutation　02.0170

核受体　nuclear receptor　06.0167

核衰变　nuclear decay　02.0056

核素　nuclide　02.0036

核素双稀释法　double nuclide dilution　03.0764

核素图　nuclide chart　02.0054

核素衍生物法　nuclide derivative method　02.0266

核酸　nucleic acid　06.0035

核酸内切酶　endonuclease　06.0120

核酸外切酶　exonuclease　06.0121

核酸杂交　nucleic acid hybridization　06.0089

* 核糖核蛋白体　ribosome　06.0060

核糖核酸　ribonucleic acid, RNA　06.0061

核糖体　ribosome　06.0060

核听诊器　nuclear stethoscope　03.0184

核物理[学]　nuclear physics　02.0002

核心脏病学　nuclear cardiology　04.0357

核药房　nuclear pharmacy　02.0304

核药学　nuclear pharmacy　02.0302

核医学　nuclear medicine　01.0001

核子　nucleon　02.0017

D盒　Dee　03.0026

颌下腺　submaxillary gland　04.1521

赫尔辛基宣言　Helsinki declaration　06.0241

黑变病　melanosis　04.1555

* 黑–伯反射　Hering-Breuer reflex　04.1398

黑胡征　black beard sign　04.1210

黑色素瘤　melanoma　04.0196

黑质　substantia nigra　04.0717

亨廷顿病　Huntington's disease, HD　04.0801

* 亨廷顿舞蹈症　Huntington's disease, HD　04.0801

恒温干燥箱　thermostatic drying chamber　03.0101

恒温培养箱　constant incubator　03.0102

恒温水浴锅　thermostatic water bath cauldron　03.0103

* 横断面　transverse section　03.0503

* 横断面研究　cross-sectional study　06.0272

横断视野　transverse field of view　03.0369

* 横膈　diaphragm　04.1340

横体层　transverse tomography　03.0523

横纹肌肉瘤　rhabdomyosarcoma　04.0143

横向研究　cross-sectional study　06.0272

横轴　horizontal axis　03.0500

轰击　bombardment　03.0046

轰击粒子　bombarding particle　02.0157

* 红鼻头　rosacea　05.0115

红骨髓　red bone marrow　04.1223

红外光谱　infrared spectrum, infrared spectroscopy, IRS　02.0282

红外光谱仪　infrared spectrometer　03.0082

红细胞比容　hematocrit, HT　04.1320

红细胞容量测定　red cell volume determination　04.1319

红细胞生成显像　erythropoietic imaging　04.1315

红细胞寿命测定　red blood cell survival determination　04.1321

* 红细胞压积　packed cell volume, PCV　04.1320

宏观自显影[术]　macroscopic autoradiography　03.0771

喉　larynx　04.1353

喉癌　laryngocarcinoma, laryngeal cancer　04.0091

喉室　ventricle of larynx　04.1354

骺　epiphysis　04.1083

后程加速超分割放疗　late course of accelerated hyperfractionated radiation therapy, LCAHF　05.0009

后基因组时代　postgenome era　06.0030

后连合　commissura posterior　04.0739

后台　background　03.0270

后位像　posterior view, retroposition　03.0498

后装放射治疗　after-load radiotherapy　05.0054

呼气　expiration　04.1368

呼吸功　work of breathing　04.1376

呼吸过缓　bradypnea　04.1377

* 呼吸缓慢　bradypnea　04.1377

呼吸机　respirator　04.1485

呼吸肌　respiratory muscle　04.1345

呼吸门控　respiratory gating　03.0493

呼吸调整中枢　pneumotaxic center　04.1397

呼吸性细支气管　respiratory bronchiole　04.1359

呼吸运动　breathing exercise　04.1365

呼吸中枢　respiratory center　04.1396

互补DNA　complementary DNA, cDNA　06.0065

滑环　sliding ring　03.0358

滑膜　synovial membrane　04.1101

滑膜肉瘤　synovial sarcoma　04.0142

化脓性关节炎　pyogenic arthritis　04.1171

化生　metaplasia　04.0050

化学纯度　chemical purity　02.0286

化学发光酶免疫分析　chemiluminescence enzyme immunoassay　03.0638

化学发光免疫分析　chemiluminescence immunoassay　03.0635

化学感受器　chemoreceptor　04.1402

化学合成法　chemical synthesis method　02.0209

化学剂量计　chemical dosimeter　03.0085

化学位移　chemical shift　03.0077

化学吸附　chemical adsorption, chemsorption　02.0225

化[学治]疗　chemotherapy　04.0254

还原　reduction　02.0242

还原剂　reductant　02.0243

环境辐射监测仪　environmental radiation monitor　03.0190

环境误差　environmental error　06.0336

环境影响评价　environmental impact assessment　02.0526

环状征　rim sign　04.1608

缓冲液　buffer solution　02.0255

缓解率　remission rate　05.0088

缓慢填充　slow filling　04.1601

患病率　prevalence　01.0040

黄疸　jaundice　04.1561

黄骨髓　yellow bone marrow　04.1224

* 灰度分辨率　gray scale resolution　03.0597

灰质　gray matter　04.0712

回肠　ileum　04.1506

回顾性研究　retrospective study　06.0257

回盲瓣　ileocecal valve　04.1507

回收率　recovery　03.0750

回收装置　recovery device　03.0021

回文序列　palindrome　06.0052

回旋加速器　cyclotron　03.0003

汇聚孔型准直器　converging hole collimator　03.0244

会厌　epiglottis　04.1355

会阴　perineum　04.1673

混叠　aliasing　03.0544

混合瘤　mixed tumor　04.0008

混合型　mixed type　04.1200

混合型甲状腺癌　mixed carcinoma of thyroid　04.1000

混合性缺损　mixed defect　04.0636

豁免　exemption　02.0529

* 活度计　activity meter　03.0174

活化分析　activation analysis　03.0776

* 活检　biopsy　04.0217

活体标本检查　biopsy　04.0217

活性炭吸附法　active carbon absorption method　03.0710

活性氧自由基　reactive oxyradical　02.0402

霍尔丹效应　Haldane effect　04.1414

* 霍奇金病　Hodgkin's disease, HD　04.0154

霍奇金淋巴瘤　Hodgkin's lymphoma　04.0154

J

击穿　breakdown　03.0208

饥饿曲线　hunger curve　04.1043

机架　gantry　03.0271

机架孔径　gantry aperture　03.0272

机器人放射外科手术系统　cyberknife robotic radio-surgery system　04.0267

机械手　mechanical hand　03.0138

机械通气　mechanical ventilation　04.1484

机械性尿路梗阻　mechanical obstruction of urinary tract　04.1704

肌层　muscular layer　04.0403

肌动蛋白　actin　04.0368

肌牵张反射　muscle stretch reflex　04.1401

肌强直　muscle rigidity, myotonia　04.0788

肌球蛋白　myosin　04.0367

鸡胸　pigeon chest　04.1468

积分均匀性　integral uniformity　03.0441

基础核医学　basic nuclear medicine　01.0002

基础显像　base-line imaging　04.0863

基底动脉环　cerebral arterial circle, Willis' artery circle　04.0736

基[底]膜　basement membrane　04.0400

* 基底神经核　basal ganglia　04.0715

基底[神经]节　basal ganglia　04.0715

基底细胞癌　basal cell carcinoma　04.0087

基态　ground state　02.0117

基线　base line　03.0065

基因　gene　06.0024

基因表达　gene expression　04.0042

基因产物　gene product　06.0138

甲状腺静态显像　thyroid static imaging　04.1025

甲状腺滤泡　thyroid follicle　04.0888

甲状腺滤泡上皮细胞　thyroid follicle epithelial cell　04.0889

甲状腺滤泡状癌　follicular carcinoma of thyroid　04.0094

甲状腺清除　thyroid gland ablation　05.0091

甲状腺球蛋白　thyroglobulin, Tg　04.0916

甲状腺球蛋白抗体　thyroglobulin antibody, TgAb　04.0918

甲状腺乳头状癌　papillary carcinoma of thyroid　04.0095

甲状腺摄碘-131 试验　thyroid ^{131}I uptake test　04.1034

甲状腺生长免疫球蛋白　thyroid growth immuno-globulin, TGI　04.0920

甲状腺素　thyroxine　04.0902

甲状腺素结合前白蛋白　thyroxine-binding prealbumin, TBPA　04.0921

甲状腺素型甲状腺毒症　T_4 thyrotoxicosis　04.0957

甲状腺髓样癌　medullary carcinoma of thyroid　04.0096

甲状腺危象　thyroid crisis, thyroid storm　04.0969

甲状腺微粒体抗体　thyroid microsome antibody, TmAb　04.0919

甲状腺未分化癌　anaplastic thyroid carcinoma　04.0998

甲状腺峡　isthmus of thyroid gland　04.0891

甲状腺腺瘤　thyroid adenoma　04.0897

* 甲状腺腺泡　thyroid acinus　04.0888

* 甲状腺相关性眼病　thyroid-associated ophthalmopa-thy, TAO　04.0981

甲状腺血流灌注显像　thyroid angiogramphy, thyroid blood flower perfusion imaging　04.1031

甲状腺炎　thyroiditis　04.0990

甲状腺肿　goiter　04.0895

甲状腺[肿]瘤　thyroid tumor　04.0093

甲状腺肿瘤阳性显像　thyroid positive imaging　04.1044

甲状腺自身抗体　thyroid autoantibody　04.0914

假骨折线　looser zone　04.1138

假手术　sham surgery　06.0212

假体感染　prosthesis infection　04.1175

假体松动　prosthesis loosening　04.1174

假性甲状旁腺功能亢进症　pseudohyperparathyroidism　04.1007

假性囊肿　pseudocyst　04.0031

假阳性　false positive　01.0047

假阴性　false negative　01.0048

间变　anaplasia　04.0049

间变性肿瘤　anaplastic tumor　04.0019

间脑　diencephalon　04.0700

间位　meta position　02.0239

间叶瘤　mesenchymoma　04.0021

间质性肺炎　interstitial pneumonia　04.1440

间质治疗　interstitial therapy　05.0064

间质肿瘤　stromal tumor　04.0022

* 肩带骨　shoulder girdle　04.1070

* 肩-手综合征　reflex sympathetic dystrophy syndrome, RSDS　04.1177

监查员　monitor　06.0225

监督区　supervised area　02.0555

监视器　monitor　03.0274

检测　detection　01.0031

检查床　examination couch　03.0273

减积手术　debulking operation　04.0247

* 减量调节　down regulation　06.0181

减瘤术　cytoreductive surgery　04.0248

减状手术　palliation operation　04.0246

* 简单稀释法　direct dilution method　03.0762

简易精神状态检查　mini mental status examination, MMSE　04.0877

碱基　base　06.0047

碱基变化　base change　06.0081

碱基对　base pair, bp　06.0048

碱性磷酸酶　alkaline phosphatase, ALP　04.0337

碱性水解　alkaline hydrolysis　02.0298

见证人　witness　06.0237

间壁　intraventricular wall　04.0385

间接标记法　indirect labeling method　02.0195

间接作用　indirect effect, indirect action　02.0396

间歇性出血　intermittent bleeding　04.1620

健康监护　health surveillance　02.0557

健康经济学评价　health economic evaluation, HEV　06.0327

溅出效应　spill-over effect　03.0393

鉴别诊断　differential diagnosis　01.0057

浆膜　serosa　04.1491

浆细胞瘤　plasmacytoma　04.1292

浆液性囊腺癌　serous cystadenocarcinoma　04.0167
降钙素　calcitonin　04.0926
降支　descending branch　03.0783
交叉反应　cross reaction　03.0700
交叉设计　cross-over design　06.0262
* 交叉性神经功能联系失调　diaschisis　04.0866
交叉性小脑失联络征　crossed cerebellar diaschisis,
　　CCD　04.0867
交感神经节细胞瘤　sympathetic ganglioneuroma
　　04.1021
交感神经母细胞瘤　sympathoblastoma　04.1022
交感–肾上腺髓质系统　sympathetico-adrenomedullary
　　system　04.0943
* 交互融合　multimodality image fusion　03.0383
交互式图像配准　interactive registration　03.0612
交互作用　interaction　06.0271
交界性肿瘤　borderline tumor, intermediate tumor
　　04.0004
DNA 交联　DNA crosslink　06.0083
交通性脑积水　communicating hydrocephalus
　　04.0832
胶体　colloid　02.0258
胶体磷酸铬　colloid chromic phosphate　05.0120
胶质瘤　glioma　04.0073
* 胶质细胞　glial cell　04.0744
焦磷酸盐　pyrophosphate, PYP　04.1193
* 焦虑性神经症　anxiety neurosis　04.0807
焦虑症　anxiety neurosis　04.0807
* 角膜溃疡　ulcerative keratitis　05.0117
校正　correction　03.0330
校正合成效率　end of bombardment yield, EOB
　　02.0293
校正精度　accuracy in calibration　03.0331
* 校准　calibration　03.0191
接种模型　implant model　06.0205
揭盲　unblinding　06.0294
拮抗剂　antagonist　02.0362
结肠　colon　04.1509
结肠癌　colon cancer　04.0122
结肠镜检查　colonoscopy　04.0230
结构域　structural domain　06.0106
结合速率常数　association rate constant　02.0236
结核分枝杆菌　mycobacterium tuberculosis　04.1448
结节病　sarcoidosis　04.1456

结节性甲状腺肿　nodular goiter　04.0947
截止频率　cut-off frequency　03.0536
解控　clearance　02.0528
解离常数　dissociation constant　02.0237
解离法　dissociation method　03.0656
解离速率常数　dissociation rate constant　03.0657
解链温度　melting temperature　06.0175
介入试验　interventional test　04.0881
* 介入显像　interventional imaging　03.0472
介入治疗　interventional therapy　04.0253
介子　meson, mesotron　02.0023
κ 介子　kaon　02.0025
μ 介子　mu-meson　02.0026
π 介子　pi-meson　02.0027
金刚烷基团　adamantine radical　03.0639
金属免疫分析　metalloimmunoassay　03.0649
紧急破盲　unblinding under emergency　06.0295
进行性核上性麻痹　progressive supranuclear palsy,
　　PSP　04.0802
* 进行性系统性硬化　systemic scleredema　05.0113
近交系　inbred strain, inbred line　06.0189
近距离放疗计划　brachytherapy treatment planning
　　05.0052
近距离治疗　brachytherapy　05.0051
近期疗效　short-term effect　05.0078
近似致死剂量　approximate lethal dose, ALD
　　06.0355
浸润　invasion, infiltration　04.0064
* 浸润前癌　carcinoma *in situ*　04.0214
浸润性导管癌　invasive ductal carcinoma, infiltrating
　　ductal carcinoma　04.0159
浸润性突眼　infiltrative exophthalmos　04.0976
浸润性小叶癌　invasive lobular carcinoma, infiltrating
　　lobular carcinoma　04.0160
禁忌证　contraindication　05.0027
经导管动脉灌注化疗　transcatheter arterial infusion
　　chemotherapy, TAI chemotherapy　04.0259
经导管动脉栓塞化疗　transcatheter arterial chemo-
　　embolization, TACE　04.0260
经皮穿刺肿瘤内注药　transcutaneous intratumoral
　　administration　04.0261
经皮冠状动脉腔内成形术　percutaneous transluminal
　　coronary angioplasty, PTCA　04.0655
经皮射频消融治疗　percutaneous radiofrequency

ablation, PRFA 04.0239
经气管镜超声引导针吸活检 endobronchial ultrasound-guided transbronchial needle aspiration, EBUS-TBNA 04.0224
惊厥 convulsion 04.0821
晶体发光效率 luminescence efficiency of crystal 03.0293
晶体发射光谱 emission spectrum of crystal 03.0294
晶体光电效应分支比 branch ratio of photoelectric effect of crystal 03.0295
晶体衰减长度 attenuation length of crystal 03.0296
精密度 precision 03.0175
精神病学 psychiatry 04.0692
精神分裂症 schizophrenia 04.0806
精子减少症 oligospermia 04.1722
井型γ计数器 well-type gamma counter 03.0172
颈部淋巴结 lymph node of neck 04.1263
颈动脉狭窄 carotid artery stenosis 04.0828
颈内动脉闭塞 internal carotid artery occlusion 04.0560
胫骨中部应力综合征 medial tibial stress syndrome 04.1139
胫前黏液性水肿 pretibial myxedema 04.0988
痉挛 spasm 04.0822
竞争 competition 02.0357
竞争蛋白结合分析 competitive protein binding assay 03.0648
竞争性取代反应 competitive displacement reaction 03.0662
竞争抑制曲线 competitive inhibition curve 03.0663
静脉 vein 04.0395
静脉窦 venous sinus 04.0407
静脉角 angulus venosus 04.1254
静脉曲张 varicosis, phlebeurysma 04.0569
静脉血栓形成 phlebothrombosis 04.0565

静脉炎 phlebitis 04.0570
静默 silent 04.0299
静态显像 static imaging 03.0463
静止性震颤 static tremor 04.0786
静质量 rest mass 02.0013
酒精喷灯 alcohol blast burner 03.0118
酒渣鼻 rosacea 05.0115
旧皮质 paleopallium 04.0708
居里 Curie 02.0110
局部反应 local reaction 05.0030
局部复发 local recurrence 04.0296
局部骨显像 regional bone imaging 04.1181
局部剂量 local dose 05.0032
局部脑血流量 regional cerebral blood flow, rCBF 04.0766
局部射血分数 regional ejection fraction 04.0601
局部显像 regional imaging 03.0462
局部血流量 regional blood flow 04.0624
* 局限性黏液性水肿 localized myxedema 04.0988
* 局灶性癫痫发作 partial seizure 04.0819
巨核细胞 megakaryocyte 04.1233
* 巨检 gross examination 04.0216
距离防护 distance protection 02.0563
DNA 聚合酶 DNA polymerase 06.0119
RNA 聚合酶 RNA polymerase 06.0122
聚乙二醇沉淀法 poly（ethylene glycol）deposition method 03.0714
绝对生物利用度 absolute bioavailability 02.0365
绝对速率 absolute rate 03.0800
绝对线性 absolute linearity 03.0445
绝对值 absolute value 03.0784
均匀标记 uniform labeling 02.0263
均匀性 uniformity 03.0439

K

卡比马唑 carbimazole 04.1056
卡诺夫斯凯计分 Kanofsky performance score, KPS 04.0312
* 卡托普利试验 captopril test 04.1747
开放设计 open study, open-blinding 06.0260
开放型房室 open compartment 03.0797
* 康恩综合征 Conn syndrome 04.1018

康普顿电子 Compton electron 02.0147
康普顿散射 Compton scattering 02.0145
康普顿效应 Compton effect 02.0146
抗辐射 anti-radiation 02.0410
抗混叠滤波器 anti-aliasing filter 03.0545
抗甲状腺药物 antithyroid drug, ATD 04.1054
抗生物素蛋白 avidin 06.0164

抗生物素蛋白-生物素系统　avidin-biotin system　06.0165

抗体　antibody　03.0676

抗体片段　antibody fragment　03.0679

抗纤维蛋白抗体显像　anti-fibrillarin antibody imaging　04.0613

抗血清　antiserum　03.0698

抗原　antigen　03.0665

* 抗原表位　antigenic determinant　06.0162

抗原纯化　antigen purification　03.0672

抗原结合片段　fragment of antigen binding, Fab fragment　06.0159

抗原决定簇　antigenic determinant　06.0162

抗原抗体复合物　antigen antibody complex　06.0161

科研课题　research subject　06.0214

可饱和性　saturability　03.0729

可变角　variable angle　03.0239

可变区　variable region　03.0696

* 可防护剂量　avertable dose　02.0547

可防止剂量　avertable dose　02.0547

可合理达到的最低量原则　as low as reasonably achievable principle, ALARA principle　02.0525

可活化示踪技术　activable tracer technique　03.0778

可逆性缺损　reversible defect　04.0633

可逆性缺血性脑疾病　reversible ischemic neurologic deficit, RIND　04.0784

* 可逆性缺血性神经功能障碍　reversible ischemic neurologic deficit, RIND　04.0784

* 可评价病例样本　per protocol set　06.0348

克镭当量　gram-radium equivalent　02.0508

克隆　cloning　06.0134

克隆载体　cloning vector　06.0143

* 克汀病　cretinism　04.0986

刻度剂量点核　scaled dose point kernel　02.0483

刻度吸管　graduated pipette　03.0115

* 刻度因子　calibration factor, scaling factor　03.0566

空肠　jejunum　04.1505

空间分辨率　spatial resolution　03.0430

空间畸变　spatial distortion　03.0395

空间线性　spatial linearity　03.0443

空气壁电离室　air wall ionization chamber　03.0161

空气污染监测仪　polluted air monitor　03.0127

空气压缩机　air compressor　03.0106

* 恐怖症　phobia　04.0809

恐惧症　phobia　04.0809

空白对照　blank control　06.0283

控制区　controlled area　02.0554

控制台　console　03.0269

控制系统　control system　03.0018

口腔鳞状细胞癌　oral squamous carcinoma　04.0085

口咽癌　oropharyngeal carcinoma　04.0086

扣除　deduction　03.0602

* 库普弗细胞　Kupffer cell　04.1528

库桑作图　Cusun plotting　03.0737

库欣病　Cushing disease　04.1015

* 库欣综合征　Cushing's syndrome　04.1014

夸克　quark　02.0024

快速充盈期　rapid filling period, period of rapid filling　04.0443

* 快速射血期　period of rapid ejection　04.0439

快速收缩期　period of rapid ejection　04.0439

* 髋带骨　lower limb girdle　04.1071

髋骨　hip bone　04.1073

髋臼　acetabulum　04.1074

溃疡性角膜炎　ulcerative keratitis　05.0117

扩散　diffusion　04.1405

扩散速率　diffusion rate　04.1406

扩散系数　diffusion coefficient　04.1407

扩张型心肌病　dilated cardiomyopathy　04.0478

L

拉德　rad　02.0504

拉丁方设计　Latin square design　06.0266

* 莱格-卡尔夫-佩尔特斯病　Legg-Calve-Perthes disease, LCPD　04.1121

铼-186 标记物　^{186}Re labeled compound　02.0344

铼-188 标记物　^{188}Re labeled compound　02.0345

阑尾　vermiform appendix　04.1508

阑尾炎　appendicitis　04.1550

老年斑　senile plaque, SP　04.0793

* 老年性痴呆　Alzheimer's disease, AD　04.0792

雷姆　rem　02.0505

累积活度　accumulated activity　02.0478

累积剂量　accumulated dose　05.0075

肋膈沟　costophrenic groove　04.1349

肋骨融合　fusion of rib　04.1126

肋脊角　costovertebra angle　04.1343

肋间隙　intercostal space　04.1344

类癌　carcinoid　04.0025

* 类癌瘤　carcinoid tumor　04.0025

类癌综合征　carcinoid syndrome　04.0026

类风湿性关节炎　rheumatoid arthritis, RA　04.1170

类固醇激素　steroid hormone　04.0930

类固醇激素所致骨坏死　steroid-induced osteonecrosis
　04.1120

* 类型抽样　stratified sampling　06.0298

冷标记　cold labeling　02.0192

冷插件　cold insert　03.0419

冷冻干燥　freeze drying　02.0373

* 冷冻疗法　cryotherapy　04.0274

冷冻治疗　cryotherapy　04.0274

冷结节　cold nodule　04.1028

冷凝管　condenser pipe　03.0113

冷区　cold spot　04.1199

* 冷区显像　cold spot imaging　03.0471

冷却系统　cooling system　03.0017

离体示踪技术　in vitro tracer technique　03.0758

离心机　centrifuge　03.0098

离子对　ion pair　02.0028

离子回旋频率　ion cyclotron frequency　03.0051

离子交换　ion exchange　02.0226

离子交换色谱法　ion-exchange chromatography, IEG
　02.0277

离子源　ion source　03.0024

离子源系统　ion source system　03.0008

立体定向放射外科　stereotactic radiosurgery, SRS
　04.0265

立体定向放射治疗　stereotactic radiotherapy, SRT
　04.0266

利尿剂　diuretic　04.1733

利尿肾图　diuresis renogram　04.1735

利尿试验　diuresis test　04.1734

利妥昔单抗　rituximab　05.0072

粒细胞减少症　granulocytopenia　05.0098

粒细胞生成显像　granulopoietic imaging　04.1316

粒子　particle　02.0018

α 粒子　alpha particle　02.0073

β 粒子　beta particle　02.0076

* β⁻ 粒子　beta particle　02.0076

* β⁺ 粒子　positron　02.0079

γ 粒子　gamma particle　02.0086

粒子能量　particle energy　03.0037

粒子束［流］　particle beam　03.0007

连接标记法　connecting labeling method　02.0193

联合化疗　combined chemotherapy　04.0263

镰状细胞贫血　sickle cell anaemia　04.1289

DNA 链断裂　DNA strand break　06.0082

* 链接化学　click chemistry　02.0212

链式反应　chain reaction　02.0166

良性肿瘤　benign tumor　04.0002

量程　span, range　03.0176

裂变型钼–锝发生器　fission-⁹⁹Mo-⁹⁹ᵐTc generator
　03.0056

邻位　ortho position　02.0240

临床靶区　clinical target volume, CTV　05.0022

临床处置　clinical management　01.0043

临床等效　clinical equivalence　06.0324

临床分期　clinical staging, cTNM staging　04.0210

临床核医学　clinical nuclear medicine　01.0003

临床缓解　clinical response　04.0292

临床决策　clinical decision　01.0041

临床前研究　preclinical study　06.0182

临床实验室　clinical laboratory　03.0753

临床试验　clinical trial　06.0213

临床试验报告　clinical trial report, CTR, clinical study
　report　06.0306

临床试验方案　clinical trial protocol, CTP　06.0229

临床试验质量保证　quality assurance relating to trial
　06.0329

临床影响　clinical impact　01.0042

临床终点　clinical end-point　06.0253

淋巴窦　lymph sinus　04.1256

淋巴发育不良　lymphatic dysplasia　04.1299

淋巴干　lymphatic trunk　04.1251

淋巴管　lymphatic vessel　04.1249

淋巴管扩张　lymphangiectasis　04.1294

淋巴管瘤　lymphangioma　04.0151

淋巴管肉瘤　lymphangiosarcoma　04.0152

淋巴结　lymph node　04.1255

淋巴结链　lymph chain　04.1257

淋巴结清扫术　lymph node dissection, lymphadenec-

M

脉冲高度分析器　pulse height analyzer, PHA　03.0258

* 脉冲计数器　scaler　03.0192

慢性成髓细胞贫血　chronic myeloblastic anaemia　04.1290

* 慢性单纯性苔藓　neurodermatitis　05.0116

慢性胆囊炎　chronic cholecystitis　04.1574

慢性巨幼红细胞贫血　chronic megaloblastic anaemia　04.1291

* 慢性淋巴细胞性甲状腺炎　chronic lymphocytic thyroiditis, CLT　04.0991

慢性肾功能不全　chronic renal insufficiency　04.1697

慢性肾盂肾炎　chronic pyelonephritis　04.1699

慢性阻塞性肺部疾病　chronic obstructive pulmonary disease, COPD　04.1454

盲底　blind code　06.0293

盲法　blind method　06.0288

毛细淋巴管　lymphatic capillary　04.1250

毛细血管　capillary　04.0396

* 毛细血管扩张痣　nevus flammeus　05.0110

毛细血管瘤　capillary hemangioma　05.0095

梅克尔憩室显像　Meckel's diverticulum imaging　04.1592

* 梅斯窗函数　Metz filter function　03.0541

梅斯滤波函数　Metz filter function　03.0541

* 梅斯滤波器　Metz filter　03.0541

酶联免疫吸附分析　enzyme-linked immunosorbent assay, ELISA　03.0634

酶免疫分析　enzyme immunoassay, EIA　03.0633

酶原　zymogen　04.0678

每搏输出量　stroke volume　04.0457

门电路　gate circuit　03.0492

门静脉高压[症]　portal hypertension　04.1605

门控采集　gated acquisition　03.0386

门控心肌体层显像　gated myocardial tomography　04.0609

* 门控心血池显像　gated cardiac blood pool imaging　04.0589

门体分流指数　portosystemic shunt index　04.1604

* 蒙特卡罗法　Monte-Carlo method　02.0488

蒙特卡罗拟合　Monte-Carlo fitting　02.0488

弥漫性甲状腺肿　diffuse goiter　04.0955

弥散加权成像　diffusion-weighted imaging, DWI　04.0874

* 弥散系数　diffusion coefficient　04.1407

迷离瘤　choristoma　04.0010

* 迷芽瘤　choristoma　04.0010

迷走甲状腺　aberrant thyroid gland　04.0894

* 米尔罗伊病　Milroy disease　04.1300

米老鼠征　mickey mouse sign　04.1209

泌尿生殖系统　urogenital system　04.1621

泌尿系统核医学　urinary nuclear medicine　04.1723

* 密度分辨力　density resolution　03.0362

密封源　sealed source　02.0446

密码子　codon　06.0071

密质骨　compact bone　04.1087

嘧啶　pyrimidine　06.0043

* 免除　exemption　02.0529

免疫电泳　immunoelectrophoresis　03.0720

免疫动物　immune animal　03.0697

免疫反应　immunological reaction　03.0690

免疫放射分析　immunoradiometric assay, IRMA　03.0625

免疫复合物　immune complex　03.0680

免疫活性　immunocompetent　03.0691

免疫活性细胞　immunocompetent cell　03.0692

免疫扩散　immunodiffusion　03.0719

免疫球蛋白　immunoglobulin　03.0693

免疫缺陷小鼠　immunodeficient mouse　06.0193

免疫吸附　immunoadsorption　03.0721

免疫抑制治疗　immunosuppressive therapy　05.0065

免疫原　immunogen　03.0685

免疫原性　immunogenicity　03.0686

免疫治疗　immunotherapy　04.0281

免疫组织化学染色　immunohistochemistry staining, IHC　04.0201

面颅骨　bone of facial cranium　04.1068

面源　flood source　03.0415

描述性统计分析　descriptive statistical analysis　06.0354

描述性研究　descriptive study　06.0256

模拟定位机　simulator　04.0264

模拟信号　analog signal　03.0218

模式　(1) modality (2) pattern　01.0033

模–数转换　analog-to-digital conversion　03.0220

膜联蛋白　annexin　06.0116

摩尔　mole　02.0254

魔弹　magic bullet　05.0070

末梢血管　peripheral vessel　04.0556
默比乌斯征　Mobius' sign　04.0979
模板　template　06.0075
模板链　template strand　06.0076

模板融合　template fusion　03.0608
＊母牛　cow　03.0055
母体核素　parent nuclide　02.0063
母细胞瘤　blastoma　04.0011

N

钠碘同向转运体　Na/I symporter, NIS　04.0923
奈奎斯特频率　Nyquist frequency　03.0543
难治性实体瘤　refractory solid tumor　04.0212
囊腺癌　cystadenocarcinoma　04.0028
囊肿　cyst　04.0030
脑　encephalon　04.0697
脑池　cerebral cistern　04.0733
＊脑池显像　radionuclide cisternography　04.0861
脑出血　intracerebral hemorrhage, ICH　04.0785
脑磁图　magnetoencephalography, MEG　04.0878
脑卒中　stroke　04.0779
脑代谢显像　cerebral metabolic imaging　04.0851
脑电图　electroencephalogram, EEG　04.0879
脑动静脉畸形　cerebral arteriovenous malformation,
　CAVM　04.0825
脑发育不良　atelencephalia　04.0837
脑干　brain stem　04.0701
脑梗死　cerebral infarction　04.0781
脑沟　sulcus　04.0710
脑坏死　brain necrosis　04.0842
脑回　gyrus　04.0711
脑积水　hydrocephalus　04.0831
脑脊液　cerebrospinal fluid, CSF　04.0734
脑脊液漏　cerebrospinal fluid leakage, CSFL　04.0830
脑胶质增生　brain glial hyperplasia　04.0838
脑静态显像　cerebral static imaging　04.0847
[脑]颅骨　bone of cerebral cranium　04.1066
脑膜　meninge, mater　04.0724
脑膜瘤　meningioma　04.0080
脑脓肿　brain abscess　04.0841
脑葡萄糖代谢显像　brain glucose metabolism scan,
　cerebral glucose metabolic imaging　04.0852
脑桥　pons　04.0702
脑软化　encephalomalacia　04.0836
脑室　encephalocoele, cerebral ventricle　04.0723
＊脑室显像　radionuclide ventriculography　04.0862
脑栓塞　cerebral embolism　04.0782

脑水肿　brain edema　04.0835
脑死亡　brain death　04.0843
脑萎缩　brain atrophy　04.0839
脑显像剂　cerebral imaging agent　04.0846
脑血管储备功能　cerebrovascular reserve capacity,
　CVRC　04.0768
脑血管畸形　cerebrovascular malformation　04.0824
脑血管疾病　cerebrovascular disease, CVD　04.0778
脑血管瘤　encephalic angioma　04.0827
＊脑血流储备功能　cerebrovascular reserve capacity,
　CVRC　04.0768
＊脑血流灌注体层显像　brain perfusion scan, cerebral
　perfusion imaging, cerebral blood flow perfusion im-
　aging　04.0849
脑[血流]灌注显像　brain perfusion scan, cerebral per-
　fusion imaging, cerebral blood flow perfusion imaging
　04.0849
脑血流灌注显像介入试验　interventional test of cere-
　bral perfusion imaging　04.0850
脑血流量　cerebral blood flow, CBF　04.0765
脑血容量　cerebral blood volume, CBV　04.0767
脑血栓形成　cerebral thrombosis　04.0780
脑炎　encephalitis　04.0840
＊脑溢血　intracerebral hemorrhage, ICH　04.0785
内标[准源]法　internal standard method　03.0155
＊内分泌性突眼　endocrine exophthalmos　04.0976
内[窥]镜　endoscope, microendoscope　04.0225
内膜　intima　04.0399
内囊　internal capsule　04.0740
内皮　endothelium　04.0365
＊内切核酸酶　endonucleases　06.0120
＊内乳淋巴结　internal mammary node　04.1261
＊内吞作用　endocytosis　06.0022
内源性抗原　endogenous antigen　03.0668
内源性损伤　endogenous damage　02.0399
内在辐射敏感性　intrinsic radiosensitivity　02.0406
内在膜蛋白　internal membrane protein　06.0113

内照射 internal exposure 02.0450

* 内照射剂量估算法 medical internal radiation dose, MIRD 02.0464

内照射治疗 internal radiation therapy 05.0050

内转换 internal conversion 02.0090

内转换电子 internal conversion electron 02.0091

能窗 energy window 03.0374

能窗上限 energy window upper limit 03.0375

能窗下限 energy window lower limit 03.0376

能峰 energy peak 03.0373

能级 energy level 02.0033

能量 energy 03.0036

能量沉积事件 energy deposition event 02.0471

能量曲线 energy curve 03.0379

能[量]散度 energy spread 03.0038

能量阈值 energy threshold 03.0378

能量甄别器 energy discriminator 03.0263

能谱 energy spectrum 02.0034

* 能谱曲线 energy spectrum curve 03.0379

逆行膀胱显像 retrograde cystography 04.1758

逆转录 reverse transcription 06.0059

逆转录病毒 retrovirus 06.0147

逆转录酶 reverse transcriptase 06.0125

年龄调整国际预后指数 age-adjusted international prognostic index, aaIPI 05.0048

年摄入量限值 annual limit on intake, ALI 02.0517

黏蛋白样癌相关抗原 mucinous-like carcinoma-associated antigen, MCA 04.0333

黏膜 mucosa 04.1487

黏膜肌层 muscularis mucosa 04.1489

黏膜下层 submucosa 04.1488

黏液癌 mucinous carcinoma 04.0169

黏液性囊腺瘤 mucinous cystadenoma 04.0168

黏液性水肿 myxedema 04.0987

黏滞阻力 viscous resistance 04.1420

捻发音 crepitus 04.1431

鸟嘌呤 guanine, G 06.0041

尿道 urethra 04.1642

尿瘘 urinary fistula 04.1712

尿嘧啶 uracil, U 06.0046

尿 17-羟皮质类固醇 17-hydroxy corticosteroid in urine 04.0939

尿素呼气试验 urea breath test 04.1590

尿素再循环 urea recirculation 04.1658

尿游离皮质醇 urinary free cortisol, UFC 04.0940

啮齿动物 rodent 06.0191

颞下颌关节紊乱综合征 temporomandibular joint disorder syndrome 04.1173

凝胶过滤 gel filtration 03.0659

凝胶色谱法 gel chromatography 02.0276

凝胶型钼-锝发生器 gel-^{99}Mo-^{99m}Tc generator 03.0057

* 牛皮癣 psoriasis 05.0112

浓聚 concentration 03.0221

女性外生殖器 external genital organ of female 04.1672

O

偶联反应 coupled reaction 02.0227

耦合常数 coupling constant 03.0078

P

帕金森病 Parkinson's disease, PD 04.0803

帕金森综合征 Parkinsonism, Parkinson syndrome 04.0804

排出 elimination 02.0560

排除标准 standard of exclusion, exclusion criteria 06.0248

排除速率 disposal rate 03.0805

排尿反射 micturition reflex 04.1661

排尿期 voiding phase 04.1760

潘生丁负荷试验 dipyridamole stress test 04.0621

旁观者效应 bystander effect 02.0415

旁路 bypass 04.0411

膀胱 urinary bladder 04.1640

膀胱残余尿量 residual bladder volume 04.1662

膀胱/肾比值 bladder/kidney ratio, B/K ratio 04.1745

膀胱输尿管反流 vesicoureteric reflux, VUR 04.1715

* 膀胱输尿管反流显像 vesicoureteric reflux imaging 04.1757

膀胱肿瘤 tumor of bladder, bladder carcinoma 04.0186

抛物线型肾图曲线 renogram with parabolic curve 04.1739

* 佩尔特斯病 Perthes disease 04.1121

佩吉特病 Paget's disease 04.1160

配对设计 paired design 06.0263

配体 ligand 04.0764

配体交换法 ligand exchange method 02.0206

配位基团 coordinating group 02.0188

* 配伍组设计 randomized block design 06.0264

配准 registration 03.0402

硼中子俘获治疗 boron neutron capture therapy, BNCT 05.0062

碰撞瘤 collision tumor 04.0014

批间误差 between-batch error 03.0748

批间质控 between-batch quality control 03.0747

批内误差 within-batch error 03.0749

皮肤癌 epidermal cancer 04.0195

皮克病 Pick's disease 04.0798

皮下注射 subcutaneous injection 04.0354

皮质醇增多症 hypercortisolism 04.1014

* 皮质骨 cortical bone 04.1087

皮质类固醇 corticosteroid 04.0938

* 疲劳骨折 stress fracture 04.1131

脾梗死 splenic infarction 04.1313

脾囊肿 splenic cyst 04.1312

脾破裂 splenic rupture 04.1311

* 脾闪烁显像 spleen scintigraphy 04.1332

脾显像 spleen imaging 04.1332

脾显像剂 splenic imaging agent 04.1617

匹配 match 04.0638

匹配配对 matched pair 06.0279

偏差 deviation 06.0350

偏倚 bias 06.0351

* 偏振计 polarimeter 03.0084

胼胝体 corpus callosum 04.0737

* Fab 片段 fragment of antigen binding, Fab fragment 06.0159

漂移 drift 03.0213

嘌呤 purine 06.0039

贫质子核素 proton deficient nuclide 02.0048

贫中子核素 neutron deficient nuclide 02.0049

频域 frequency domain 03.0401

平衡常数 equilibrium constant 02.0235

平衡点 balance point 03.0661

* 平衡结合常数 equilibrium association constant 02.0234

平衡相 equilibrium phase 04.1478

平滑肌 smooth muscle 04.1490

平滑肌肉瘤 leiomyosarcoma 04.0144

平静呼吸 eupnea 04.1370

平均标准摄取值 mean standard uptake value, SUV_{mean} 03.0512

平均动脉压 mean arterial pressure 04.0467

平均结合能 average binding energy 02.0031

平均能量 average energy 02.0104

平均寿命 mean lifetime 02.0107

平均授予能 mean energy-imparted 02.0473

平均停留时间 mean residence time 04.0469

平均通过时间 mean transit time 04.1754

平均循环时间 mean circulation time 04.0468

平面显像 planar imaging 03.0466

平面心肌灌注显像 planar myocardial perfusion imaging 04.0608

平行孔型准直器 parallel hole collimator 03.0243

平行组设计 parallel group design 06.0261

ZPS 评分 Zubrod performance status, ZPS 04.0313

评估 evaluation, stratification 04.0289

屏蔽防护 shielding protection 02.0562

破骨细胞 osteoclast 04.1097

剖面图 profile 03.0584

葡聚糖凝胶 polydextran gel 03.0713

* 葡萄酒样痣 port-wine stain 05.0110

葡萄球菌蛋白 A 沉淀法 staphylococcal protein A deposition method, SPA deposition method 03.0717

葡萄糖最大转运率 maximal rate of transport of glucose 04.1657

普朗克常数 Planck constant 02.0115

普卢默甲亢 Plummer hyperthyroidism 04.0963

普萘洛尔 propranolol 04.0683

普通动物 conventional animal, CV animal 06.0201

β 谱仪 β-spectrometer 03.0073

γ 谱仪 γ-spectrometer 03.0074

亲电试剂　electrophilic reagent　02.0216

亲梗死灶显像　infarction focus imaging　04.0611

* 亲和层析法　affinity chromatography　03.0718

亲和常数　affinity constant　02.0234

亲和力　affinity　02.0233

亲和色谱法　affinity chromatography　03.0718

* 亲和素　avidin　06.0164

亲核反应　nucleophilic reaction　02.0218

亲核取代反应　nucleophilic substitution　02.0219

亲核试剂　nucleophilic reagent　02.0220

亲核性　nucleophilicity　02.0217

亲肿瘤显像　tumor-avid imaging　03.0470

青春期甲状腺肿　adolescent goiter　04.0949

轻度认知功能损害　mild cognitive impairment, MCI
04.0791

轻链　light chain　03.0694

* 氢离子浓度指数　hydrogen exponent　02.0256

清除　clearance　02.0356

清除相　wash-out phase　04.1479

* 清甲　thyroid gland ablation　05.0091

清洁动物　clean animal, CL animal　06.0200

清洁解控水平　clearance level　02.0573

清醒状态　consciousness, awakening　06.0187

丘脑　thalamus　04.0716

球蛋白　globulin　06.0111

球管热容量　heat capacity of tube　03.0357

球后放疗　ophthalmopathy retroorbital radiation
05.0096

球旁器　juxtaglomerular apparatus　04.1634

巯甲丙脯酸试验　captopril test　04.1747

区组　block　06.0299

区组长度　block size　06.0300

躯干骨　truncal skeleton　04.1067

躯体轮廓跟踪　contour tracking　03.0387

躯体效应　somatic effect　02.0390

趋化因子　chemokine　06.0131

曲面重建　surface reconstruction　03.0363

* ROC 曲线　receiver operator characteristic curve,

ROC curve　06.0361

曲线拟合　curve fitting　03.0811

曲线下面积　area under the curve, AUC　06.0362

去分化　dedifferentiation　04.0062

去甲肾上腺素　norepinephrine　04.0688

去污染　decontamination　02.0572

权重因数　weighting factor　03.0265

* 权重因子　weighting factor　03.0265

全程加速超分割放疗　continuously hyperfractionated
accelerated radiation therapy, CHART　05.0007

全酶　holoenzyme　06.0117

全屏蔽层流通风橱　fully shielded laminar flow hood
03.0133

全身反应　general reaction　05.0031

全身骨显像　whole body bone imaging　04.1180

全身剂量　whole body dose　05.0033

全身热疗　whole body hyperthermia, WBH　04.0276

全身扫描空间分辨率　space resolution of whole body
scan　03.0435

全身显像　whole body imaging　03.0390

* 全身性强直–阵挛发作　epilepsy grand mal　04.0818

全心炎　pancarditis　04.0512

醛固酮　aldosterone　04.0933

醛固酮癌　aldosterone-producing carcinoma　04.1016

醛固酮腺瘤　aldosterone-producing adenoma　04.1017

缺铁性贫血　iron deficiency anemia　04.1284

* 缺血半暗带　ischemic penumbra　04.0869

缺血性发作　ischemic stroke　04.0521

缺血性骨坏死　avascular osteonecrosis　04.1118

缺血性心肌病　ischemic cardiomyopathy　04.0477

缺血预适应　ischemic precondition, IP　04.0629

* 缺质子核素　proton deficient nuclide　02.0048

* 缺中子核素　neutron deficient nuclide　02.0049

确定性效应　deterministic effect　02.0388

群体　population　01.0036

群组　cluster　06.0297

* 群组研究　cohort study　06.0259

R

* HE 染色　hematoxylin and eosin staining, HE staining
04.0199

染色体畸变　chromosomal aberration　02.0416

热髌骨症　hot patella　04.1202

热插件　hot insert　03.0418

热激蛋白　heat shock protein, HSP　04.0351

热结节　hot nodule　04.1026

热疗　thermal therapy　04.0275

热耐受　thermotolerance　04.0277

热耐受比值　thermotolerance ratio, TTR　04.0278

热区　hot spot　04.1198

* 热区显像　hot spot imaging　03.0469

热室　hot cell　03.0035

热释光　thermoluminescence　03.0185

热释光剂量仪　thermoluminescent dosimeter　03.0186

热原　pyrogen　02.0370

* 热致发光　thermoluminescence　03.0185

人工　artificiality　01.0063

人工放射性核素　artificial radionuclide　02.0047

人工呼吸　artificial respiration　04.1483

人工抗原　artificial antigen　03.0671

人抗鼠抗体反应　human anti-mouse antibody reaction, HAMA　05.0083

人乳头状瘤病毒　human papilloma virus, HPV　04.0173

人体模型　human phantom　02.0391

认知　cognition　04.0769

* 认知电位　cognitive potential　04.0880

认知障碍　cognitive disorder, disgnosia　04.0790

韧带　ligament　04.1100

韧致辐射　bremsstrahlung　02.0095

妊娠期甲状腺功能亢进症　hyperthyroidism and thyrotoxicosis in pregnancy　04.0960

日质控　daily testing　03.0408

绒毛膜型腺癌　villoglandular adenocarcinoma　04.0175

容积重建　volume reconstruction　03.0619

容量瓶　volumetric flask　03.0111

溶骨性反应　osteolysis　04.1110

* 溶剂抽提　liquid-liquid extraction　03.0089

* 溶剂萃取　liquid-liquid extraction　03.0089

溶剂过滤器　solvent filter　03.0128

溶酶体　lysosome　06.0006

溶栓疗法　thrombolytic therapy　04.0664

溶血性贫血　hemolytic anemia　04.1278

融合肾　fused kidney　04.1682

融合图像　fused image　03.0487

融合显像　fusion imaging　03.0488

肉瘤　sarcoma　04.0007

肉芽肿　granuloma　04.1458

铷-82 标记物　^{82}Rb labeled compound　02.0333

乳糜池　cisterna chyli, alveus ampullescens　04.1252

乳糜腹　chyloperitoneum　04.1309

乳糜尿　chyluria, chylous urine　04.1307

乳糜外溢　chylooutside　04.1306

乳糜心包　chylopericardium　04.1297

乳糜胸　chylothorax　04.1308

* 乳糜液　lymph fluid　04.1248

乳糜症　chylous disorder　04.1305

乳头状瘤　papilloma　04.0013

乳腺癌　breast cancer　04.0157

乳腺纤维腺瘤　breast fibroadenoma　04.0158

入射道　entrance channel, incoming channel　02.0161

入选标准　inclusion criteria, standard of inclusion　06.0246

入组　enrollment　06.0247

软骨　cartilage　04.1099

软骨钙化　chondral calcification　04.1112

软骨瘤　chondroma　04.0138

软骨肉瘤　chondrosarcoma　04.0139

软脑膜　cerebral pia mater　04.0730

软组织肉瘤　soft tissue sarcoma　04.0140

若弗鲁瓦征　Joffroy's sign　04.0977

S

腮腺　parotid gland　04.1520

腮腺混合瘤　mixed tumor of parotid　04.0088

三丙胺　tripropylamine　03.0643

三碘甲腺原氨酸型甲状腺毒症　T_3 thyrotoxicosis　04.0956

三碘甲状腺原氨酸　triiodothyronine, T_3　04.0901

三发性甲状腺功能减退症　tertiary hypothyroidism　04.0973

三房室模型　three compartment model　03.0793

* 三级动物　specific pathogen free animal, SPF animal　06.0199

三尖瓣　tricuspid valve　04.0466

三尖瓣狭窄　tricuspid valve stenosis　04.0506

三联吡啶钌　tris-2-2'-bipyridyl ruthenium　03.0642

三盲　triple-blind　06.0292

三时相骨显像　three-phase bone imaging　04.1183

三维　three dimension　03.0572

三维采集　3-demensional acquisition　03.0300

三维适形放射治疗　3-dimensional conformal radiation therapy, 3DCRT　05.0014

* 三硝酸甘油酯　nitroglycerin　04.0685

散发性疾病　sporadic disease　04.0044

散发性甲状腺肿　sporadic goiter　04.0946

散射　scattering　02.0141

散射分数　scatter fraction　03.0339

散射符合　scatter coincidence　03.0316

散射符合计数　scatter coincidence counting　03.0317

散射符合计数率　scatter coincidence counting rate　03.0318

散射校正　scatter correction　03.0338

扫描范围　scan range　03.0370

扫描视野　scan field of view　03.0371

扫描速度　scanning speed　03.0372

扫描质子微探针　scanning proton microprobe　03.0655

* 色彩指数　color index　03.0597

色阶　color scale　03.0597

色谱法　chromatography　02.0268

色谱峰　chromatographic peak　03.0069

* 色谱流出曲线　elution profile　03.0068

色谱图　chromatogram　03.0068

筛查　screening　01.0058

钐-153 标记物　^{153}Sm labeled compound　02.0343

闪烁　scintillation　03.0148

* 闪烁计数器　scintillation counter　03.0171

闪烁晶体　scintillation crystal　03.0150

闪烁衰减时间　scintillation decay time　03.0292

闪烁探测器　scintillation detector　03.0151

闪烁体　scintillator　03.0149

闪烁图像　scintigram, flickering image　03.0454

闪烁物质　scintillating material　03.0122

闪烁显像　scintigraphy　03.0453

闪烁现象　flare phenomenon　04.1205

闪烁液　scintillator liquid　03.0123

γ闪烁照相机　gamma scintillation camera　03.0223

扇孔型准直器　fanbeam hole collimator　03.0245

伤残心肌　maimed myocardium　04.0628

上皮瘤　epithelioma　04.0012

* 上皮内癌　intraepithelial carcinoma　04.0214

上腔静脉　superior vena cava　04.0405

* 上市后临床试验　phase Ⅳ clinical trial　06.0218

上调　up regulation　06.0180

上限　upper limit　03.0593

上肢带骨　shoulder girdle　04.1070

* 尚邦法则　Chambon's rule　06.0049

* 少精子症　oligospermia　04.1722

少突胶质瘤　oligodendroglioma　04.0074

舌　tongue　04.1522

舌癌　carcinoma of tongue　04.0084

舌下腺　sublingual gland　04.1523

设盲　blinding, masking　06.0289

社区获得性肺炎　community acquired pneumonia　04.1441

* 射波刀　cyberknife robotic radiosurgery system　04.0267

射程　range　02.0132

射频　radiofrequency　03.0047

射频系统　radiofrequency system　03.0010

α 射线　alpha ray　02.0072

β 射线　beta ray　02.0075

γ射线　gamma ray　02.0085

X[射]线　X-ray　02.0093

X 射线动脉造影　X-ray arteriography　04.0645

β射线敷贴器　β-ray applicator　05.0107

X 射线管　X-ray tube　03.0343

X 射线计算机体层摄影　X-ray computed tomography　03.0344

X 射线静脉造影　X-ray phlebography　04.0650

X 射线脑血管造影　X-ray cerebral angiography　04.0872

射线能量　ray energy　02.0103

X 射线强度　intensity of X-ray　03.0341

* 射线吸收系数　absorption coefficient of ray　02.0138

X 射线硬度　hardness of X-ray　03.0342

1/3 射血分数　1/3 ejection fraction　04.0599

1/3 射血率　1/3 ejection rate　04.0600

摄取　uptake　02.0354

摄入　intake　02.0558

申办者　sponsor　06.0219

深静脉血栓形成　deep venous thrombosis　04.0566

深静脉一步显像法　deep venous one-step imaging　04.0586

深吸气量　inspiratory capacity, IC　04.1388

神经递质　neurotransmitter　04.0754

神经递质显像　neurotransmitter imaging　04.0853

* 神经功能联系不能　diaschisis　04.0866

神经核[团]　nucleus　04.0714

神经核医学　nuclear neurology　04.0691

神经胶质细胞　neuroglia cell, neurogliocyte　04.0744

神经膜　neurilemma　04.0746

* 神经膜细胞　neurilemmal cell　04.0747

神经母细胞瘤　neuroblastoma　04.0193

神经内分泌肿瘤　neuroendocrine tumor　04.0024

神经鞘瘤　neurilemmoma　04.0181

神经受体　neuroreceptor　04.0755

神经受体显像　neuroreceptor imaging　04.0854

神经系统　nervous system　04.0694

* 神经细胞　nerve cell　04.0743

神经纤维　nerve fiber　04.0745

* 神经纤维肉瘤　malignant neurilemmoma　04.0147

神经性皮炎　neurodermatitis　05.0116

神经元　neuron　04.0743

神经元特异性烯醇化酶　neuron specific enolase, NSE
04.0336

神经原纤维缠结　neurofibrillary tangle, NFT　04.0795

审管部门　regulatory authority　02.0527

肾病综合征　nephrotic syndrome　04.1701

* 肾大盏　major renal calice　04.1637

肾单位　nephron　04.1633

肾蒂　renal pedicle　04.1623

肾动脉　renal artery　04.1644

* 肾动脉灌注显像　renal artery perfusion imaging
04.1751

肾动态显像　dynamic renal imaging　04.1750

肾窦　renal sinus　04.1627

* 肾钙化　renal calcification　04.1010

肾钙盐沉着症　nephrocalcinosis　04.1010

肾功能测定仪　renal function measuring device
03.0182

肾功能检查　renal function study　04.1724

肾畸形　renal malformation　04.1688

肾结石　renal calculus　04.1707

肾静态显像　renal static imaging　04.1749

肾滤过分数　renal filtration fraction, RFF　04.1651

肾门　renal hilum　04.1624

肾囊肿　renal cyst　04.1691

肾内占位性病变　space-occupying lesion in kidney
04.1710

肾皮质　renal cortex　04.1625

肾清除率　renal clearance rate　04.1652

肾缺如　renal agenesis　04.1685

肾乳头　renal papilla　04.1629

肾上腺　adrenal gland　04.0927

肾上腺皮质　adrenal cortex　04.0928

肾上腺皮质癌　adrenocortical carcinoma, ACC
04.1011

肾上腺皮质激素　adrenal cortical hormone　04.0931

肾上腺皮质显像　adrenocortical imaging　04.1046

肾上腺皮质腺瘤　adrenocortical adenoma, adrenal
adenoma　04.0183

* 肾上腺生殖综合征　adrenogenital syndrome
04.1012

肾上腺素　adrenaline　04.0687

肾上腺髓质　adrenal medulla　04.0941

肾上腺髓质显像　adrenal medullary imaging　04.1047

肾上腺髓质增生症　adrenal medullary hyperplasia
04.1013

肾上腺血管瘤　adrenal hemangioma　04.0185

肾衰竭　renal failure　04.1708

肾素　renin　04.1635

肾素–血管紧张素–醛固酮系统　renin-angiotensin-
aldosterone system, RAAS　04.0935

肾髓质　renal medulla　04.1626

肾图　renogram　04.1732

肾外伤　renal trauma　04.1709

肾萎缩　renal atrophy　04.1687

肾下垂　nephroptosis　04.1686

肾显像　renal imaging, scintirenography　04.1725

肾显像剂　renal imaging agent　04.1726

肾小管　renal tubule　04.1631

肾小管上皮细胞　renal tubular epithelium　04.1632

肾小球　renal glomerulus　04.1630

[肾小]球–[肾小]管平衡　glomerulo-tubular balance
04.1660

肾小球滤过率　glomerular filtration rate, GFR
04.1653

肾小球肾炎　glomerulonephritis　04.1694

* 肾小盏　minor renal calice　04.1637

肾性高血压　renal hypertension　04.1693

* 肾性骨病　renal osteodystrophy　04.1158

肾性骨营养不良　renal osteodystrophy　04.1158

肾血管床　renal vascular bed　04.1645

肾血浆流量　renal plasma flow, RPF　04.1649

肾血流量　renal blood flow　04.1646

肾延迟显像　delayed renal imaging　04.1756

* 肾炎　glomerulonephritis　04.1694

肾移植　renal transplantation　04.1689

肾有效血浆流量　effective renal plasma flow, ERPF　04.1650

肾盂　renal pelvis　04.1638

肾[盂]积水　hydronephrosis　04.1706

肾盂输尿管连接部狭窄　narrowed ureteropelvic junction　04.1702

肾[脏]　kidney　04.1622

肾盏　renal calice　04.1637

肾肿瘤　renal tumor　04.0182

肾周淋巴肿　renal lymphocele　04.1711

肾周尿肿　urinoma adjacent to the kidney　04.1713

肾周渗出液　perirenal extravasation　04.1302

肾锥体　renal pyramid　04.1628

渗透性利尿　osmotic diuresis　04.1659

升支　ascending branch　03.0781

升主动脉　ascending aorta　04.0415

生存率　survival rate　05.0087

生存期　survival time　04.0300

生理无效腔　physiological dead space　04.1363

生理性弯曲　physiologic curvature　04.1124

生命体征　vital sign　06.0188

生物半衰期　biological half life　02.0352

生物大分子　biomacromolecule　01.0019

生物等效　bioequivalence, BE　06.0323

生物分布　biodistribution　02.0351

生物过程　biological process, bioprocess　01.0016

生物合成法　biosynthesis method　02.0210

生物降解　biodegradation　02.0377

生物利用度　bioavailability　02.0364

生物膜　biomembrane　06.0001

生物素　biotin　06.0163

生物调强适形放射治疗　biological intensity-modulated radiation therapy, BIMRT　05.0012

生物效应　biological effect　02.0384

生物修复　bioremediation　02.0429

生物学　biology　01.0015

生物学靶区　biological target volume, BTV　05.0021

生物学行为　biological behavior　01.0018

生物学特征　biological feature　01.0017

生物治疗　biotherapy　04.0288

生长抑素　somatostatin, SST　05.0102

* 生长抑素八肽　octreotide　05.0103

生长抑素受体　somatostatin receptor　05.0104

生殖系统　genital system　04.1663

生殖细胞肿瘤　germ cell tumor　04.0190

剩余核　residual nucleus　02.0176

失访　loss to follow-up　06.0252

失联络现象　diaschisis　04.0866

失谐　detuning　03.0050

* 失忆症　amnesia　04.0812

失音症　aphonia　04.0813

失语[症]　aphasia　04.0811

施特尔瓦格征　Stellwag's sign　04.0980

* 施万瘤　Schwannoma　04.0181

施万细胞　Schwann cell　04.0747

湿啰音　moist rale　04.1430

* 湿疣样鳞状细胞癌　Warty squamous cell carcinoma, condylomatous squamous cell carcinoma　04.0177

湿疹　eczema　05.0111

* 湿柱　gel-^{99}Mo-^{99m}Tc generator　03.0057

十二指肠　duodenum　04.1502

十二指肠镜检查　duodenoscopy　04.0227

十二指肠球部　duodenal ampulla　04.1503

十二指肠胃反流显像　duodenogastric reflux imaging　04.1615

石骨症　osteopetrosis　04.1156

时间防护　time protection　02.0561

* 时间–放射性曲线　time-activity curve, TAC　03.0812

时间分辨率　temporal resolution　03.0335

时间分辨荧光免疫分析　time-resolved fluoroimmuno-assay　03.0644

时间–活度曲线　time-activity curve, TAC　03.0812

时相电影　phase movie　04.0596

时相图　phase image　04.0592

时相直方图　phase histogram　04.0593

* 实践正当性　justification of a practice　02.0434

实施者　implementer　06.0221

实体瘤　solid tumor　04.0027

实体瘤临床疗效评价标准　response evaluation criteria in solid tumor, RECIST　04.0213

实验动物　laboratory animal　06.0190

实验核医学 experimental nuclear medicine 01.0004
实验室能力 laboratory capability 03.0754
食管 esophagus 04.1492
食管癌 esophageal cancer 04.0120
食管分段通过时间 segmental esophageal transit time 04.1582
食管扩张 esophagectasis 04.1538
食管–气管瘘 esophago-tracheal fistula 04.1540
食管憩室 diverticulum of esophagus 04.1539
食管通过率 esophageal transit rate 04.1583
食管通过显像 esophageal transit imaging 04.1580
食管总通过时间 total esophageal transit time 04.1581
矢状窦血栓 sagittal sinus thrombsis 04.0829
矢状断面 sagittal section 03.0505
矢状体层 sagittal tomography 03.0525
示意图 schematic diagram 03.0583
示踪 tracing 01.0009
示踪动力学 tracer kinetics 03.0779
示踪动力学分析 tracer kinetic analysis 03.0780
示踪剂 tracer 01.0010
示踪实验 tracer experiment 01.0011
* 世界医学大会赫尔辛基宣言 Helsinki declaration 06.0241
事故照射 accident exposure 02.0545
事件 event 02.0178
事件相关电位 event-related potential, ERP 04.0880
试[验]餐 test meal 04.1587
试验模型 experimental model 06.0204
试验设计 experiment design 06.0230
试验误差 experimental error 06.0334
试验用产品 investigational product 06.0232
* 试验用药品 investigational product 06.0232
试验组 experimental group 06.0243
pH 试纸 pH test paper 03.0108
视黄酸 retinoic acid, RA 05.0071
视觉分析 visual analysis 03.0506
视网膜母细胞瘤 retinoblastoma 04.0194
视野 field of view, FOV 03.0365
适应性反应 adaptive response 02.0414
适应证 indication 05.0025
室壁 ventricle wall 04.0383
室壁运动 ventricular wall motion 04.0450
* 室颤 ventricle fibrillation, VF 04.0538

室管膜[肿]瘤 ependymocytoma 04.0077
室间隔 interventricular septum, ventricular septum 04.0382
室间隔缺损 ventricular septal defect 04.0547
室间质评 external quality assessment 03.0756
[室]内质控 internal quality control 03.0755
室上性心动过速 supraventricular tachycardia 04.0540
释放率 discharge rate 04.1040
嗜铬细胞 chromaffin cell 04.0942
嗜铬细胞瘤 pheochromocytoma 04.0184
嗜酸性细胞癌 acidophilic cell carcinoma 04.0999
* 嗜银细胞癌 argentaffinoma 04.0025
噬菌体 phage 06.0150
收敛速度 rate of convergence 03.0565
收缩末期 end of systole 04.0440
收缩末期容积 end-systolic volume 04.0454
收缩期 systolic phase 04.0437
收缩压 systolic pressure 04.0456
* 手术后分期系统 TNM staging system 04.0209
手套箱 glove box 03.0137
手性 chirality 02.0232
首次通过法 first-pass method 04.0587
受试对象 subject 06.0233
受试者 participant 06.0234
受试者操作特征曲线 receiver operator characteristic curve, ROC curve 06.0361
受试者权益 right of participant 06.0238
受体 receptor 06.0166
* M 受体 M-receptor 04.0759
* N 受体 nicotine receptor, N-receptor 04.0760
* 受体放射分析 receptor radioassay 03.0651
受体放射性配体结合分析 radioligand binding assay of receptor 03.0651
受体脱敏 receptor desensitization 03.0707
受体显像剂 receptor imaging agent 02.0316
受体亚型 subtype of receptor 03.0699
授予能 energy-imparted 02.0472
* 舒缓性治疗 palliation therapy 04.0249
舒张末期 end of diastole, diastasis 04.0444
舒张末期计数 end-diastolic count 04.0602
舒张末期容积 end-diastolic volume 04.0449
舒张期 diastolic period 04.0441
输出速率 output rate 03.0803

锶-90 strontium-90, ^{90}Sr 05.0121

锶-89 标记物 ^{89}Sr labeled compound 02.0335

锶-89-氯化锶 ^{89}SrCl$_2$ 04.1195

* 死腔 physiological dead space 04.1363

死时间 dead time 03.0205

死时间校正 dead time correction 03.0517

四参数逻辑斯谛模型 4-parameter logistic model 03.0728

* 四碘甲状腺原氨酸 tetraiodothyronine, T$_4$ 04.0902

四时相骨显像 four-phase bone imaging 04.1184

四维影像 four-dimensional image 03.0489

四维治疗计划 4-dimentional TPS design 05.0016

似然函数 likelihood function 03.0564

松果体肿瘤 pineal body tumor 04.0078

松质骨 spongy bone 04.1086

苏木精–伊红染色 hematoxylin and eosin staining, HE staining 04.0199

速率常数 rate constant 03.0807

酸度计 pH meter 03.0099

酸碱值 pondus hydrogenii, pH 02.0256

酸性磷酸酶 acid phosphatase, ACP 04.0338

酸性水解 acid hydrolysis 02.0297

随访 follow-up 01.0055

随机标记 random label 04.1317

随机对照试验 randomized control trial, RCT 06.0276

随机符合 accidental coincidence 03.0313

随机符合计数 accidental coincidence counting 03.0314

随机符合计数率 accidental coincidence counting rate 03.0315

随机化 randomization 06.0275

* 随机模型 stochastic model 03.0795

随机区组设计 randomized block design 06.0264

随机误差 random error 06.0333

随机性效应 stochastic effect 02.0387

髓外造血 extramedullary hemotopoiesis 04.1243

髓样化生 myeloid metaplasia 04.1244

缩小 zoom out 03.0599

* 缩窄性大动脉炎 multiple Takayasu arteritis 04.0561

T

铊-201 标记物 ^{201}Tl labeled compound 02.0346

铊-201-氯化铊 ^{201}Tl-chloride 04.0576

铊-201 再分布 ^{201}Tl redistribution 04.0577

铊-201 再注射显像 ^{201}Tl reinject imaging 04.0578

塔莱拉什坐标 Talairach coordinate 03.0590

肽 peptide 06.0097

肽单位 peptide unit 06.0099

* 肽单元 peptide unit 06.0099

肽核酸 peptide nucleic acid, PNA 06.0100

* 肽基 peptide group 06.0099

肽键 peptide bond 06.0098

瘫痪型计数丢失 paralyzed count loss 03.0203

弹力纤维 fibroelastics 04.0402

弹性散射 elastic scattering 02.0142

弹性阻力 elastic resistance 04.1416

探测器 detector 03.0145

探测器环 detector ring 03.0286

探测器效率 detector efficiency 03.0451

探测效率 detection efficiency 02.0179

探测效率归一化 normalization of detection efficiency 03.0332

探查术 exploratory operation 04.0251

探头 detector, detector head 03.0237

探头屏蔽 probe shield 03.0284

探头组块 detector block 03.0285

探针 probe 01.0012

碳-14-氨基比林呼气试验 ^{14}C-aminopyrine breath test 04.1606

碳-11 标记物 ^{11}C labeled compound 02.0324

碳-14 标记物 ^{14}C labeled compound 02.0325

碳-11-棕榈酸 ^{11}C-palmitic acid 04.0571

P 糖蛋白 P-glycoprotein 05.0045

糖酵解 glycolysis 04.0068

糖类抗原 19-9 carbohydrate antigen 19-9, CA19-9 04.0339

糖类抗原 50 carbohydrate antigen 50, CA50 04.0340

糖类抗原 72-4 carbohydrate antigen 72-4, CA72-4 04.0342

糖类抗原 242 carbohydrate antigen 242, CA242 04.0341

透明膜病　hyaline membrane disease　04.1463
透明细胞腺癌　clear cell adenocarcinoma　04.0018
透明质酸　hyaluronic acid, HA　04.0343
透射　transmission　03.0216
透射扫描　transmission scan　03.0217
突变　mutation　06.0079
突变谱　mutation spectrum　02.0418
突触　synapse　04.0750
* 突触蛋白　synapsin　06.0177
突触后膜　postsynaptic membrane　04.0753
突触间隙　synaptic cleft　04.0752
突触结合蛋白　synaptotagmin　06.0178
突触前膜　presynaptic membrane　04.0751
突触素　synapsin　06.0177
图像变换　image transformation　03.0397
图像采集　image acquisition　03.0364
图像重建　image reconstruction　03.0399
图像重建速度　speed of image reconstruction　03.0400
图像处理　image processing　03.0398
* 图像存档及通信系统　picture archiving and communication system, PACS　03.0621
* 图像档案与通信系统　picture archiving and communication system, PACS　03.0621
图像翻转　image flip　03.0606
图像分割　image segmentation　03.0603
图像格式转换　image format conversion　03.0568
图像镜像变换　image mirror conversion　03.0607

图像配准　image registration　03.0609
图像融合　image fusion　03.0380
图像投影变换　image projection transformation　03.0614
图像文件　image file　03.0569
图像引导放疗　image-guided radiation therapy, IGRT　05.0010
图像运算　image operation　03.0605
图像噪声　picture noise　03.0325
图像质量　image quality　03.0438
涂片检查　smear examination　04.0202
* 团注　bolus injection　03.0491
退出　drop off　06.0250
* 退行性关节炎　degenerative osteoarthritis　04.1168
退火　annealing　06.0092
退激　deexcitation　02.0120
吞咽困难　dysphagia　04.1535
脱保护　deprotection　02.0253
* 脱分化　dedifferentiation　04.0062
脱辅基酶　apoenzyme　06.0118
脱卤[素]　dehalogenation　02.0200
脱落　drop out　06.0251
* 脱去反应　elimination reaction　02.0221
拓扑异构酶　topoisomerase　06.0126
唾液腺　salivary gland　04.1519
唾[液]腺癌　salivary adenocarcinoma　04.0090
唾液腺显像　salivary gland imaging　04.1596

W

外标记匹配　external landmark matching　03.0610
外侧壁　lateral wall　04.0386
* 外界误差　environmental error　06.0336
外科制作模型　surgical manipulation model　06.0206
外囊　external capsule　04.0741
外屏蔽　shielding wall　03.0131
* 外切核酸酶　exonuclease　06.0121
* 外阴　vulva　04.1672
外源性抗原　exogenous antigen　03.0669
外照射　external exposure　02.0451
外照射剂量计算　calculation of external dose　05.0034
外照射治疗　external radiation therapy　05.0002

外周性骨髓　peripheral bone marrow, PBM　04.1227
外周性骨髓扩张　peripheral bone marrow extension　04.1242
* 外周血管　peripheral vessel　04.0556
完全辐射平衡　complete radiation equilibrium　02.0474
完全缓解　complete response, CR　04.0294
完全抗原　complete antigen　03.0667
完全佐剂　complete adjuvant　03.0688
烷基化反应　alkylation reaction　02.0224
晚发甲减　late onset of hypothyroidism　05.0093
晚反应组织　late response tissue　02.0398
晚期副作用　late side effect　05.0037

无运动　akinesis　04.0452

无载体　carrier free　02.0295

无张力膀胱　atonic bladder　04.1716

无症状性心肌缺血　symptomless myocardial ischemia　04.0496

* 无质子溶剂　aprotic solvent　03.0092

五价锝-99m 标记二巯基丁二酸　^{99m}Tc(V) - dimercapto-succinic acid, ^{99m}Tc(V)-DSMA　04.1051

物理半衰期　physical half-life　02.0106

物理负荷　physical stress　03.0495

X

* 西弗　sievert, Sv　02.0507

吸气　inspiration　04.1367

吸入相　wash-in phase　04.1477

吸收　absorption　02.0130

吸收分数　absorbed fraction　02.0479

吸收剂量　absorbed dose　02.0490

吸收剂量率　absorbed dose rate　02.0491

吸收速率系数　absorption rate coefficient　06.0314

吸收系数　absorption coefficient　02.0131

希尔函数　Hill function　03.0701

* 希尔施普龙病　Hirschsprung disease　04.1554

希尔系数　Hill coefficient　03.0702

希林试验　Schilling test　04.1322

希[沃特]　sievert, Sv　02.0507

息肉　polyp　04.1553

悉生动物　gnotobiotic animal, GN animal　06.0198

稀释曲线　dilution curve　04.0588

* 洗脱　elution　03.0058

系统　system　01.0027

系统空间分辨率　system spatial resolution　03.0431

系统平面灵敏度　system planar sensitivity　03.0448

系统容积灵敏度　systemtic volumetric sensitivity　03.0425

系统误差　systematic error　06.0332

系统性能　system performance　03.0421

系统性硬化　systemic scleredema　05.0113

* C 细胞　C cell　04.0890

细胞表面受体　cell surface receptor　06.0168

细胞存活曲线　cell survival curve　02.0424

[细胞]凋亡　apoptosis　04.0056

细胞凋亡显像剂　apoptosis imaging agent　02.0318

细胞动力学　cytokinetics　01.0023

细胞动力学分析　cytokinetics analysis　03.0775

细胞角质蛋白 19 片段抗原 21-1　cytokeratin 19 fragment antigen 21-1, CYFRA21-1　04.0335

细胞块　cell block　04.0205

细胞拦截　cellular interception　03.0486

细胞膜　cell membrane　06.0003

细胞器　organelle　06.0005

* 细胞群体动力学分析　cell colony kinetics analysis　03.0775

细胞生物学　cell biology, cytobiology　01.0021

细胞吞噬显像　cytophagic imaging　03.0480

细胞学　cytology　01.0022

细胞因子　cytokine　06.0130

细胞增殖　cell proliferation　06.0018

细胞周期　cell cycle　06.0009

细菌内毒素测定仪　bacterial endotoxin detector　03.0067

* 细菌性心内膜炎　bacterial endocarditis　04.0510

细针吸取　fine-needle aspiration　04.0220

细支气管肺泡癌　bronchioloalveolar carcinoma, BAC　04.0110

下壁　inferior wall　04.0387

下腔静脉　inferior vena cava　04.0406

下腔静脉示踪剂半通过时间　half pass time of inferior vena cava　04.0567

下腔静脉阻塞综合征　inferior vena caval obstructive syndrome　04.0568

下丘脑–垂体–甲状腺轴　hypothalamic-pituitary-thyroid axis　04.0887

下丘脑–脑垂体–肾上腺皮质轴　hypothalamic-pituitary-adrenal cortex axis, HPAA　04.0929

* 下丘脑性甲状腺功能减退症　hypothalamic hypo-thyroidism　04.0973

下调　down regulation　06.0181

下限　lower limit　03.0594

下肢带骨　lower limb girdle　04.1071

先导化合物　lead compound　06.0312

先导化合物优化　lead compound optimization　06.0313

先天性　congenital　04.0544

先天性纯红细胞发育不良　congenital pure red cell anemia　04.1287

先天性单肾　congenital solitary kidney　04.1684

* 先天性胆管囊性畸形　congenital biliary dilatation, CBD　04.1571

先天性胆管[囊状]扩张症　congenital biliary dilatation, CBD　04.1571

* 先天性胆总管囊肿　congenital biliary dilatation, CBD　04.1571

先天性巨结肠　congenital megacolon　04.1554

先天性肾上腺皮质增生症　congenital adrenal hyperplasia, CAH　04.1012

先天性心脏病　congenital heart disease　04.0545

* 先天遗传性象皮肿　congenital hereditary elephantiasis　04.1300

纤毛上皮　ciliated epithelium　04.1362

纤维蛋白溶酶原　profibrinolysin　04.0679

纤维肉瘤　fibrosarcoma　04.0020

纤维性骨结构不良　fibrous dysplasia of bone　04.1146

氙-133-氙气肺动态显像　^{133}Xe pulmonary dynamic imaging　04.1473

* 涎腺　salivary gland　04.1519

显示　display　01.0032

显示窗　display window　03.0591

显微镜　microscope　03.0104

显像　imaging　03.0452

显像剂　imaging agent　02.0313

限值　limit　02.0515

限制型心肌病　restrictive cardiomyopathy　04.0480

限制性内切酶　restriction enzyme, restriction endonuclease　06.0123

限制性内切酶酶切位点　restriction enzyme cutting site　06.0124

线扩展函数　line spread function　03.0548

线能　linear energy　02.0476

线性　linear　02.0394

线[性]衰减系数　linear attenuation coefficient　02.0137

线源　line source　03.0413

腺癌　adenocarcinoma　04.0016

腺病毒　adenovirus　06.0146

腺苷酸环化酶　adenylyl cyclase　06.0127

腺管样癌　glandular duct carcinoma　04.0017

* 腺淋巴瘤　adenolymphoma　04.0089

* 腺瘤样甲状腺肿　nodular goiter　04.0947

腺嘌呤　adenine, A　06.0040

相对比活度　relative specific activity　03.0820

相对测量　relative measurement　03.0159

相对红细胞增多　relative polycythemia　04.1279

相对生物利用度　relative bioavailability　02.0366

相对生物效应　relative biological effectiveness　02.0400

相对适应证　relative indication　05.0026

* 相对原子质量　relative atomic mass　02.0010

相对值　relative value　03.0785

相加　addition　03.0601

相减　subtraction　03.0600

* 响应线　line of response, LOR　03.0309

相角程　phase peak width　04.0594

相位分析　phase analysis　04.0591

象皮肿　elephantiasis　04.1303

象限　quadrant　03.0589

像素　pixel　03.0520

消除反应　elimination reaction　02.0221

消化道出血　hemorrhage of digestive tract　04.1579

消化道出血显像　gastrointestinal bleeding imaging　04.1595

消化管　digestive tract　04.1486

消化腺　digestive gland　04.1518

* 消去反应　elimination reaction　02.0221

硝苯地平　nifedipine　04.0682

硝酸甘油　nitroglycerin　04.0685

硝酸甘油介入试验　nitroglycerine intervention test　04.0622

小肠　small intestine　04.1501

小肠通过功能测定　determination of intestinal transit function　04.1593

小肠通过时间　intestinal transit time　04.1594

小肠重复畸形　duplication of small intestine　04.1549

小动物磁共振成像仪　micro-MRI, small animal MRI　03.0236

小动物单光子发射计算机体层仪　micro-SPECT, small animal SPECT　03.0231

小动物计算机体层显像仪　micro-CT, small animal CT　03.0235

小动物正电子发射体层仪　micro-PET, small animal PET　03.0234

血管迷走神经反射　vasovagal reflex　04.0432

血管内超声成像　intravascular ultrasound imaging　04.0652

血管内近距离治疗　intravascular brachytherapy, IVBT　05.0063

血管内皮生长因子　vascular endothelial growth factor, VEGF　04.0349

血管肉瘤　angiosarcoma　04.0146

血管生成　angiogenesis　04.0069

血管收缩药　vasoconstrictor　04.0669

血管外　peri-vascular　04.0404

血管吻合　vascular anastomosis　04.0397

血管性痴呆　vascular dementia, VD　04.0799

血红蛋白　hemoglobin, Hb　04.1237

血浆胶体渗透压　plasma colloid osmotic pressure　04.1654

血浆清除率　plasma clearance rate　03.0806

血浆容量测定　plasma volume determination　04.1318

血浆置换术　plasm permute　05.0097

血流显像　blood flow imaging　03.0459

血流相　perfusion phase　04.1185

血脑屏障　blood brain barrier, BBB　04.0742

* 血脑屏障功能显像　blood brain barrier function imaging　04.0847

血清铁蛋白分析　serum ferritin assay　04.1325

血清维生素 B_{12} 分析　serum vitamin B_{12} assay　04.1323

血清心肌酶　serum myocardial enzyme　04.0676

血清叶酸分析　serum folate assay　04.1324

血栓　thrombus　04.0562

* 血栓溶解疗法　thrombolytic therapy　04.0664

血栓显像　thromb imaging　04.0612

血栓形成　thrombosis　04.0564

血纤蛋白原　fibrinogen　04.0677

* 血氧水平依赖性功能性磁共振成像　blood oxygen level-dependent functional magnetic resonance imaging, BOLD-fMRI　04.0873

血液病　hematopathy　04.1275

循环通路显像　circulation path imaging　03.0481

循环肿瘤细胞　circulating tumor cell, CTC　04.0070

Y

压缩性骨折　compression fracture　04.1134

亚急性甲状腺炎　subacute thyroiditis　04.0992

亚急性淋巴细胞性甲状腺炎　subacute lymphocytic thyroiditis　04.0993

亚急性细菌性心内膜炎　subacute bacterial endocarditis　04.0513

亚甲基二磷酸盐　methylene diphosphonate, MDP　04.1190

亚临床黄疸　subclinical jaundice　04.1562

亚临床甲状腺功能亢进症　subclinical hyperthyroidism　04.0959

亚致死损伤修复　sublethal damage repair, SLDR　02.0430

亚致死性损伤　sublethal damage, SLD　02.0426

氩等离子体凝固　argon plasma coagulation, APC　04.0273

烟碱型受体　nicotine receptor, N-receptor　04.0760

湮灭　annihilation　02.0080

延迟符合窗法　delayed coincidence window　03.0516

延迟显像　delayed imaging　03.0391

* 延脑　medulla oblongata　04.0703

延髓　medulla oblongata　04.0703

严重不良反应　serious side effect, serious adverse reaction, SAR　06.0320

严重不良事件　serious adverse event, SAE　06.0321

严重事件　serious event　06.0322

炎性假瘤　inflammatory pseudotumor　04.1457

* 研究假设　alternative hypothesis　06.0268

研究性化疗　investigational chemotherapy　04.0258

研究者手册　investigator brochure　06.0231

研究资料　research data　06.0305

盐皮质激素　mineralocorticoid　04.0932

盐析法　salt precipitation　03.0716

* 眼睑迟落征　von Graefe's sign　04.0978

验收质控　acceptance testing　03.0406

* 焰色痣　nevus flammeus　05.0110

羊鸣音　egophony　04.1433

阳痿　impotence　04.1721

阳性对照　active control, positive control　06.0280

阳性显像　positive imaging　03.0469

* 阳性预测率　positive predictive value, PPV　01.0051

阳性预测值　positive predictive value, PPV　01.0051

仰卧位　supine position, dorsal position　03.0277

氧饱和　oxygen saturation　04.1408

氧-15 标记物　^{15}O labeled compound　02.0327

氧分压　partial pressure of oxygen　04.1409

氧含量　oxygen content　04.1410

氧耗量　oxygen consumption　04.0374

* 氧合血红蛋白解离曲线　oxyhemoglobin dissociation curve　04.1412

氧化　oxidation　02.0244

氧化剂　oxidatant　02.0245

氧解离曲线　oxygen dissociation curve　04.1412

氧容量　oxygen capacity　04.1411

氧-15-水　^{15}O-H$_2$O　04.0575

氧效应　oxygen effect　02.0401

样本含量　sample size　06.0301

腰椎骶化　lumbar sacralization　04.1128

咬取活检　biting biopsy　04.0223

药代动力学　pharmacokinetics　02.0350

药盒　kit　02.0372

药理作用　pharmacological action　02.0348

药品　drug　06.0309

药品临床试验管理规范　good clinical practice, GCP　06.0228

药品生产管理规范　good manufacturing practice, GMP　02.0303

药物成瘾　drug addiction　02.0381

药物负荷　drug stress　03.0494

药物介入试验　drug interventional test　04.0882

药物滥用　drug abuse　02.0379

药物性肝损害　medicamentous liver impairment　05.0099

药物依赖　drug dependence　02.0380

药效[动力]学　pharmacodynamics　02.0349

叶酸受体　folate receptor　06.0169

液基细胞学　liquid-based cytology　04.0203

液体靶　liquid target　03.0029

液体闪烁计数器　liquid scintillation counter　03.0124

液体闪烁探测　liquid scintillation detection　03.0153

液相色谱法　liquid chromatography　02.0274

液相色谱-质谱法　liquid chromatography /mass spectrometry, LC/MS　02.0279

液相杂交　solution hybridization　06.0174

液液萃取　liquid-liquid extraction　03.0089

* 液质联用　liquid chromatography /mass spectrometry, LC/MS　02.0279

腋窝淋巴结　axillary node　04.1262

一碘酪氨酸　monoiodotyrosine, MIT　04.0899

一房室模型　one compartment model　03.0791

* 一级动物　conventional animal, CV animal　06.0201

衣原体　chlamydia　04.1446

医疗照射　medical exposure　02.0456

医疗照射指导水平　guidance level for medical exposure　02.0534

医学伦理委员会　medical ethic committee　06.0240

医学内照射剂量　medical internal radiation dose, MIRD　02.0464

医学数字成像和通信[标准]　Digital Imaging and Communications in Medicine, DICOM　03.0620

* 医学数字影像通信协议　Digital Imaging and Communications in Medicine, DICOM　03.0620

医用放射性废物　medical radioactive waste　02.0568

医院获得性肺炎　hospital acquired pneumonia　04.1442

依从性　compliance　06.0338

仪器分析[法]　instrumental analysis　03.0081

胰癌抗原　pancreatic oncofetal antigen, POA　04.0334

胰岛素瘤　insulinoma　04.0131

胰高血糖素瘤　glucagonoma　04.0132

胰管　pancreatic duct　04.1534

胰腺　pancreas　04.1533

胰腺癌　pancreatic cancer　04.0130

移液管　pipette, pipet　03.0114

* 移植模型　implant model　06.0205

移植肾　transplanted kidney　04.1690

移植肾动态显像　dynamic imaging of transplanted kidney　04.1752

移植肾图　renogram of transplanted kidney　04.1744

遗传密码　genetic code　06.0070

遗传效应　genetic effect　02.0389

遗传性球形红细胞增多症　hereditary spherocytosis　04.1282

遗忘[症]　amnesia　04.0812

乙烯羟基二磷酸盐　ethylene hydroxydiphosphonate, EHDP　04.1191

乙酰胆碱受体　acetylcholine receptor　04.0758

乙酰胆碱受体显像　acetylcholine receptor imaging　04.0856

乙酰唑胺　acetazolamide, diamox　04.0883

乙状结肠　sigmoid colon　04.1510

已批准药品　approved drug　06.0310

* 已知菌动物　gnotobiotic animal, GN animal　06.0198

钇-90 标记物　^{90}Y labeled compound　02.0334

异丙肾上腺素　isoprenaline　04.0690

异常值　outlier　03.0746

异鲁米那　isoluminol　03.0637

异体骨髓移植　allogeneic bone marrow transplantation　04.1330

异位促肾上腺皮质激素综合征　ectopic adrenocorti-cotropic hormone syndrome　04.1020

异位钙化　heterotopic calcification　04.1113

异位骨化　heterotopic ossification　04.1114

* 异位甲状旁腺素增多症　pseudohyperparathyroidism　04.1007

异位甲状腺　ectopic thyroid gland　04.0893

异位肾　ectopic kidney　04.1680

异位胃黏膜　ectopic gastric mucosa　04.1543

异位胃黏膜显像　ectopic gastric mucosa imaging　04.1591

异系调节　heterologous regulation　03.0706

异型增生　dysplasia　04.0054

* 异源性甲状旁腺素增多症　pseudohyperparathyroi-dism　04.1007

异种　xenogeneic　06.0210

抑癌基因　anticancer gene　04.0039

抑郁症　depression　04.0808

抑制率　suppression ratio　04.1041

易感性　susceptibility　02.0407

* 易化扩散　passive transport　06.0020

意识　consciousness　04.0773

溢出　overflow　03.0211

翼状胬肉　pterygium　05.0118

阴道　vagina　04.1671

阴道癌　carcinoma of vagina　04.0179

阴道镜检查　colposcopy　04.0228

阴茎　penis　04.1674

阴茎癌　carcinoma of penis　04.0191

阴茎头　glans　04.1675

* 阴囊积液　hydrocele　04.1301

阴性对照　negative control　06.0281

阴性显像　negative imaging　03.0471

* 阴性预测率　negative predictive value, NPV　01.0052

阴性预测值　negative predictive value, NPV　01.0052

铟-111 标记物　^{111}In labeled compound　02.0338

银屑病　psoriasis　05.0112

引流淋巴结　draining lymph node　04.1258

引物　primer　06.0068

隐匿性骨折　occult fracture　04.1133

* 隐匿性心肌缺血　silent myocardial ischemia, SMI　04.0496

印戒细胞癌　signet ring cell carcinoma　04.0119

印片细胞学　touch imprint cytology　04.0204

荧光酶免疫分析　fluoroenzyme immunoassay　03.0646

荧光免疫分析　fluorescence immunoassay　03.0640

荧光膀胱镜检查　fluorescence cystoscopy　04.0229

荧光偏振免疫分析　fluorescence polarization immunoassay, FPIA　03.0647

萤光素酶　luciferase　06.0128

影像　image　01.0006

影像存储与传输系统　picture archiving and commu-nication system, PACS　03.0621

应激性　irritability　04.0435

应急　emergency　02.0550

应急计划　emergency plan　02.0551

应力性骨折　stress fracture　04.1131

* 硬化性增生性骨病　osteopetrosis　04.1156

硬脑膜　cerebral dura mater　04.0725

硬皮病　scleroderma　05.0114

用力呼气量　forced expiratory volume　04.1390

用力呼吸　forced breathing　04.1369

用力排尿期　forced voiding phase　04.1759

优化　optimization　01.0065

优效性试验　superiority trial　06.0284

幽门　pylorus　04.1500

幽门螺杆菌　helicobacter pylori, HP　04.1546

尤因肉瘤　Ewin's sarcoma　04.0137

疣性癌　Warty squamous cell carcinoma, condylomatous squamous cell carcinoma　04.0177

游离 T_3　free triiodothyronine, FT_3　04.0903

游离 T_4　free thyroxine, FT_4　04.0904

游离抗体　free antibody　03.0675

游离抗原　free antigen　03.0674

有机化合物　organic compound　02.0185

有丝分裂　mitosis　06.0017

* 有丝分裂期　mitosis phase, M phase　06.0014

有效半衰期　effective half life　02.0353

有效剂量　effective dose　02.0493

* 有效剂量当量　effective dose equivalent　02.0493

有效剂量率　effective dose rate　02.0494

有效率　effective rate　04.0306

有效滤过压　effective filtration pressure　04.1656

有效视野　effective field of view　03.0366

* 有效样本　per protocol set　06.0348

有序子集　ordered subset, OS　03.0560

有序子集最大期望值法　ordered subset expectation maximization, OSEM　03.0557

铕　europium　03.0645

右冠状动脉　right coronary artery　04.0425

右后斜位　right posterior oblique　03.0283

右前斜位　right anterior oblique　03.0282

右向左分流　right to left shunt　04.0549

右心房　right atrium　04.0376

右心室　right ventricle　04.0377

右心室肥大　right ventricular hypertrophy　04.0497

右心室梗死　right ventricular infarction　04.0489

* 右心循环　right heart circulation　04.0392

右旋异构体　dextroisomer　02.0231

诱导分化　induced differentiation　05.0084

诱发　induction　04.0048

* 诱发模型　created model　06.0204

* 鱼肉　pterygium　05.0118

宇宙射线　cosmic ray　02.0183

语音共振　vocal resonance　04.1436

语音震颤　vocal fremitus　04.1435

预测　prediction　01.0053

预定位　pretargeting　02.0361

预后　prognosis　01.0054

预激综合征　preexcitation syndrome　04.0534

预期剂量　projected dose　02.0548

预期生存期　expected survival　05.0090

* 预期寿命　expected life span　05.0090

阈值　threshold　03.0592

阈值模型　threshold model　02.0392

元素　element　02.0004

元素周期表　periodic table of elements　02.0005

原癌基因　protooncogene　06.0050

原点　origin point　02.0284

* 原发性脆性骨硬化　osteopetrosis　04.1156

原发性肝癌　primary carcinoma of liver　04.1565

原发性骨质疏松症　primary osteoporosis　04.1152

原发性骨肿瘤　primary bone tumor　04.1142

原发性甲状旁腺功能亢进症　primary hyperparathyroidism, PHPT　04.1005

原发性甲状腺功能减退症　primary hypothyroidism　04.0971

原发性醛固酮增多症　primary aldosteronism, PA　04.1018

原发性血小板增多症　primary thrombocytosis, PT　04.1281

原发性肿瘤　primary tumor　04.0033

原皮质　archipallium　04.0707

* 原醛症　primary aldosteronism, PA　04.1018

原始图像数据　raw image data　03.0567

原位癌　carcinoma *in situ*　04.0214

原位接种　orthotopic implantation　06.0207

原位杂交　*in situ* hybridization　06.0090

* ALARA 原则　as low as reasonably achievable principle, ALARA principle　02.0525

原子　atom　02.0007

原子核　atomic nucleus　02.0014

[原子核]结合能　binding energy　02.0030

原子量　atomic weight　02.0010

原子模型　atomic model　02.0008

原子物理[学]　atomic physics　02.0001

原子序数　atomic number　02.0009

原子质量单位　atomic mass unit, AMU　02.0012

原子质量数　atomic mass number　02.0011

圆周剖面分析　circumferential profile analysis　04.0642

源器官　source organ　02.0467

β 源自吸收　self-absorption of beta radiation　02.0082

源组织　source tissue　02.0468

* 远隔功能抑制　diaschisis　04.0866

远隔转移　distant metastasis　04.0215

* 远距离[放射]治疗　teletherapy　05.0002

远期辐射效应　late radiation effect　02.0404

远期疗效　long-term effect　05.0079

月质控　monthly testing　03.0410

跃迁　transition　02.0035

云克　^{99}Tc-MDP　05.0073

运动　motion　04.0771

运动负荷　exercise stress　03.0496

运动负荷试验　exercise stress test　04.0619

运铁蛋白　transferrin　04.0325

Z

杂交瘤　hybridoma　06.0151

杂质　impurity　02.0368

*甾体激素　steroid hormone　04.0930

载带分离　carrier-down separation　03.0096

载气　carrier gas　03.0095

载体　carrier　02.0294，vector　06.0142

载体化合物　carrier compound　03.0094

载体元素　carrier element　03.0093

再分化　redifferentiation　04.0063

再分期　re-staging　04.0211

再群体化　repopulation　02.0428

再生障碍性贫血　aplastic anemia　04.1283

再体层　re-slicing　03.0576

再狭窄　restenosis　04.0657

早发甲减　early onset of hypothyroidism　05.0092

早期反应　early reaction　05.0029

早期反应组织　early response tissue　02.0397

早期副作用　early side effect　05.0036

早期显像　early imaging　03.0461

造血　hematopoiesis, hemopoiesis　04.1222

造血干细胞移植　hematopoietic stem cell transplantation　04.1331

造血支持细胞　hematopoietic supporting cell　04.1234

噪声　noise　03.0321

噪声等效计数　noise equivalent counting, NEC　03.0322

噪声等效计数率　noise equivalent count rate　03.0323

噪声水平　noise level　03.0324

*增量调节　up regulation　06.0180

增敏　sensitization　04.0356

增生　hyperplasia　04.0052

*增生性关节炎　hyperplastic osteoarthritis　04.1168

增益　gain　03.0194

增长曲线　increasing curve　03.0061

增殖　proliferation　04.0053

炸面圈征　doughnut sign　04.1212

展开剂　developing agent　02.0283

照射　exposure　02.0449

照射量　exposure　02.0452

照射量率　exposure rate　02.0453

照射量率常数　exposure rate constant　02.0454

照射途径　exposure pathway　02.0455

*照射野　radiation field　05.0018

γ照相机　gamma camera　03.0224

锗酸铋　bismuth germanate　03.0287

针穿活检　core needle biopsy　04.0219

针孔型准直器　pinhole collimator　03.0246

*针切活检　cutting-needle biopsy　04.0219

帧　frame　03.0490

帧模式[图像]采集　frame mode image acquisition　03.0302

真符合　true coincidence　03.0310

真符合计数　real coincidence counting　03.0311

真符合计数率　real coincidence counting rate　03.0312

真菌　fungus　04.1447

真空泵　vacuum pump　03.0107

真空度　vacuum degree　03.0054

真空腔　vacuum cavity　03.0034

真空系统　vacuum system　03.0019

真性红细胞增多症　polycythemia vera　04.1276

真阳性　true positive　01.0045

真阳性率　true positive rate　01.0049

真阴性　true negative　01.0046

真阴性率　true negative rate　01.0050

甄别器　discriminator　03.0261

甄别阈　discrimination threshold　03.0262

诊断　diagnosis　01.0056

诊断决策矩阵　diagnostic metrix　01.0044

诊断系统　diagnostic system　03.0020

诊断性碘-131显像　diagnostic radioiodine-131 imaging　05.0100

振幅图　amplitude image　04.0597

*震颤麻痹　Parkinson's disease, PD　04.0803

正比计数器　proportional counter　03.0164

正常照射　normal exposure　02.0459

正当性　justification　02.0434

正电子　positron　02.0079

正电子发射计算机体层显像仪　positron emission tomography and computed tomography, PET/CT

03.0233

正电子发射体层仪 positron emission tomography, PET 03.0232

正电子放射性药物 positron radiopharmaceutical 02.0309

正电子射程 positron range 02.0083

* 正硅酸钇镥 cerium doped lutetium yttrium oxyorthosilicate, LYSO 03.0290

正交设计 orthogonal design 06.0265

正稀释法 direct dilution method 03.0762

正弦图 sinogram 03.0303

正相色谱法 normal chromatography 02.0270

正协同 positive cooperation 03.0703

正性肌力效应 positive inotropic effect 04.0673

支气管 bronchi 04.1357

支气管肺泡呼吸音 bronchovesicular breath sound 04.1425

支气管呼吸音 bronchial breath sound 04.1426

支气管哮喘 bronchial asthma 04.1451

支气管阻塞 bronchial obstruction 04.1465

支原体 mycoplasma 04.1445

知情同意 informed consent 06.0235

知情同意书 informed consent form 06.0236

肢端肥大症 acromegaly 04.1149

脂肪餐试验 fat meal test 04.1611

脂肪肉瘤 liposarcoma 04.0141

脂水分配系数 lipo-hydro partition coefficient 03.0119

脂质体 liposome 06.0149

* 蜘蛛指综合征 Marfan's syndrome 04.0543

* 蜘蛛趾综合征 Marfan's syndrome 04.0543

直肠 rectum 04.1511

直肠癌 rectal cancer 04.0123

直接标记法 direct labeling method 02.0194

直接电离 direct ionization 02.0124

* 直接法膀胱显像 retrograde cystography 04.1758

* 直接稀释法 direct dilution method 03.0762

直接作用 direct effect, direct action 02.0395

直线加速器 linear accelerator, linac 03.0002

直线扫描仪 rectilinear scanner 03.0222

* CT 值 computed tomography value, CT value 03.0350

* pH 值 hydrogen exponent 02.0256

S 值 S value 02.0481

职业照射 occupational exposure 02.0458

指导水平 guidance level 02.0533

指数曲线 exponential curve 03.0814

指数图 exponential graph 03.0578

质粒 plasmid 06.0145

质量保证 quality assurance, QA 03.0407

质量控制 quality control, QC 03.0403

质量控制样品 quality control sample 03.0752

质量亏损 mass defect 02.0175

* 质量数 mass number 02.0011

质量衰减系数 mass attenuation coefficient 02.0138

* 质量吸收系数 absorption coefficient of mass 02.0138

质量作用定律 mass action law 03.0722

* 质膜 plasma membrane 06.0003

质谱法 mass spectrometry 02.0278

质谱仪 mass spectrometer 03.0072

质子 proton 02.0015

质子泵抑制剂 proton pump inhibitor, PPI 06.0179

质子[性]溶剂 protonic solvent 03.0091

* 治疗等效 therapeutic equivalence 06.0324

治疗反应 therapeutic reaction 05.0077

治疗后碘-131 显像 post-therapeutic radioiodine-131 imaging 05.0101

* 治疗前分期 clinical staging, cTNM staging 04.0210

致癌[作用] carcinogenesis 02.0420

致畸[作用] teratogenesis 02.0421

致染色体断裂效应 clastogenic effect 02.0422

致死剂量 lethal dose 02.0549

致死性损伤 lethal damage, LD 02.0425

窒息 asphyxia 04.1466

* 智力 intelligence 04.0775

智能 intelligence 04.0775

滞留 retention 02.0559

滞留时间 retention time 05.0076

* 置信区间 confidence interval, CI 06.0353

置信限 confidence limit 06.0353

中层 middle layer 04.0401

中分化 moderate differentiation 04.0060

中脑 mesencephalon 04.0699

中能核反应 intermediate energy nuclear reaction 02.0153

中能通用准直器 medium energy all-purpose collimator   03.0250

中肾管腺癌   mesonephric adenocarcinoma   04.0176

中枢神经系统   central nervous system   04.0695

中微子   neutrino   02.0077

中位生存期   median survival time, MST   04.0301

中心视野   central field of view   03.0367

中心型肺癌   central lung cancer   04.0102

中心性骨髓   central bone marrow, CBM   04.1226

* 中央性骨髓   central bone marrow, CBM   04.1226

中轴骨   axial skeleton   04.1065

中子   neutron   02.0016

中子俘获   neutron capture   02.0164

中子俘获治疗   neutron capture therapy, NCT
  05.0061

中子活化分析   neutron activation analysis   03.0654

中子裂变反应   neutron-induced fission reaction
  02.0165

中子源   neutron source   03.0025

终末细支气管   terminal bronchiole   04.1358

终止密码子   termination codon   06.0073

肿瘤   tumor   04.0001

肿瘤伴随综合征   paraneoplastic syndrome   04.0314

肿瘤本底比值   tumor to normal tissue ratio, T/N
  03.0509

肿瘤标志物   tumor marker   04.0324

* 肿瘤过继免疫治疗   tumor adoptive immunotherapy
  04.0285

肿瘤坏死治疗   tumor necrosis treatment, TNT
  05.0060

肿瘤抗原   tumor antigen   04.0321

肿瘤控制概率   tumor control probability, TCP
  05.0028

肿瘤区   gross target volume, GTV   05.0020

肿瘤特异性抗原   tumor specific antigen   04.0322

肿瘤体积倍增时间   doubling time of tumor volume
  04.0055

肿瘤显像剂   tumor imaging agent   02.0320

肿瘤相关抗原   tumor-associated antigen   04.0323

肿瘤消融治疗   tumor ablation   04.0268

肿瘤血管   tumor vessel   04.0067

肿瘤滞留指数   tumor retention index   05.0074

重离子   heavy ion   03.0005

重离子加速器   heavy ion accelerator   03.0006

重链   heavy chain   03.0695

* 重伤心肌   maimed myocarduium   04.0628

周期蛋白   cyclin   06.0015

周期阻滞   cycle arrest   06.0016

周围剂量当量   ambient dose equivalent   02.0513

周围神经系统   peripheral nervous system   04.0696

周围型肺癌   peripheral lung cancer   04.0103

周围血管疾病   peripheral vascular disease   04.0557

周质控   weekly testing   03.0409

* X 轴 X axis   03.0500

* Y 轴 Y axis   03.0501

Z 轴 Z axis   03.0502

轴缩短率   axis shortening rate   04.0455

轴突   axon   04.0748

轴向视野   axial field of view   03.0368

珠蛋白   globin   04.1238

蛛网膜   arachnoid, arachnoid mater   04.0731

蛛网膜粒   arachnoid granulation   04.0735

* 蛛网膜下池   subarachnoid cistern   04.0733

蛛网膜下腔   subarachnoid space   04.0732

蛛网膜下腔出血   subarachnoid hemorrhage, SAH
  04.0845

* 蛛网膜下腔显像   subarachnoid imaging   04.0861

* 蛛网膜下隙   subarachnoid space   04.0732

主动脉   aorta   04.0414

主动脉瓣狭窄   aortic stenosis   04.0507

主动脉弓   arch of aorta   04.0416

主动脉夹层动脉瘤   dissecting aortic aneurysm
  04.0558

主动脉旁淋巴结   para-aortic lymph node   04.1266

* 主动脉前庭   aortic vestibule   04.0408

主动转运   active transport   06.0019

主放大器   main amplifier   03.0268

主要研究者   principal investigator, PI   06.0222

主要终点   primary end-point   06.0255

助理研究者   assistant investigator, AI   06.0223

贮存期   storage life   02.0374

贮源箱   source storage chest   03.0139

注射防护屏   injection protective screen   03.0134

注射器屏蔽罩   injector protective cover   03.0132

柱色谱法   column chromatography   02.0269

转归评价   outcome assessment, outcome evaluation
  06.0326

转化   transformation   06.0141

转化医学   translation medicine   01.0064

转换　transition　03.0147
转基因小鼠　transgenic mouse　06.0195
转录　transcription　06.0057
转染　transfection　06.0140
转移　metastasis　04.0071
* 转移癌　metastatic carcinoma　04.0034
* 转移性肝癌　liver metastasis　04.0129
转移性肝癌　metastatic hepatic carcinoma　04.1566
转移性骨肿瘤　metastatic tumor of bone　04.1141
转运 RNA　transfer RNA, tRNA　06.0066
装靶　install target　03.0032
* 追踪研究　follow-up study　06.0259
椎弓　vertebral arch　04.1077
椎骨　vertebra　04.1075
椎体　vertebral body　04.1076
* 椎体附件　vertebral arch　04.1077
锥状叶　pyramidal lobe　04.0892
准确度　accuracy　03.0178
准直　collimation　03.0241
准直器　collimator　03.0242
滋养细胞肿瘤　trophoblast tumor, trophoblastic tumor　04.0165
子迭代　sub-iteration　03.0558
子宫　uterus　04.1665
[子宫]附件　uterine adnexa　04.1667
子宫肌瘤　hysteromyoma　04.1720
子宫畸形　uterine malformation　04.1718
子宫内膜　endometrium　04.1666
子宫内膜癌　endometrial carcinoma　04.0171
* 子宫体癌　endometrial carcinoma　04.0171
子集　subset　03.0559
子集划分　subset partition　03.0561
子集排序　subset order　03.0562
子集平衡　subset balance　03.0563
子体核素　daughter nuclide　02.0064
籽骨　sesamoid bone　04.1082
* 籽源　radioactive seed　05.0067
紫外光谱　ultraviolet spectrum, ultraviolet spectroscopy, UVS　02.0281
紫外–可见分光光度计　ultraviolet-visible spectropho-tometer　03.0083
自动合成仪　automatic synthesizer　03.0066
自动合成装置　automatic synthesis device　03.0022
自[动节]律性　autorhythmicity　04.0434

自动图像配准　automatic image registration　03.0611
自发模型　spontaneous model　06.0203
自发性骨坏死　spontaneous necrosis of bone　04.1122
自屏蔽　self-shielding　03.0130
自屏蔽装置　self-shielding equipment　03.0023
* 自然本底　natural background　02.0182
自身对照　own control　06.0282
自身免疫性甲状腺病　autoimmune thyroid disease, AITD　04.0989
自身免疫性甲状腺炎　autoimmune thyroiditis　04.0991
自身前后对照试验　before-after study in the same pa-tient　06.0278
自身调节　autoregulation　04.1647
自体　autologous　06.0208
自体骨髓移植　autologous bone marrow transplantation　04.1329
自吸收　self-absorption　02.0081
自由电子　free electron　02.0092
自主神经　autonomic nerve　04.0776
眦耳线　canthomeatal line　04.0777
* WPW 综合征　Wolff-Parkinson-White syndrome　04.0534
棕色瘤　brown tumor　04.1143
总符合计数　total coincidence counting　03.0319
总符合计数率　total coincidence counting rate　03.0320
总结报告　final report　06.0307
总结合率　total binding rate　03.0682
总生存时间　overall survival, OS　04.0305
纵隔　mediastinum　04.1339
纵隔淋巴结　mediastinal lymph node　04.1270
纵隔肿瘤　mediastinal tumor　04.0115
纵深防御　defense in depth　02.0552
纵向[追踪]研究　longitudinal study　06.0273
纵轴　vertical axis　03.0501
阻断　block　02.0358
阻止本领　stopping power　02.0134
* 阻滞　block　02.0358
组蛋白　histone　06.0110
组织　tissue　01.0024
组织多肽抗原　tissue peptide antigen, TPA　04.0331
组织权重因数　tissue weighting factor　02.0519
组织摄取率　tissue uptake rate　02.0355
组织学　histology　01.0025
组织者　organizer　06.0220

* 祖德克萎缩　Sudeck's atrophy　04.1177

祖细胞　progenitor cell　04.1229

* 钻取活检　drill biopsy　04.0219

最大标准摄取值　maximum standard uptake value, SUV$_{max}$　03.0511

最大计数率　maximum counting rate　03.0199

最大结合容量　maximum binding capacity　03.0732

最大耐受剂量　maximum tolerated dose, MTD　06.0358

最大能量　maximum energy　02.0105

最大期望值法　expectation maximization, EM　03.0554

最大似然估计法　maximum likelihood estimation method　03.0555

最大似然最大期望值法　maximum likelihood expectation maximization, MLEM　03.0556

最大随意通气量　maximal voluntary ventilation, MVV　04.1392

最大无毒性反应剂量　no-observed-adverse-effect level, NOAEL　06.0359

* 最大自主通气量　maximal voluntary ventilation, MVV　04.1392

最小毒性反应剂量　lowest-observed-adverse-effect level, LOAEL　06.0360

最小致死剂量　minimal lethal dose, MLD　06.0357

左后斜位　left posterior oblique　03.0281

左前降支　left anterior descending branch　04.0421

左前斜位　left anterior oblique　03.0280

左向右分流　left to right shunt　04.0548

左心耳　left auricle　04.0379

左心房　left atrium　04.0378

左心室　left ventricle　04.0380

左[心]室充盈压　left ventricular filling pressure　04.0446

左[心]室排空时间　left ventricular emptying time　04.0447

左[心]室射血分数　left ventricle ejection fraction　04.0448

* 左[心]室射血时间　left ventricular ejection time　04.0447

* 左心循环　left heart circulation　04.0391

左旋异构体　levoisomer　02.0230

左旋支　left circumflex　04.0422

佐剂　adjuvant　03.0687

坐标　coordinate　03.0588

(R-7273.01)

ISBN 978-7-03-055722-3

定价：158.00 元